疑难心电图图谱

刘　霞　编著

上海科学技术出版社

图书在版编目（CIP）数据

疑难心电图图谱 / 刘霞编著．—上海：上海科学技术出版社，2011.2（2022.6 重印）

ISBN 978-7-5478-0523-7

Ⅰ. ①疑… Ⅱ. ①刘… Ⅲ. ①心电图－图谱 Ⅳ. ①R540.4-64

中国版本图书馆 CIP 数据核字（2010）第 192566 号

疑难心电图图谱

刘霞 **编著**

上海世纪出版（集团）有限公司
上海科学技术出版社 出版、发行
（上海市闵行区号景路 159 弄 A 座 9F-10F）
邮政编码 201101 www.sstp.cn
浙江新华印刷技术有限公司印刷
开本 889×1194 1/24 印张 $22\frac{1}{3}$
字数：450 千字
2011 年 2 月第 1 版 2022 年 6 月第 7 次印刷
ISBN 978-7-5478-0523-7/R·184
定价：68.00 元

内容提要

本书收集210例在诊断上有难度的心电图实例，旨在通过对疑难心电图实例的解读来提高临床医师和心电图技师分析心电图的能力。

本书所选心电图均为难诊断、易误诊、多种病变混合的实例，需要有较高的心电图分析能力和相关知识才能正确诊断。本书对这些心电图进行了条分缕析的解析，分析了这些心电图实例的诊断难点、容易误诊之处，指出了分析思路和方法、诊断及鉴别诊断的标准与要点。另外，在解析过程中，作者注重结合心电学知识、心脏病学和内科学相关知识对心电图表现进行由表及里、透彻的分析，使读者掌握这些心电现象发生的机制，从而更熟练地进行心电图诊断。

本书适合于心血管专科医师、心电图技师和其他临床医师提高心电图诊断能力之用。

前 言

本书为《经典心电图图谱》的提高篇，旨在进一步提高对心电图的综合分析能力。临床上，异常心电图存在多变性和复杂性。多变性体现在多个方面，如同类基础病变，可以有不同的心电图改变；同一疾病的不同阶段，可以有不同的心电图改变；甚至同一患者，在不同的时间可以有不同的心电图改变。复杂性也体现在多个方面体，如同一份心电图上，常同时存在多种异常表现；同一类心电图改变，可以有多种解释机制。因此，正确理解疑难异常心电图，不仅需要具有心电图的综合分析能力，而且需要了解基础病变与心电图表现之间的关联性。本书按照心电图学的总体内容，系统地逐一给出复杂、疑难的心电图图谱，遵循心电图结合临床的原则进行分析，给读者一条从临床出发综合分析心电图的思路，同时也给读者一条认识心电图改变临床意义的思路。

对心电图的认识是无止境的，期盼各位读者对书中的心电图提出更多的认识意见。我的电子邮箱：liuxia9110@yahoo.com.cn。

上海交通大学医学院附属瑞金医院心脏科

刘　霞

2010年9月

目　录

第一章

心房和心室异常

例1

女性，10岁，心悸气急5余年，近来反复发作阵发性心动过速。平日心电图见图1–1，发作心动过速时的心电图见图1–2。

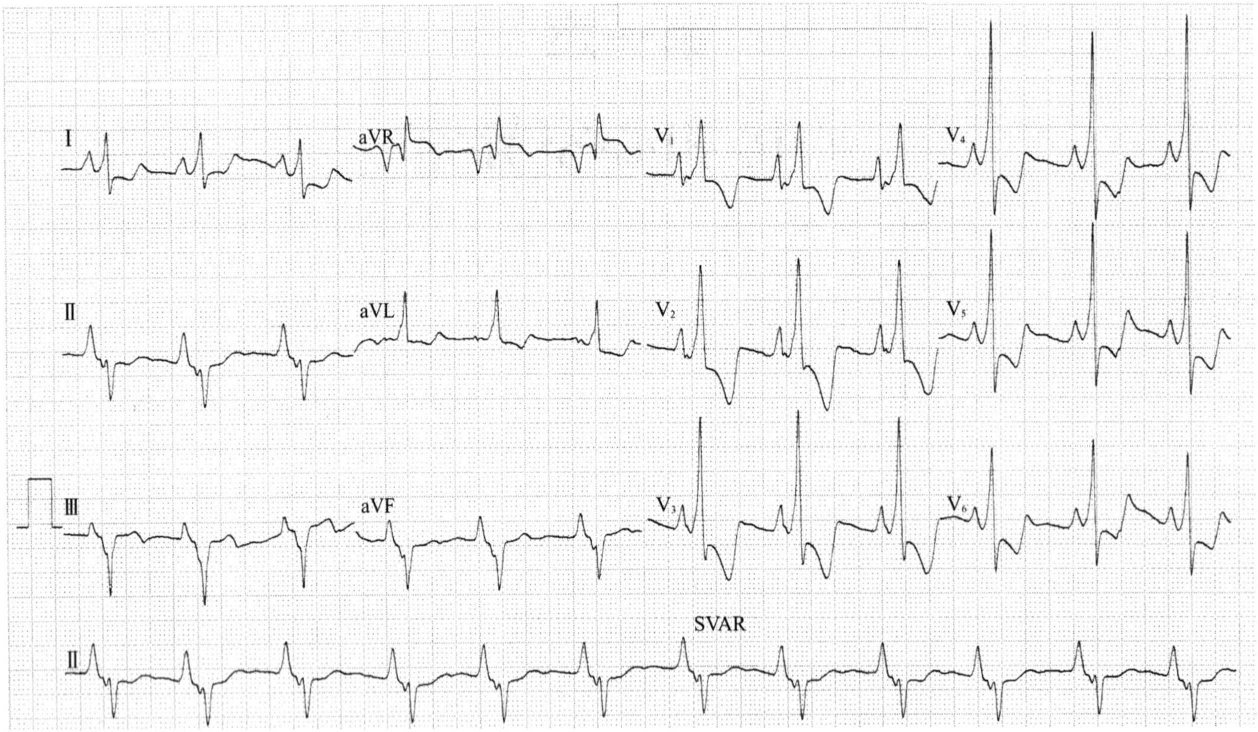

图1–1　未发作时心电图

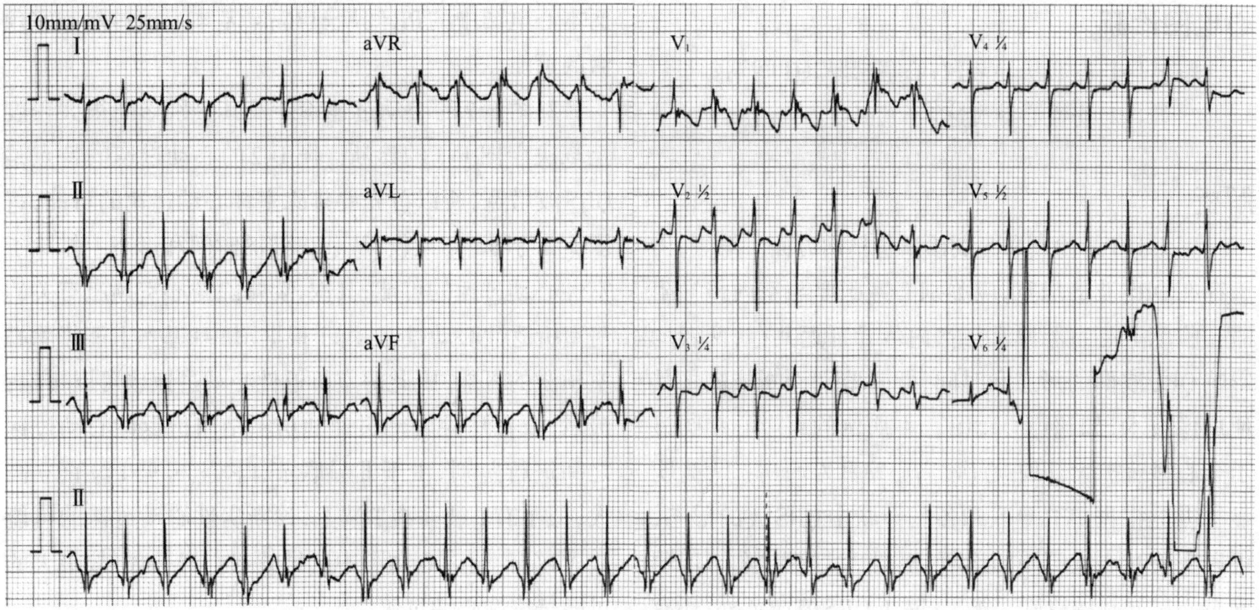

图1-2 发作时心电图

心电图特点

1. 图1-1：

（1）基本特点：心率：71次/分；PR间期：136ms；QRS波时间：142ms；QT/QTc间期：434/474ms；QRS波电轴：-55°。

（2）Ⅱ、Ⅲ和aVF导联P波振幅>0.25mV，V_1和V_2导联P波>0.15mV。

（3）Ⅱ、Ⅲ和aVF导联QRS波呈QS型，aVR导联R/q≥1，V_1导联QRS波呈单向R波型，V_5导联S波加深。$R_{V1}+S_{V5}>1.05mV$。V_2到V_4导联出现高R波以及深S波，R波和S波两者振幅之和<6.0mV。

（4）Ⅰ、aVL导联、V_1~V_6导联ST段压低，T波倒置。

2. 图1-2：

（1）基本特点：心率：188次/分；QRS波时间：136ms；QT/QTc间期：318/562ms；QRS波电轴：-126°。

（2）R-R间期基本相等。Ⅱ导联节律图上可见T波直立高大，似乎有P波叠在T波上。各导联中QRS波时间短于图1-1中的QRS波时间。胸导联中QRS波的形态与图1-1中的相似。

心电图诊断

1. 图1–1：右心房异常，右心室肥厚，QT间期延长。

2. 图1–2：房性心动过速。

解析

1. 图1–1的诊断和鉴别诊断包括两方面。第一，由于存在QRS波的增宽，应鉴别心室肥厚与室内传导阻滞。临床上心室肥厚常与室内传导延迟共存，两者均影响QRS波群的形态和时间，此时鉴别诊断依赖于其他成像技术，如超声心动图。本病例的超声心动图显示全心显著扩大，以右心房、右心室和左心房扩大为明显。因此根据aVR导联和各胸导联中QRS波的形态，可以明确右心室肥厚的诊断；根据P波的振幅，可以明确右心房异常的诊断。第二，除了QRS波增宽外，还有PR间期短的特点，且患者有阵发性心动过速史，故还应与心室预激相鉴别。鉴别的要点是PR间期，本心电图为儿童心电图，PR间期<90ms是诊断心室预激的标准，而本心电图中的PR间期=136ms，基本上能排除心室预激的可能。

2. 图1–2的心动过速诊断及其鉴别诊断很大程度上取决于图1–1的诊断。图1–2的心动过速的特点是QRS波增宽，所以首先要排除室性心动过速的可能，将图1–2与图1–1比较，从QRS波的时间和形态上排除了室性心动过速的可能；其次，要排除与心室预激有关的房室折返性心动过速，由于根据图1–1基本上能排除心室预激的可能，因此房室折返性心动过速也可以排除；最后，要在房性心动过速和房室结内折返性心动过速之间进行鉴别，由于Ⅱ导联节律图上可见T波直立高大，似乎有P波叠在T波上，诊断房性心动过速的可能大，再结合超声心动图中所见的双心房扩大，故最大的可能是房性心动过速。

3. Ⅱ、Ⅲ和aVF导联QRS波呈QS型，提示心肌病的可能，详细解析见例200、201。

例2

男性，83岁，胸闷气急5天。原有高血压史30余年，入院后心电图检查见下图。

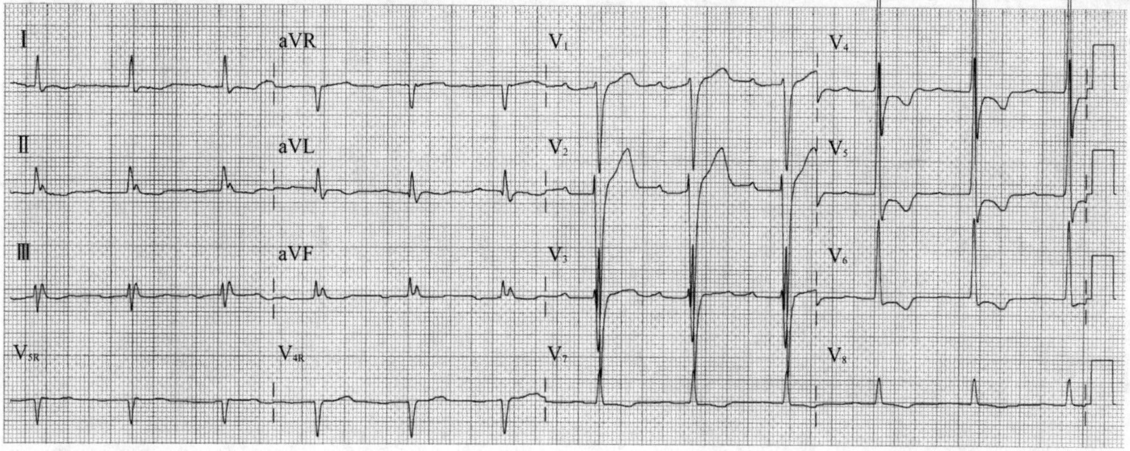

图2-1 例2心电图

心电图特点

1. 基本特点：心率：68次/分，PR间期：303ms，QRS波时间：129ms，QT/QTc间期：400/425ms，QRS波电轴：59°。

2. QRS波振幅增高：V_5导联R波振幅>2.5mV，$R_{V5}+S_{V1}$>4.0mV。V_4~V_6导联中q波消失，QRS波呈Rs型。V_4~V_6导联中ST段压低，T波倒置。

心电图诊断

1. 左心室肥厚伴室内传导延迟。

2. Ⅰ度房室传导阻滞。

解析

1. 尽管按照左心室肥厚的电压标准，本心电图已经达到左心室肥厚的标准。但是本心电图中QRS波时间>0.12s，V_4~V_6导联中q波消失，故诊断左心室肥厚前还必须与左束支阻滞相鉴别。由于左心室肥厚和室壁心肌纤维化，左心室肥厚时可以伴QRS波群增宽，表现为多导联QRS波的时间增宽，或V_5、V_6导联QRS波群起点至R峰时限延长。由于完全性左束支阻滞并不一定是左束支真正完全阻断，而左心室肥厚在没有左束支损伤的情况下也可出现QRS波时间>120ms，因此，左心室肥厚和左束支阻滞很难分辨。左心室肥厚时，典型左束支阻滞的检出率很低，但有边缘性的表现，如QRS波时间>120ms、左胸前导联粗钝的R波、右胸前导联以S波为主等表现。按照2007~2009年AHA/ACC/HRS关于心电图标准化的建议，诊断为左心室肥厚伴室内传导延迟更为合适，而不诊断为左束支阻滞。

2. 临床资料：超声心动图：左心室增大伴轻度二尖瓣关闭不全，肺动脉高压伴轻度三尖瓣关闭不全。

例3

女性，16岁，胸闷气急8年，加重3天。曾有心电图检查示室性心动过速史。入院后心电图检查见图3-1。

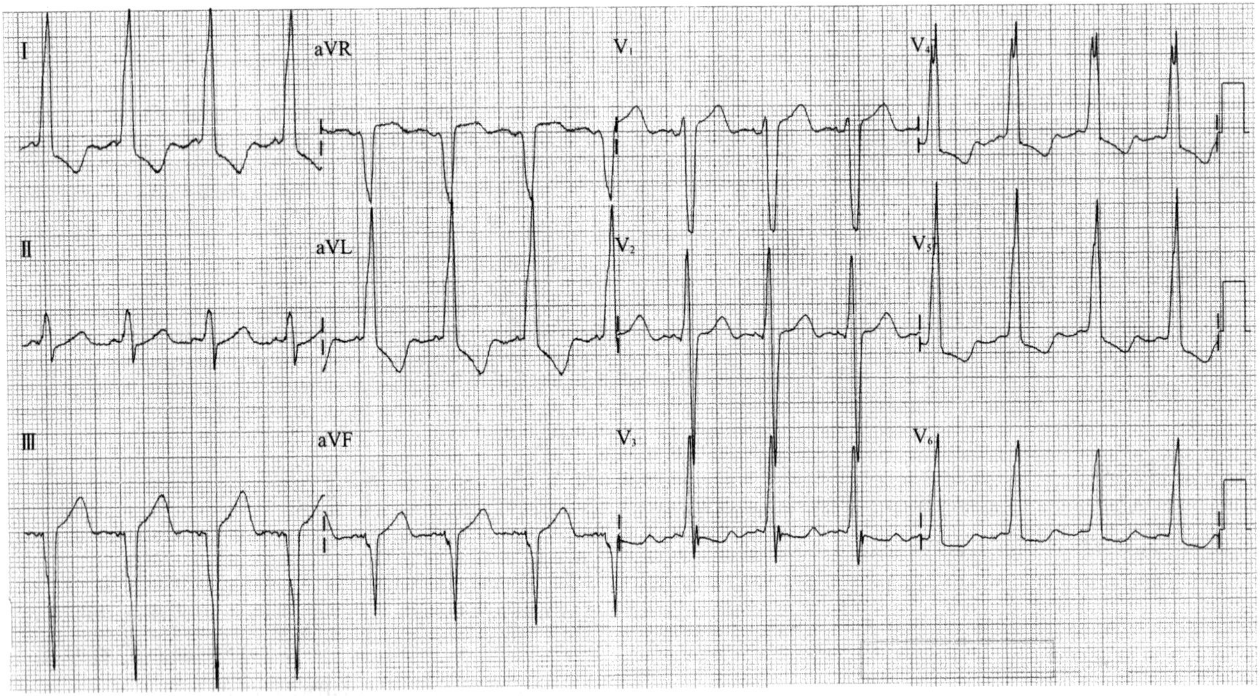

图3-1　例3心电图

心电图特点

1. 基本特点：心率：89次/分；PR间期：204ms；QRS波时间：146ms；QT/QTc间期：456/555ms；QRS波电轴：-25°。

2. QRS波振幅增高：V_5导联R波振幅>2.5mV，R_{V5}+S_{V1}>3.5mV。Ⅰ导联R波振幅>1.5mV，aVL导联R波振幅>1.1mV，$R_{Ⅰ}$+$S_{Ⅲ}$>2.5mV，R_{aVL}+S_{V3}>2.0mV。V_4~V_6导联中ST段压低，T波倒置。

3. V_4~V_6导联中q波消失，QRS波呈粗钝的R波型。

心电图诊断

1. 左心室肥厚伴室内传导延迟。

2. Ⅰ度房室传导阻滞。

3. QT间期延长。

解析

1. 与例2相同，按照2007~2009年AHA/ACC/HRS关于心电图标准化的建议，诊断为左心室肥厚伴室内传导延迟更为合适，而不诊断为左束支阻滞。

2. 左心室肥厚常伴QT间期延长，但尚不确定QT间期延长是否可作为诊断左心室肥厚的独立指标，因此目前QT间期延长不作为左心室肥厚的诊断标准。

3. 临床资料：超声心动图：先天性心脏病，动脉导管未闭。左心室明显增大伴左心室收缩功能不全，轻度肺动脉高压。

例4

男性，62岁，胸痛2年，加重6个月。原有高血压史，冠脉介入术后1年，入院再行冠脉造影复查。入院后心电图检查见图4-1。

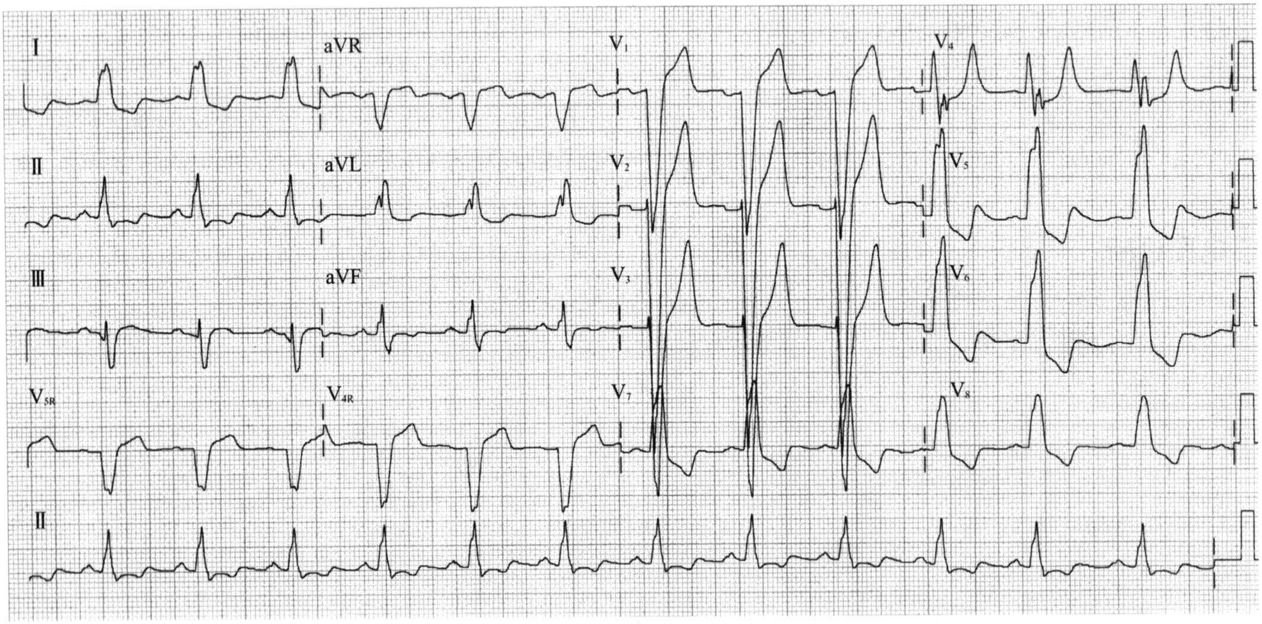

图4-1　例4心电图

心电图特点

1. 基本特点：心率：76次/分；PR间期：182ms；QRS波时间：157ms；QT/QTc间期：445/500ms；QRS波电轴：3°。

2. QRS波振幅增高：$R_{V5}+S_{V1}$>4.0mV，$R_{aVL}+S_{V3}$>2.8mV。

3. P波增宽，≥120ms，Ⅱ、Ⅲ和aVF导联上可见P波双峰。

心电图诊断

1. 左心房异常。

2. 左心室肥厚。

3. 完全性左束支阻滞。

4. QT间期延长。

解析

1. 按照2007~2009年AHA/ACC/HRS关于心电图标准化的建议，左心房P波异常、QRS波时间>155ms，结合胸前导联QRS电压标准，对于在左束支阻滞的情况下诊断左心室肥厚有较高的特异性。满足以上特殊标准时，应考虑左束支阻滞（但敏感性较低），否则在左束支阻滞时不能诊断左心室肥厚。本心电图上符合以上标准，因此心电图诊断为左心室肥厚和完全性左束支阻滞。

2. 临床资料：超声心动图：左心房增大，左心室肥厚，二尖瓣前叶脱垂伴轻度关闭不全。冠脉造影：左前降支近端85%狭窄，左回旋支近端85%狭窄，右冠脉近端支架内50%再狭窄。

例5

男性，70岁，心悸气急15年，发作性胸痛伴晕厥8年。原有高血压史，冠脉介入术后1年，入院行冠脉造影复查。入院后所查心电图见图5-1。

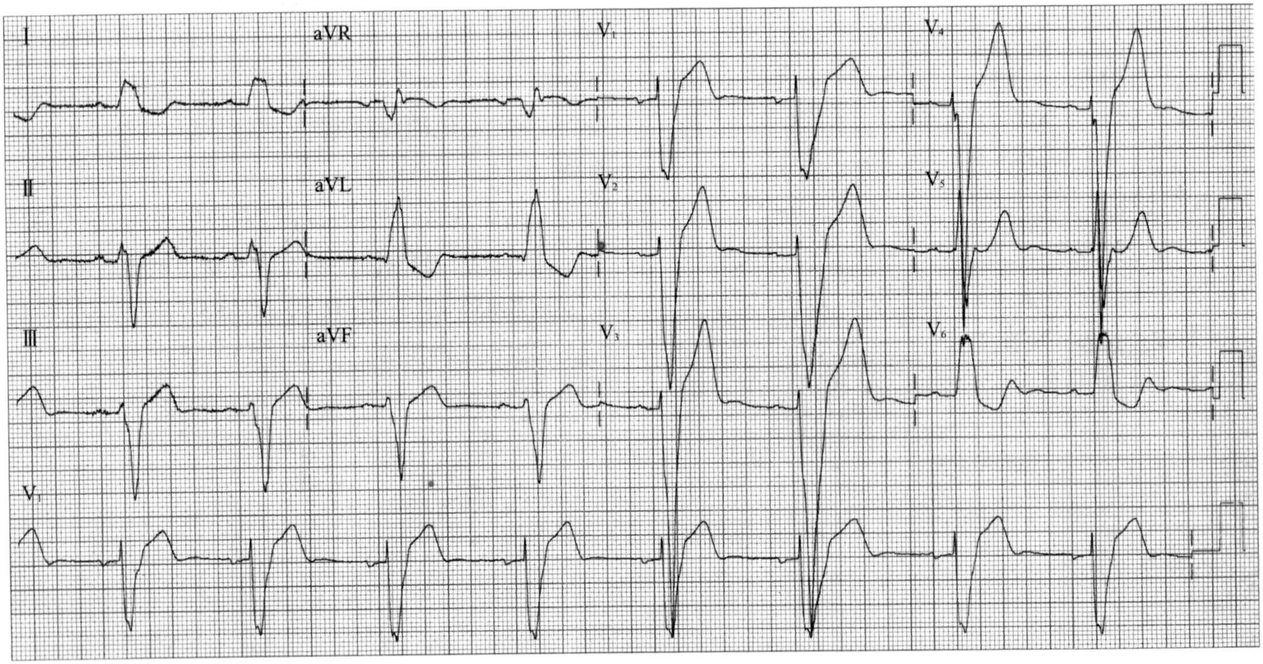

图5-1　例5心电图

心电图特点

1. 基本特点：心率：51次/分；PR间期：215ms；QRS波时间：201ms；QT/QTc间期：537/495ms；QRS波电轴：-57°。

2. QRS波振幅增高：$R_{aVL}>1.2mV$，$R_{aVL}+S_{V3}>2.8mV$。

3. P波增宽，≥120ms，V_3~V_5导联上可见P波双峰。V_1导联Ptf值增大，≥0.04mm·s。

心电图诊断

1. 左心房异常。
2. 左心室肥厚。
3. 完全性左束支阻滞。
4. Ⅰ度房室传导阻滞。
5. QT间期延长。

解析

1. 按照2007~2009年AHA/ACC/HRS关于心电图标准化的建议，对于判断左束支阻滞时有无左心室肥厚，胸前导联QRS电压标准是必备的指标。本心电图中V_5和V_6导联QRS波电压并不明显增加，仅符合"$R_{aVL}+S_{V3}>2.8mV$"的电压诊断标准，结合左心房P波异常、QRS波群时限>155ms，心电图方能诊断为完全性左束支阻滞和左心室肥厚。

2. 临床资料：超声心动图：左心房、左心室显著扩大，左心室收缩功能显著低下，轻-中度二尖瓣和主动脉瓣关闭不全。从超声心动图中可以发现本病例左心室以显著扩大为特征，而没有室壁增厚的改变，因此在心电图上QRS电压并不明显增加。同时由于左心室显著扩大，心脏在胸腔内的位置将发生转位，此时V_5和V_6导联并不能反应左心室室壁的电活动，因此V_5和V_6导联上QRS波振幅并不明显增加。

例6

男性，75岁，头晕2年，晕厥1次入院。原有高血压史。入院后所查心电图见图6-1。

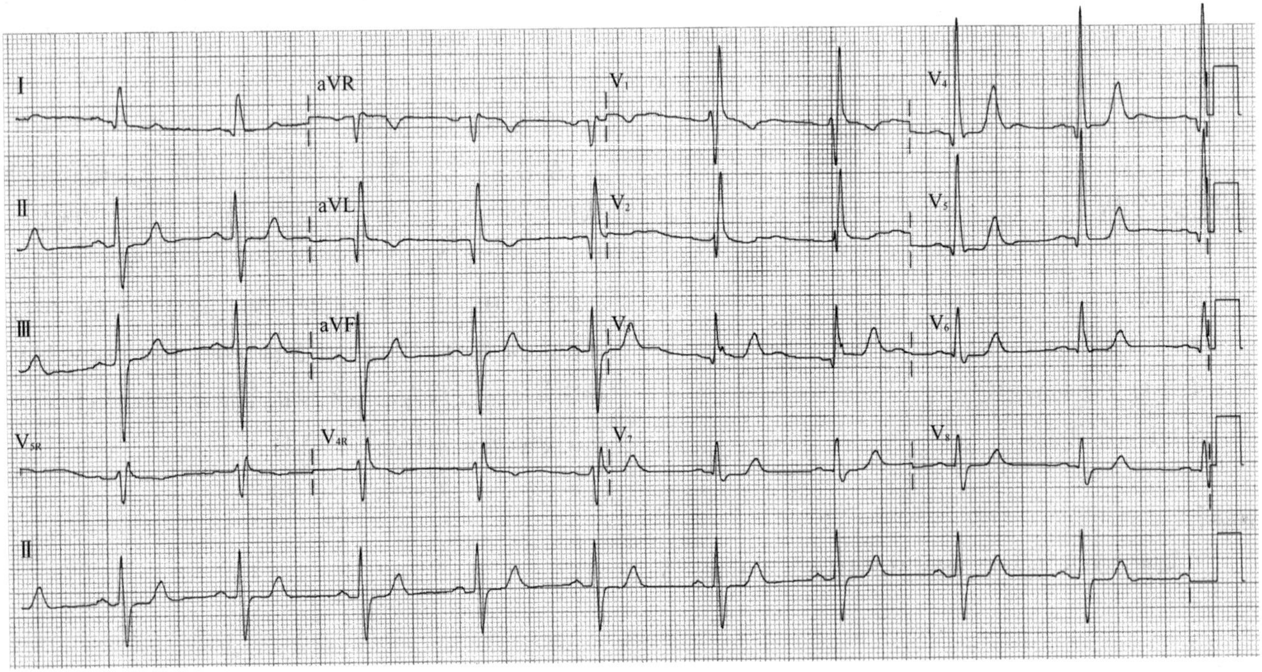

图6-1　例6心电图

心电图特点

1. 基本特点：心率：59次/分;PR间期：186ms；QRS波时间：134ms；QT/QTc间期：453/449ms；QRS波电轴：-39°。

2. V_1导联QRS波呈rSR′，V_5导联S波粗钝。

3. QRS波振幅增高：S_{V1}>0.2mV，R_{V5}>1.5mV，$S_{Ⅲ}$+胸前导联最大R/S波振幅>3.0mV（V_4导联）。

心电图诊断

1. 窦性心动过缓。

2. 左心室肥厚。

3. 完全性右束支阻滞。

解析

1. 按照2007~2009年AHA/ACC/HRS关于心电图标准化的建议，在存在右束支阻滞的情况下，左心室肥厚的诊断标准包括：S_{V1}>0.2mV，R_{V5}、V_6>1.5mV，QRS电轴左偏超过-30°，$S_{Ⅲ}$+胸前导联最大R/S波振幅>3.0mV。本心电图符合以上诊断标准，诊断为左心室肥厚和完全性右束支阻滞。

2. 临床资料：超声心动图：左心室肥厚，轻度二尖瓣和主动脉瓣关闭不全。冠脉造影：左前降支中段60%狭窄，左回旋支中段50%狭窄，右冠脉中段50%狭窄，左前降支第一对角支50%狭窄。

例7

男性，75岁，胸闷3年。原有高血压和糖尿病史。入院后所查心电图见图7-1。

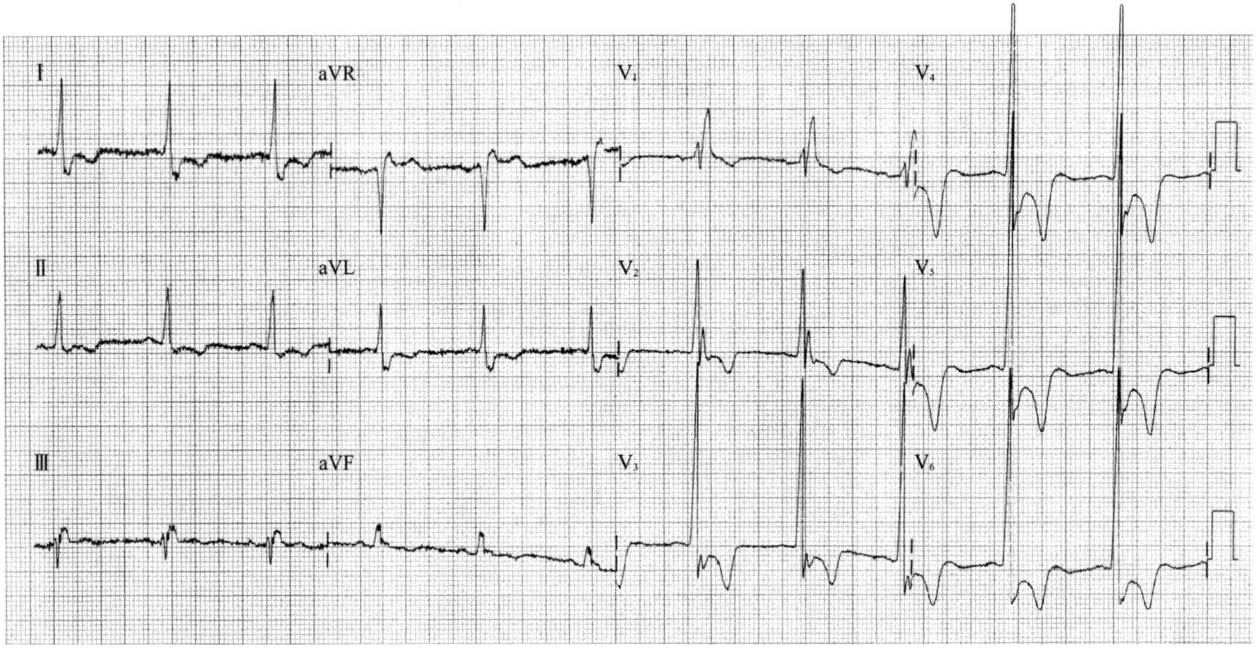

图7-1　例7心电图

心电图特点

1. 基本特点：心率：67次/分；PR间期：156ms；QRS波时间：159ms；QT/QTc间期：428/452ms；QRS波电轴：72°。

2. V_1导联QRS波呈rsR′，Ⅰ、aVL、V_5和V_6导联S波粗钝。

3. QRS波电压增高：S_{V1}>0.2mV，R_{V5}>1.5mV，$S_{Ⅲ}$+胸前导联最大R/S波振幅>3.0mV（V_5导联）。

心电图诊断

1. 左心室肥厚。

2. 完全性右束支阻滞。

3. QT间期延长。

解析

1. 按照2007~2009年AHA/ACC/HRS关于心电图标准化的建议，在存在右束支阻滞的情况下，左心室肥厚的诊断标准包括S_{V1}>0.2mV，$R_{V5,V6}$>1.5mV，QRS电轴左偏超过−30°，$S_{Ⅲ}$+胸前导联最大R/S波振幅>3.0mV。本心电图除了QRS波电轴外，余电压标准均符合，因此诊断为左心室肥厚和完全性右束支阻滞。

2. 临床资料：超声心动图：肥厚性心肌病，室间隔肥厚为主，伴流出道梗阻。冠脉造影：左回旋支第1边缘支50%狭窄。

例8

男性，81岁，胸闷20年，心悸3周。原有高血压史。入院后所查心电图见图8-1。

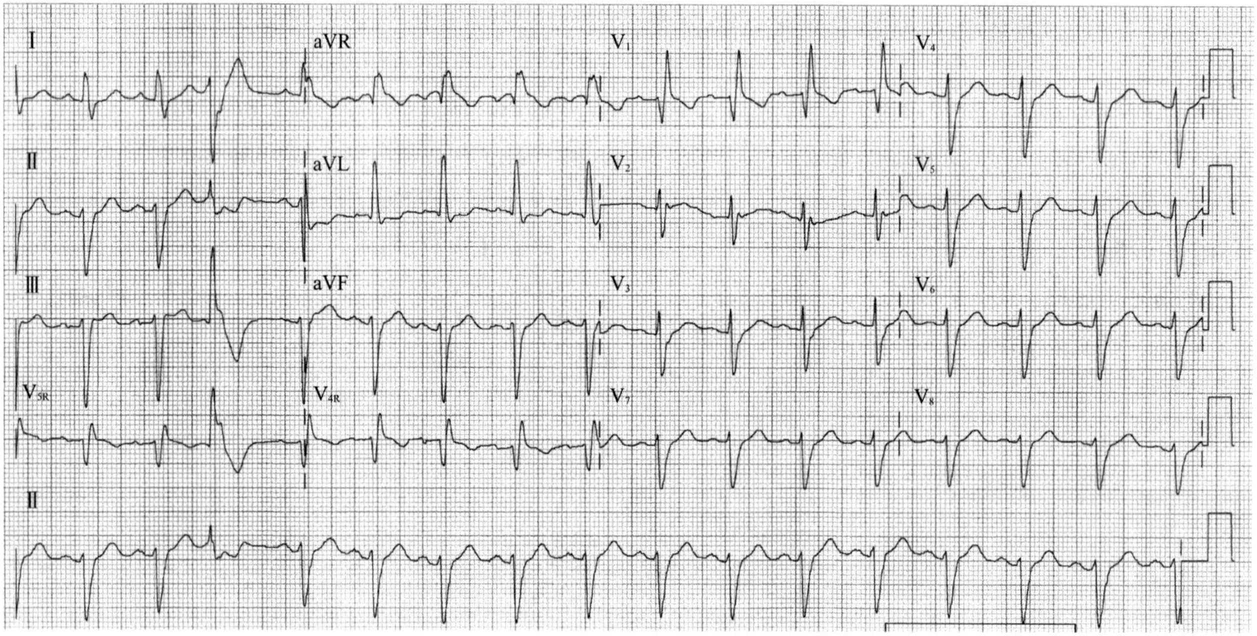

图8-1 例8心电图

心电图特点

1. 基本特点：心率：99次/分；PR间期：183ms；QRS波时间：138ms；QT/QTc间期：358/459ms；QRS波电轴：-83°。

2. V_1导联QRS波呈rsR′，Ⅰ、aVL、V_5和V_6导联S波粗顿。Ⅱ和Ⅲ导联QRS波呈rS型，$S_{Ⅲ}>S_{Ⅱ}$，aVL导联呈qR型。

3. $S_{V1}>0.2mV$，$S_{Ⅲ}$+胸前导联最大R/S波振幅>3.0mV（V_5导联），$S_{Ⅲ}$+任一导联R/S最大值>3.0mV（V_4导联）。

4. 提早出现的QRS-T波群，QRS波宽大畸形，代偿间期完全。

心电图诊断

1. 左心室肥厚。

2. 完全性右束支阻滞。

3. 左前分支传导阻滞。

4. 室性早搏。

5. QT间期延长。

解析

1. 按照2007~2009年AHA/ACC/HRS心电图标准化的建议，右束支阻滞的情况下，左心室肥厚的诊断标准包括$S_{V1}>0.2mV$，$R_{V5,V6}>1.5mV$，QRS电轴左偏超过-30°，$S_{Ⅲ}$+胸前导联最大R/S波振幅>3.0mV。合并左前分支传导阻滞，左心室肥厚的诊断标准包括$S_{V1}+R_{V5}+S_{V5}>2.5mV$，$S_{V1,V2}+R_{V6}+S_{V6}>2.5mV$，$S_{Ⅲ}$+任一导联R/S最大值（男）> 3.0mV，$S_{Ⅲ}$+任一导联R/S最大值（女）> 2.8mV。

2. 本心电图基本符合完全性右束支阻滞、左前分支传导阻滞合并左心室肥厚的诊断标准，本病例超声心动图中证实有左心室肥厚。合并室内传导阻滞可以降低心电图对心室肥厚的诊断敏感性：左心室肥厚主要观察的指标是V_5和V_6导联的R波振幅和V_1导联的S波振幅，首先，右束支阻滞使右胸导联S波振幅减低，从而使左心室肥厚诊断标准的敏感性降低；其次，左前分支阻滞使QRS电轴偏向后上方，V_5和V_6导联的R波振幅降低，呈rS型，也使左心室肥厚诊断标准的敏感性降低。

3. 临床资料：超声心动图：左心室肥厚伴舒张功能降低。冠脉造影：左回旋支近端90%狭窄，右冠脉中段30%狭窄。

例9

男性,46岁,幼年时听诊发现有先天性心脏病,因无自觉症状,未接受任何检查。近1年出现活动中心悸、气急就诊。门诊所查心电图图9-1。

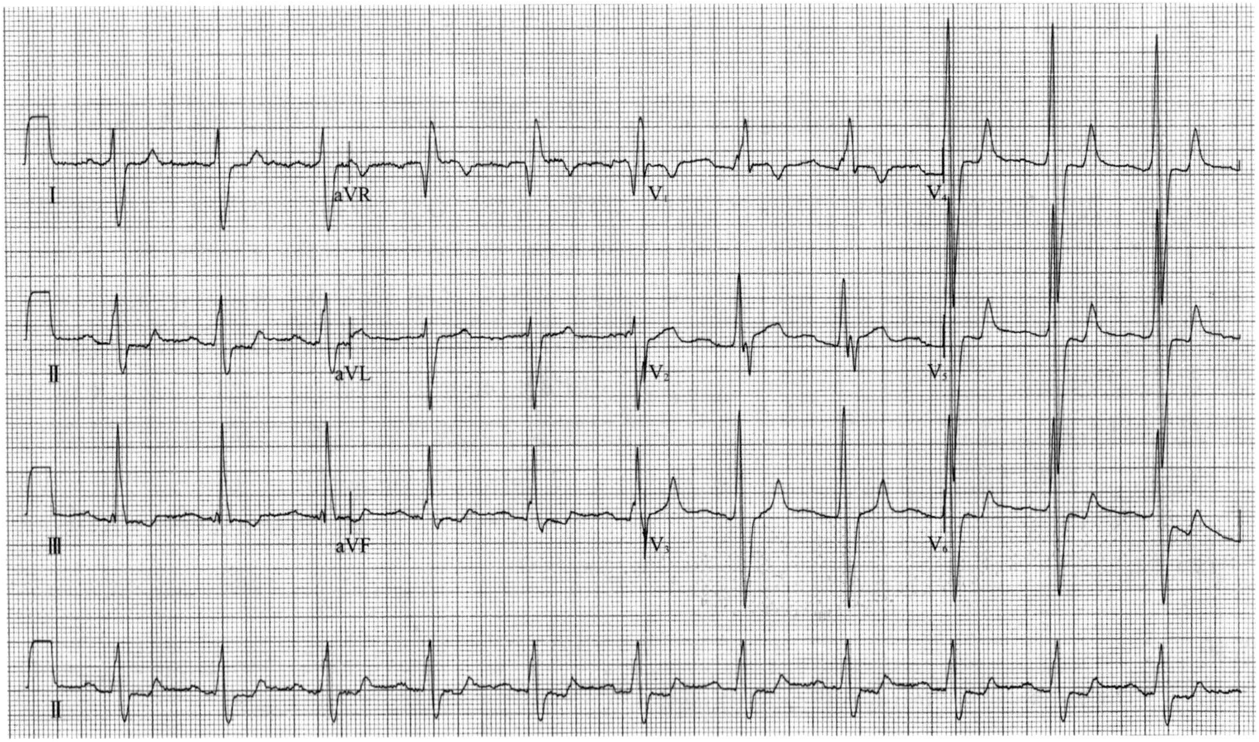

图9-1 例9心电图

心电图特点

1. 基本特点：心率：68次/分；PR间期：206ms；QRS波时间：186ms；QT/QTc间期：486/516ms；QRS波电轴：121°。

2. 左心室肥厚的特点：V_5导联R波振幅>2.5mV。右心室肥厚的特点：V_1导联增高的R波，V_5导联S波加深，$R_{V1}+S_{V5}>1.05mV$；aVR导联R/q≥1。

3. V_4和V_5导联呈高大的RS型，R波和S波振幅之和接近6.0mV。

心电图诊断

1. 非特异性室内传导阻滞。

2. 提示双心室肥厚。

3. Ⅰ度房室传导阻滞。

4. QT间期延长。

解析

1. 本心电图第1个特点是QRS波时间显著延长，但心电图特点又不符合左束支或右束支阻滞的特点，只能诊断为非特异性室内传导阻滞。

2. 第2个特点是多个导联中QRS波振幅显著增高，以V_5导联为例，R波振幅和S波振幅均>2.5mV，R波和S波振幅之和接近6.0mV。

3. 第3个特点是有左心室肥厚和右心室肥厚的特点，V_5导联R波振幅增高提示左心室肥厚；而V_5导联S波加深、V_1导联R波增高、aVR导联R/q≥1和电轴右偏则提示右心室肥厚。两者结合，提示双心室肥厚的可能。

4. 尽管普遍接受的观点是：诊断为非特异性室内传导阻滞时，不再诊断心室的肥厚。但是在本病例，根据心电图特点，结合先天性心脏病史，心电图仍提示双心室肥厚的可能。这一提示性的心电图诊断有助于临床医生选择进一步的检查方法。

例 10

男性，77岁，胸闷气急5年余，近症状明显加重2周就诊。曾于外院发现心脏增大，具体不详。门诊所查心电图见图10-1。

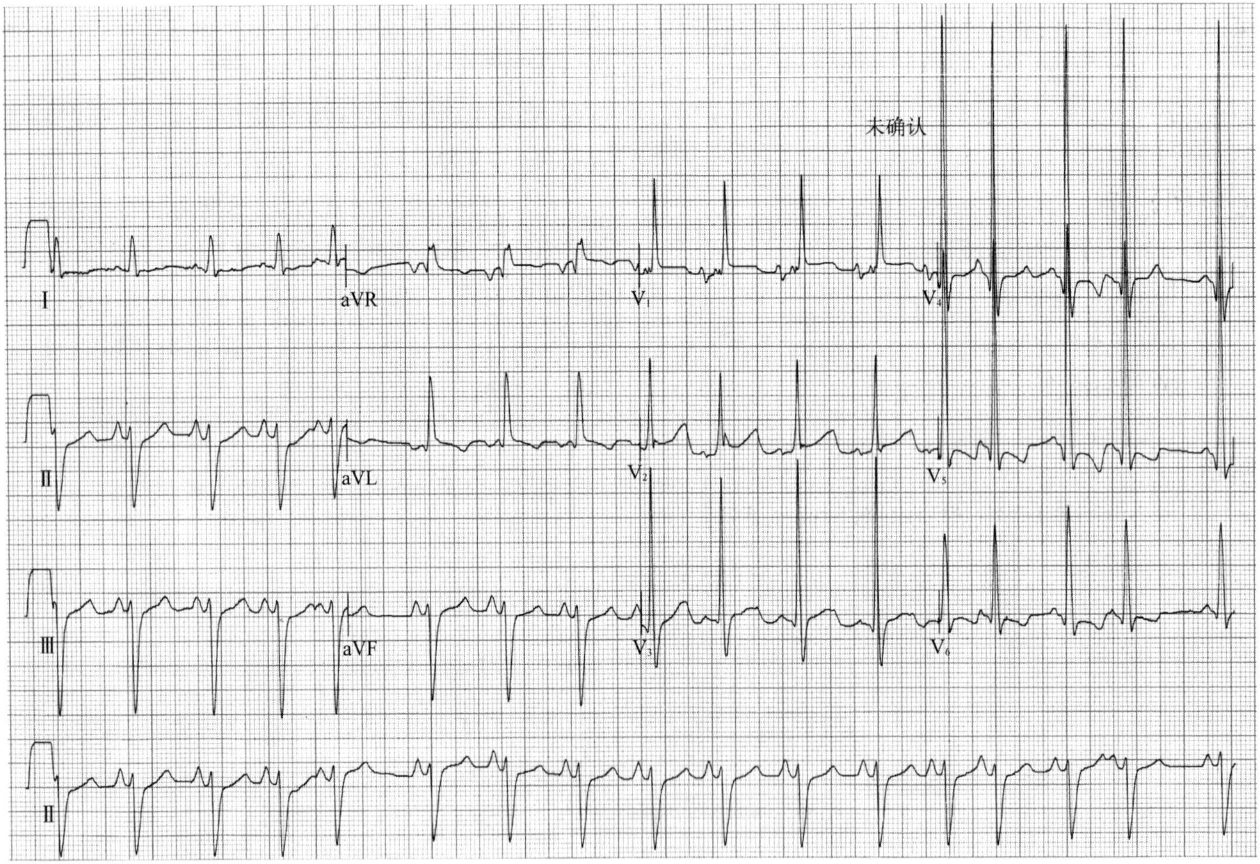

图10-1　例10心电图

心电图特点

1. 基本特点：心率：98次/分；PR间期：130ms；QRS波时间：130ms；QT/QTc间期：424/541ms；QRS波电轴：-72°。

2. 有P波异常的特点：Ⅱ、Ⅲ和aVF导联P波高尖，振幅>0.25mV；V_1导联Ptf增大≥0.04mm·s。

3. 有右心室肥厚的特点：V_1导联R波显著增高，aVR导联R/q≥1。

4. 有左心室肥厚的特点：V_5导联R波电压>2.5mV，aVL导联R波电压>1.1mV，$R_{Ⅰ}+S_{Ⅲ}$>2.5mV。

5. Ⅱ和Ⅲ导联QRS波呈rS型，$S_{Ⅲ}>S_{Ⅱ}$，aVL导联呈qR型。

6. 提早的P′-QRS-T波群，QRS波形态正常，代偿间期不完全。

心电图诊断

1. 双心房异常。

2. 双心室肥厚。

3. 左前分支阻滞。

4. 房性早搏。

5. QT间期延长。

解析

1. 本心电图诊断的难点是患者不能提供一定的临床资料。在心电图上所发现的P波异常和QRS波异常，符合双心房异常和双心室肥厚的诊断标准，因此心电图上给出双心房异常和双心室肥厚的诊断，而进一步的确诊有待其他检查。

2. 本心电图中电轴左偏达-72°，根据Ⅱ、Ⅲ和aVL导联上QRS波的形态，应诊断左前分支阻滞。通常，左前分支阻滞并不引起QRS波时间延长，本心电图QRS波时间>120ms，可能与双心室肥厚所致的心室内传导延迟有关。

例 11

男性，56岁，扩张性心肌病史5年。定期门诊复查，所查心电图见图11-1。

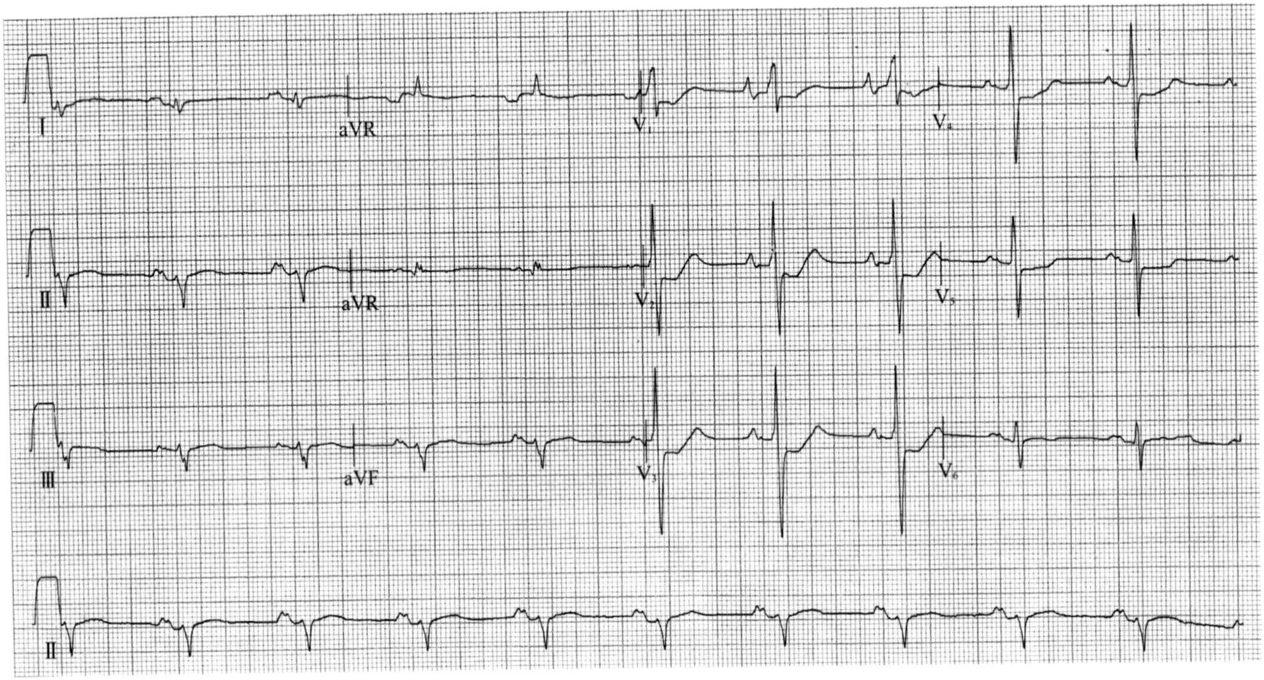

图11-1　例11心电图

心电图特点

1. 基本特点：心率：59 次/分；PR 间期：200ms；QRS 波时间：114ms；QT/QTc 间期：470/465ms；QRS 波电轴：259°。

2. P 波增宽，时间>120ms；P 波双峰，在Ⅰ、Ⅱ、Ⅲ、aVF、V_4~V_6导联中明显。V_1和 V_2导联 P 波高尖，振幅≥0.20mV。

3. V_1导联 R/s≥1，aVR 导联呈单向 R 波型。V_5导联 R/S<1。$R_{V1}+S_{V5}$>1.05mV。

心电图诊断

1. 双心房异常。

2. 右心室肥厚。

3. 窦性心动过缓。

4. QT 间期延长。

解析

1. 本患者提供了超声心动图的详细资料，从超声心动图上看患者的扩张性心肌病所引起的全心扩大，主要表现为左心房和左心室的扩大，然而心电图上所发现的是右心室肥厚的改变。因此，应该了解心电图诊断房室肥厚或扩大存在局限性。

2. 第 1 个局限性是敏感性问题。由于右心室肥厚和左心室肥厚引起的增大的 QRS 向量方向相反，可以相互抵消，故双心室肥厚或扩大，有时仅表现有一侧心室肥厚或扩大的心电图改变，而另一侧心室的心电图改变被掩盖了。因此，通过心电图诊断双心室肥厚的敏感性较差。

3. 第 2 个局限性是特异性问题。一系列非房室肥厚或扩大所致的心电图改变，可以与房室肥厚或扩大所致的心电图改变相似，因此特异性并不高。

4. 临床资料：超声心动图：扩张性心肌病，以左心房和左心室扩大为主，左心室收缩功能降低。

例 12

女性,60岁,二尖瓣狭窄瓣膜置换术后半年。因发热而急诊就诊,所查心电图见图12-1。治疗10天后热退,门诊复查心电图见图12-2。

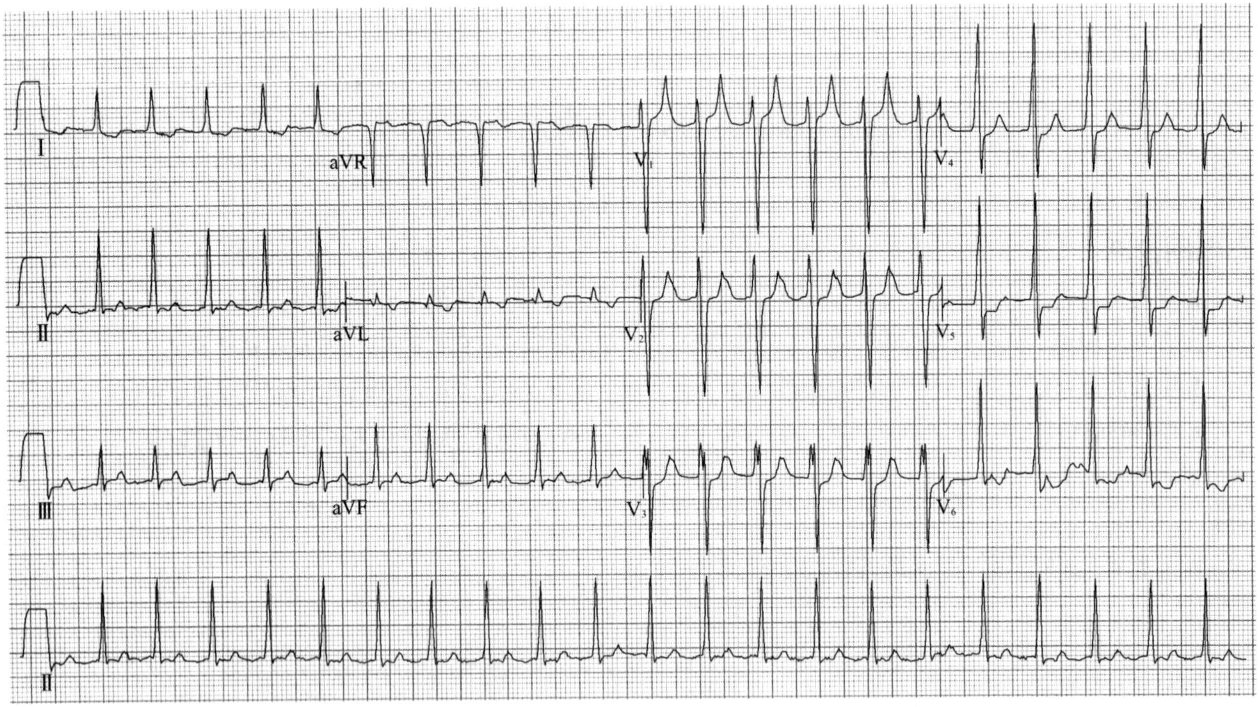

图12-1 急诊时心电图

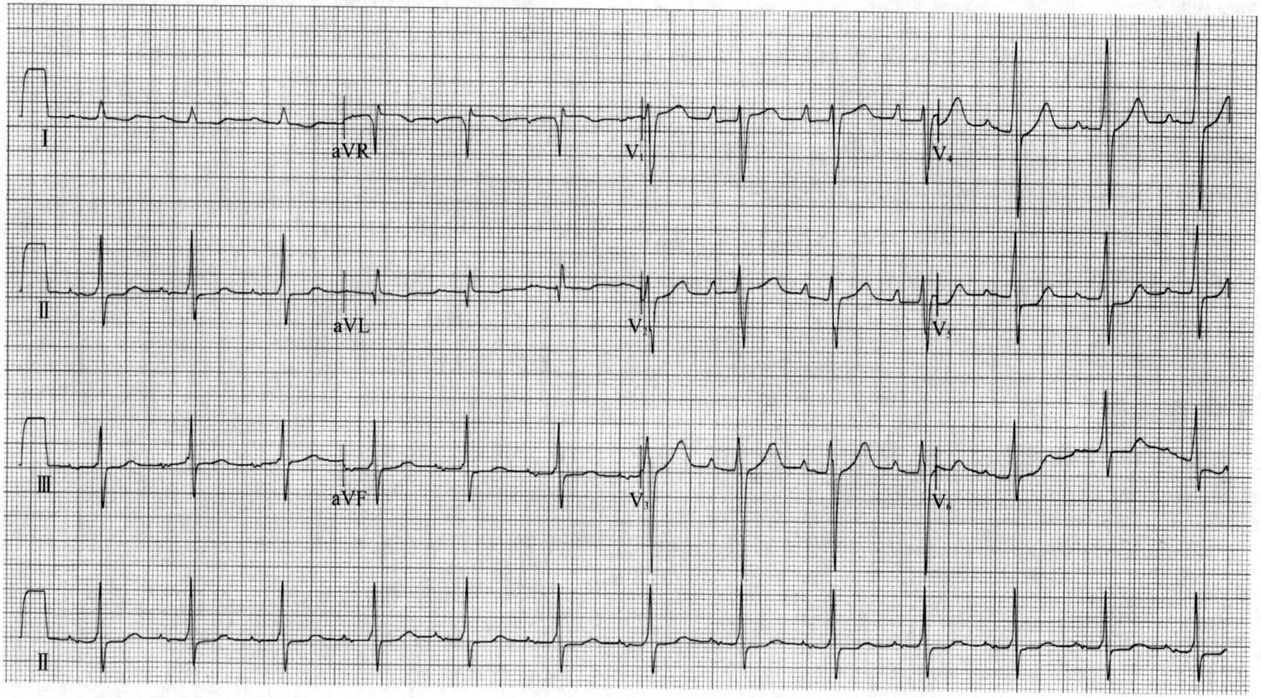

图12-2　热退后心电图

心电图特点

1. 图12–1：

(1)基本特点：心率：130次/分；PR间期：260ms；QRS波时间：104ms；QT/QTc间期：322/473ms；QRS波电轴：48°。

(2)V_1导联T波高尖，V_2和V_3导联T波顶端有切迹。

2. 图12–2：

(1)心率：78次/分；PR间期：236ms；QRS波时间：104ms；QT/QTc间期：426/485ms；QRS波电轴：43°。

(2)P波增宽，时间>120ms；P波双峰，在Ⅰ~Ⅲ、aVF、V_4~V_6导联中明显。V_1和V_2导联P波高尖，振幅≥0.20mV。

心电图诊断

1. 图12–1：窦性心动过速，双心房异常，Ⅰ度房室传导阻滞。

2. 图12–2：双心房异常，Ⅰ度房室传导阻滞，QT间期延长。

解析

1. 由于心动过速和Ⅰ度房室传导阻滞，使得P波叠入前一心动的T波中，给图12–1的诊断带来困难。根据患者所提供的二尖瓣病变史，对于图12–1中存在的心动过速，主要应在窦性心动过速与房性心动过速之间进行鉴别。仔细观察V_1~V_3导联中T波的形态（见图12–3），似乎可以发现有P波叠入。因此当时的心电图诊断是：窦性心动过速，Ⅰ度房室传导阻滞，但不排除房性心动过速的可能。

2. 根据图12–2中的PR间期和V_1~V_3导联中P波的形态，再观察图12–1，可以推断图12–1中，P波确是叠入前一心动的T波中，图12–1中的心动过速确诊为窦性心动过速。发生窦性心动过速的原因是发热。

3. 图12–1中已发现有QT间期延长，但考虑到P波叠入T波，将影响QT间期的测量，故暂不诊断有QT间期延长。图12–2中可发现确有QT间期延长。

4. 临床资料：超声心动图：二尖瓣置换术后，左心房增大，轻度主动脉瓣关闭不全，轻度肺动脉高压伴轻度三尖瓣关闭不全。

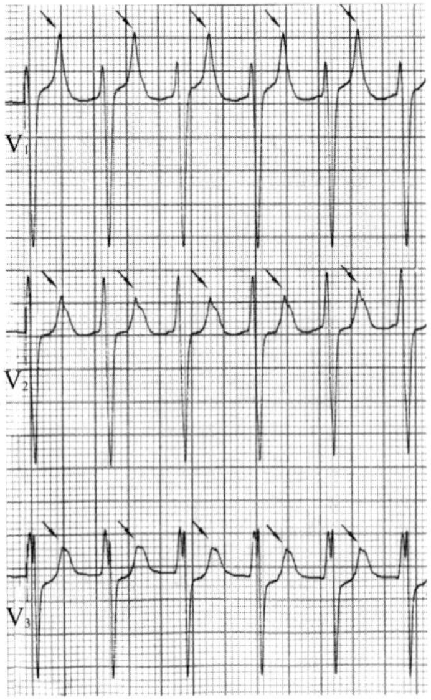

图12–3　图12–1中V_1~V_3导联中T波的形态

（箭头标记处P波叠入T波）

第二章

心肌缺血和心肌梗死

例 13

女性，65岁，1周前发作性胸痛一次，原有高血压史。胸痛急诊心电图检查见图13-1，当日经治疗胸痛缓解后复查的心电图见图13-2，门诊复诊时心电图检查见图13-3。

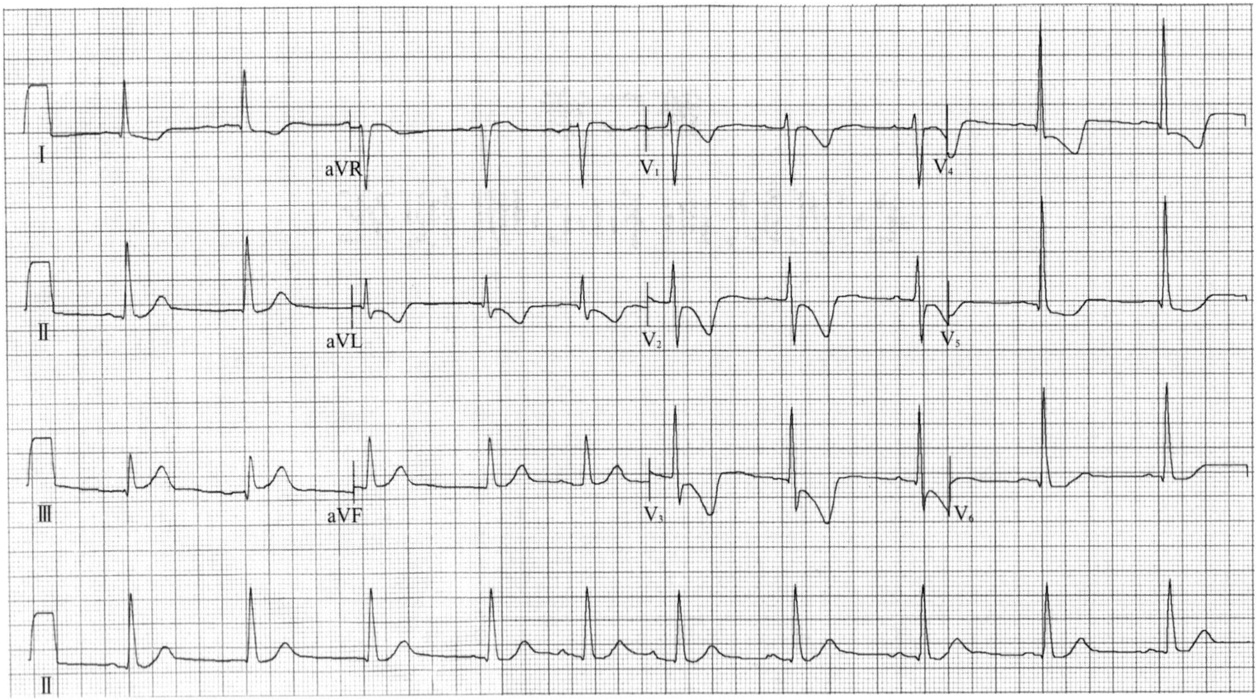

图13-1 急诊时心电图(6月17日7时28分)

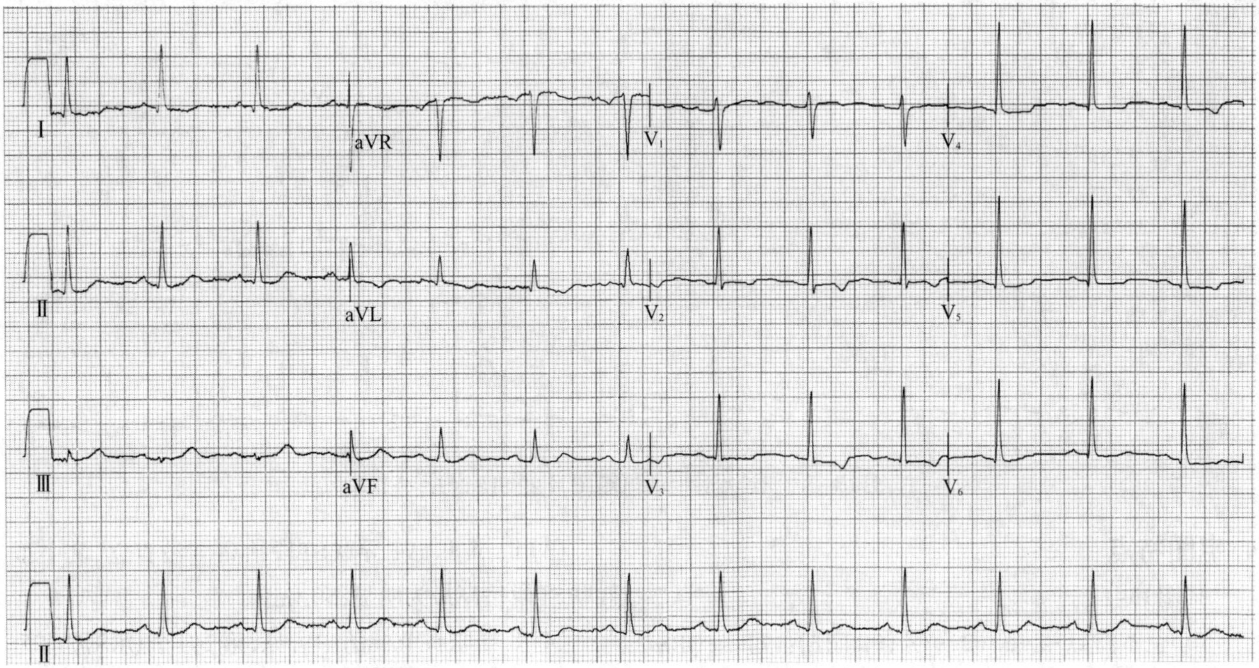

图13-2　胸痛缓解后心电图(6月17日13时57分)

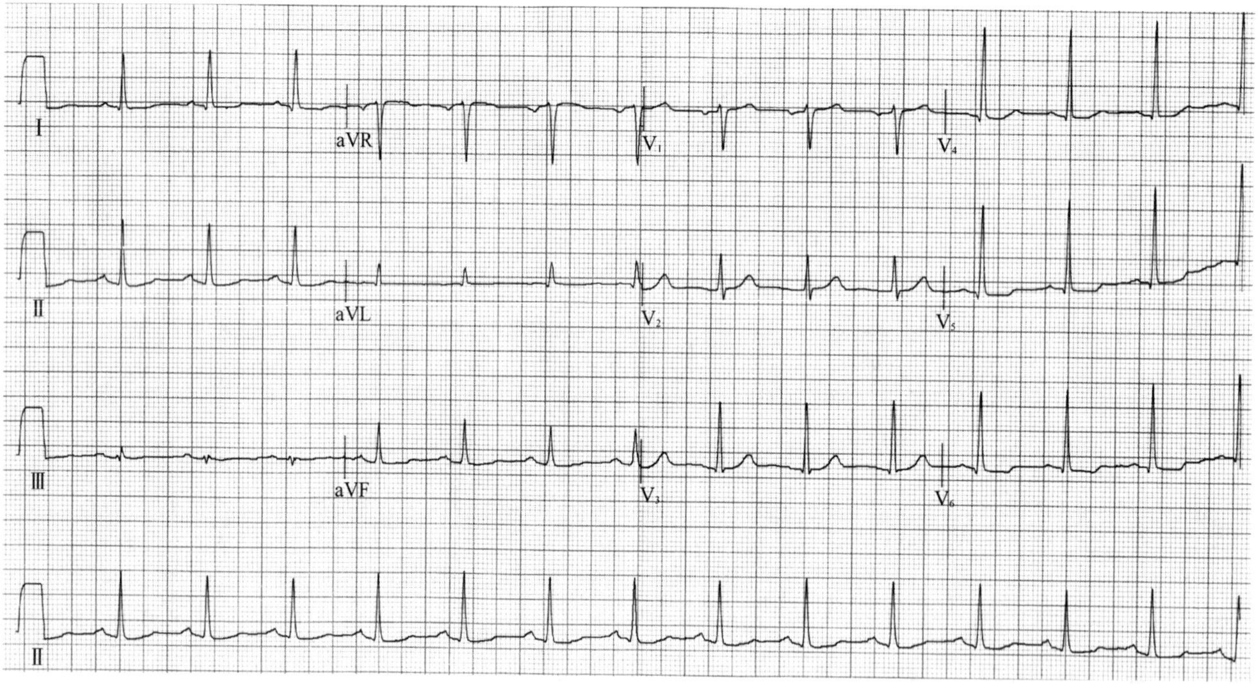

图13-3　门诊复诊时心电图(6月22日8时51分)

心电图特点

1. 图13-1：

(1)基本特点：心率：62次/分；PR间期：174ms；QRS波时间：106ms；QT/QTc间期：444/450ms；QRS波电轴：49°。

(2)Ⅰ、V_2~V_4导联中，ST段压低>0.1mV，T波倒置，其中V_3导联ST段压低最大，T波倒置最深；aVL导联中，ST段压低>0.1mV，T波负正双向；V_5和V_6导联ST段压低>0.1mV，T波低平。

(3)Ⅱ、Ⅲ和aVF导联ST段抬高，T波直立，其中Ⅲ导联ST段抬高最为明显，>0.1mV。

(4)Ⅱ导联长节律图中可见，第2~4个QRS波前无P波。该导联中PP间期差>120ms，最长的PP间期为1040ms。

2. 图13-2：

(1)基本特点：心率：77次/分；PR间期：178ms；QRS波时间：82ms；QT/QTc间期：382/432ms；QRS波电轴：29°。

(2)aVL、V_2和V_3导联T波倒置，Ⅰ、V_5~V_6导联T波低平。

(3)与图13-1比较，Ⅲ导联QRS波振幅明显降低。

3. 图13-3：

(1)基本特点：心率：83次/分；PR间期：172ms；QRS波时间：86ms；QT/QTc间期：370/434ms；QRS波电轴：41°。

(2)Ⅰ~Ⅲ、aVL、V_4~V_6导联T波低平。

(3)与图13-1比较，Ⅲ导联QRS波振幅明显降低。

心电图诊断

1. 图13-1：窦性心律不齐，交界性逸搏心律，ST-T改变。

2. 图13-2和图13-3：T波改变。

解析

1. 心肌缺血的心电图改变主要是ST-T改变，然而ST-T改变并不特指心肌缺血。ST-T改变与多种因素有关，不能将ST-T改变等同于心肌缺血。对于心肌缺血，ST段改变的特异性高于T波改变。正常时，ST段光滑地转折成T波。心肌缺血最初的细微改变是ST段平直，与T波形成明显的夹角，更为明显的改变是呈ST段水平型或下斜型压低。ST段改变可以是一过性的，心电图中的动态改变，尤其是有胸痛症状时的动态改变，对于心肌缺血诊断极有帮助。因此，在心电图上诊断心肌缺血，强调动态地观察其演变。通过本病例的前后三份心电图，可以观察心肌缺血时心电图的动态演变：有胸痛的症状时，心电图上出现ST-T改变；随着症状的缓解，心电图上ST-T改变程度减轻或基本消失。因此，本心电图上的ST-T改变与心肌缺血有关。

2. QRS波群的改变反映严重心肌缺血/梗死区域电活动的改变，通过本心电图可以发现，尽管ST-T改变有所回复，但是Ⅲ导联QRS波振幅有明显的改变，故仍应注意有无心肌梗死的发生。

3. 图13-1中有显著的窦性心律不齐，最长的PP间期为1040ms，出现交界性逸搏的原因是窦性心动过缓。此时出现的窦性心律失常，最可能的原因是心肌缺血累及窦房结，这提示右冠脉病变的可能。

4. 临床资料：超声心动图：左心室舒张功能降低，左心房增大。

例 14

女性，65岁，夜间突发胸痛急诊，原有高血压和糖尿病史。急诊当日心电图记录见图14-1~14-3，急诊入院，4天后行介入治疗，图14-4和图14-5为出院后的二次复查。

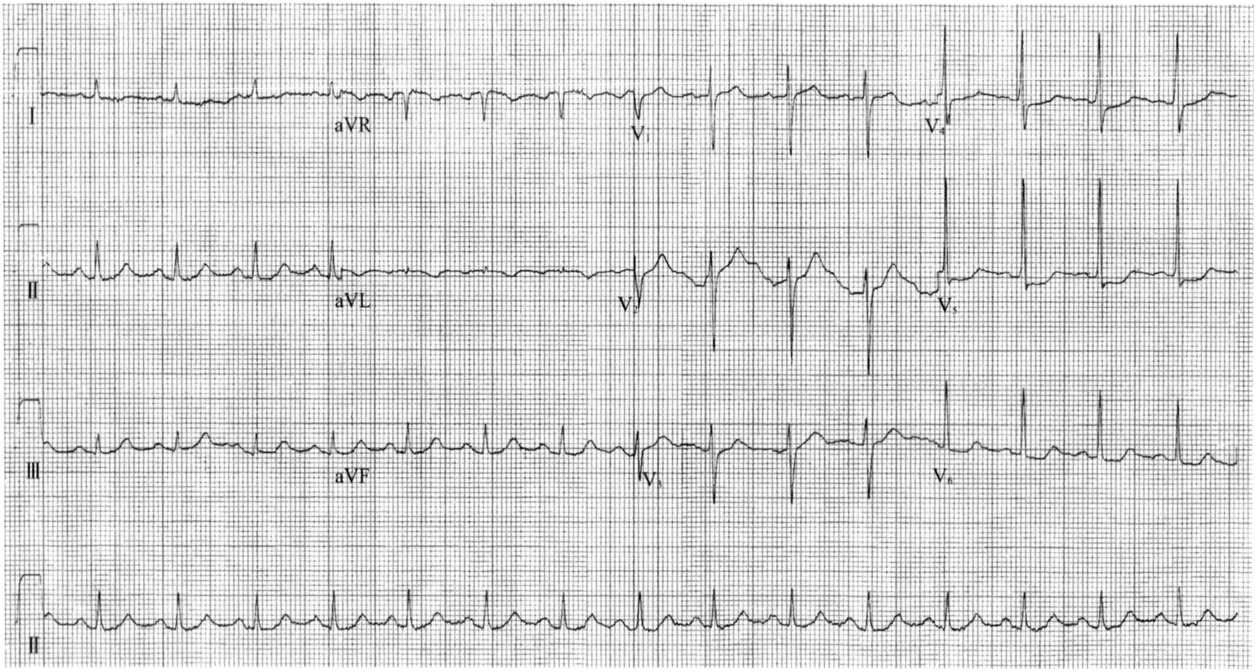

图14-1　急诊当日心电图(6月6日1时39分)

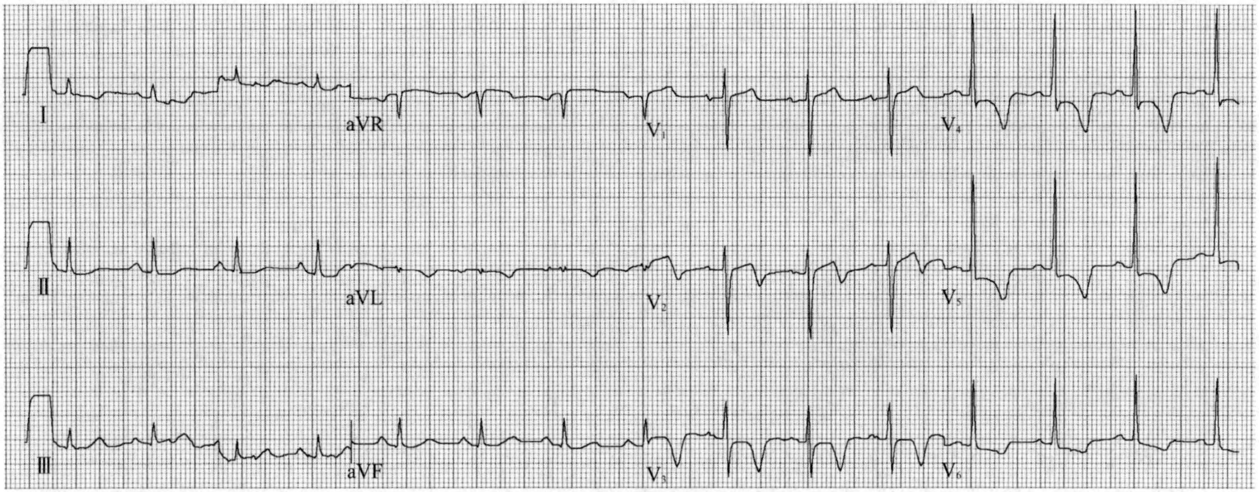

图14-2　急诊当日心电图(6月6日4时03分)

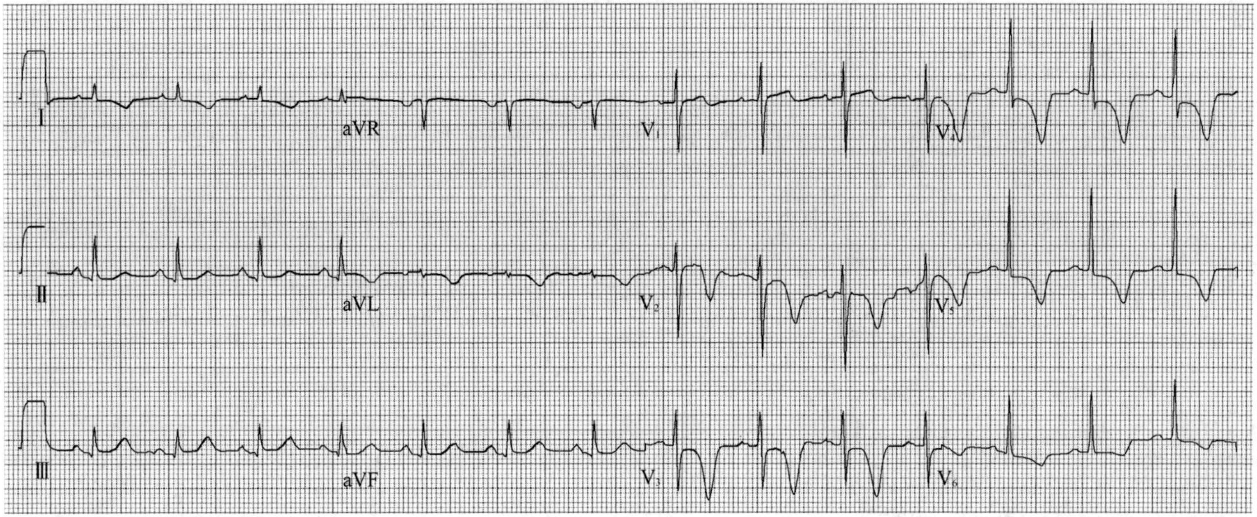

图14-3　急诊当日心电图(6月6日8时52分)

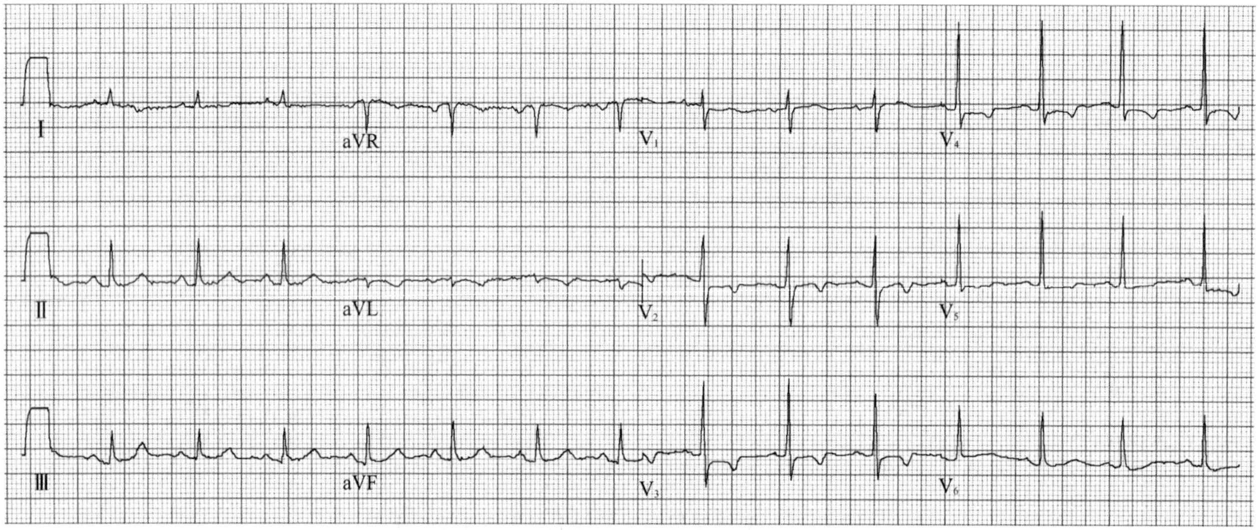

图 14-4　出院后心电图(7月15日14时15分)

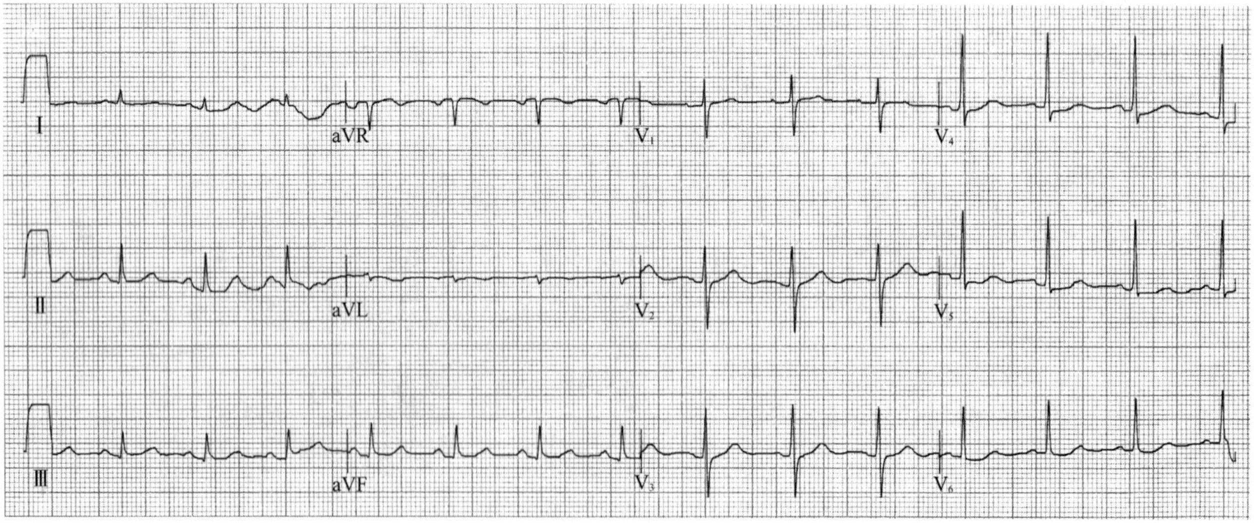

图 14-5　出院后心电图(10月15日16时10分)

心电图特点

通过连续心电图记录可以发现,在前有ST段抬高的导联中,后出现T波深倒置。

1. 图14-1:V_2和V_3导联ST段抬高,T波直立增宽,V_2导联明显。V_4~V_6导联ST段压低,T波直立。QT间期延长。

2. 图14-2:V_2导联ST段仍抬高,T波正负双向。V_3~V_6导联ST段压低,T波倒置,其中V_3~V_5导联为T波深倒置。

3. 图14-3:V_2导联ST无压低,T波深倒置。V_3~V_6导联ST段压低,T波倒置,其中V_3~V_5导联为T波深倒置。

4. 图14-4:V_2导联T波倒置,V_3~V_5导联ST段压低,T波倒置或低平。

5. 图14-5:V_4和V_5导联ST段压低,T波低平。

心电图诊断

ST-T改变,提示心肌缺血。

解析

1. 2007~2009年AHA/ACC/HRS关于心电图标准化的建议中,对于缺血后T波变化的定义是:在心肌缺血/梗死后,在ST段抬高的导联出现一过性或永久性T波倒置。部分患者会在V_2、V_3、V_4导联(偶可在V_5导联)出现较为明显的T波倒置(>0.5mV),通常还会在胸骨后疼痛过后出现明显的QT间期延长,出现这种心电图改变的患者,冠状动脉造影通常显示左前降支近端严重狭窄并伴有侧支循环形成,如不能得到及时诊断和有效治疗,发生左前降支闭塞致前壁急性心肌梗死的危险性显著增高。本病例的心电图动态变化符合缺血后T波变化的特点。

2. 临床资料:超声心动图:心脏结构和功能未见明显异常。冠脉造影:左前降支近段90%狭窄,中段80%狭窄;左回旋支远段70%狭窄;右冠脉近段80%狭窄。该患者后行左前降支内植入支架术。图14-4和14-5是治疗后的心电图,图中ST-T改变较图14-1~14-3有明显改善。

例 15

女性，54岁，每日清晨发作胸痛2个月，当日胸痛剧烈急诊。发现血压增高3个月，急诊时血压高达188/115mmHg。急诊当日共记录3次心电图，见图15-1。

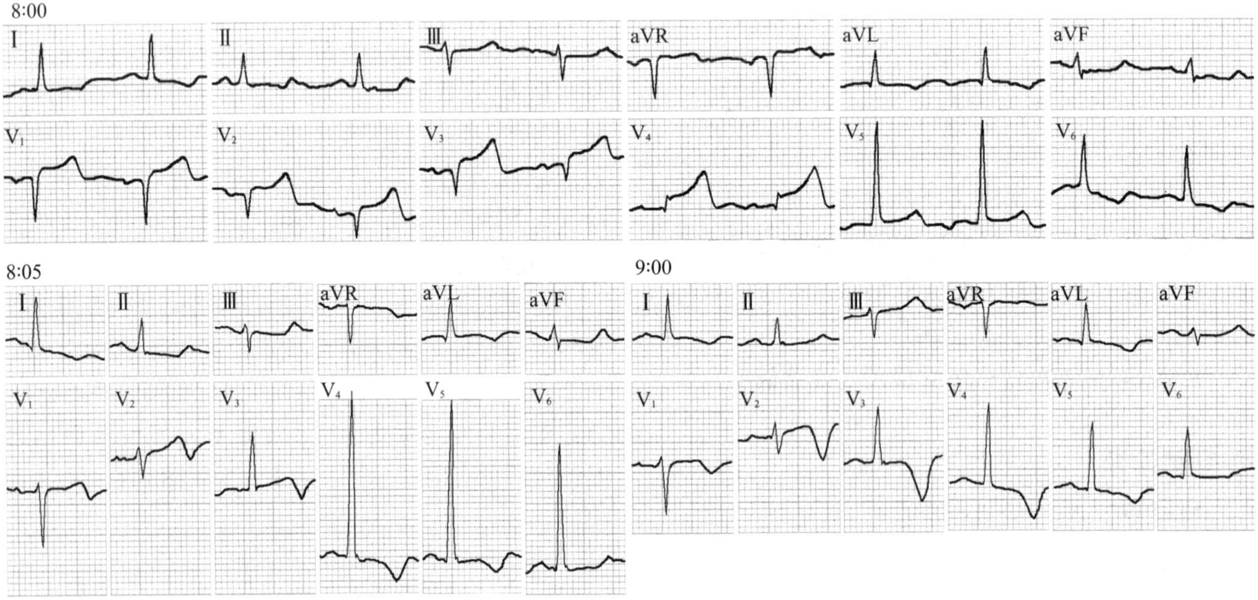

图15-1 例11心电图

心电图特点

本例心电图最为显著的特点是:在ST-T改变的同时,出现QRS波的改变。

1. 上图:显著的改变见于胸导联。V_1~V_3导联呈QS型,ST段抬高,T波直立。V_4导联呈qR型,ST段抬高,T波直立。V_5导联ST段抬高,T波直立。V_6导联ST段压低,T波负正双向。QT间期延长。

2. 下图左:V_1和V_2导联呈rS型,ST段抬高,T波正负双向。V_3导联呈R型,ST段抬高,T波正负双向。V_4~V_6导联ST段压低,T波负正双向。QT间期延长。

3. 下图右:下图左类似,但V_2~V_4导联T波倒置更深。QT间期延长。

心电图诊断

ST-T改变和异常Q波,提示心肌缺血。

解析

1. 由心肌缺血向心肌梗死进展的演变过程是:缺血、损伤和坏死。本心电图上除了ST-T改变外,出现了QRS波的改变。QRS波改变反映了严重心肌缺血/梗死区域电活动的改变。严重和持续的心肌缺血,必将导致心肌丧失活力而坏死。坏死的心肌无心电活动,面对该部位的导联中将记录到Q波。然而,出现Q波并不意味着心肌完全丧失活力,积极的治疗仍能使心肌恢复活力。从本心电图上可以发现在短短的5分钟内,经治疗后心肌的活力有所恢复,V_1~V_3导联R波出现。因此,及时的心电图记录和及时的治疗,能使部分严重心肌缺血的患者免于发生心肌梗死。

2. 临床资料:超声心动图:心脏结构和功能未见明显异常。冠脉造影:左前降支近段99%狭窄,中段50%狭窄。

例16

男性，65岁，发作性胸痛6天，加重1天急诊。图16-1～16-7为胸痛急剧发作时连续的心电图记录，图16-8为介入治疗后的心电图记录。

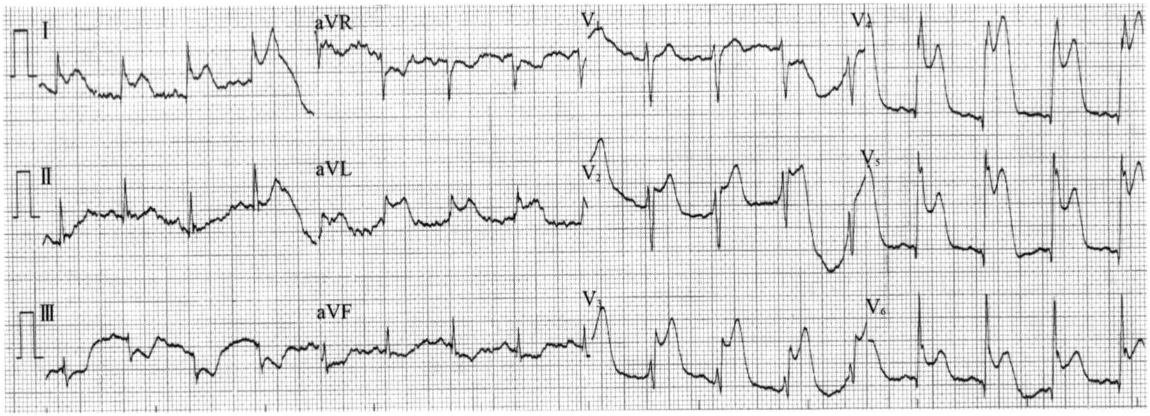

图16-1 胸痛发作中心电图（10月14日1时29分）

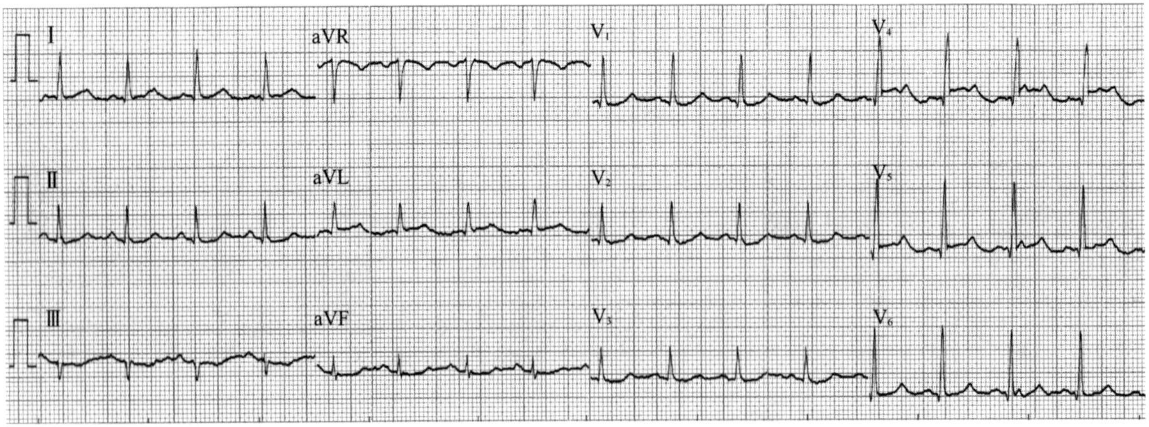

图16-2 胸痛发作中心电图（10月14日1时33分）

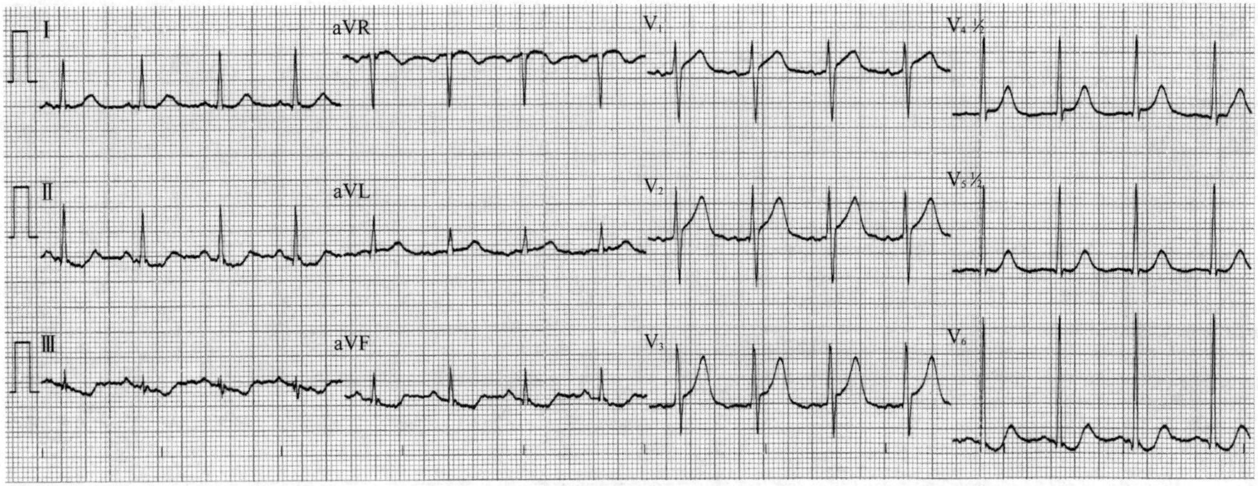

图16-3 胸痛发作中心电图(10月14日1时38分)

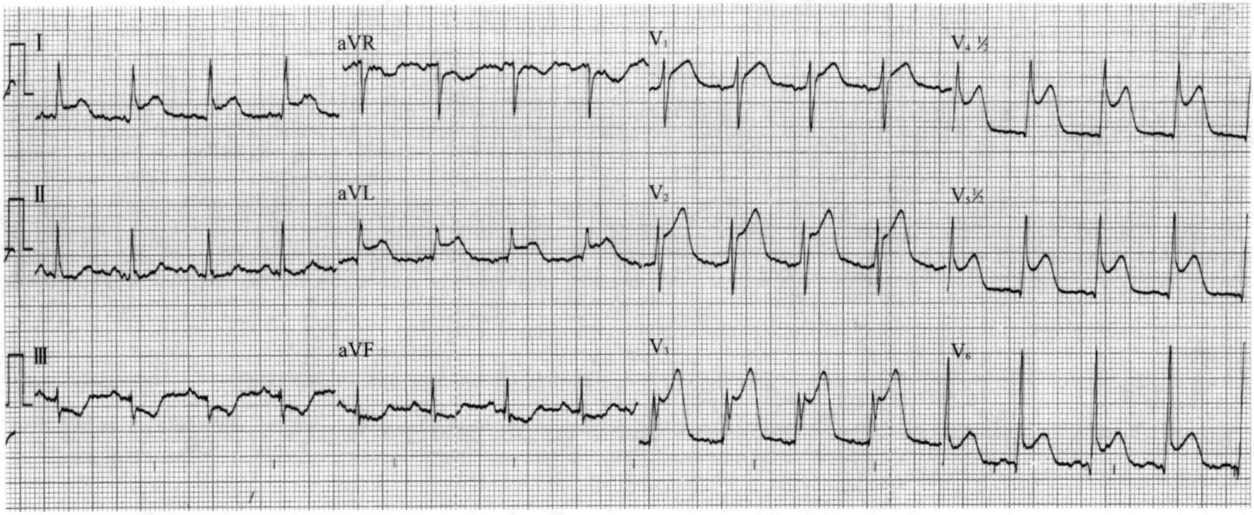

图16-4 胸痛发作中心电图(10月14日1时41分)

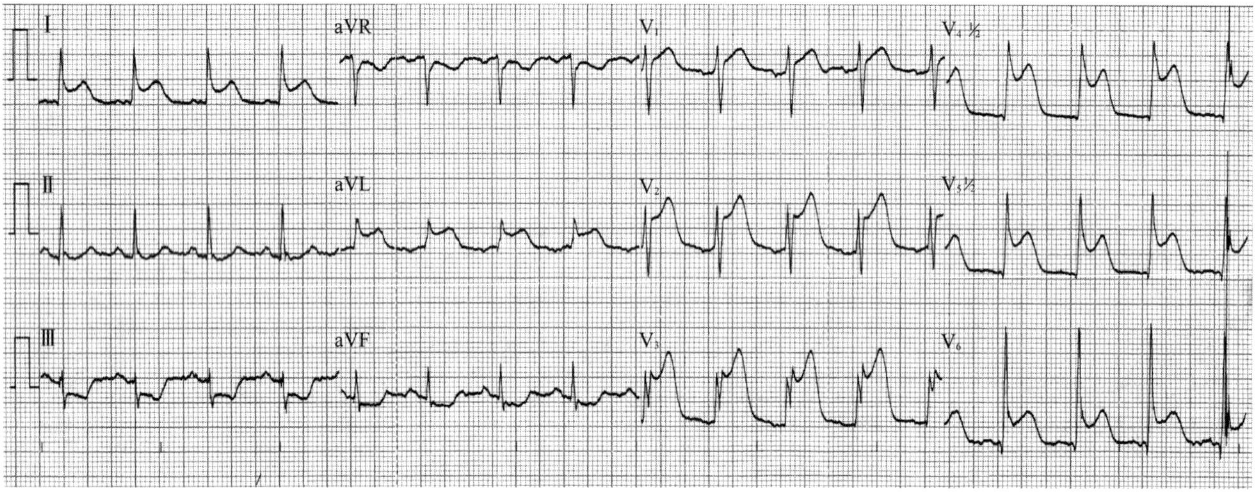

图 16-5　胸痛发作中心电图(10月14日1时42分)

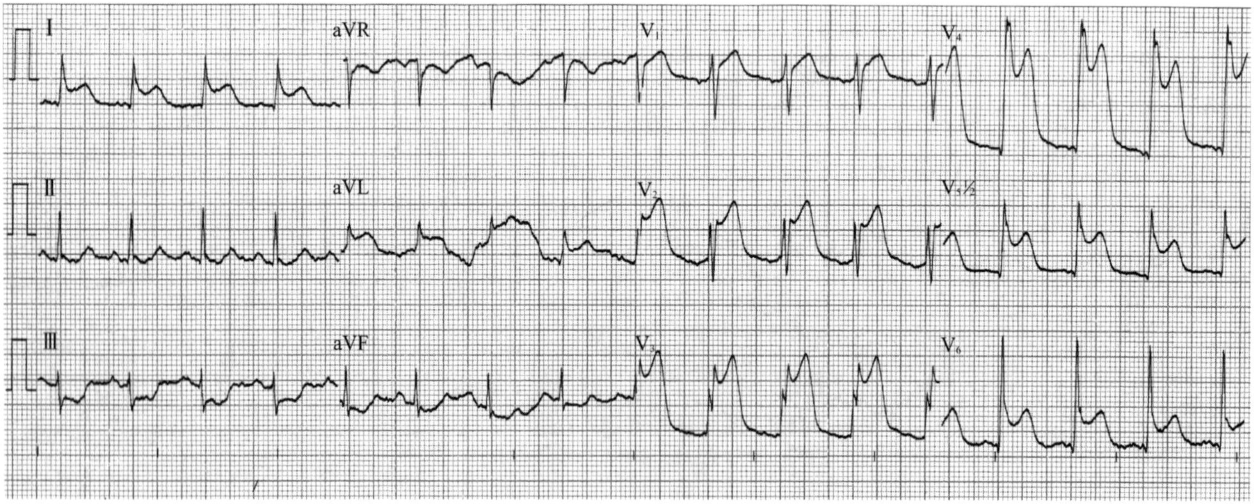

图 16-6　胸痛发作中心电图(10月14日1时44分)

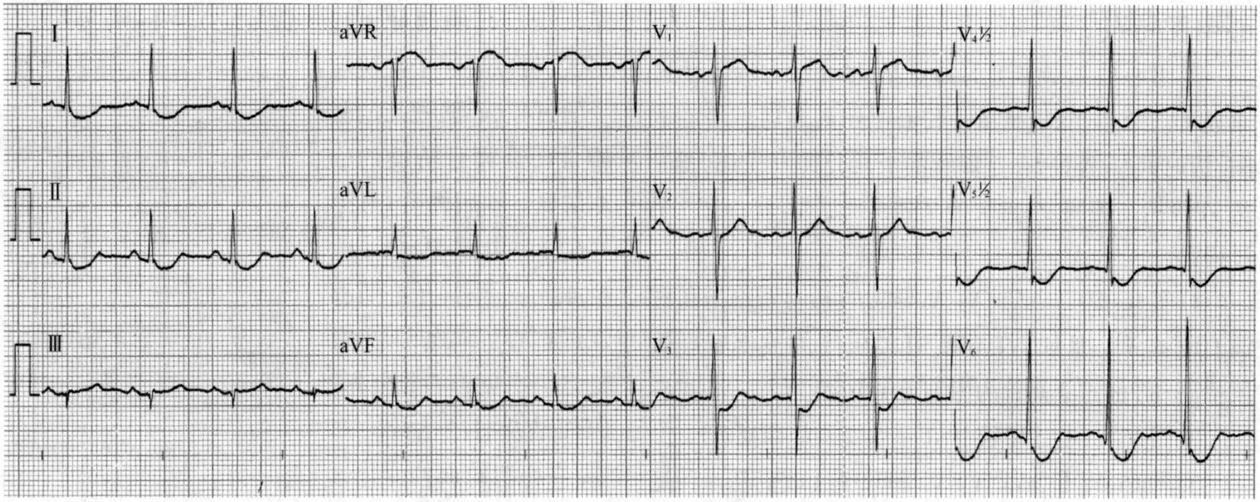

图16-7 胸痛发作中心电图(10月14日1时55分)

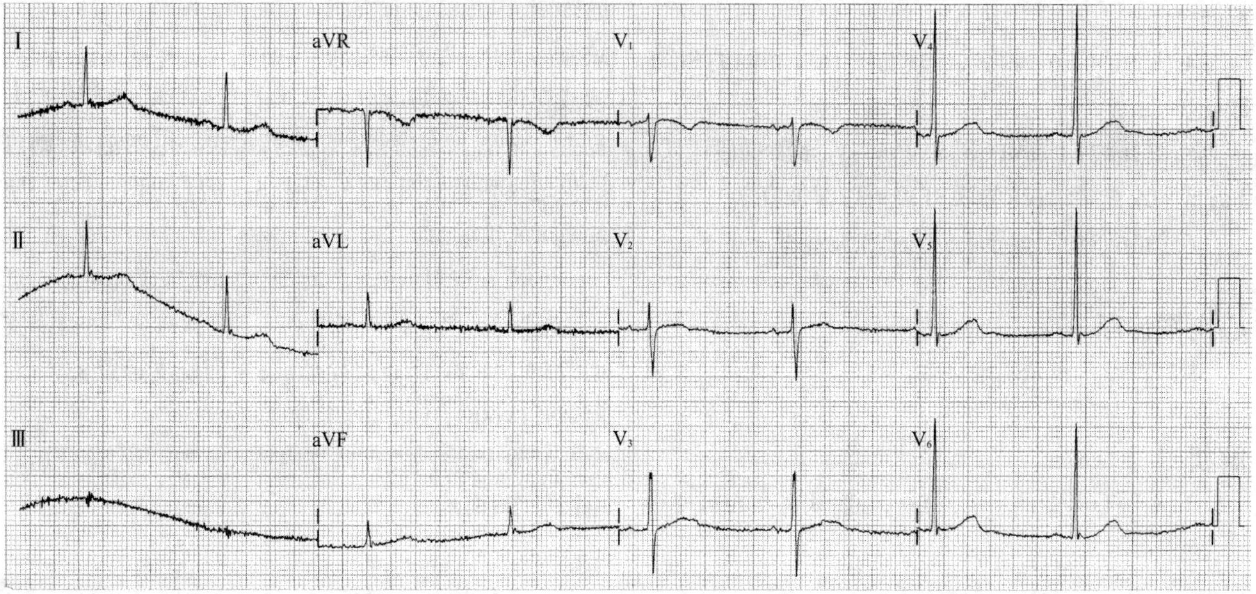

图16-8 介入治疗后心电图(10月24日10时21分)

心电图特点

本组心电图最显著的特点是ST-T动态改变快速而显著。急诊当日，从第一份心电图到最后一份心电图，历时共16分钟，在这短短的十几分钟内，心电图上从ST段抬高到回复，再次抬高到再次回复，经历了2个过程：

1. 图16-1：Ⅰ、aVL、V_2~V_6导联ST段弓背型抬高，T波直立高耸。Ⅲ和aVF导联ST段压低，T波倒置。ST段抬高和T波直立高耸的识别见图16-9。

2. 图16-2：上述导联中ST-T改变明显回复。

3. 图16-3：Ⅰ、aVL、V_2~V_5导联ST-T改变基本回复正常。Ⅱ、Ⅲ、aVF、V_6导联ST段压低，T波直立或负正双向。

4. 图16-4~16-6：再次出现与图16-1相同的ST-T改变。

5. 图16-7：Ⅰ、aVL、Ⅱ、aVF、V_2~V_6导联ST段压低，T波低平或直立。aVR导联ST段抬高，T波直立。

6. 图16-8中上述导联ST段和T波基本正常。

心电图诊断

ST-T改变，提示心肌缺血。

解析

1. 本例心电图的启示：第一，心肌缺血和心肌梗死是一个疾病的两种表现形式，可以是一个快速演变的过程，心肌梗死的基础是严重而且持续的心肌缺血。本病例第1和第4~6份心电图中ST-T改变如此显著，提示心肌存在严重心肌缺血，但患者最终仍幸免于心肌梗死，原因是及时的治疗。第二，在心肌缺血的变化过程中，心电图可以有快速的改变，因此对疑有心肌缺血的病例，为了避免漏诊或误诊，应在短时间内复查心电图。本病例若仅进行单次心电图记录，则可能仅记录到类似图16-3或图16-7的心电图，严重心肌缺血可能被漏诊。

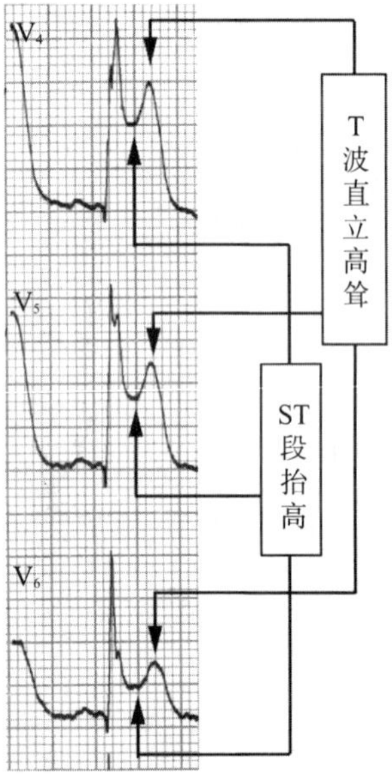

图16-9　图16-1中ST段抬高和T波直立高耸的识别

2. 临床资料：超声心动图：左心室肥厚，左心室舒张功能降低，主动脉根部增宽。　冠脉造影：左前降支中段99%狭窄，伴有血栓形成；左回旋支远段85%；右冠脉开口60%，中段80%狭窄。

3. 临床治疗：左前降支内植入支架一枚，治疗后心电图见图16-8。

例17

男性,48岁,突发胸痛急诊。急诊时,间隔13分钟分别记录图17–1和图17–2。

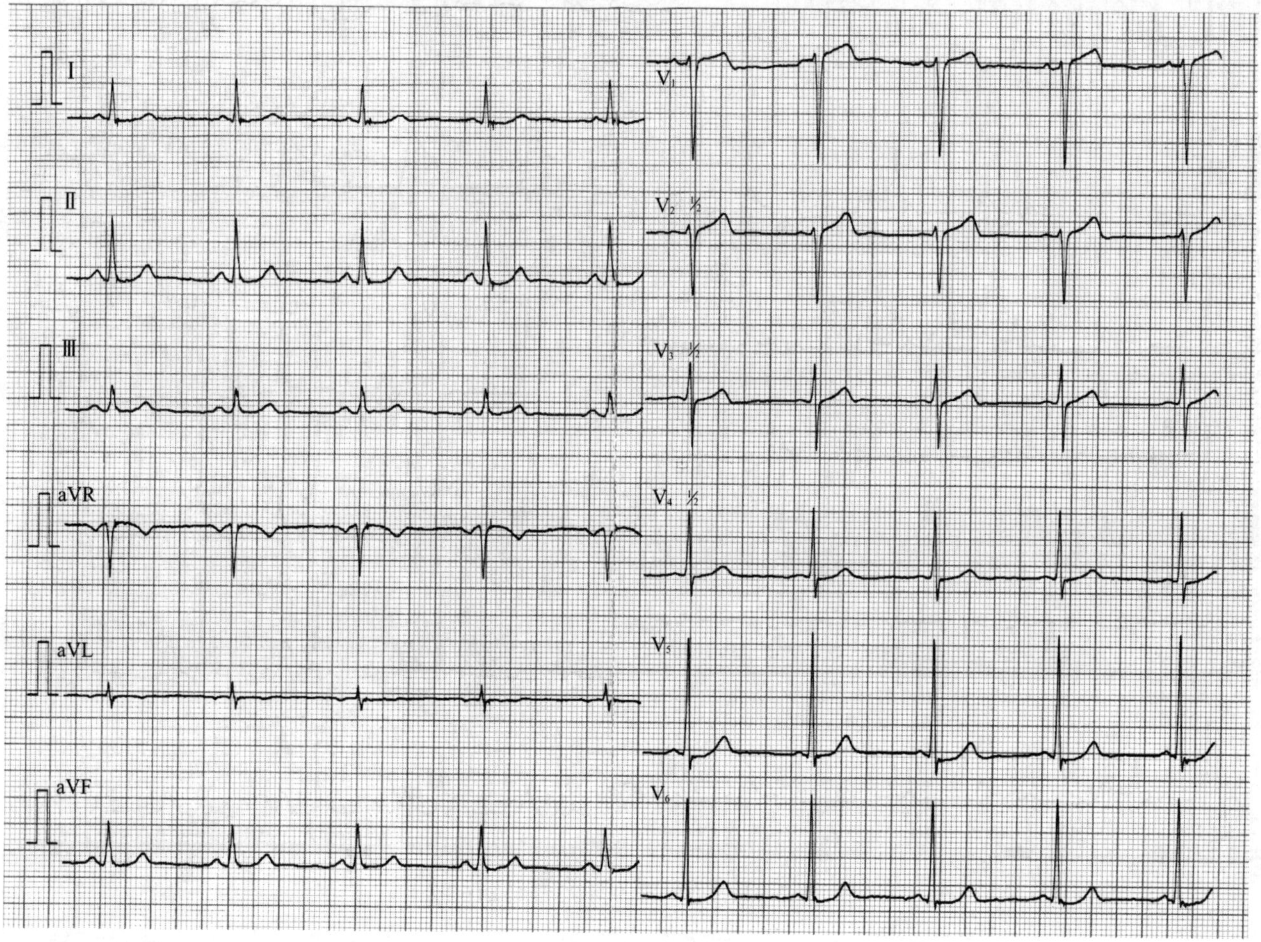

图17–1　急诊心电图(9月22日11时42分)

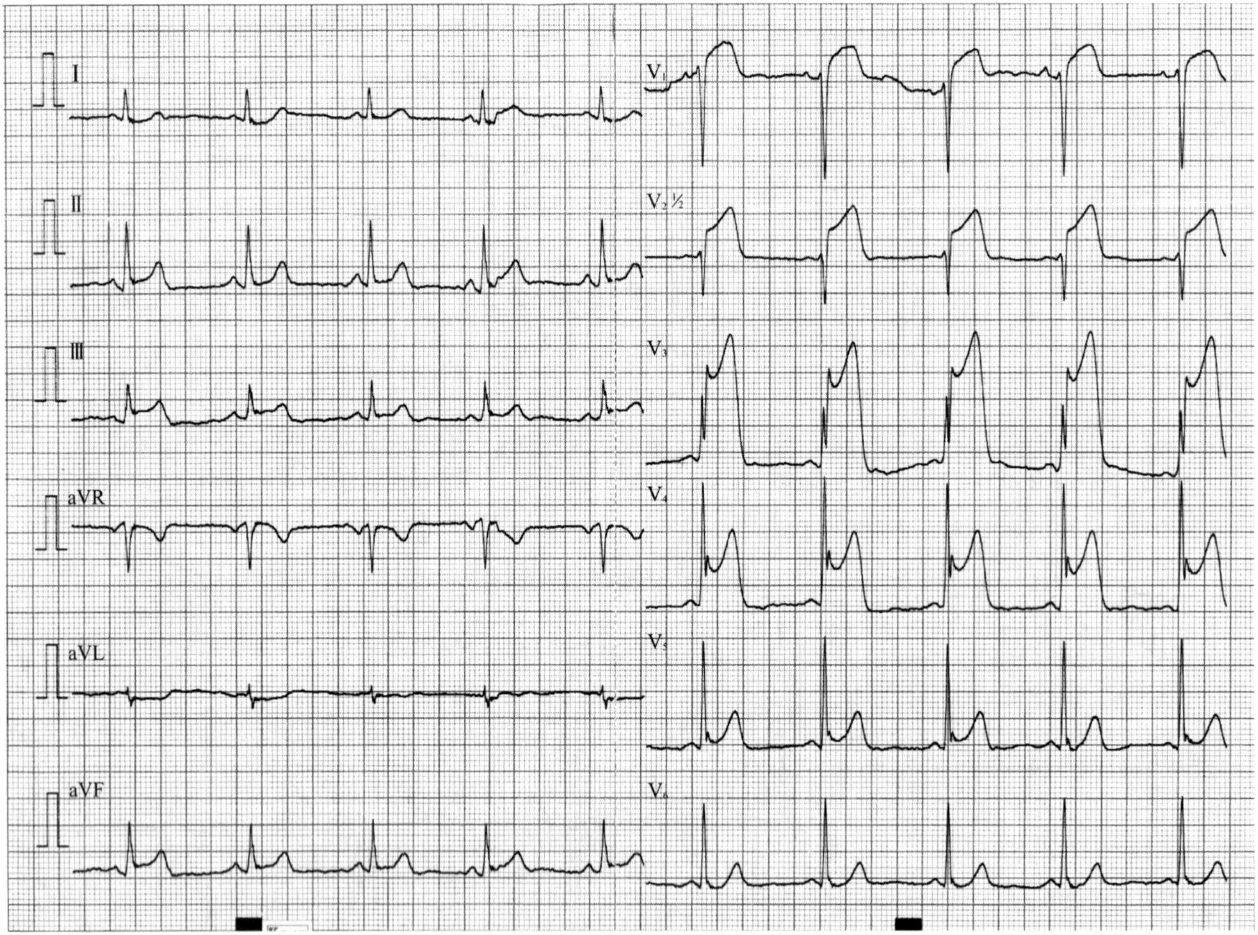

图 17-2　急诊心电图(9月22日11时55分)

心电图特点

图17-1除了V_1导联ST段略呈弓背型外，余心电图特点是正常的。图17-2与图17-1之间间隔13分钟，心电图发生了巨大的改变：V_1~V_4导联ST段抬高，T波直立高耸。V_3导联的R波出现切迹。图17-2的心电图诊断是急性前壁心肌梗死（急性期）。

心电图诊断

急性前壁心肌梗死。

解析

本心电图特点给我们的启示是：从急性心肌缺血向急性心肌梗死的发展非常迅速。本病例中，在13分钟之内，已经从缺血发展成损伤（ST段抬高）和坏死（R波切迹）。通过随后的动态记录心电图，能更清楚地观察心肌梗死的动态演变（见图17-3~图17-5）。

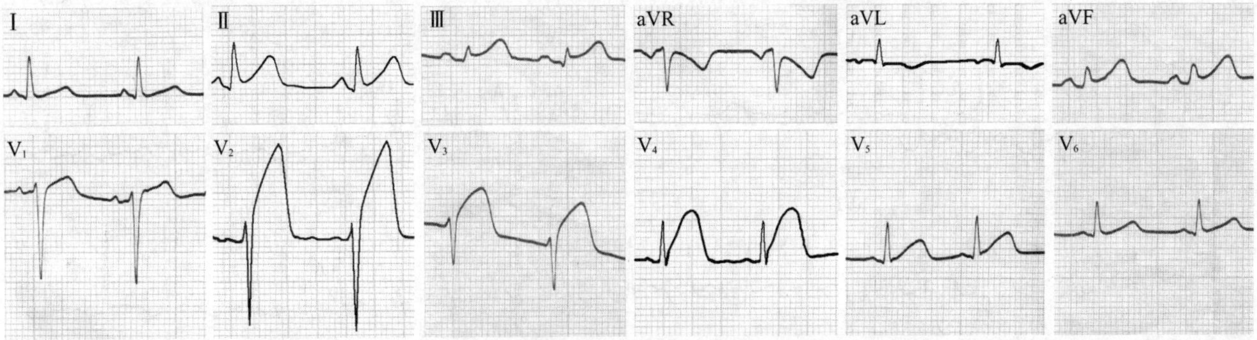

图17-3 第一次心电图复查

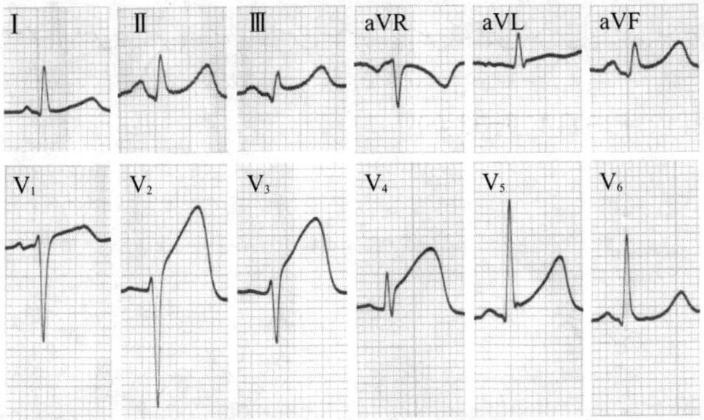

图17-4 第二次心电图复查

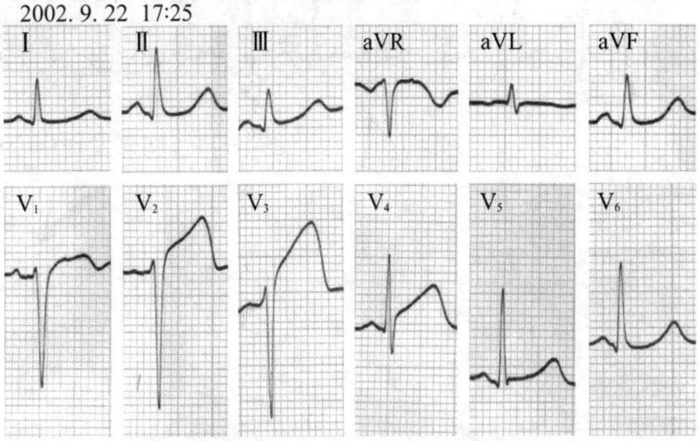

图17-5 第三次心电图复查

例 18

男性，51岁，突发胸痛1小时急诊。图18–1～18–3为胸痛急剧发作中连续的心电图记录，图18–4为入院后心电图。

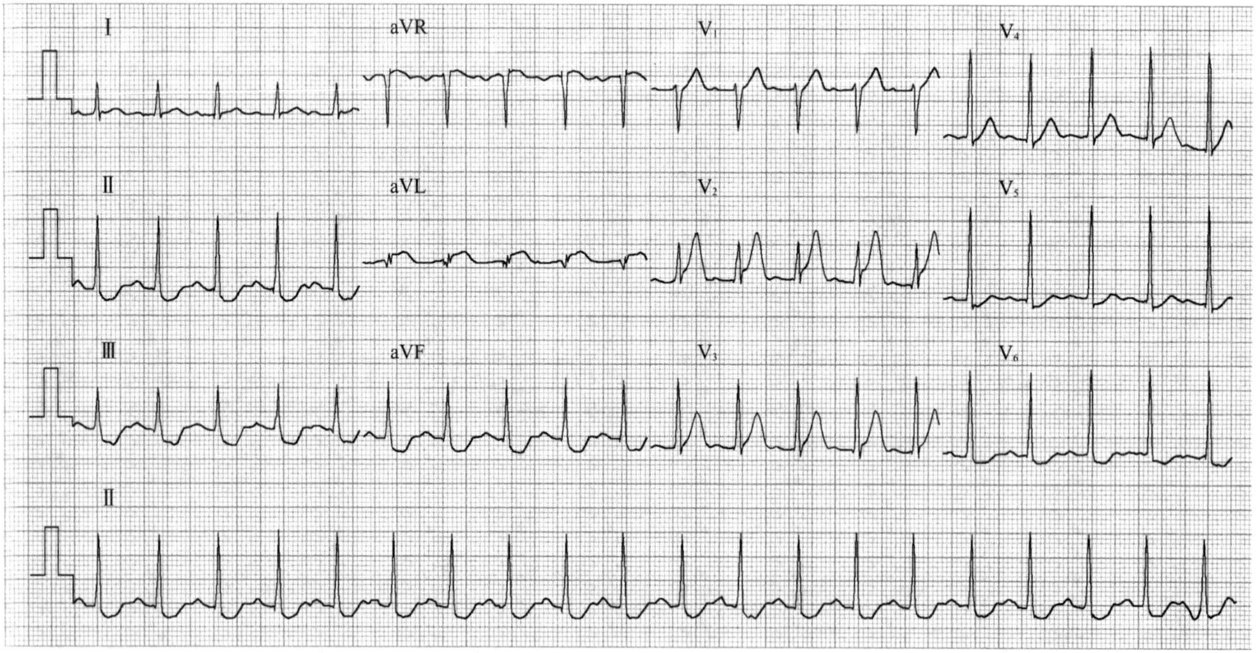

图18–1 胸痛发作中心电图（12月19日10时33分）

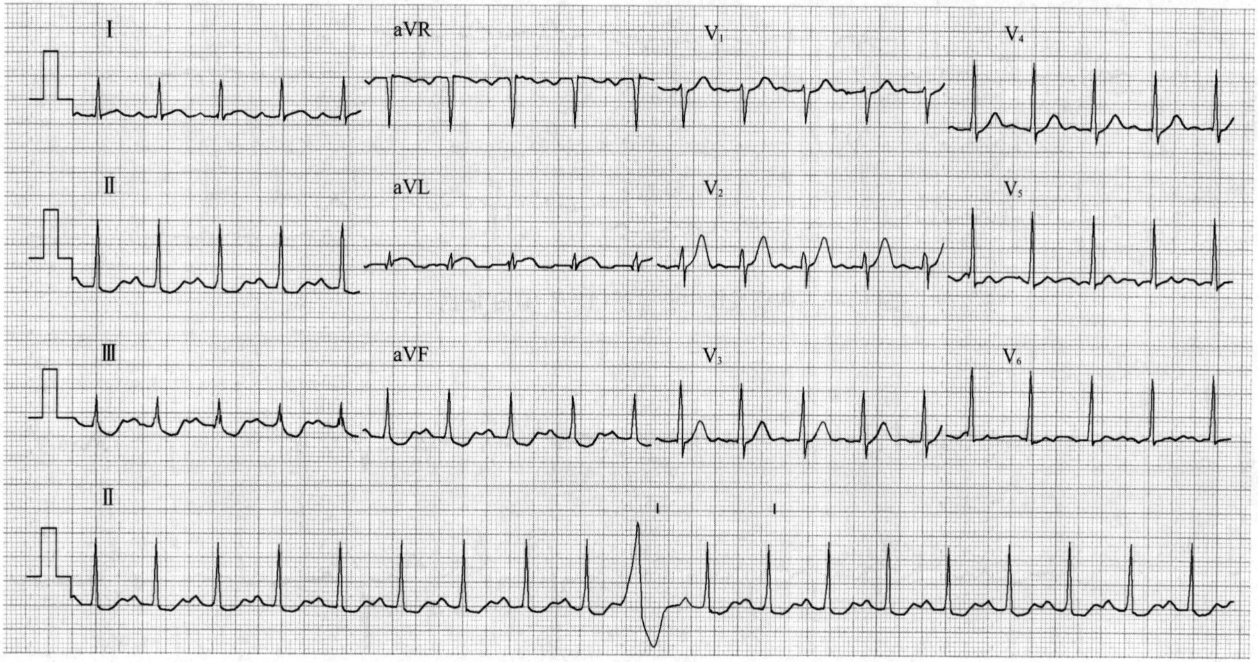

图18-2　胸痛发作中心电图(12月19日12时31分)

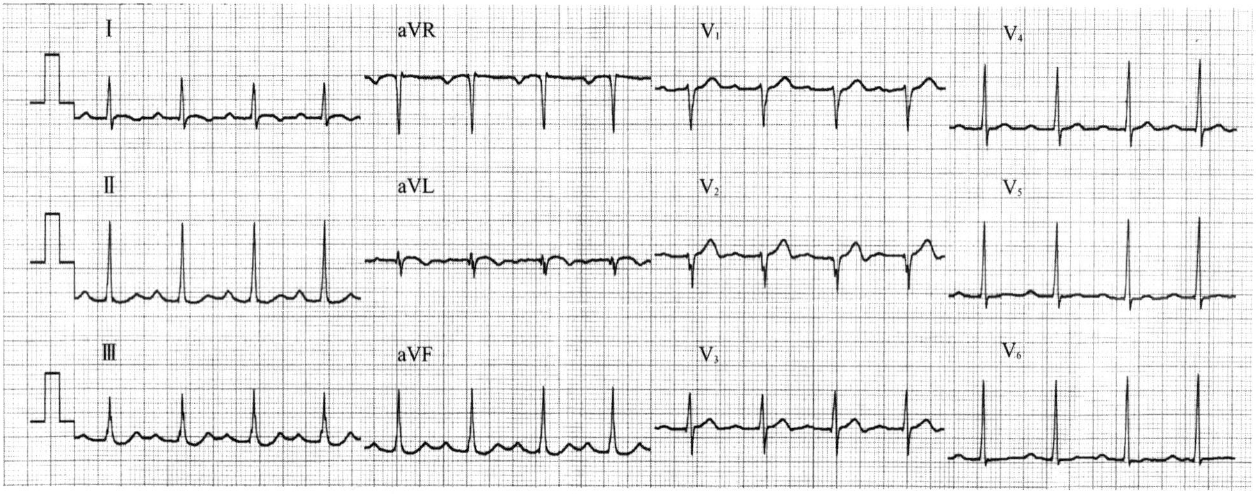

图 18-3　胸痛发作中心电图(12月19日15时48分)

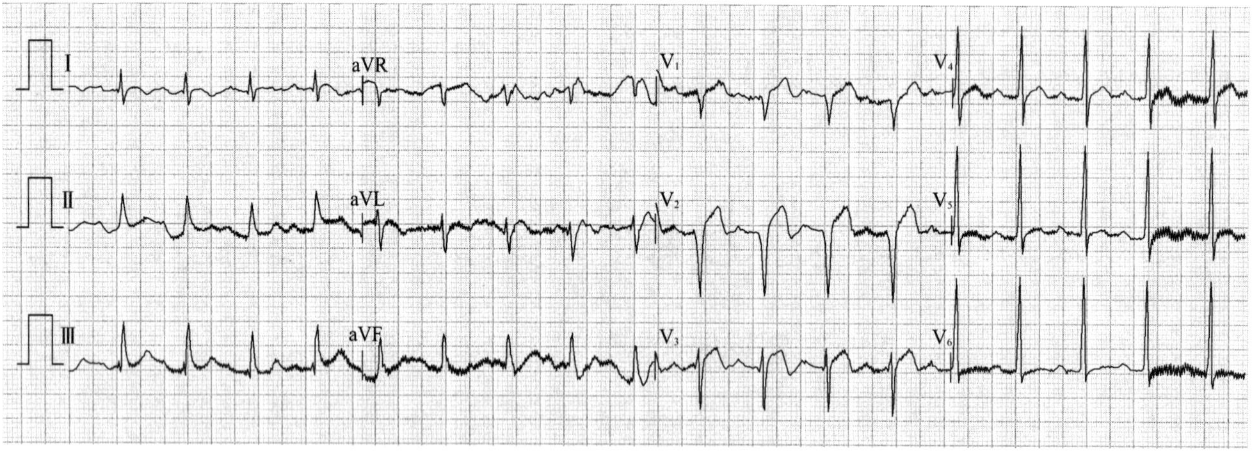

图 18-4　胸痛发作中心电图(12月20日15时51分)

解析

1. 通过连续心电图记录发现的细小心电图改变是：随着 V_2 导联抬高的ST段和高耸T波的下降，R波振幅下降，直至R波消失（图18-5）。这一变化是细微的，尤其是图18-1和图18-2中变化更为细微，结果诊断被延误，直到图18-3才诊断为急性前间壁心肌梗死。

2. 本例心电图特点的启示是：急性心肌梗死的早期心电图可以正常或接近正常，不足半数的患者能在第一次心电图检查时得以确诊，而大多数患者通过连续的心电图观察动态演变，可最终确诊。

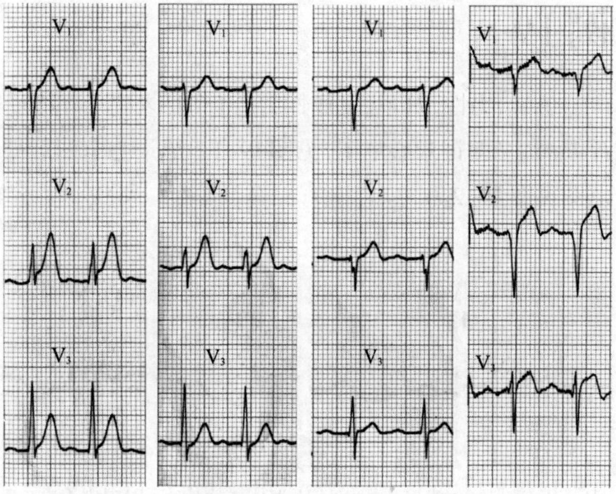

图18-5 V_1~V_3 导联ST-T和QRS波的动态演变

心电图诊断

急性间隔壁心肌梗死。

例19

患者,男性,71岁,发作性胸痛1个月入院。在接受冠脉造影前晚,紧张失眠。凌晨3时半许突发剧烈胸痛,大汗淋漓,立即记录心电图,见图19-1。记录心电图后即刻进行溶栓和扩血管治疗。约2小时后胸痛缓解,记录心电图见图19-2。

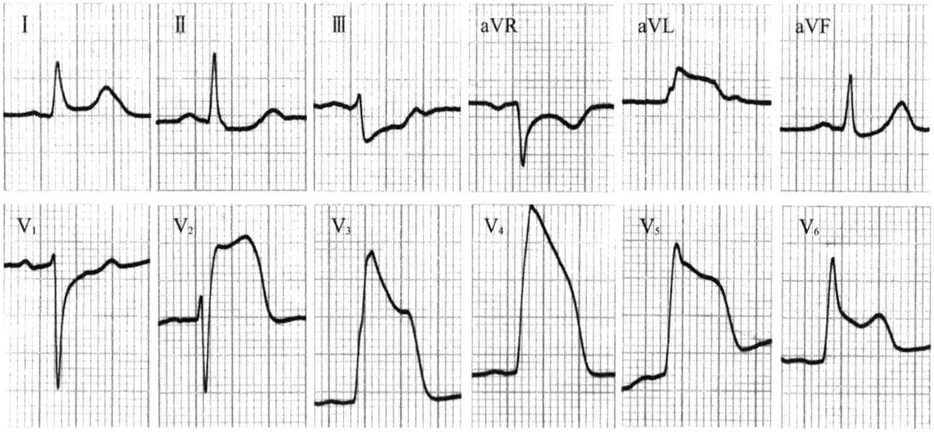

图19-1 胸痛发作时心电图

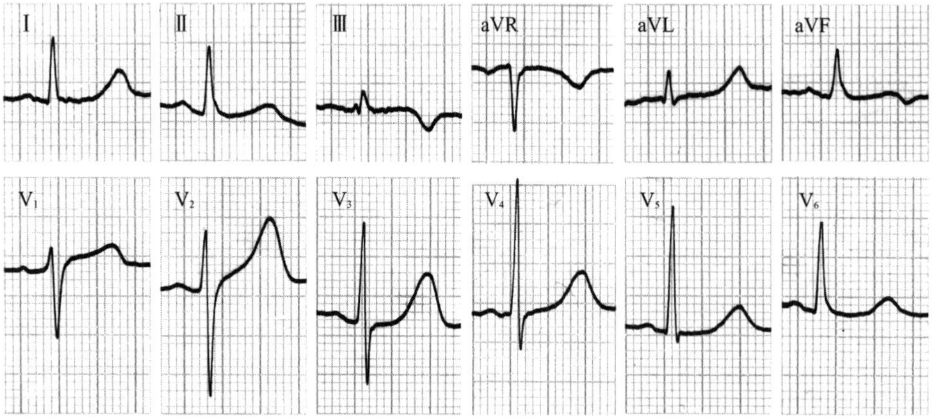

图19-2 胸痛缓解后心电图

心电图特点

1. 图19–1：Ⅰ、aVL、V_2~V_6导联ST段抬高，T波高耸。尤其是V_3和V_4导联，显著抬高的ST段与R波和高耸的T波形成单向曲线。Ⅱ、Ⅲ、aVF、V_1导联ST段压低。所有导联未见异常Q波。按照急性心肌梗死的分期诊断，心电图诊断应是超急性期心肌梗死。

2. 图19–2是经治疗后胸痛已经缓解时的心电图，与图19–1比较，上述ST段显著抬高的现象消失，仅Ⅲ和aVF导联可见T波倒置。所有导联未见异常Q波。根据心电图上特点，判断患者没有因为严重的心肌缺血而发生急性心肌梗死。

心电图诊断

ST–T改变，提示心肌缺血。

解析

1. 本心电图特点给我们的启示是：早期诊断、及时治疗，可以避免严重缺血的心肌发生坏死。图19–1中，V_2 ~ V_6导联ST段显著抬高，并累及Ⅰ和aVL导联，伴Ⅱ、Ⅲ和aVF导联ST段压低，强烈提示左前降支近段阻塞。

2. 临床资料：晨8时后进行冠脉造影，结果示：左前降支近端90%狭窄，第一对角支90%狭窄。由于及时溶栓治疗（从症状出现到开始溶栓时间<15分钟），患者未形成急性心肌梗死，超声心动图检查中未见室壁运动异常。

例20

男性，50岁，3天前在外出差时突发胸痛，曾在外院急诊治疗。经治疗后胸痛有所缓解，返家后前来门诊就诊。门诊记录心电图见图20-1。

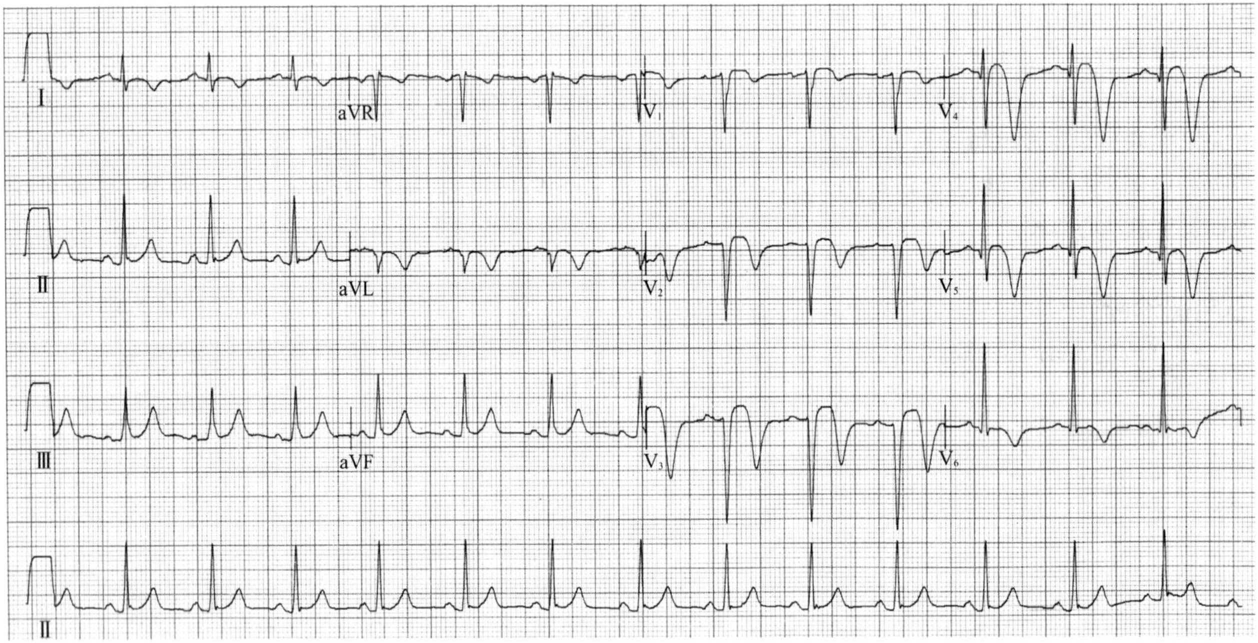

图20-1 门诊心电图

心电图特点

1. 基本特点：心率：82次/分；PR间期：148ms；QRS波时间：92ms；QT/QTc间期：394/460ms；QRS波电轴：81°。

2. V_2~V_4导联ST段抬高，T波深或巨大倒置。V_2和V_3导联R波振幅<V_1导联R波振幅。Ⅰ、aVL、V_5和V_6导联T波倒置或深倒置。

心电图诊断

1. 急性前壁心肌梗死。

2. QT间期延长。

解析

1. 正常时，在胸导联 V_1~V_6 导联，R波振幅应逐一递增。而本心电图中 V_2 和 V_3 导联R波振幅小于 V_1 导联R波振幅，呈现R波递增不良的现象，结合该导联中的ST–T改变，急性心肌梗死的诊断可以成立。尽管如此，向患者询问病史，并与患者在外院所记录的心电图(见图20–2和20–3)作比较，能进一步确诊急性心肌梗死。

2. 比较图20–2和20–3，可以发现急性心肌梗死经典的ST–T动态演变过程：超急性期ST段抬高伴T波高尖，向急性期发展，ST段抬高下降，高尖的T波下降并转成倒置。同时发现 V_2 和 V_3 导联已经呈现R波递增不良的现象。图20–2急性心肌梗死诊断已经可以明确。

3. 该病例第一次和第二次心电图均未被诊断为急性心肌梗死，这一漏诊给我们的启示是：应重视急性心肌梗死的心电图动态演变，尤其是ST–T改变的动态演变。

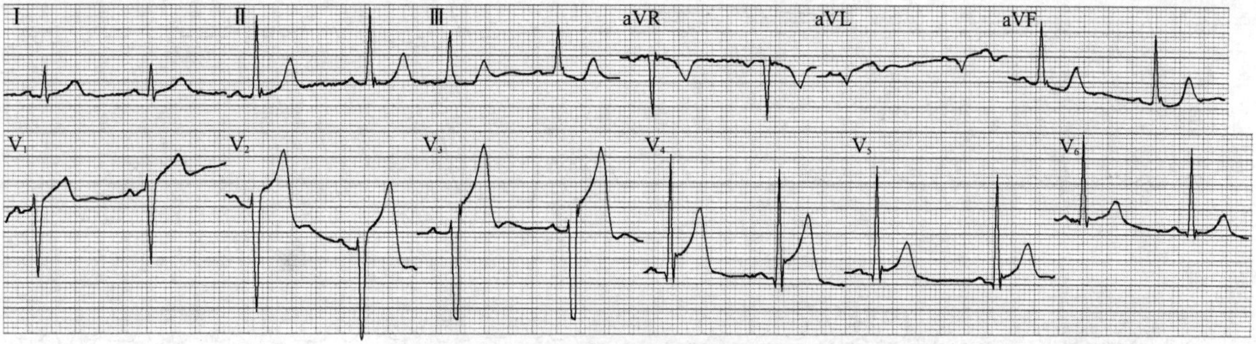

图20–2 胸痛急诊时的第一次心电图记录

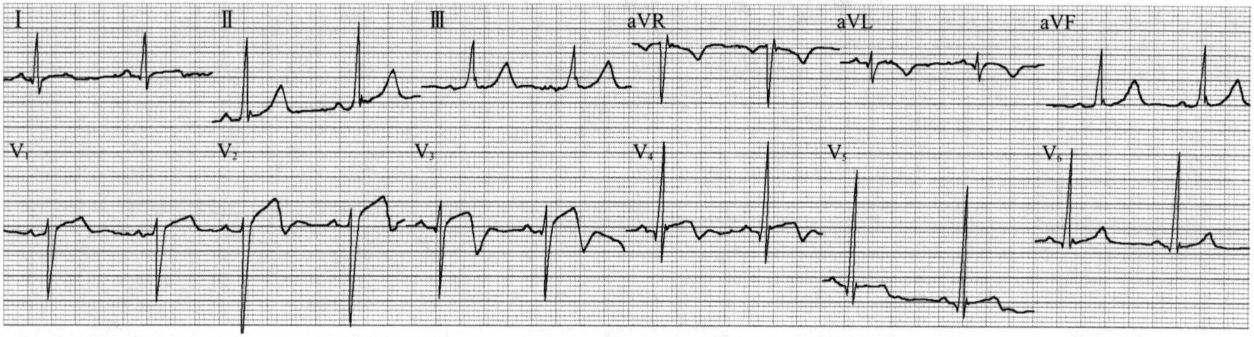

图20–3 治疗后胸痛有所缓解，出院前所记录的心电图

例 21

男性,50岁,夜间突发胸痛急诊。因心肌酶谱异常增高,在急诊时曾记录三次心电图(图21-1～21-3)。

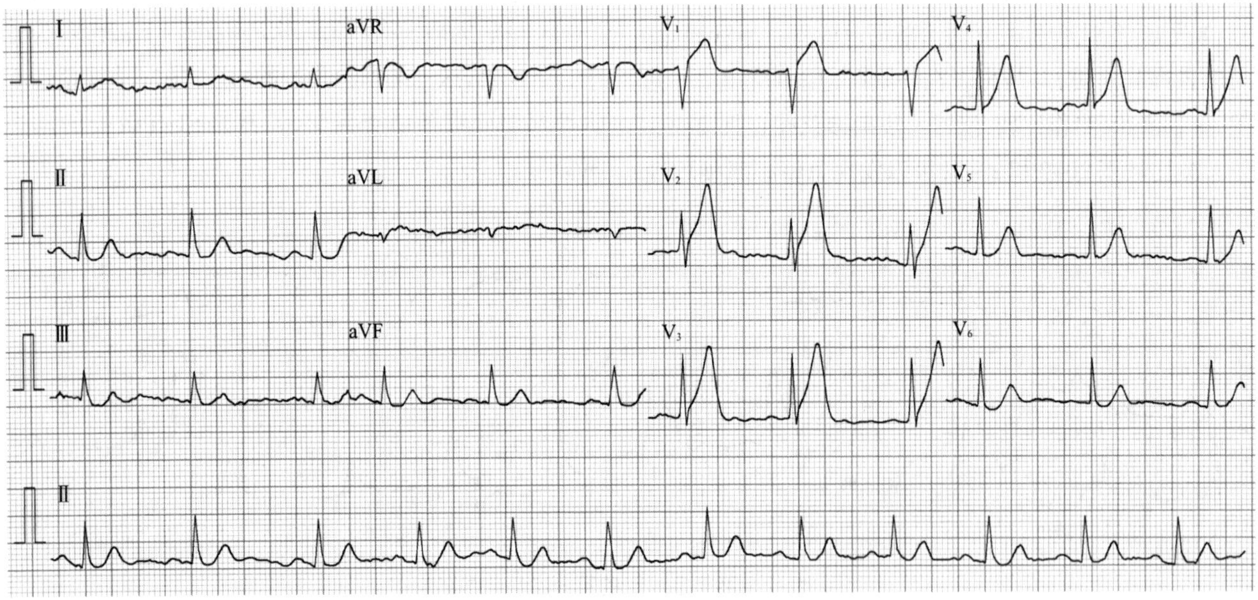

图21-1 第1次心电图(3月1日22时44分)

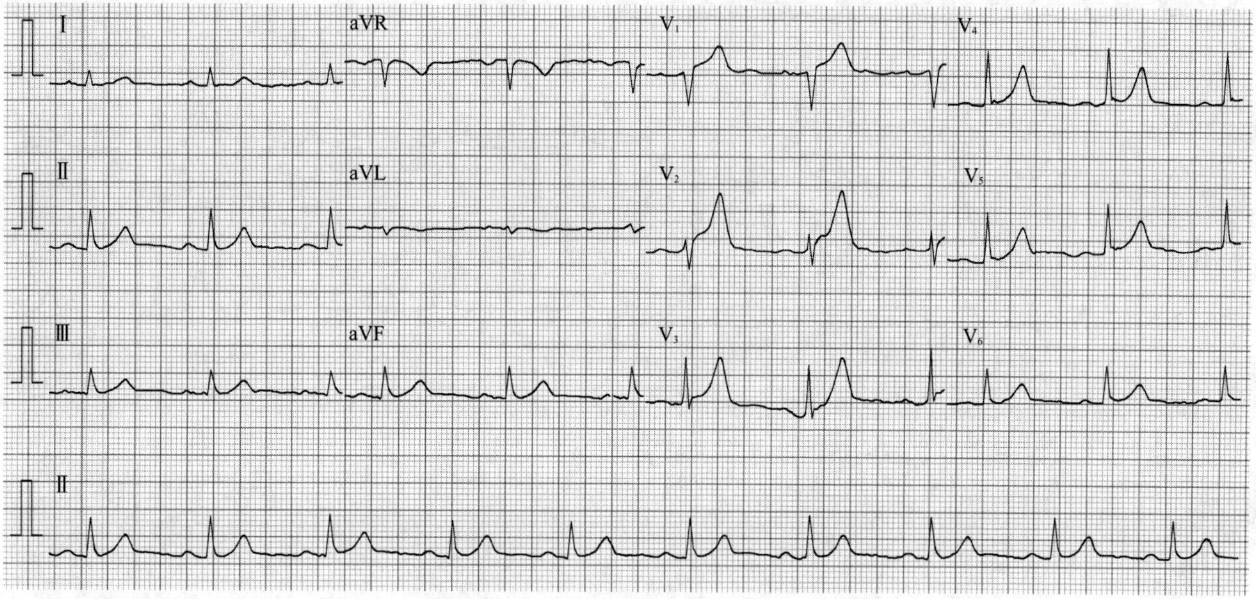

图21-2　第2次心电图(3月2日4时01分)

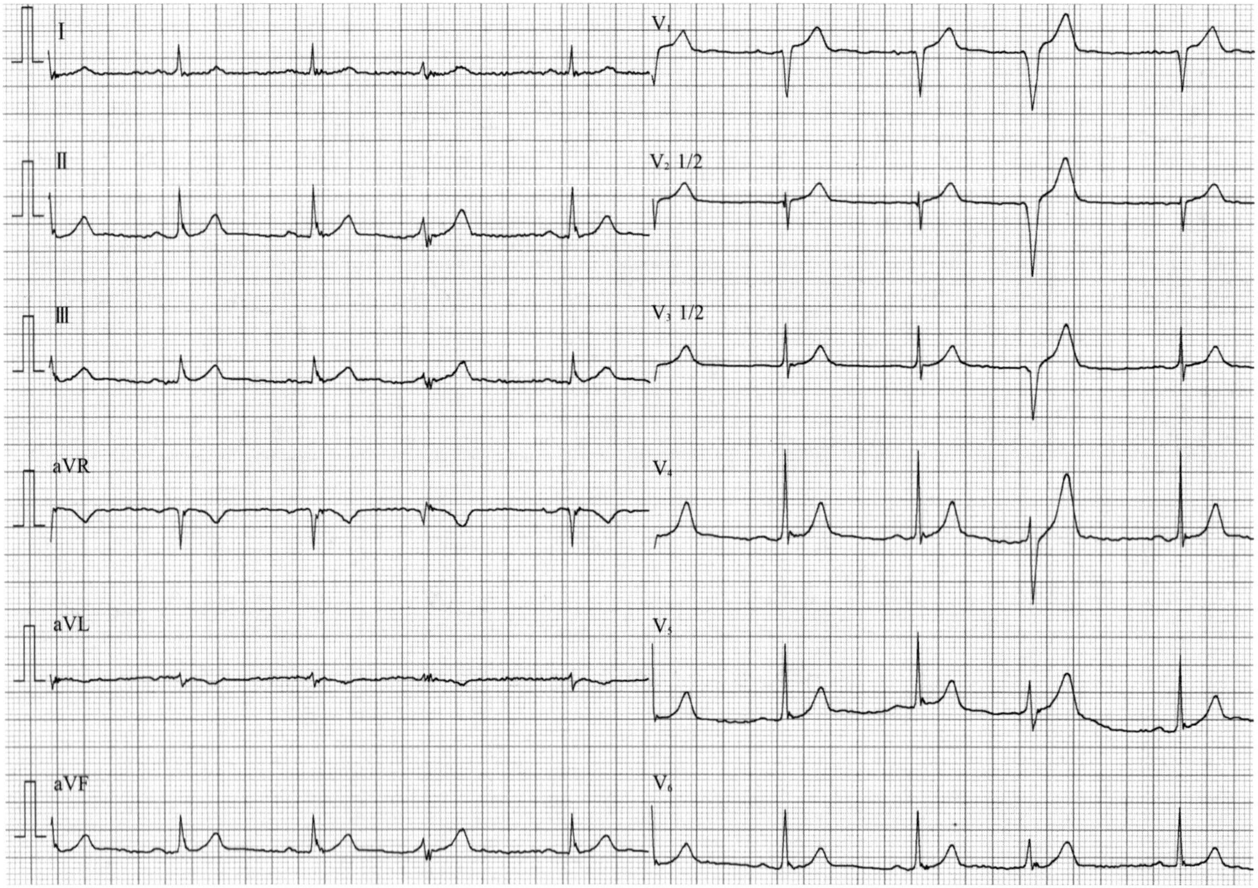

图21-3　第3次心电图(3月2日14时44分)

心电图诊断

急性间隔壁心肌梗死。

解析

1. 通过连续心电图记录发现，随着V_2导联抬高的ST段和高耸T波的下降，R波振幅下降，直至V_2导联呈qrS型（图21-4）。正常时V_1导联不能有q波，即QRS波形态不能呈qrS型。其实V_2导联也不应有q波（呈qrS型），尤其是V_3~V_6导联无q波时。这一变化是细微的，常导致诊断延误。结合患者的胸痛症状和心肌酶学异常，急性前间壁心肌梗死的诊断可以确立。

2. 本例心电图特点提示，急性心肌梗死的早期，心电图上的改变可能很细微，需要仔细阅读。

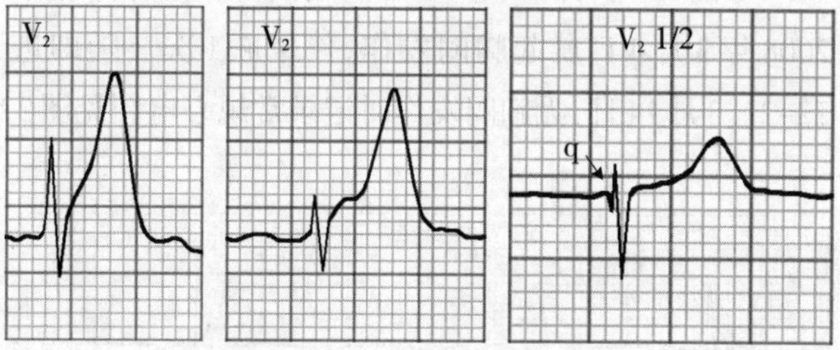

图21-4 V_2导联的动态演变

例22

男性，57岁，2007年12月因胸闷1个月而行冠脉造影，结果示：左前降支中段心肌桥，收缩时见30%狭窄。2008年3月4日晨起胸闷发作，伴晕厥1次。随即进入监护病房，3月8日晨起胸闷再发，此时心电监护见图22-2。3月14日，无胸闷发作时记录常规心电图见图22-1。

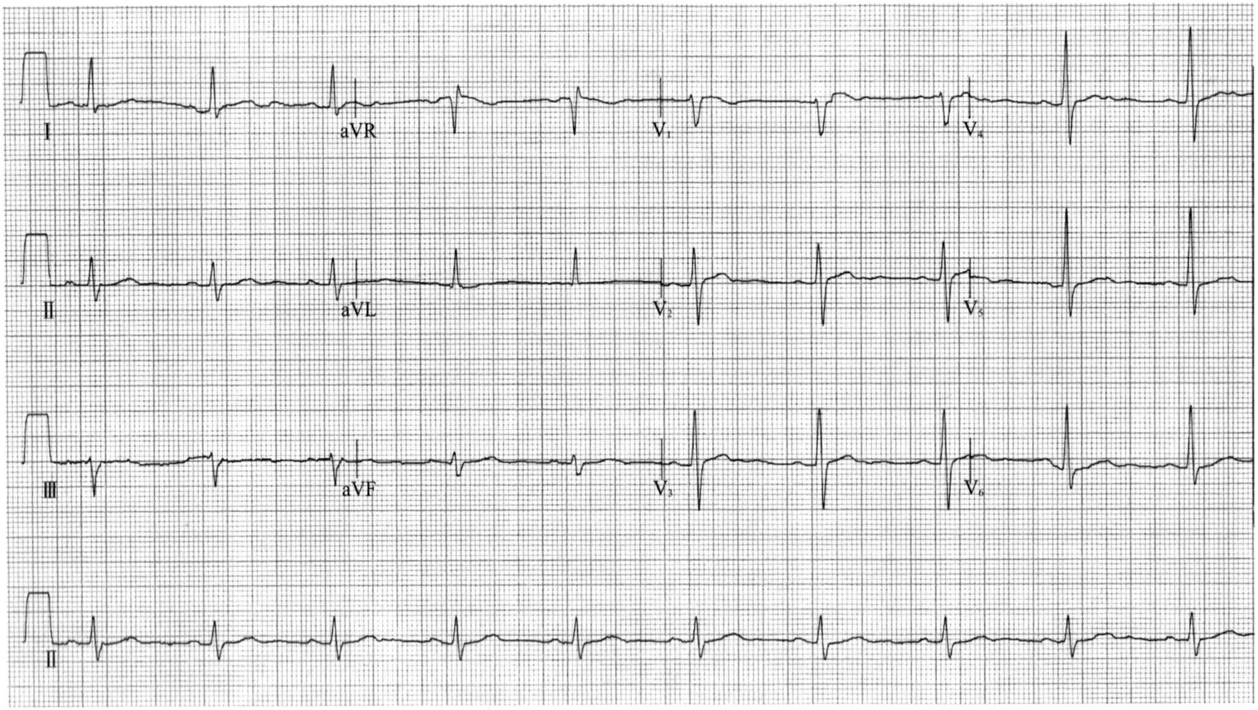

图22-1　无胸痛发作时心电图

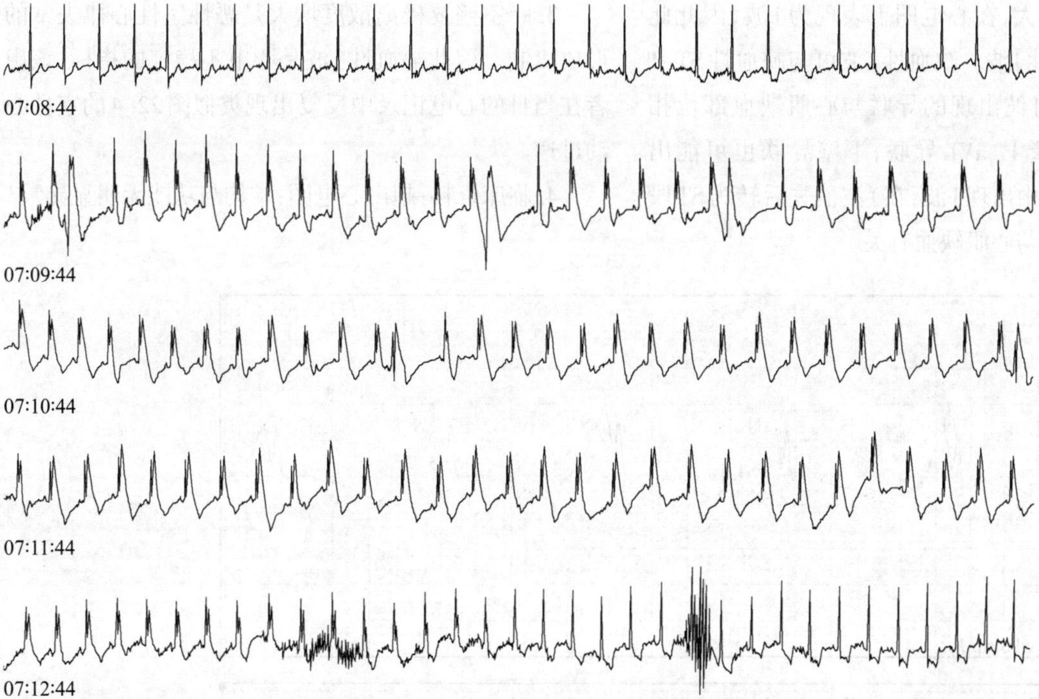

图22-2 胸闷发作时的连续心电记录

心电图特点

1. 基本特点：心率：60次/分；PR间期：184ms；QRS波时间：104ms；QT/QTc间期：426/426ms；QRS波电轴：-13°。

2. V_4~V_6导联T波低平，似有切迹。

心电图诊断

T波改变。

解析

1. 心电监护对患者的诊断至关重要。图22-2为发作胸闷时的模拟Ⅱ导联连续心电图记录：7:09出现ST段抬高，7:12转为ST段压低。放大ST段抬高时的心电图（图22-3中上条图），可以发现显著抬高的ST段与倒置的T波之间形成一个类似心电波的波（"N"标记处）。因为该波位于心电图上的J点，因此称之为J波。

2. 新近的研究发现在心肌缺血时，由于心脏复极时跨室壁离散度增大，在心电图上表现为J波，因此此类J波也称为缺血性J波。缺血性J波可与缺血性ST-T改变并存，缺血性J波出现的导联与心肌缺血部位相关，多在左胸、侧壁Ⅰ、aVL导联，下壁导联也可能出现。本病例在胸闷中出现J波，在J波消失后转为ST段压低，强烈提示J波与心肌缺血有关。

3. 跨室壁复极离散度增大是恶性室性心律失常的形成机制。因此缺血性J波是心电不稳定的指标，该患者在当日的心电记录中反复出现类似图22-4的室性心动过速。

4. 临床资料：超声心电图：结构与功能无明显异常。

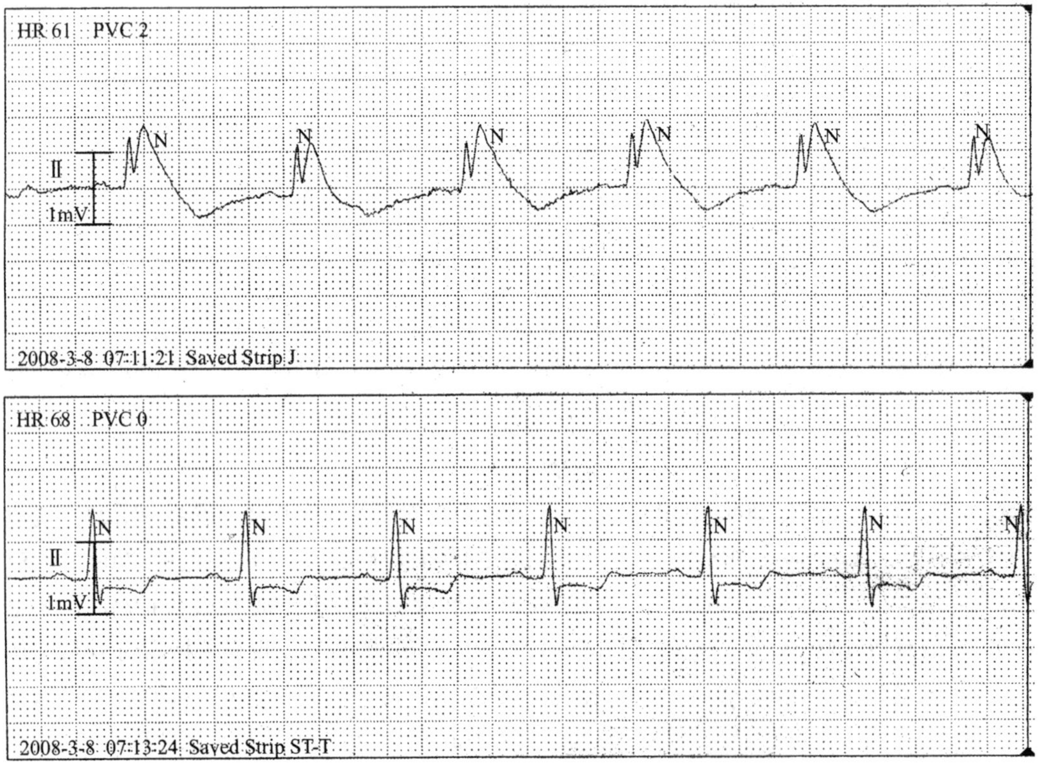

图22-3 J波的识别（上条图“N”标记处）

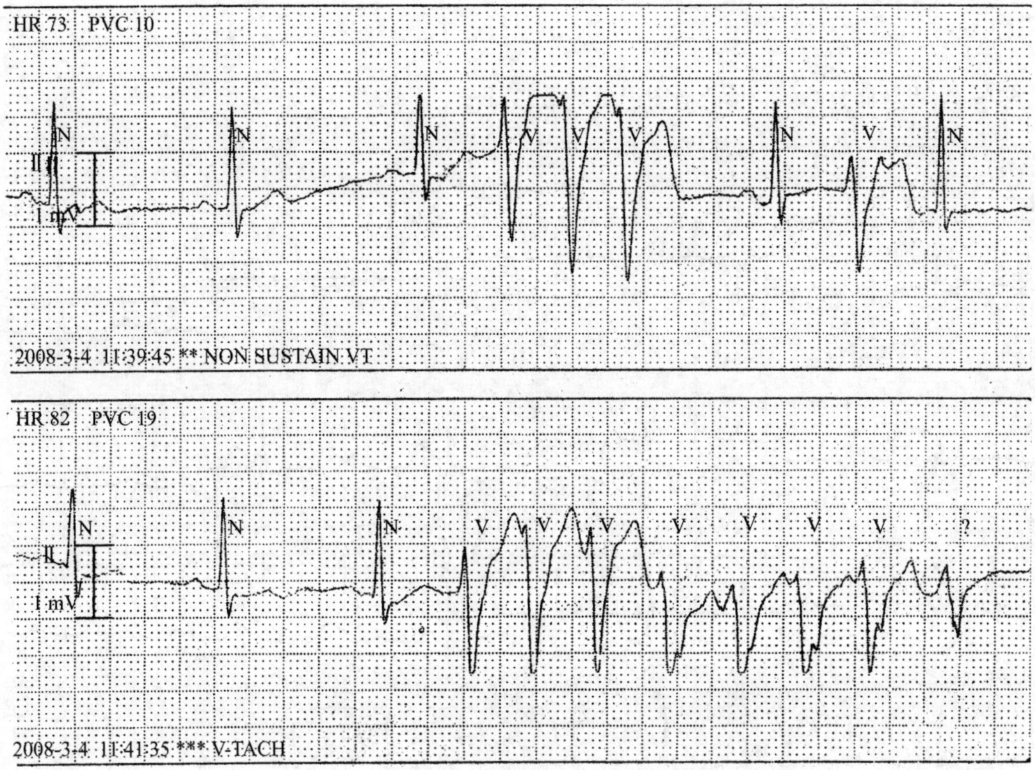

图22-4 心电记录中出现的室性心动过速

例23

男性,62岁,突发胸痛急诊。急诊心电图记录见图23-1。

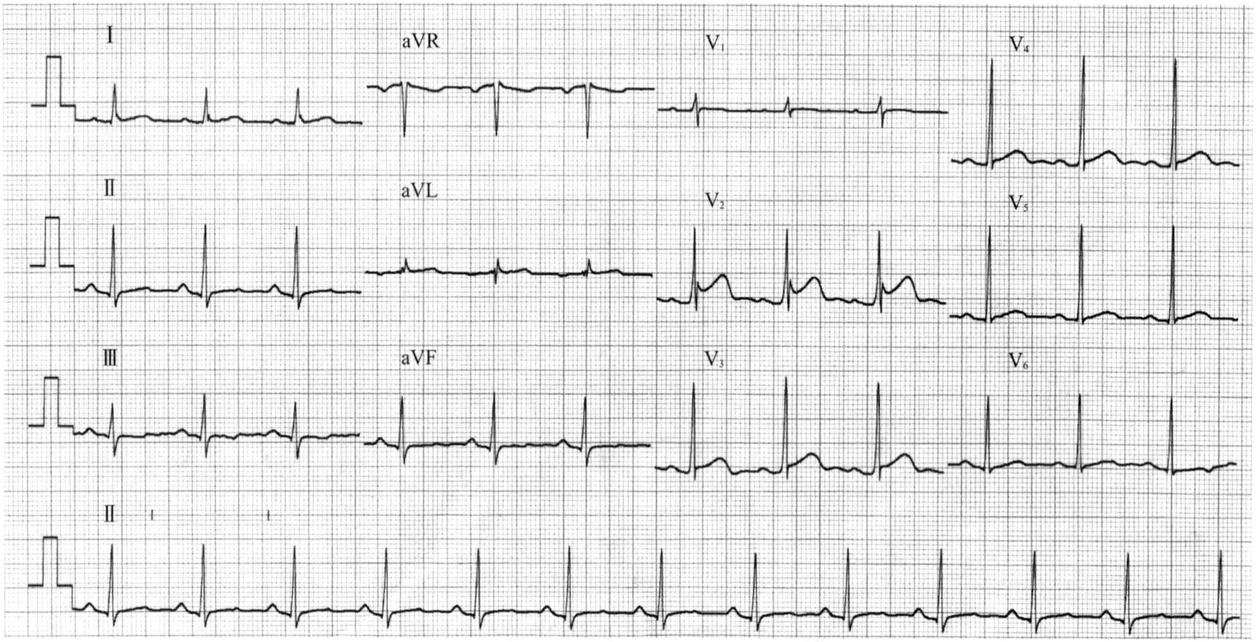

图23-1 例23心电图

心电图特点

1. 基本特点：心率：75次/分；PR间期：210ms；QRS波时间：75ms；QT/QTc间期：375/421ms；QRS波电轴：52°。

2. V_2~V_4导联ST段抬高，T波直立。V_2导联QRS波终末有J波。V_5和V_6导联ST段呈弓背型，但无抬高。Ⅱ、Ⅲ和aVF导联T波低平。

心电图诊断

1. Ⅰ度房室传导阻滞。

2. J波提示急性心肌缺血可能。

解析

V_2导联ST段抬高，T波直立高耸，值得注意的是有J波出现（图23-2）。如前所述，J波出现与心肌缺血有关，因此该患者需要密切的心电图动态观察。

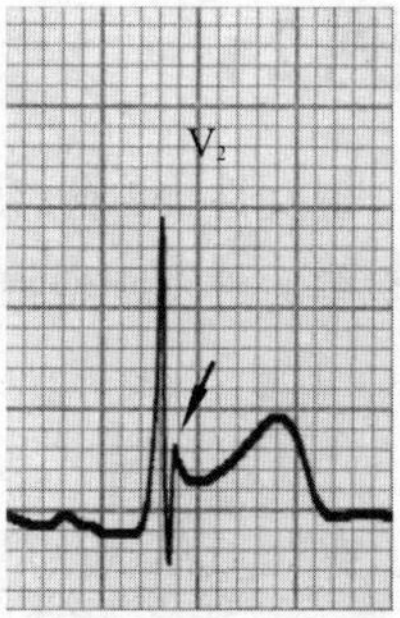

图23-2 V_2导联的缺血性J波（箭头所指处）

例24

女性，52岁，突发胸痛半小时急诊。急诊时第1次心电图记录见图24-1。静脉用药后胸痛缓解，自行出院。晚餐后再发剧烈胸痛而急诊，再次心电图记录见图24-2。记录此次心电图后不久，患者突发心室颤动而死亡。

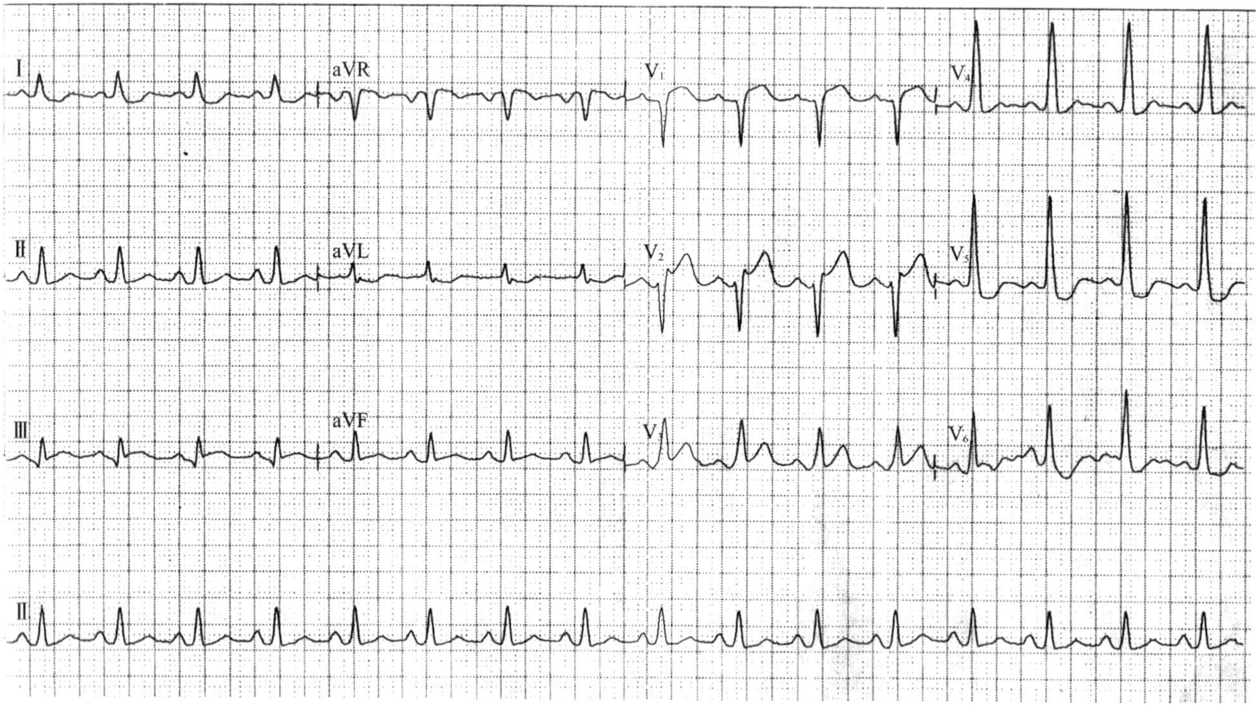

图24-1　第1次胸痛时心电图(6月18日16时12分)

心电图诊断

急性前壁心肌梗死。

解析

1. 两次心电图记录均有急性心肌缺血和心肌梗死的心电图改变，主要表现V_2和V_3导联上。

(1)V_2导联的改变：缺血性J波。图24-1和图24-2中，V_2导联ST段抬高，T波直立高耸，QRS波呈rS型，值得注意的是在S波与抬高的ST段之间有一个微小的波——J波(详见图24-3)，也称之为缺血性J波。缺血性J

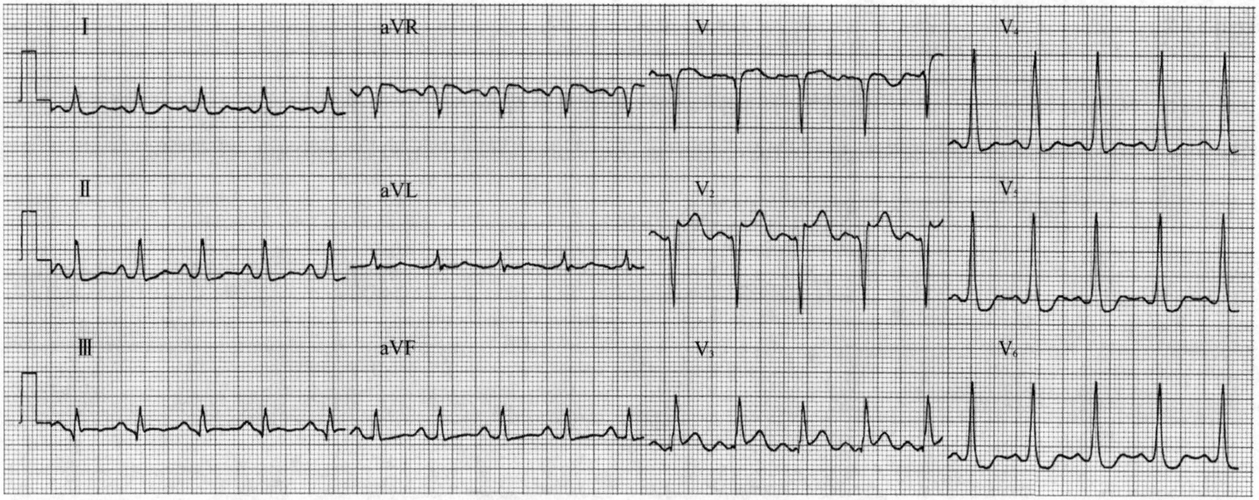

图24-2　第2次胸痛时心电图(6月18日21时40分)

波是新发现的心肌梗死超急性期的心电图改变，是心电不稳定指标，其单独出现，以及与ST段抬高或T波电交替同时出现，均是心律失常性猝死的高危预警指标。

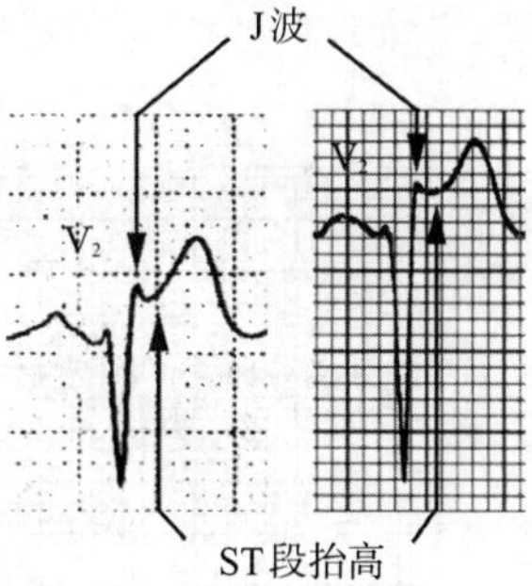

图24-3　V_2导联的缺血性J波

(2) V_3导联的改变：从图24-1无q波到图24-2出现q波(详见图24-4)，提示急性心肌缺血已经进展成急性心肌梗死。

2. 对于急性心肌缺血的心电图认识，不仅需掌握常见的ST-T改变，还应熟悉其他心电图改变，如缺血性J波，并要了解其重要的临床预警意义。

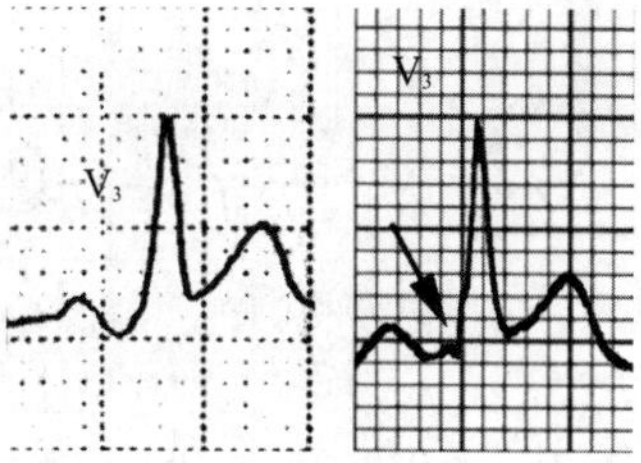

图24-4　V_3导联的异常q波(箭头所指处)

例 25

男性，60岁，晨起突发心悸，几乎倒地，伴胸闷，急诊就诊。原有高血压史。图25-1~25-3为当日的连续心电图记录，图25-4为次日晨起再发类似症状后的心电图记录。因肢体导联中无明显动态改变，图被略去。

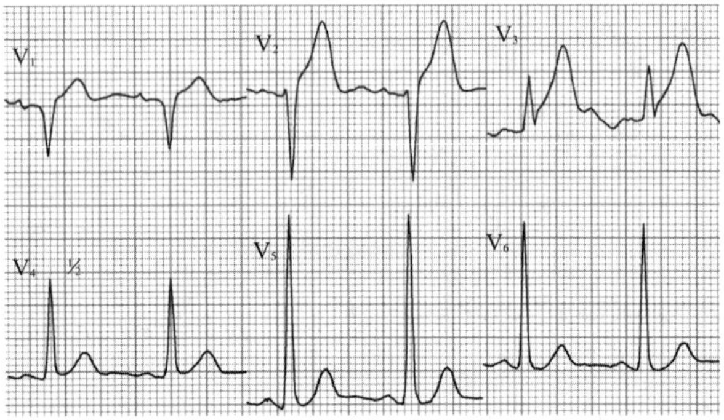

图25-1　急诊当日心电图(5月22日9时44分)

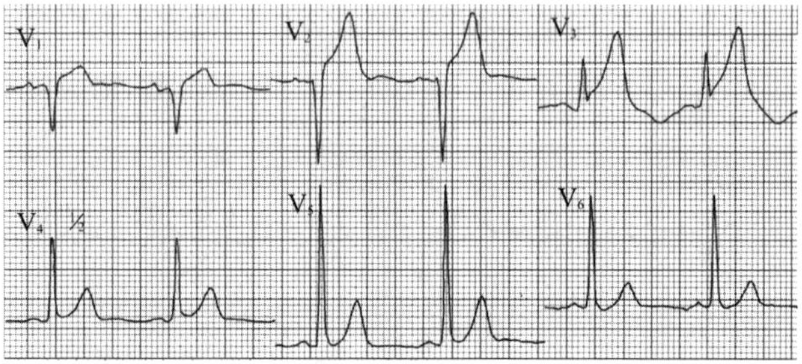

图25-2　急诊当日心电图(5月22日11时56分)

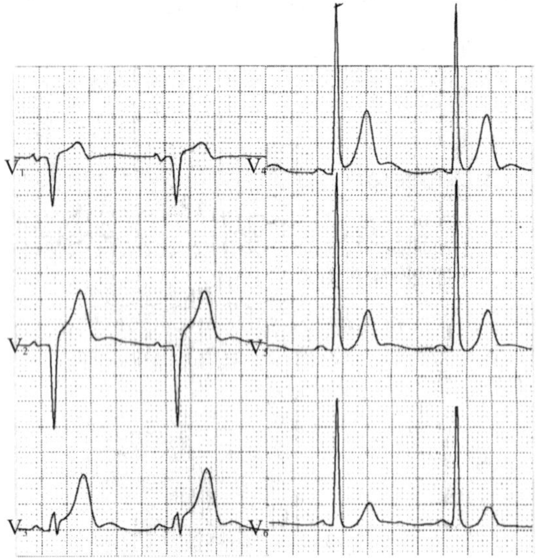

图25-3　急诊当日心电图(5月22日15时55分)

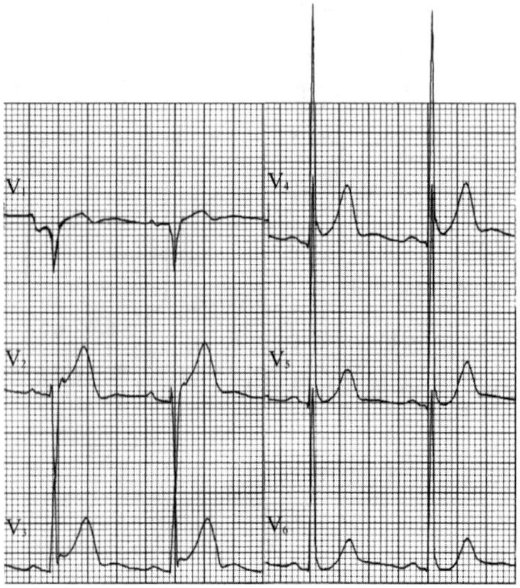

图25-4　次晨心悸发作时心电图(5月23日10时46分)

心电图诊断

1. 图25-1～图25-3：ST段抬高，U波明显，提示心肌缺血。

2. 图25-4：ST段抬高，缺血性J波，提示心肌缺血。

解析

1. 连续心电图记录中均有急性心肌缺血的心电图改变。

(1)图25-1~25-3的心肌缺血改变主要表现在V_3导联上：ST段抬高，T波直立高耸，U波明显(图25-5)，疑呈倒置，TU间期延长。按照2007~2009年AHA/ACC/HRS关于心电图标准化的建议，正常时U波振幅约为0.33mV或T波振幅的11%。V_2~V_5导联U波倒置属于异常，可呈一过性，出现于急性心肌缺血和高血压时。本心电图中U波并没有异常增高和确切倒置，但结合患者的症状，出现U波与心肌缺血有关。

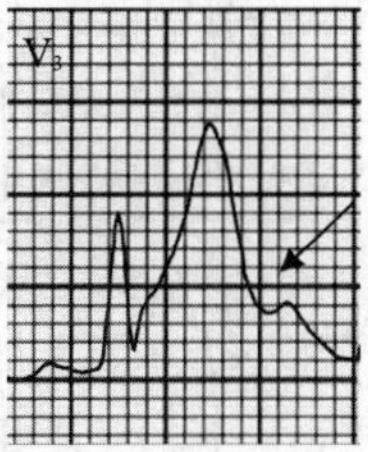

图25-5 V_3导联U波的识别(箭头所指处)

(2)图25-4中出现J波，在V_2和V_3导联中最明显(图25-6)。图25-1~25-3中均无J波，胸闷不适再次发作时出现J波，强烈提示心肌缺血。

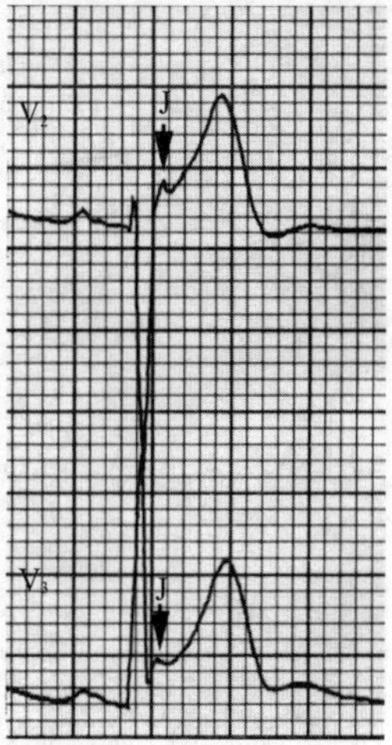

图25-6 V_2和V_3导联J波的识别(箭头所指处)

2. 从该例心电图可以发现，心肌缺血的心电图改变是多变的，临床上应重视对其的认识

3. 临床资料：超声心动图：左心房增大，室壁活动未见明显异常。冠脉造影：左前降支近端30%狭窄。

例 26

男性,69岁,夜间突发胸痛急诊。以下为其连续的心电图记录。

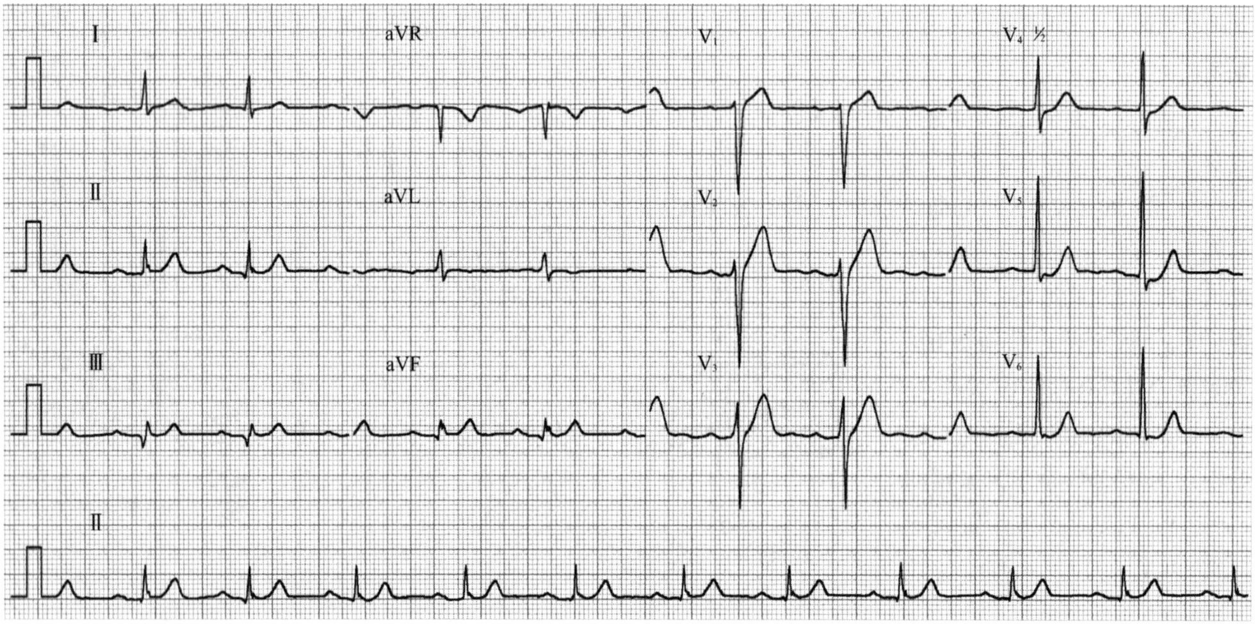

图26-1　胸痛发作时心电图(12月4日5时24分)

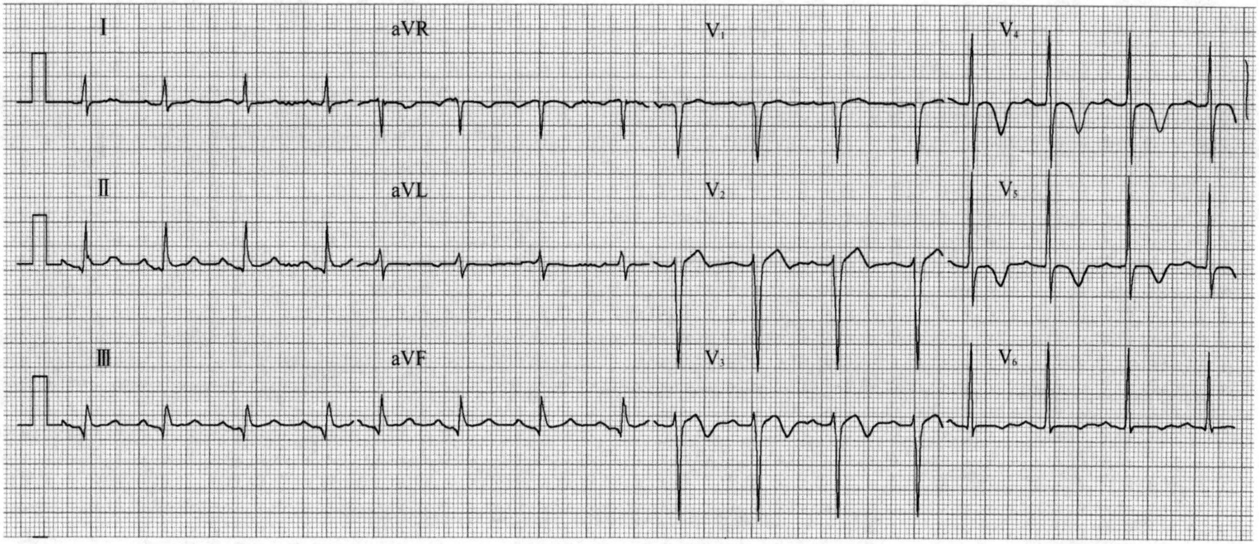

图26-2　胸痛发作时心电图(12月4日8时29分)

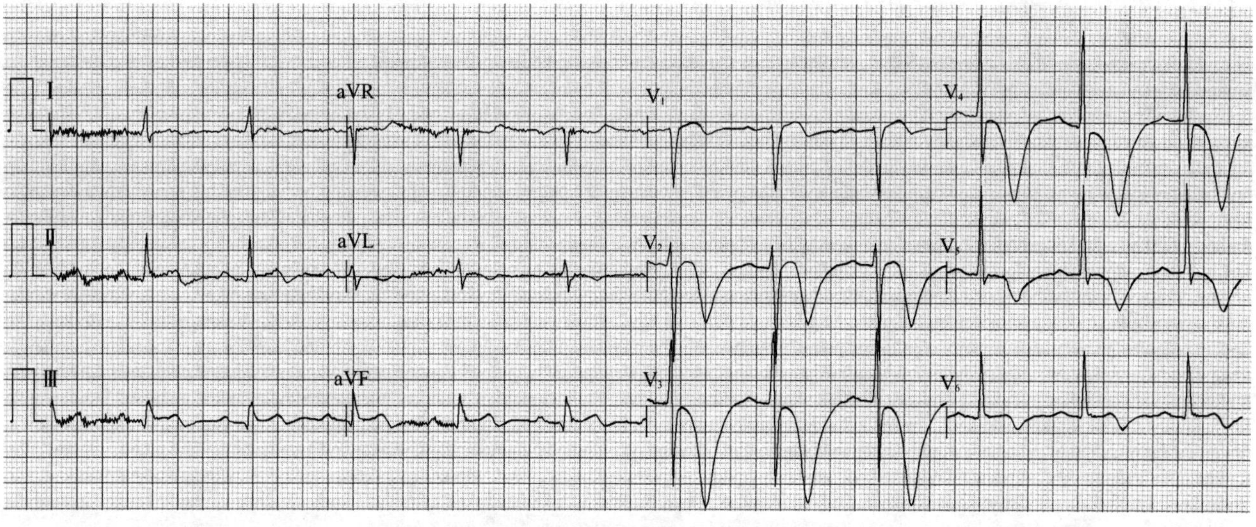

图26-3　胸痛发作时心电图(12月5日15时22分)

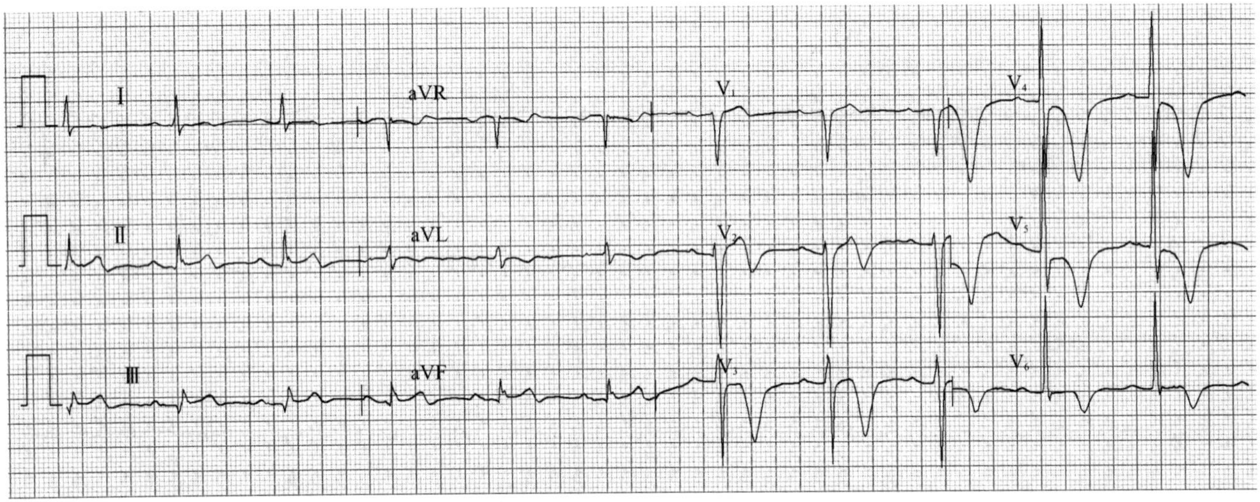

图26-4　胸痛发作时心电图(12月6日10时50分)

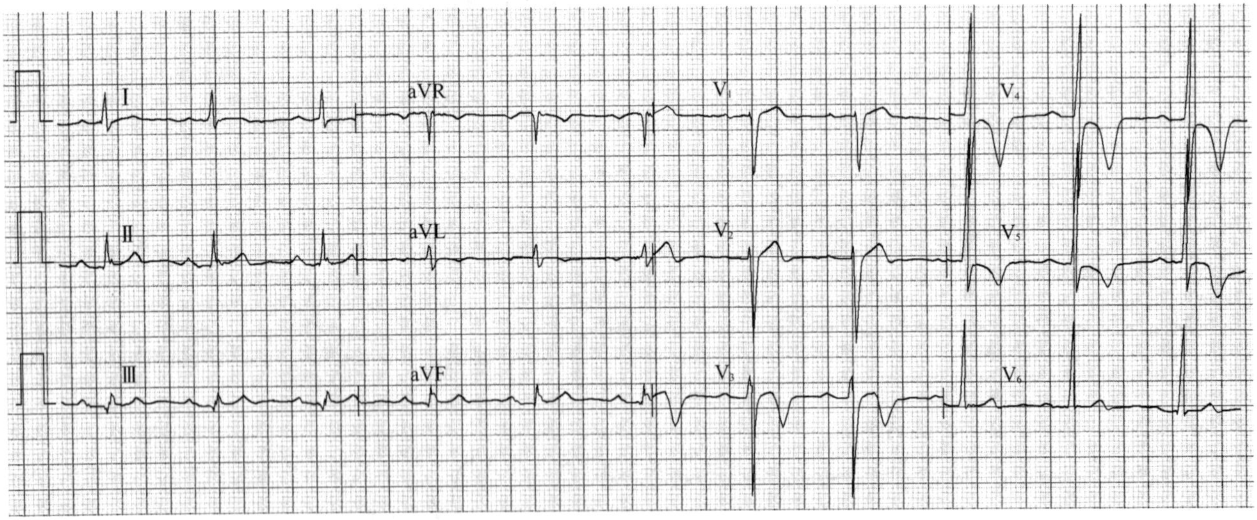

图26-5　胸痛发作时心电图(12月8日15时20分)

心电图诊断

ST–T改变，提示心肌缺血。

解析

1. 本病例连续心电图记录最为显著的改变是胸导联巨大倒置的T波。

(1)图26–1的心电图特点：Ⅱ、Ⅲ和aVF导联ST段略有抬高，T波直立；V_2和V_3导联T波高尖，V_5和V_6导联ST段压低0.05mV。

(2)图26–2的心电图特点：Ⅱ、Ⅲ和aVF导联ST段无明显动态改变，V_2和V_3导联T波呈正负双向，V_5和V_6导联T波倒置。

(3)图26–3的心电图特点：Ⅱ、Ⅲ和aVF导联ST段抬高≥0.1mV，T波正负双向；V_3~V_5导联ST段压低≥0.1mV，V_2~V_5导联T波倒置，其中V_2~V_4导联T波巨大倒置，V_6导联T波正负双向。QT间期显著延长。此心电图后另记录了V_7~V_9导联心电图，V_7~V_9导联ST段略抬高，T波正负双向(图25–6)。

(4)图26–4、26–5的心电图特点：上述导联中的ST–T改变有所恢复，延长的QT间期有所缩短。

2. 本例心电图提示，心肌缺血时心电图改变多变，应重视其变化。

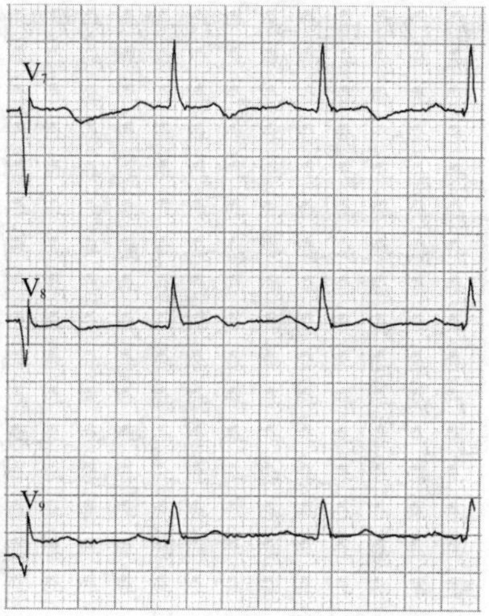

图26–6 V_7~V_9导联心电图

例27

女性,65岁,因反复发作胸痛不能缓解而急诊就诊。查心肌酶轻度增高伴肌钙蛋白阳性,急诊留观时心电图见图27-1~27-4。留观第4天突发胸痛加剧,伴气急,不能平卧,立即记录心电图见图27-5。

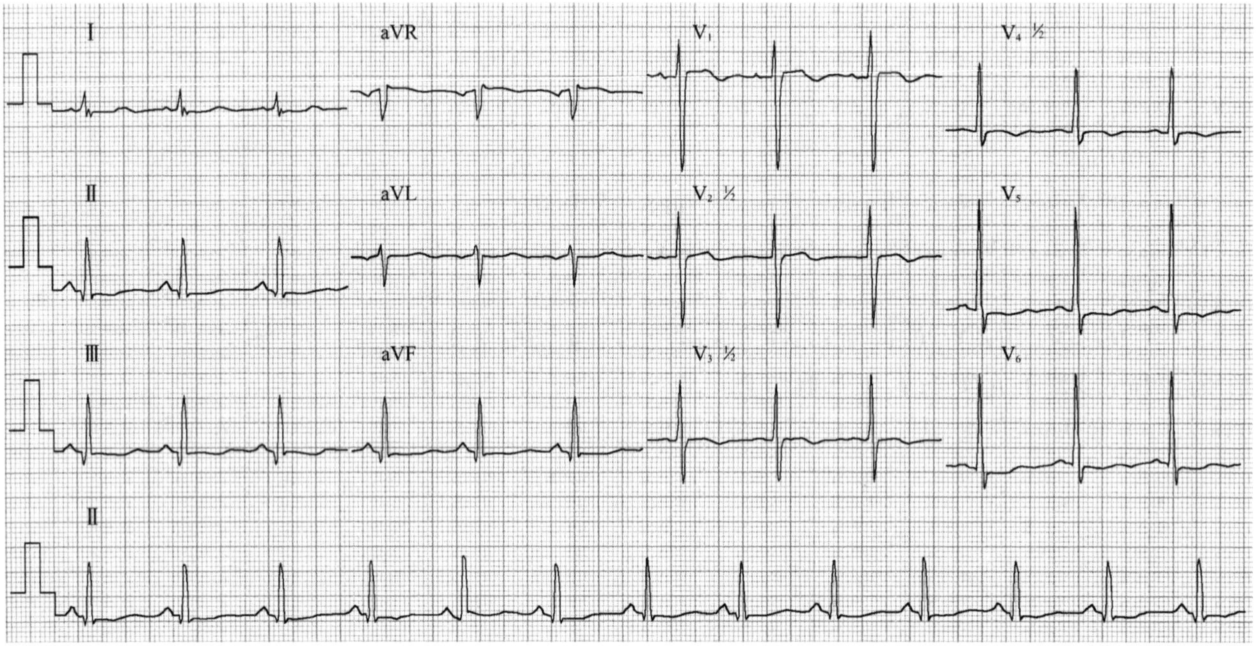

图27-1 急诊留观时心电图(2月7日15时20分)

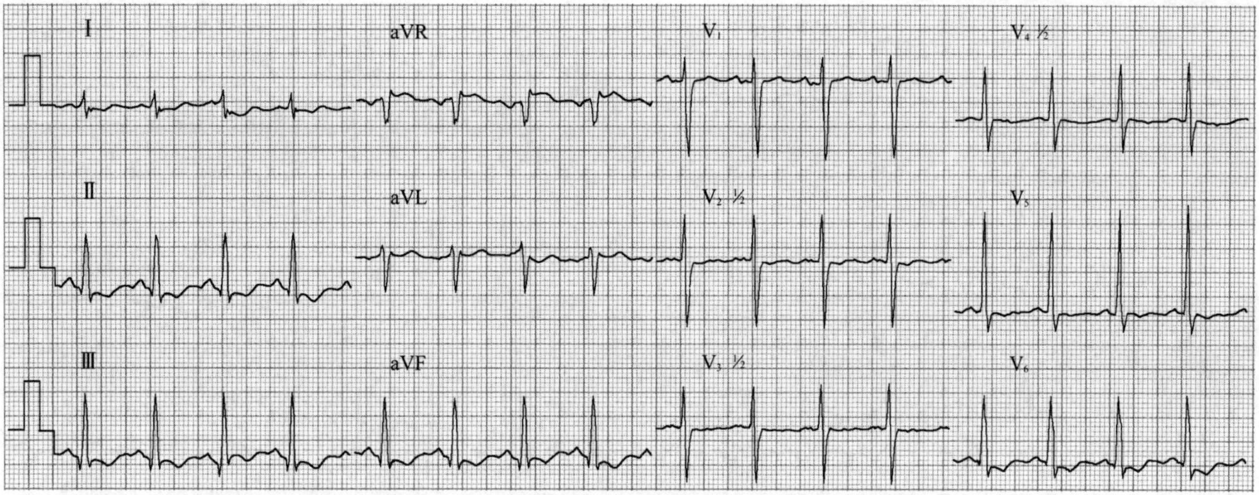

图27-2　急诊留观时心电图(2月8日9时37分)

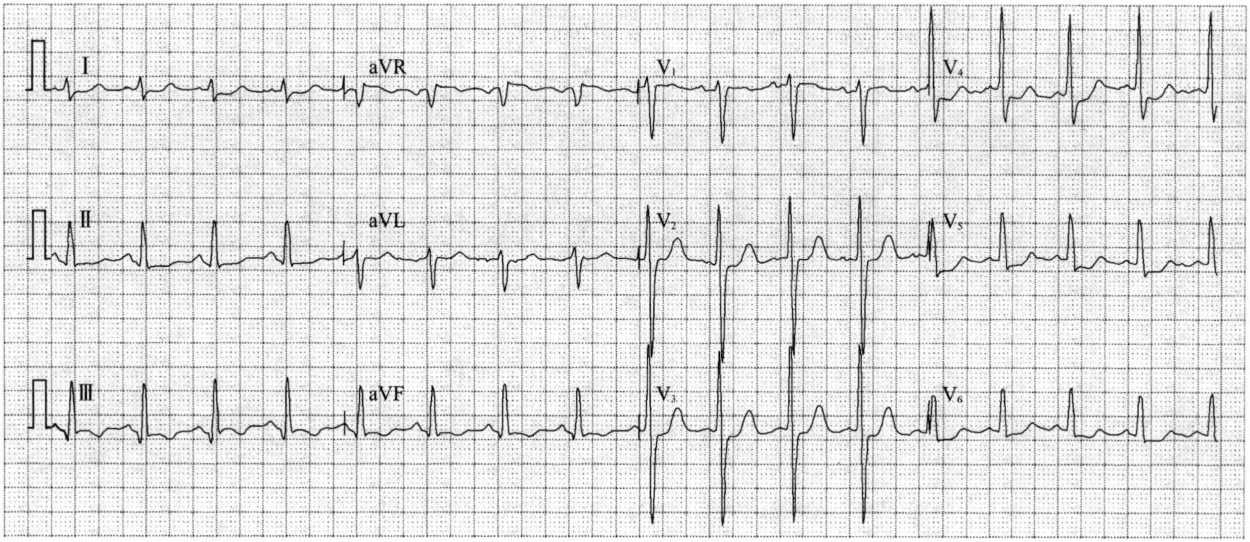

图27-3　急诊留观时心电图(2月9日11时14分)

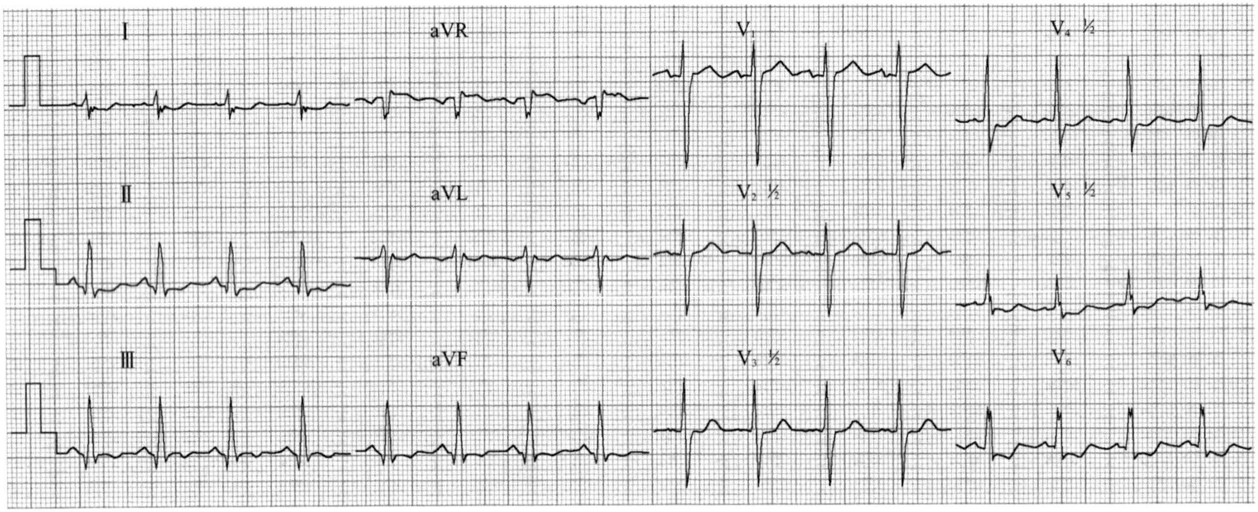

图27-4 急诊留观时心电图(2月9日23时34分)

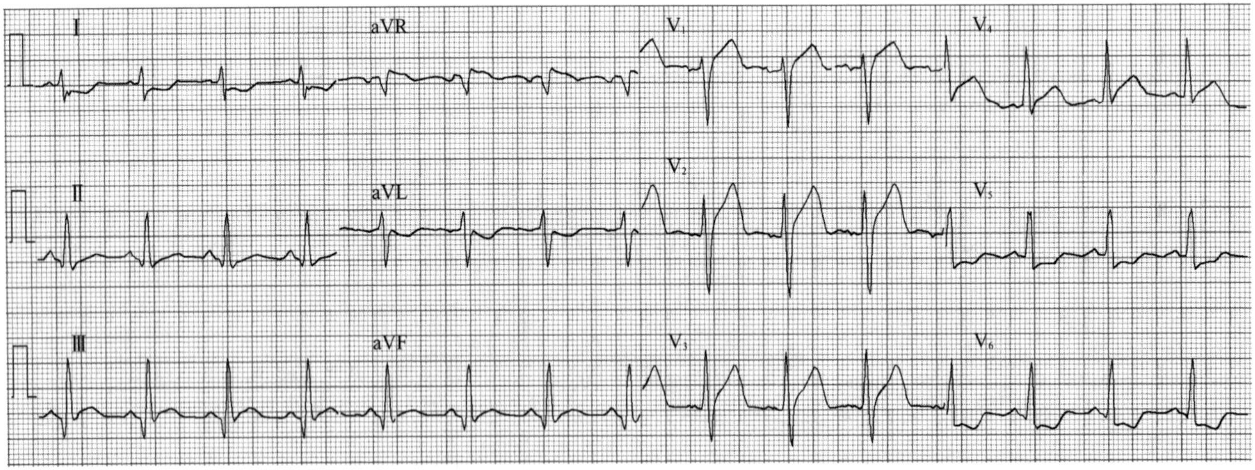

图27-5 留观第4天胸痛发作时心电图(2月10日3时27分)

心电图诊断

1. 图27-1~27-4：ST-T改变，提示心肌缺血。

2. 图27-5：急性前间壁心肌梗死。

解析

1. 观察连续的心电图记录，可以发现图27-1~27-4中，提示心肌缺血的ST-T改变主要累及的导联是Ⅱ、Ⅲ、aVF、V_5和V_6导联，但最终提示心肌梗死的导联是V_1~V_4导联。

(1)图27-1的心电图特点：Ⅱ、Ⅲ、aVF、V_2~V_6导联T波低平或浅倒置。

(2)图27-2的心电图特点：Ⅱ、Ⅲ、aVF、V_6导联ST段压低，T波倒置。V_2~V_5导联无ST段移位，T波低平。

(3)图27-3的心电图特点：Ⅱ、Ⅲ和aVF导联ST段无明显移位，T波倒置。V_3~V_6导联ST段压低，V_3~V_6导联T波直立。

(4)图27-4的心电图特点：上述图27-1~27-3中所有有ST-T改变的导联，在图27-4中ST-T改变无明显变化。

(5)图27-5为突发气急不能平卧时取坐位记录的心电图。心电图特点是Ⅱ、Ⅲ、aVF、aVR、V_1~V_4导联ST段抬高，Ⅰ、aVL、V_5和V_6导联ST压低。因考虑体位对胸导联的影响，又取卧位，记录单导联胸导联心电图(图27-6)。图中可见V_1~V_4导联ST段抬高，V_5和V_6导联ST段压低。

2. 急性心肌缺血/梗死所产生的体表导联ST段的改变可有多种情况：ST段抬高、压低，或者既有抬高又有压低，亦或两者都不存在，这主要取决于导联空间向量的正负极之间的位置、缺血区域的位置、到达体表的电压水平，以及混杂的心电图异常。心绞痛通常是由一支或者多支冠状动脉不完全阻塞造成的，心绞痛中的ST-T改变，对于阻塞血管的定位，价值有限。心肌梗死通常是由一支冠状动脉完全阻塞造成的，因此通过心电图ST-T改变，可以精确地定位阻塞的血管，并且有助于定位血管阻塞的位置，包括近端或远端病变的判断。对于冠脉病变的定位，V_1~V_4导联ST段抬高，提示阻塞的冠脉是左前降支近端，若同时合并有Ⅱ、Ⅲ和aVF导联ST段抬高，提示患者的左前降支延伸并包绕至下壁或心尖部。左前降支阻塞后，可引起下壁导联ST段抬高，而不是对应性压低。

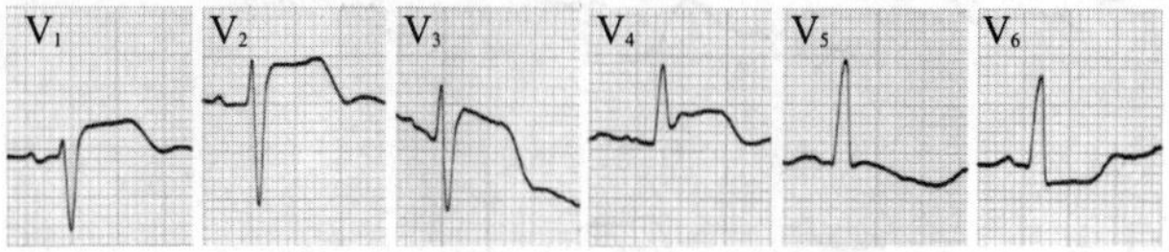

图27-6　V_1~V_6导联心电图

例28

男性，72岁，发作性胸痛近1年。无胸痛发作时记录的心电图为图28-1中上条图，下条图为发作胸痛后急诊时的心电图。

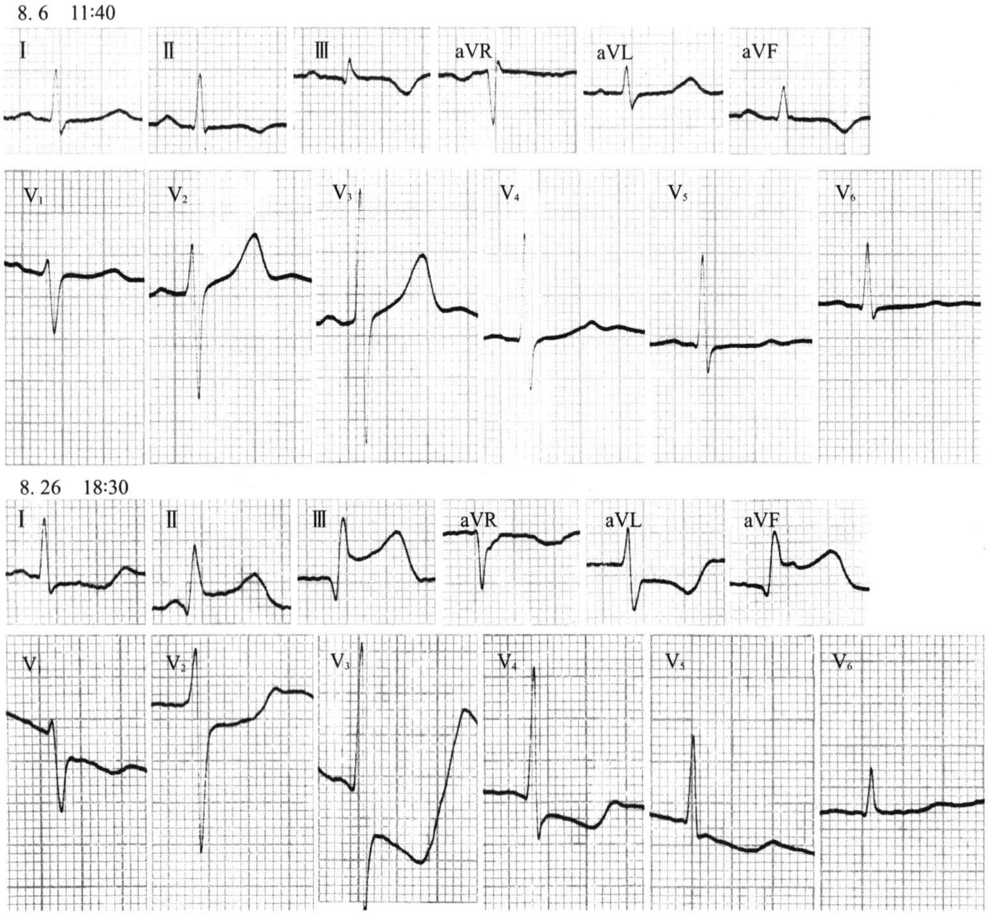

图28-1 例28心电图

心电图特点

上条图中的心电图特点是：Ⅱ、Ⅲ和aVF导联T波倒置，V_4~V_6导联T波低平。下条图的心电图特点是：Ⅱ、Ⅲ和aVF导联ST段抬高，T波直立，有异常Q波；Ⅰ、aVL、V_1~V_6导联ST段压低，T波负正双向或低平。尤其是V_3导联，ST段压低显著。

解析

1. 稳定性心绞痛通常是由一个或者多个冠状动脉不完全的闭塞造成的，在运动或负荷增加的状态下，由于冠状动脉血流增加不能满足心肌耗氧量的增加而触发心绞痛。在这种情况下不能应用ST段的变化来判断冠脉病变的部位。也即根据上条图中的T波改变不能判断冠脉病变的部位。而急性心肌梗死受累区域可以根据ST段抬高的体表导联的位置来判断，对梗死部位的定位也能有助于确定冠脉病变的部位。

2. 在梗死区外膜面导联出现的ST段抬高，通常会伴有相对应导联ST段的压低，存在ST段压低的导联与ST段抬高的导联正极的方向相反（差180°）。如果某一导联没有与之相背离的导联，那么常规心电图只能显示孤立存在的ST段的抬高或压低。正极在左上方的aVL导联ST段，其对应的导联是正极在右下方的Ⅲ导联。因此本心电图中aVL导联的ST段压低，可以用Ⅲ导联抬高对应面改变来解释。与此同理，前壁与后壁也有对应面的关系。因此本心电图中V_3导联ST段显著压低，强烈提示后壁导联有ST段抬高的可能，但本病例未记录V_7~V_9导联。目前统一的认识是，对于心肌梗死，尤其是下壁心肌梗死，应常规附加V_7~V_9导联。

例29

男性,75岁。发作胸痛2小时急诊。心电图记录见图29-1。

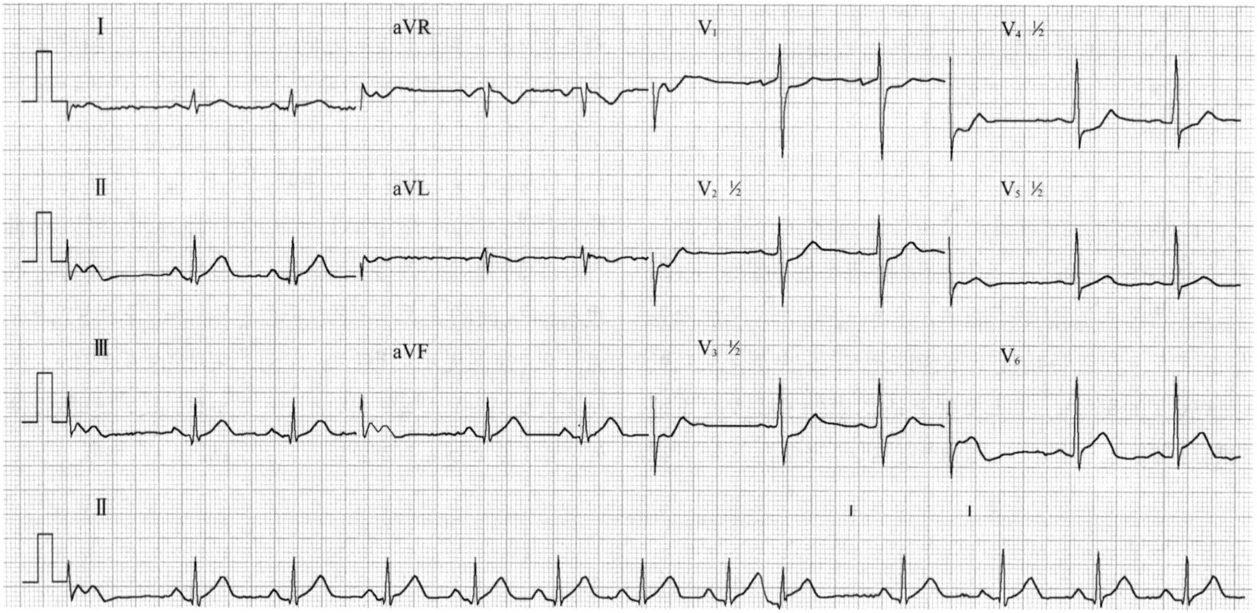

图29-1 例29心电图

心电图特点

1. 基本特点:心率:78次/分;PR间期:170ms;QRS波时间:90ms;QT/QTc间期:400/454ms;QRS波电轴:67°。

2. V_1~V_5导联ST段压低≥0.1mV,最大ST段压低在V_3和V_4导联,T波直立。V_6导联ST段抬高≥0.1mV,T波直立。V_1导联R波较高大。

3. Ⅱ导联节律图中可见提早的P′波。第一个P′波在前T波上,后有QRS-T波群,QRS波形态正常;第二个P′波在前QRS波上,后无QRS-T波群。

心电图诊断

1. ST-T改变。

2. 提示后壁急性心肌梗死。

3. 房性早搏连发和房性早搏未下传。

解析

1. 尽管本心电图诊断“ST－T改变”并无异议，但需要进一步思考的问题是：①通常ST段压低最大的导联往往是V_4～V_6导联，而本心电图中最大ST段压低在V_3和V_4导联。②V_1和V_2导联不常有ST段压低，而本心电图中V_1和V_2导联有明显的ST段压低。③为何V_6导联ST段有抬高？这些现象提示后壁可能发生心肌梗死。

2. 为了使本心电图的诊断更为正确和完整，需要理解ST段抬高和压低之间的对应关系，以及心肌梗死直接征象和间接征象的心电图表现。由于在梗死区外膜面导联出现的ST段抬高，通常会伴有相对应导联ST段的压低，因此心肌梗死时的心电图改变分为：面对梗死面的直接征象和背对梗死面的间接征象（图29-2），间接征象又称对应性改变。前壁是后壁的对应面，前壁ST段压低可能是后壁ST段抬高的对应性改变。重视心肌梗死对应面的改变，有助于提高心电图诊断的正确性。

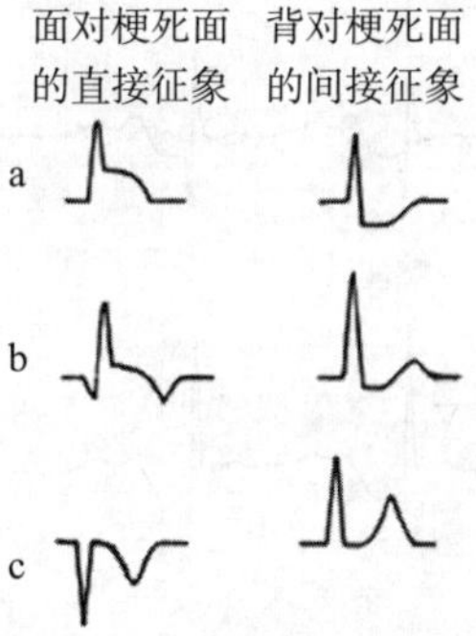

图29-2 梗死直接征象和间接征象

3. 本心电图上有三条线索提示后壁发生心肌梗死：①V_1～V_5导联ST段压低，提示后壁导联可能有ST段抬高；②V_6导联ST段抬高，提示V_7导联可能有ST段抬高，因为这两个导联是解剖相邻的导联；③V_1导联R波较高大，提示后壁导联可能已经出现R波振幅降低或已有Q波形成。及时附加后壁导联，能最终明确诊断。

4. 附加V_7～V_9导联心电图见图29-3，可以发现V_7～V_9导联ST段抬高，Q波尚未形成。两天后再次记录V_7～V_9导联心电图，发现V_7～V_9导联异常Q波形成。

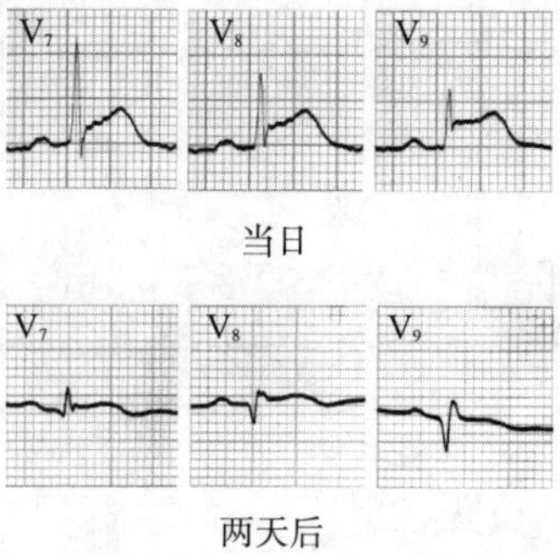

图29-3 V_7～V_9导联心电图

5. 急性心肌梗死常伴有心律失常，本心电图上Ⅱ导联节律图上见房性早搏连发二次，后一次未下传心室。P′波的识别见图29-4。

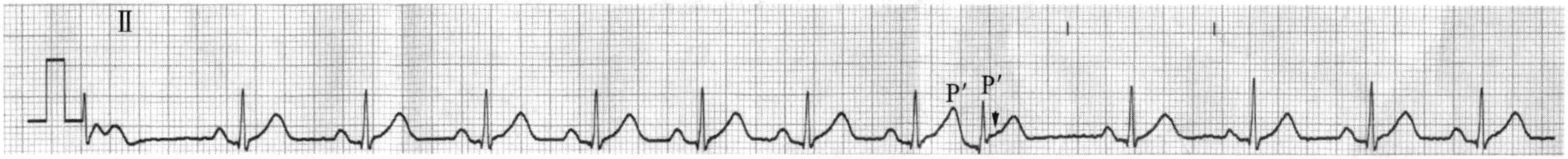

图29-4 P′波的识别

例30

男性，58岁。有慢性咳嗽和咯痰史，近日来咳嗽和咯痰症状加重，因夜间突然出现胸痛而去外院急诊。外院给予X线胸片检查，拟诊“肺大疱继发感染”并予治疗。经一夜的治疗，患者胸痛症状无缓解，自行出院来本院门诊，门诊给予心电图检查见图30-1。

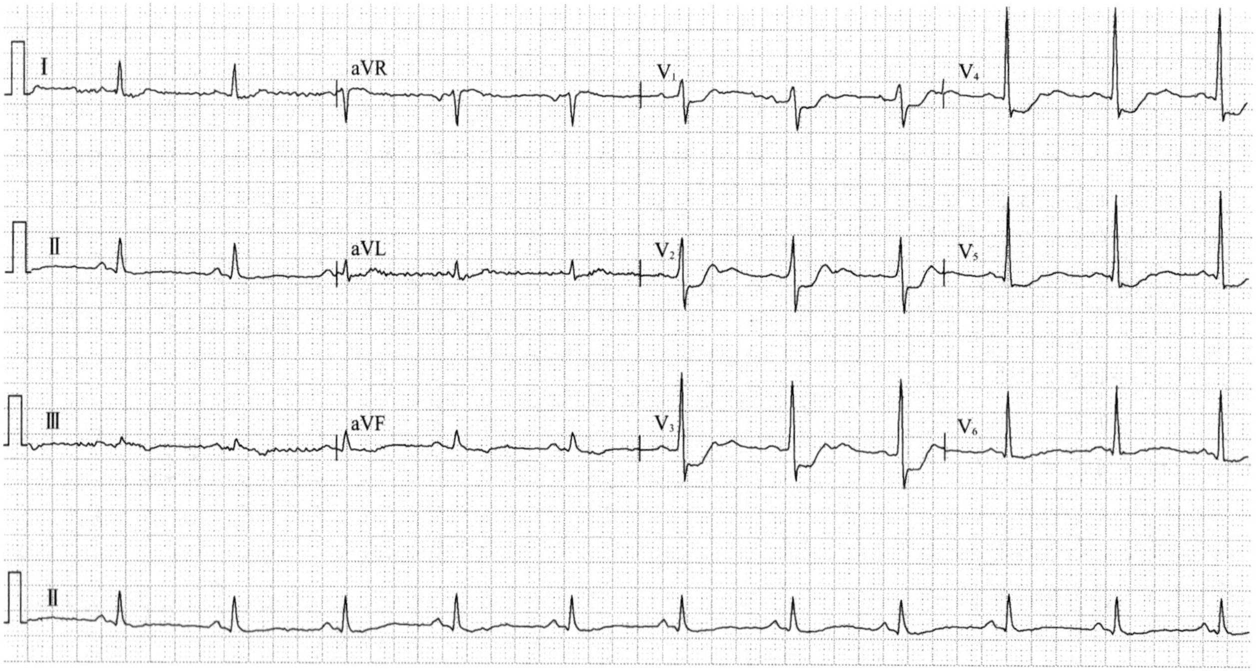

图30-1　例30心电图

心电图特点

1. 基本特点：心率：66次/分；PR间期：160ms；QRS波时间：80ms；QT/QTc间期：380/392ms；QRS波电轴：30°。

2. V_1~V_6导联ST段压低≥0.1mV，最大ST段压低在V_3和V_4导联，T波直立。

心电图诊断

1. ST-T改变。

2. 提示后壁急性心肌梗死。

解析

1. 与例29相同，心电图诊断的正确性和完整性，取决于对ST段抬高和压低之间对应关系的理解以及对心肌梗死直接征象和间接征象的理解。由于临床上这一认识的不足，未再附加V_7~V_9导联心电图，因而造成急性后壁心肌梗死的漏诊。

2. 与例29不同，本心电图上V_6导联无ST段抬高，V_1导联无R波增高。必须记住，并非所有的后壁心肌梗死在V_1导联都有R波增高。

3. 临床资料：见此心电图后，临床医生给予急查心肌酶谱。在等待实验室检查报告时，在此心电图记录后不足半小时，患者发生猝死。其心肌酶谱显示心肌酶异常增高，因此临床上诊断是急性心肌梗死。从现有的心电图上来看，心肌梗死的定位最可能是在后壁。

例31

男性，55岁。2007年12月26日晨起突觉胸痛，随即去外院急诊。原有高血压和慢性阻塞性肺病史。外院记录一次心电图(因记录质量差，图略)，按“心肌缺血”治疗，治疗中出现血压骤降，为此转来本院。转入本院急诊后第一次心电图记录见图31-1。因低血压、心肌酶和肌钙蛋白异常增高而在急诊室留观。此后当日和次日分别复查两次心电图，当日复查心电图与图31-1类似，故图略。次日门诊复查心电图见图31-2。后因诊断不明入院，入院后第一次心电图记录见图31-3。

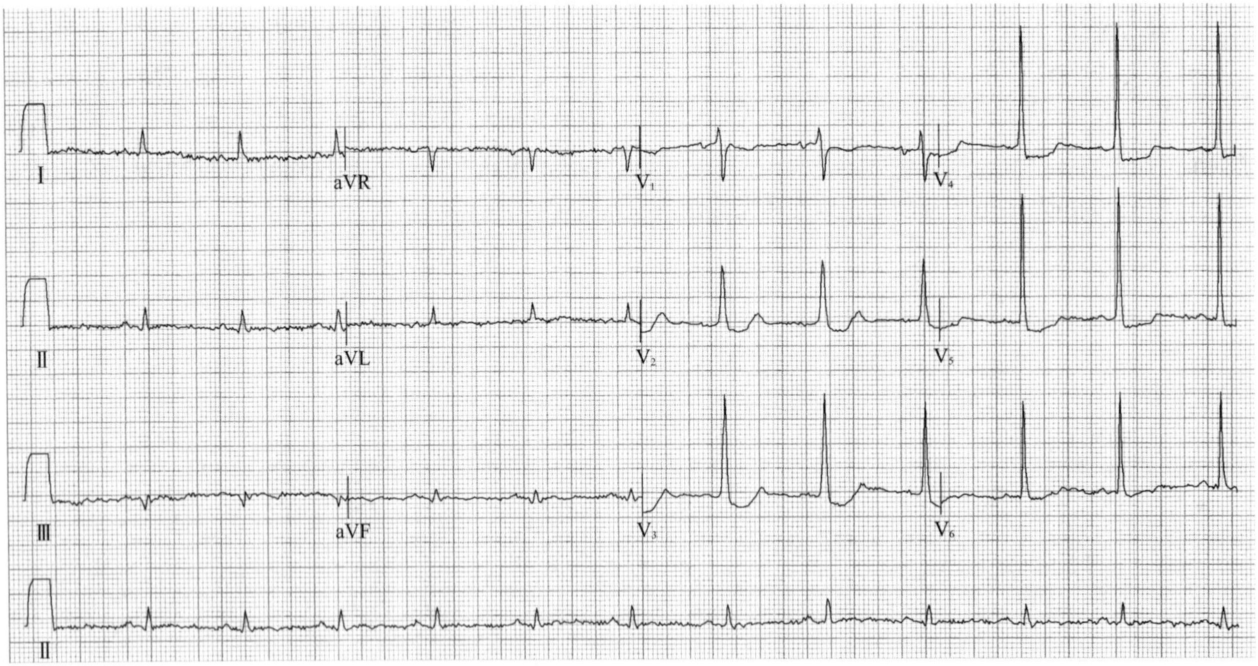

图31-1 急诊第一次心电图(12月26日12时53分)

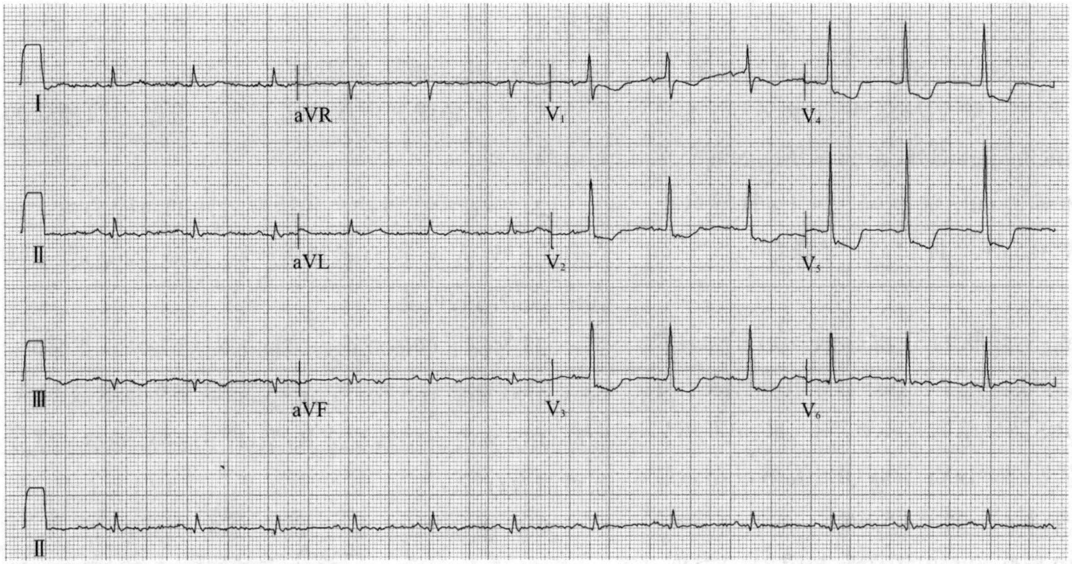

图31-2 急诊复查心电图(12月27日10时05分)

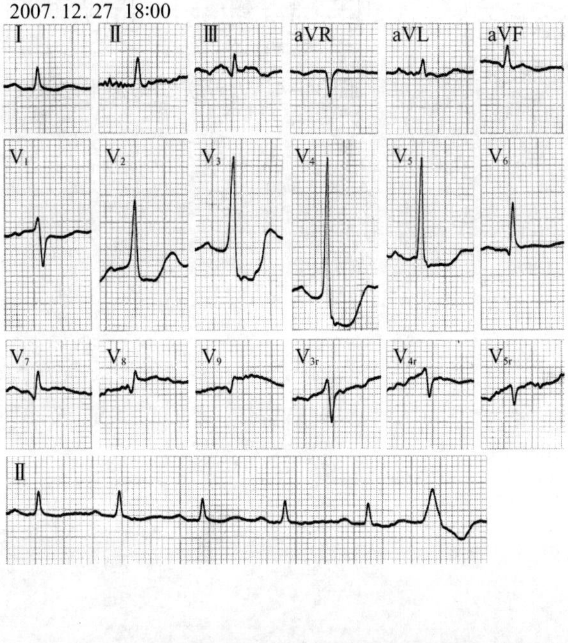

图31-3 入院后心电图(12月27日16时0分)

心电图特点

1. 图 31–1：V_1~V_6导联的ST段压低≥0.1mV，最大压低位于V_3和V_4导联。除V_1导联外，余胸导联T波直立。除V_1导联QRS波呈rS型外，余胸导联QRS波呈单向R波型。肢体导联QRS波振幅Ⅰ+Ⅱ+Ⅲ导联<1.5mV，但Ⅰ导联>0.5mV。Ⅲ和aVF导联QRS波呈qr型。

2. 图 31–2：V_1~V_5导联的ST段压低≥0.1mV，最大压低位于V_4和V_5导联。V_1导联QRS波呈Rs型，除V_1导联外，余胸导联QRS波呈单向R波型。Ⅱ、Ⅲ、aVF和V_6导联ST略呈弓背型，Ⅲ和aVF导联QRS波呈qr型。肢体导联QRS波振幅Ⅰ+Ⅱ+Ⅲ<1.5 mV。

3. 图 31–3：12导联的心电图图形与图31–2类似，V_7~V_9导联的ST段抬高，有异常Q波。

心电图诊断

1. 急性下壁和后侧壁心肌梗死（急性期）。

2. 肢体导联低电压。

解析

1. 本心电图被误诊的原因：

（1）肢体导联低电压掩盖了急性下壁心肌梗死的心电图表现。

（2）忽视了ST段抬高和压低之间的对应关系。本心电图中V_2~V_4导联ST段显著压低，强烈提示后壁导联有ST段抬高的可能。

（3）忽视了QRS波形态之间的对应关系。正常时，V_1~V_6导联都应有S或s波，V_2~V_4导联呈单向R波型，V_1导联QRS波由rS型转变成Rs型（图31–4），提示后壁导联可能有Q波。

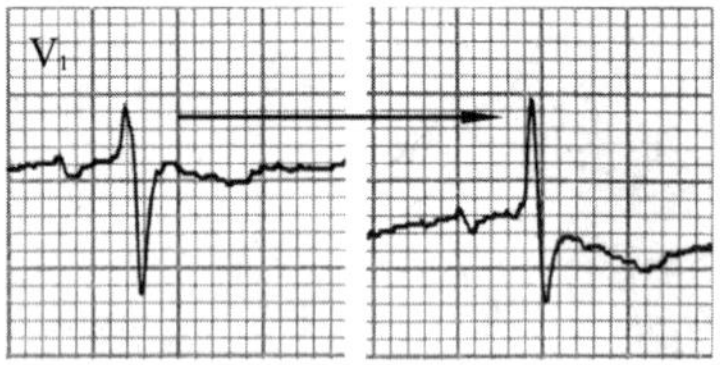

图31–4 V_1导联QRS波形态改变

2. 临床资料：本病例住院期死于突发急性左心衰和急性呼吸衰竭。

例32

男性,69岁,突发胸痛伴晕厥急诊。急性第一次心电图检查见图32-1。在急诊中突发意识不清和抽搐,经抢救后心电图检查见图32-2(由于使用呼吸机,仅能记录肢体导联)。

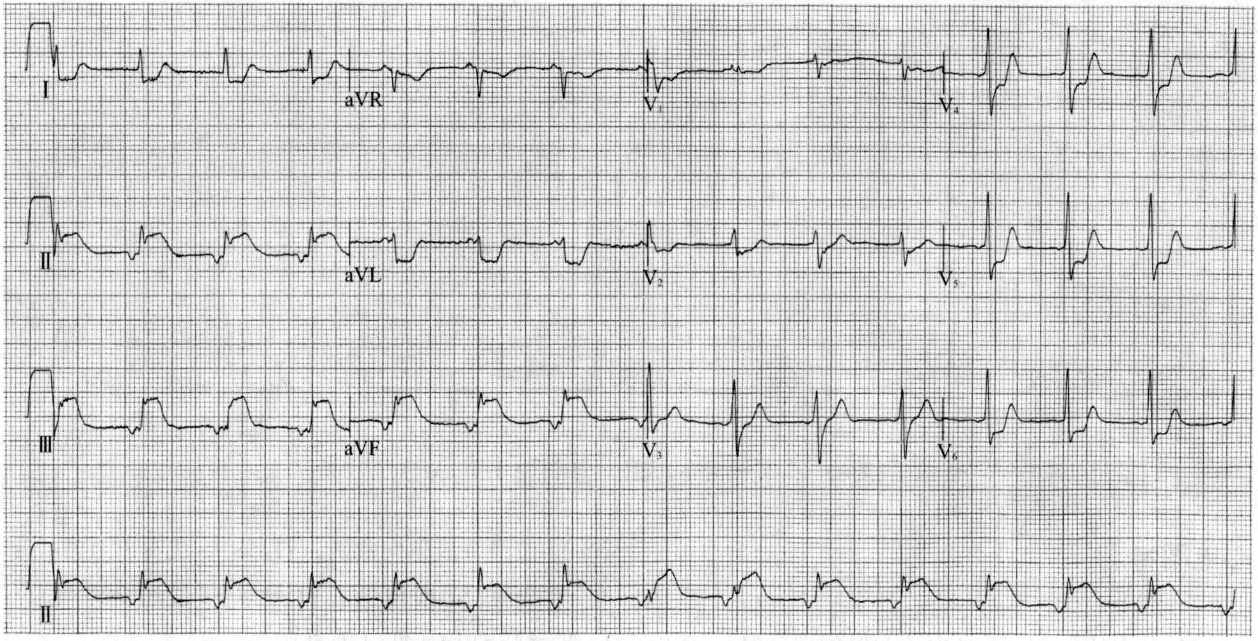

图32-1　急诊就诊时心电图(11月11日 17时04分)

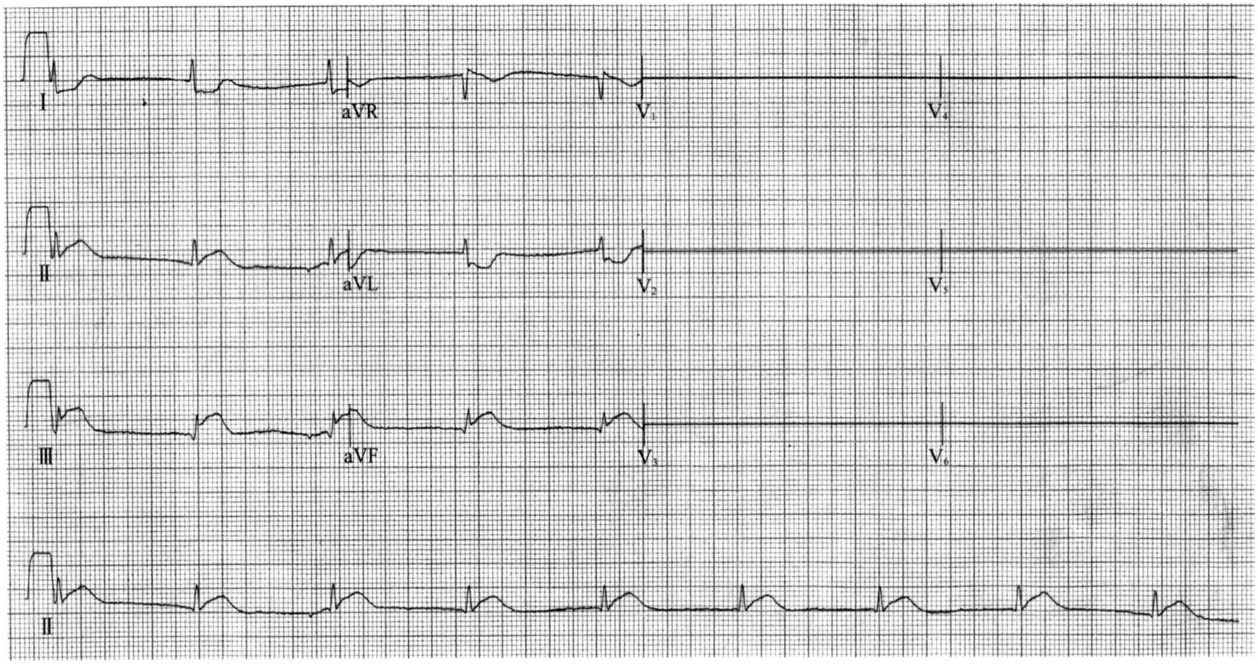

图32-2 抢救后心电图(11月11日 17时26分)

心电图特点

1. 图32-1

(1)基本特点：心率：84次/分；PR间期：114ms；QRS波时间：90ms；QT/QTc间期：324/394ms；QRS波电轴：82°。

(2)Ⅱ、Ⅲ和aVF导联P波倒置，aVR导联P波直立，PR间期<120ms。

(3)Ⅱ、Ⅲ和aVF导联ST段抬高，抬高的ST段和高耸的T波融合成单向曲线。$ST_{Ⅲ}>ST_{Ⅱ}$，无异常Q波。Ⅰ和aVL导联ST段压低，aVL导联ST段压低>I导联。V_4~V_6导联ST段压低，T波直立。

2. 图32-2

(1)基本特点：心率：52次/分；PR间期：无；QRS波时间：80ms；QT/QTc间期：不定；QRS波电轴：0°。

(2)P波消失，RR间期相等，肢体导联QRS波形态与图32-1相似。

心电图诊断

1. 图32-1:急性下壁心肌梗死(超急性期),非阵发性交界性心动过速。

2. 图32-2:交界性逸搏心律。

解析

1. 根据图32-1中P波形态,判断主导心律为异位心律。根据PR间期和QRS波形态,判断异位心律的起源是交界性心律。根据频率,判断交界性心律为非阵发性心动过速。

2. 急性心肌梗死常并发心律失常,不同部位,好发心律失常的类型不同。对于下壁心肌梗死,梗死相关冠脉以右冠脉占绝大多数,少数为左回旋支,偶尔可以是左前降支。若是梗死相关冠脉是右冠脉,常可并发窦性缓慢性心律失常和房室传导阻滞,原因是大部分人窦房结和房室结的血供来自右冠脉。因此本患者下壁心肌梗死,合并非阵发性交界性心动过速,原因是存在窦性缓慢性心律失常,也即非阵发性交界性心动过速是窦性缓慢性心律失常情况下潜在节律点的一种保护性机制。由于交界性潜在节律点的节律性并不稳定,故突发意识不清的原因是交界性潜在节律点停止发放激动或频率突然下降。根据窦性和交界性缓慢性心律失常,可以推测右冠脉是梗死相关冠脉。

3. 右冠脉引起的心肌梗死位于下壁的右侧段(图32-2中灰色圆形标注区),Ⅲ导联面对下壁的右侧段,而Ⅱ导联面对下壁的左侧段和高侧壁的下部。因此,与右冠脉相关的心肌梗死,Ⅲ导联中的改变更为明显,在心电图上表现为Ⅲ导联ST段抬高>Ⅱ导联ST段抬高($ST_{Ⅲ}>ST_{Ⅱ}$)。aVL导联是Ⅲ导联的对应导联,因此对应性ST段压低aVL导联大于Ⅰ导联。本心电图中ST段抬高Ⅲ导联大于Ⅱ导联,ST段压低aVL导联大于Ⅰ导联,同时合并窦性和交界性缓慢型心律失常,强烈提示右冠脉是梗死相关冠脉。

4. 记录图32-2后不久,患者死于心脏骤停。从本病例得到的启示是,急性心肌梗死中的心律失常变化快,心电图诊断对预后的判断极为重要。

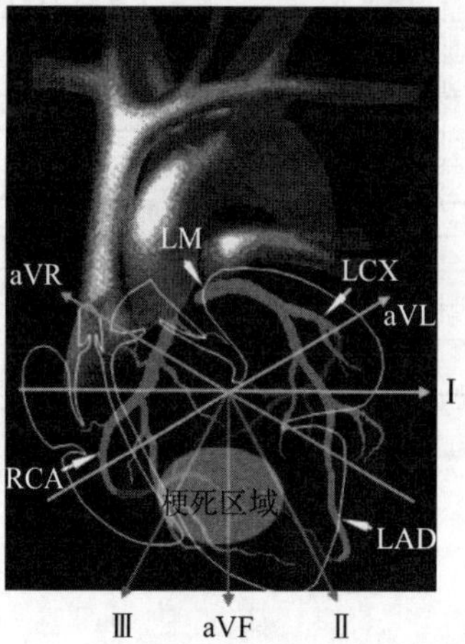

图32-3 下壁心肌梗死梗死相关冠脉的鉴别

LAD:左前降支;LCX:左回旋支;RCA:右冠脉;LM:左主干

例33

男性，54岁，胸痛5天、加重24小时急诊。原有高血压史。急诊和发病后第9天的心电图记录分别见图33-1、33-2，两者之间的演变过程见图33-3。

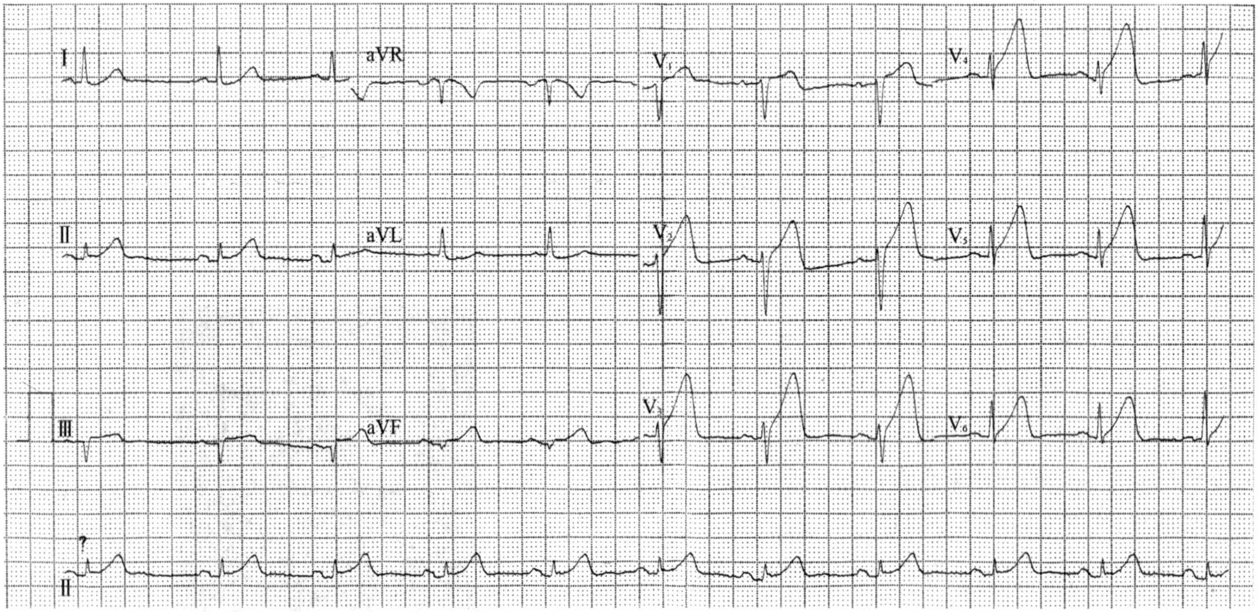

图33-1　急诊时心电图（2月4日14时30分）

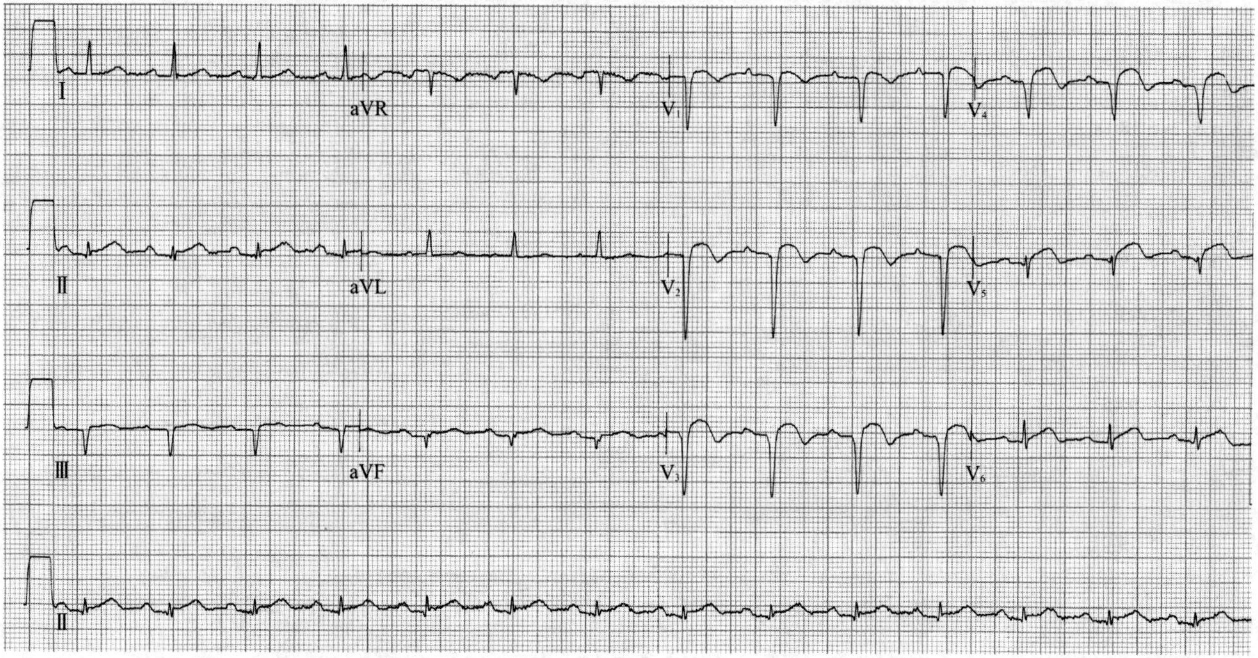

图33-2　发病第9天心电图(2月12日13时50分)

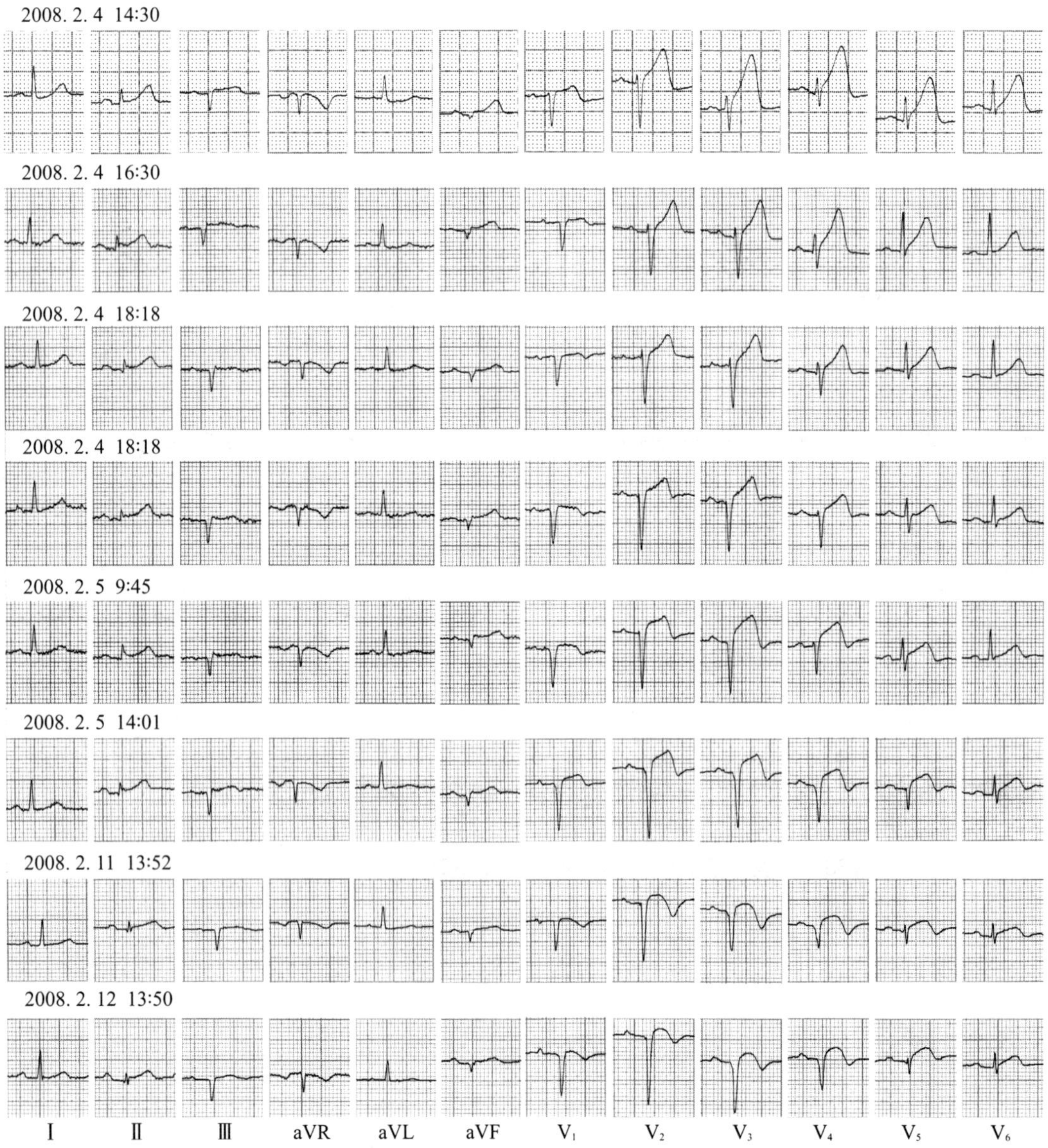

图33-3 发病当日至第9天的动态演变过程

心电图诊断

1. 图33–1：急性下壁心肌梗死（急性期）和急性广泛前壁心肌梗心（超急性期）。

2. 图33–2：急性下壁和前壁心肌梗死（急性期）。

解析

1. 本病例急诊时第一次心电图记录中，Ⅲ和aVF导联异常Q波已经形成，表明下壁心肌梗死已经进入急性期，在此后的心电图记录中，Ⅱ导联R波振幅逐渐降低，直至第八次记录中QRS波呈qrs型。与此同时，在第一次心电图记录中，$V_1 \sim V_6$导联ST段抬高，T波直立高耸，无异常Q波，表明广泛前壁处于急性心肌梗死的超急性期。第二和第三次心电图记录中，$V_1 \sim V_6$导联抬高的ST段和高耸的T波逐渐下降，除V_1导联QRS波呈QS型外，余胸导联未见异常Q波。第四次心电图记录中，V_2和V_3导联的QRS波呈QS型，表明广泛前壁已经进入急性心肌梗死的急性期。第五次至第八次心电图记录中，V_4和V_5导联的QRS波进展成QS型，V_6导联R波振幅下降。

2. 通过观察本病例心电图中的动态演变，可以发现心肌梗死面积逐渐扩大，由下壁进展成广泛前壁。心电图诊断时不仅应对心肌梗死作定性诊断，还应对心肌梗死的范围作定量诊断，为临床治疗选择和预后判断提供依据。

3. 临床资料：超声心动图：广泛前壁（室间隔下1/3及心尖部）和下壁心肌梗死，心尖部室壁瘤形成。左心房增大，左心室肥厚。

例34

男性，54岁，午餐后突然觉上腹不适和胸闷，但无胸痛，随即发生一次晕倒，在场的保健医生发现患者“心率约为48次/分”，立即送来本院急诊。有高血压史，不规则用药，近2周有上腹饱胀和胸闷感，按消化不良治疗无效。发病当日早晨起床时感胸闷。急诊两次查心电图，见图34-1。

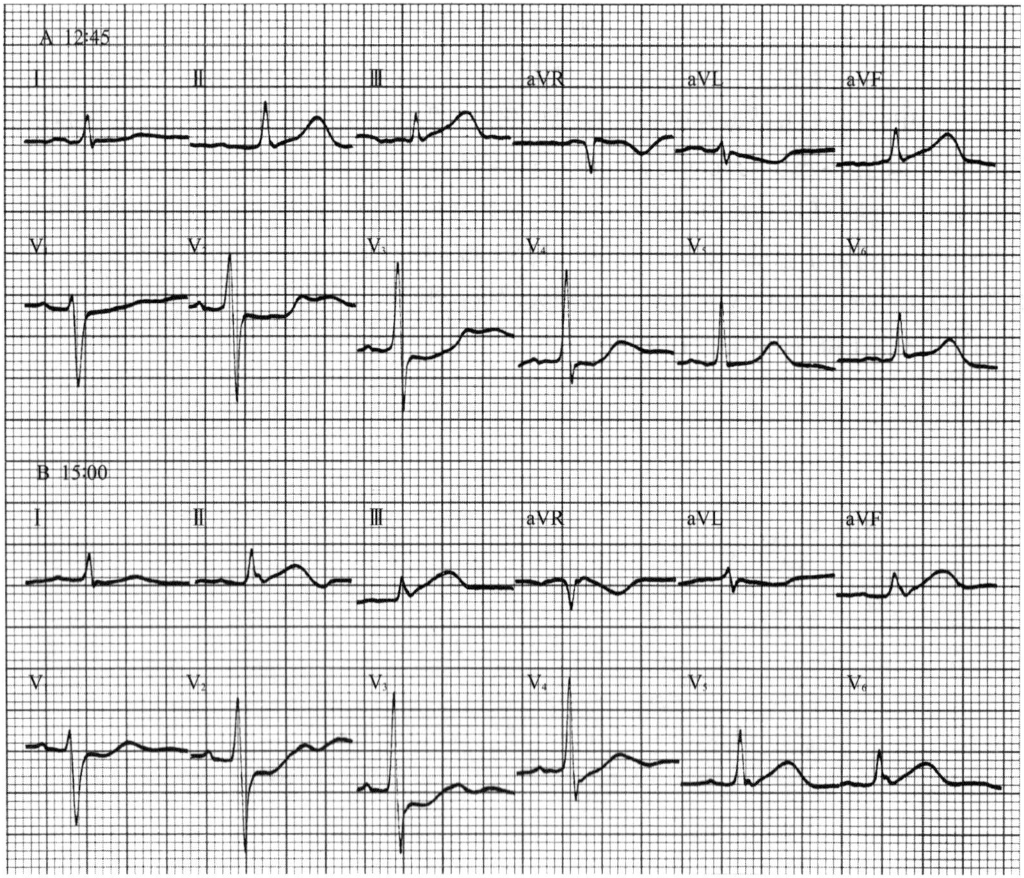

图34-1 急诊心电图

心电图特点

图34-1上图(A)中，V_1~V_3导联的ST段压低≥0.1mV，Ⅱ、Ⅲ、aVF和V_6导联的ST段抬高，但尚属正常范围，T波略高尖。QRS波振幅Ⅰ+Ⅱ+Ⅲ<1.5mV，但Ⅱ>0.5mV。下图(B)中见Ⅱ、Ⅲ、aVF、V_5和V_6导联的ST段抬高与T波融合，V_1~V_4导联ST段压低，其中V_2和V_3导联的ST段压低≥0.1mV。QRS波振幅Ⅰ+Ⅱ+Ⅲ<1.5mV。

心电图诊断

1. 急性下壁和前侧壁心肌梗死(超急性期)。

2. 肢体导联低电压。

解析

1. 心电图分析时应警惕低电压掩盖急性心肌梗死的早期心电图表现。由于存在肢体导联低电压，使得Ⅱ、Ⅲ和aVF导联中心肌梗死的ST-T改变极其微小，易被忽视。正常时ST段光滑地转折成T波，急性心肌梗死最早的改变可以是ST段与T波之间的转折角消失(见图34-2上条图中箭头所指部位)。随后ST段抬高，ST段与T波之间的曲线演变成弓背向上的抬高(图34-2下条图)。ST段抬高的幅度可有很大的差异，可细微至低于0.1mV，也可高达1mV以上。若存在QRS波低电压改变，ST段抬高常常幅度很低，给诊断带来困难。

2. 本心电图记录还应附加V_7~V_9导联。本心电图上提示可能存在后壁心肌梗死的依据是：V_1~V_4导联ST段压低，其对应面后壁可能存在ST段抬高。V_5和V_6导联的ST段抬高提示其临近的V_7导联可能存在相似的改变。

3. 临床资料：冠脉造影和左室造影：左前降支近段95%狭窄，左回旋支近段99%狭窄，左室前基底段收缩明显下降。

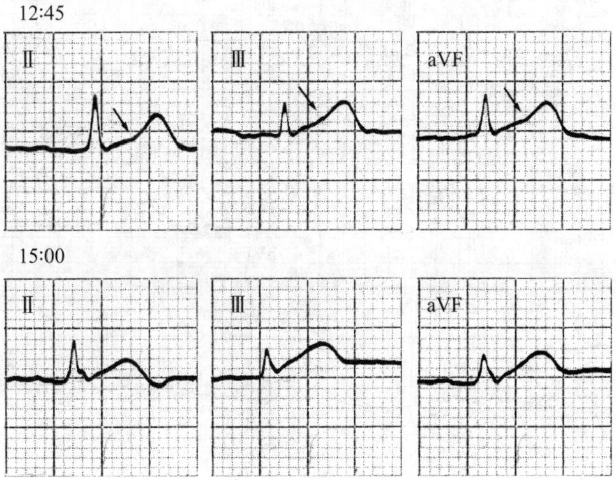

图34-2 ST段与T波之间转折

例35

男性，67岁，突发胸痛4小时急诊。急性第一次心电图检查见图35-1。

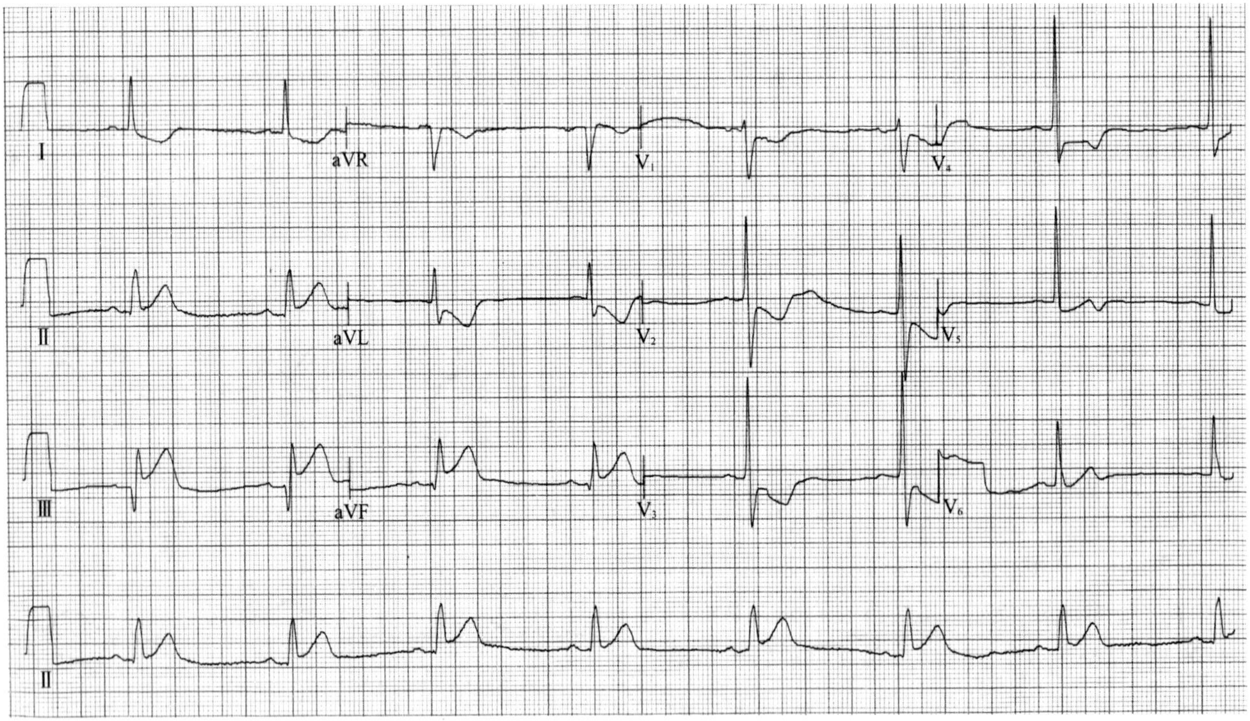

图35-1 急诊第一次心电图

心电图特点

1. 基本特点：心率：47次/分；PR间期：176ms；QRS波时间：106ms；QT/QTc间期：468/409ms；QRS波电轴：37°。

2. Ⅱ、Ⅲ和aVF导联ST段抬高，T波直立高耸，$ST_{Ⅲ}$>$ST_{Ⅱ}$，Ⅲ导联有异常Q波。

3. Ⅰ、aVL、V_1~V_5导联ST段压低，T波倒置，aVL导联ST段压低>Ⅰ导联。V_6导联ST段呈弓背型。

心电图诊断

1. 急性下壁和侧后壁心肌梗死（急性期）。

2. 窦性心动过缓。

解析

1. 下壁心肌梗死常合并后壁心肌梗死，因此常规应附加记录后壁导联心电图。本患者同时发现V_6导联ST段呈弓背型，更提示后壁心肌梗死的可能，因此立即附加记录V_7~V_9导联和V_{3R}~V_{5R}导联心电图（图35-2）。图中V_7和V_8导联ST段弓背型，V_9导联ST段抬高。

2. 对于下壁心肌梗死，若并发显著的窦性心动过缓，则梗死相关冠脉首先考虑右冠脉。

3. 本心电图中$ST_{Ⅲ}$>$ST_{Ⅱ}$，aVL导联ST段压低>Ⅰ导联，强烈提示右冠脉是梗死相关冠脉。

4. 临床资料：冠脉造影：左主干40%狭窄；左前降支近端90%狭窄，中远端80%~90%；右冠脉近端30%~70%狭窄，中远端100%狭窄；第一边缘支近端90%狭窄。梗死相关冠脉最可能是右冠脉。

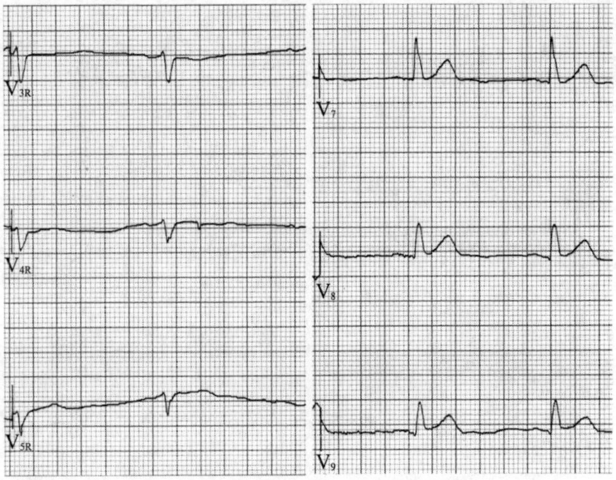

图35-2　V_7~V_9导联和V_{3R}~V_{5R}导联心电图

例36

女性,62岁,突发胸痛5小时急诊。急诊心电图检查见图36-1。

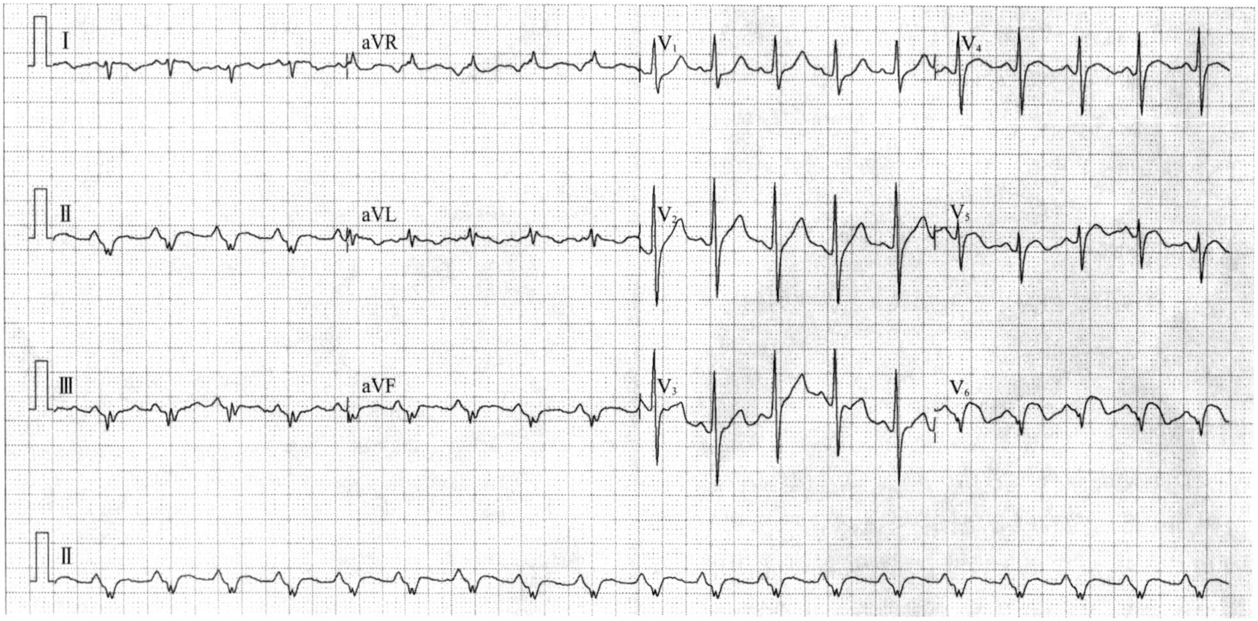

图36-1　例36心电图

心电图特点

1. 基本特点：心率：103次/分；PR间期：130ms；QRS波时间：100ms；QT/QTc间期：300/393ms；QRS波电轴：不定。

2. Ⅱ、Ⅲ和aVF导联ST段抬高，QRS波呈QS型或有异常Q波。V_1导联R/S>1，V_5和V_6导联ST段呈弓背型，T波倒置，V_5导联R波振幅明显降低，V_6导联QRS波呈QS型。

3. 6个肢体导联的QRS波振幅均小于0.5mV。

心电图诊断

1. 急性下壁和侧后壁心肌梗死（急性期）。

2. 窦性心动过速。

3. 肢体导联低电压。

解析

1. 本心电图尽管肢体导联电压明显降低，但急性下壁心肌梗死的心电图表现仍能识别，因此诊断并不难。根据V_1导联R/S>1和V_6导联QRS波呈QS型的心电图特点，及时附加V_7~V_9导联，是明确定位诊断的关键。本病例V_7~V_9导联心电图见图36-2，图中ST段抬高，QRS波均呈QS型，心电图诊断：急性下壁和侧后壁心肌梗死。

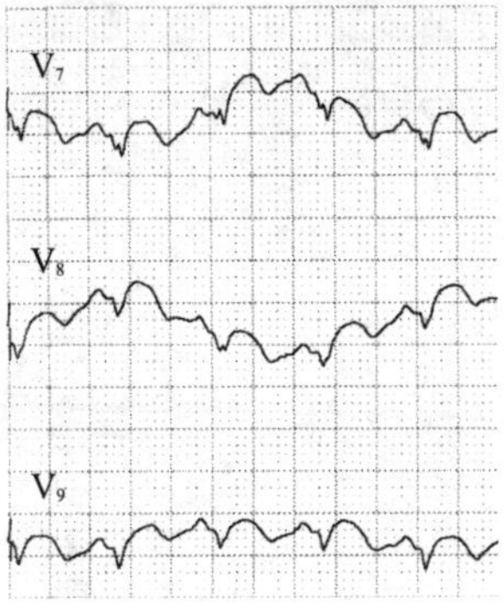

图36-2　V_7~V_9导联心电图

2. 对于下壁心肌梗死，梗死相关冠脉以右冠脉占绝大多数，少数为左回旋支，偶尔可以是左前降支。若左回旋支是梗死相关冠脉，由于左回旋支的血供向左室侧后壁延伸，因此左回旋支闭塞引起的下壁心肌梗死，aVL、V_5和V_6导联常也有心肌梗死的相应改变（图36-3灰色圆形标注区）。根据本心电图Q波所累及的导联，推测梗死相关冠脉是左回旋支。

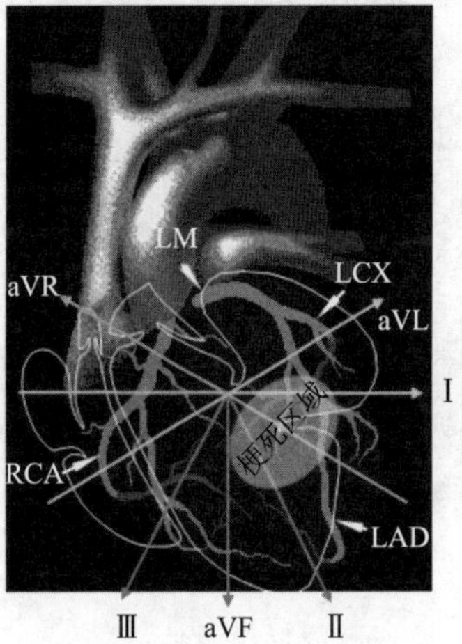

图36-3　下壁心肌梗死梗死相关冠脉的鉴别

LAD：左前降支；LCX：左回旋支；RCA：右冠脉；LM：左主干

例37

女性,73岁,突发胸痛4小时急诊。入院后心电图检查见图37-1。

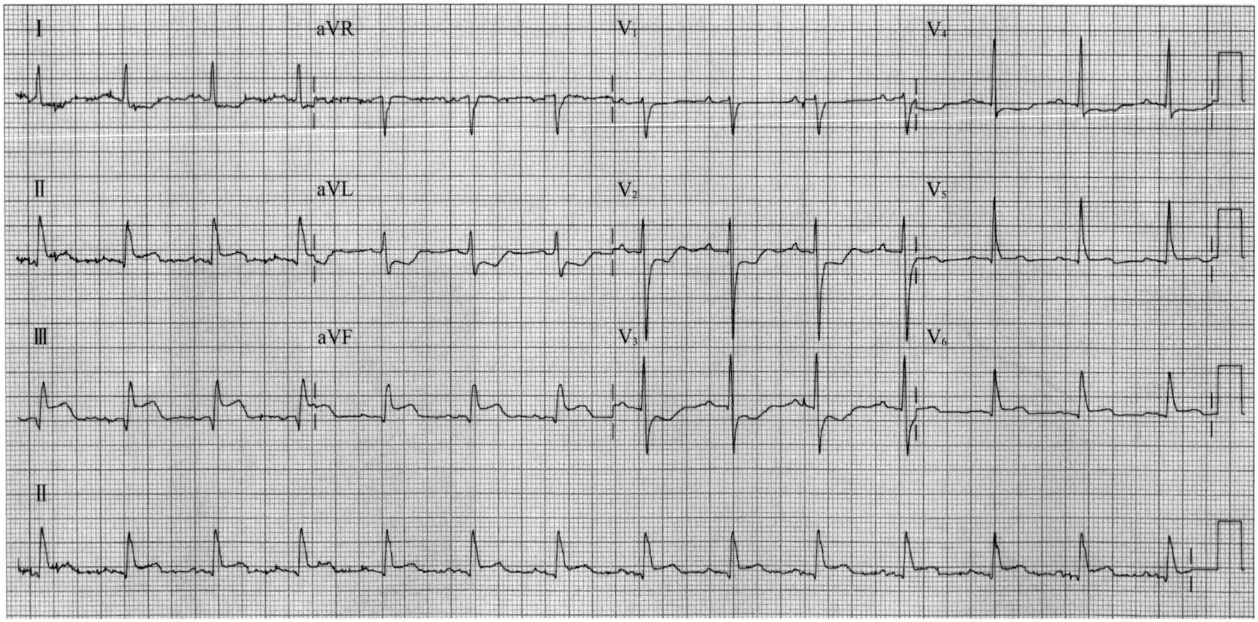

图37-1　例37心电图

心电图特点

1. 基本特点：心率：82次/分；PR间期：192ms；QRS波时间：103ms；QT/QTc间期：354/413ms；QRS波电轴：67°。

2. Ⅱ、Ⅲ和aVF导联ST段抬高，$ST_{Ⅲ}>ST_{Ⅱ}$，Ⅲ和aVF导联有异常Q波。V_5和V_6导联ST段抬高。

3. Ⅰ和aVL，V_2~V_4导联ST段压低。

心电图诊断

急性下壁和侧后壁心肌梗死。

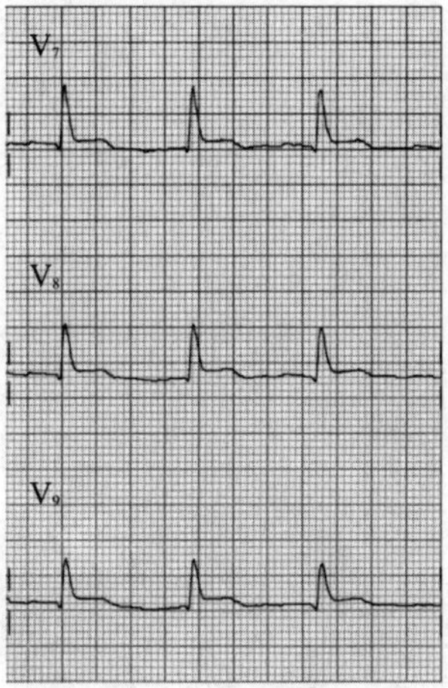

图37-2 V_7~V_9导联心电图

解析

1. 本心电图急性下壁心肌梗死的诊断并不难，及时附加V_7~V_9导联（图37-2）后，侧后壁心肌梗死的诊断也不难。

2. 对于梗死相关冠脉的判断，有待于讨论。V_5 ~ V_9导联ST段抬高，提示侧后壁段心肌梗死，下壁与侧后壁同时发生心肌梗死，通常梗死相关冠脉是左回旋支。但是本心电图同时存在提示右冠脉是梗死相关冠脉的特点：$ST_{Ⅲ}>ST_{Ⅱ}$，Ⅰ和aVL导联ST段压低，而且aVL导联ST段压低>Ⅰ导联。除外关于V_2和V_3导联ST段压低，下壁心肌梗死时，该导联的ST段压低可以由右冠状或者左回旋支阻塞所致，很难区分梗死相关冠脉。按照2007~2009年AHA/ACC/HRS关于心电图标准化的建议，下壁心肌梗死，若不伴有V_1和V_2导联ST段压低及R波的宽大，更支持右冠脉阻塞。

3. 临床资料：冠脉造影：左前降支近端75%狭窄，第二对角支开口90%狭窄；左回旋支中段50%狭窄；右冠脉远端95%狭窄。根据狭窄程度判断梗死相关冠脉是右冠脉，由于是多支病变，尤其是左前降支及其分支的严重狭窄，可以造成梗死周边心肌的严重心肌缺血，在心电图上呈现多导联的ST段改变，对梗死相关冠脉的判断带来困难。

例38

患者，男性，54岁。胸痛3天，加重4小时入院。入院后24小时内发生心室颤动，经电复律后恢复窦性心律，但最终死于无法纠正的心源性休克、心力衰竭和呼吸衰竭，未能进行冠脉造影检查。图38-1为电复律前心电图。

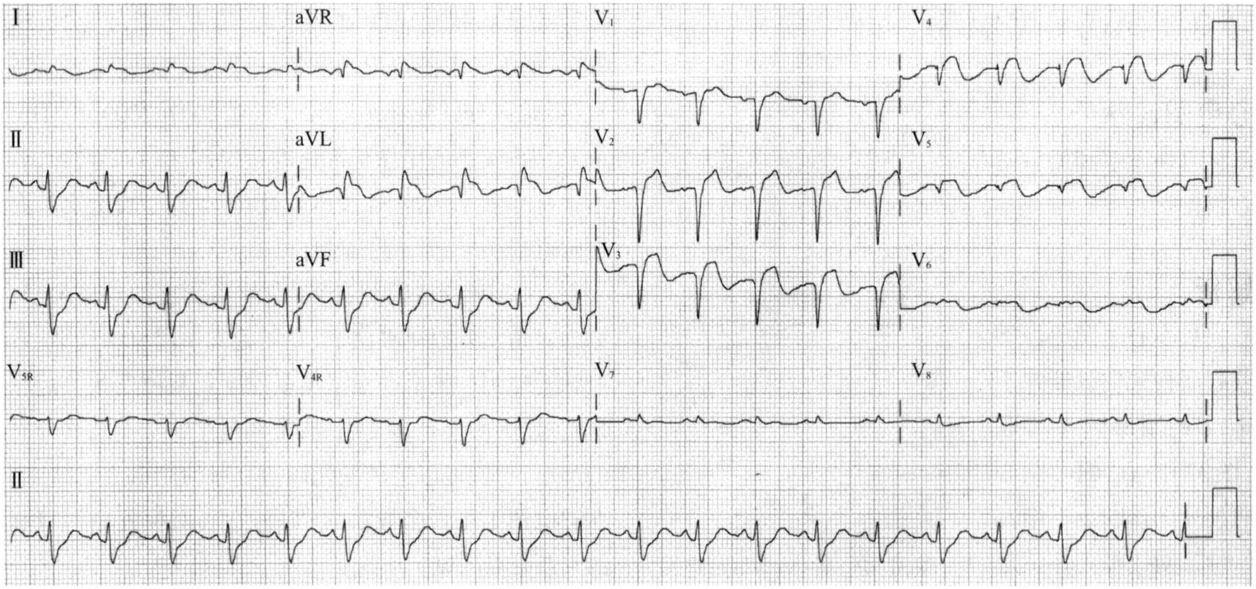

图38-1　电复律前心电图

心电图特点

1. 基本特点：心率：119次/分；PR间期：132ms；QRS波时间：105ms；QT/QTc间期：307/432ms；QRS波电轴：-71°。

2. Ⅰ、aVL、V_1~V_6导联ST段抬高，有异常Q波。Ⅱ、Ⅲ和aVF导联ST段压低，aVR导联ST段抬高。V_7和V_8导联QRS波振幅极小，无明显ST段移位。

心电图诊断

1. 急性广泛前壁心肌梗死（急性期）。

2. 窦性心动过速。

3. 左前分支阻滞。

解析

1. 根据病史和心电图特点，急性心肌梗死的诊断明确。根据Q波分布的导联判断心肌梗死的范围广，而对于梗死相关冠脉的判断，主要在左主干与左前降支近端之间进行鉴别诊断。

2. 左主干阻塞是一个严重的临床状况，预后极差。左心室大部分的心肌血供来自左主干。一旦发生急性阻塞，将引起严重的血流动力学的改变，可以引起猝死。早期冠脉介入治疗对于预后至关重要。在急诊，最早的也是最好的非创伤性诊断方法是心电图，如何将左主干阻塞与其它冠脉阻塞相鉴别以便采取恰当的治疗，是近年来临床研究的新内容。

3. 左主干阻塞与左前降支近段阻塞相同，可以阻断室间隔和前壁心肌血供。不同的是，左主干阻塞同时将阻断后壁心肌的血供。前壁和后壁同时受累，使得左主干阻塞的心电图改变将有别于左前降支近段阻塞的心电图改变，尤其是ST段移位改变。

4. 一种假设是，左主干阻塞的结果等同于左前降支和左回旋支同时阻塞，左前降支阻塞引起的前壁导联ST段抬高，将被左回旋支阻塞引起的前壁对应性压低所抵消（对应后壁ST段抬高）。因此与左前降支近段阻塞相比，左主干阻塞时V_1导联ST段抬高较少，抬高值较低，而aVR导联ST段抬高更为多见，抬高值较高。据报道，以aVR导联ST段抬高≥V_1导联ST段抬高为标准，诊断梗死相关冠脉为左主干的敏感性是81%，特异性为81%。

5. 本心电图中aVR导联ST段抬高≥V_1导联ST段抬高（图38-2），提示梗死相关冠脉为左主干可能。V_7和V_8导联QRS波振幅极小，提示侧后壁受累，也提示梗死相关冠脉为左主干可能。而临床上无法纠正的心源性休克和心功能不全，更提示梗死相关冠脉可能为左主干。

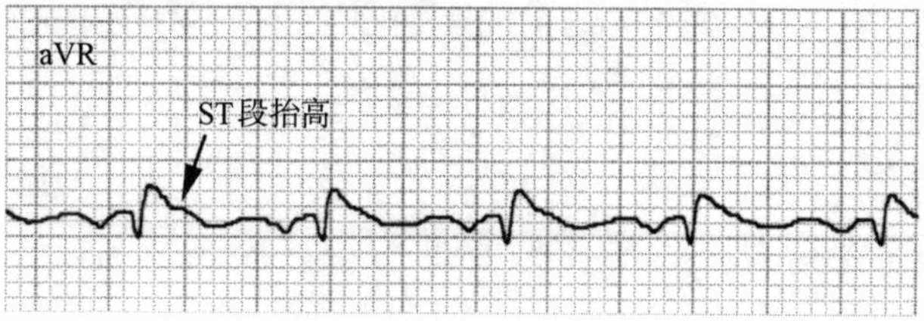

图38-2 aVR导联ST段抬高

例 39

男性,62岁,发作性胸痛1个月余,胸痛加重7小时急诊。入院后心电图检查见图39-1 。

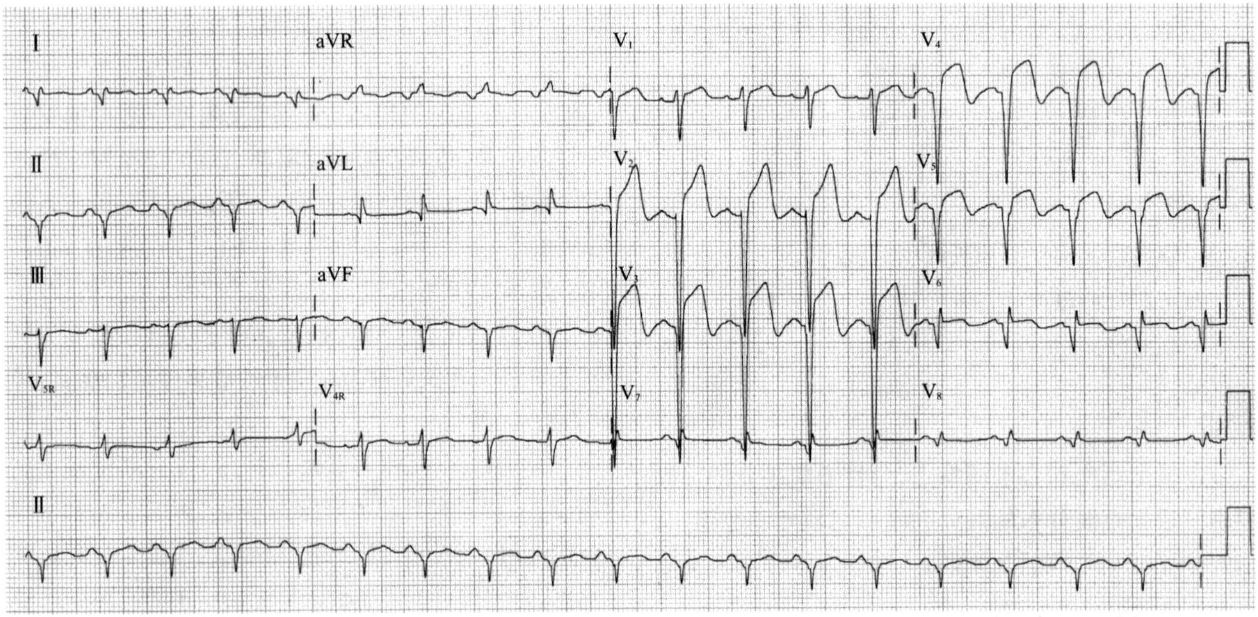

图39-1 例39心电图

心电图特点

1. 基本特点：心率：110次/分；PR间期：135ms；QRS波时间：84ms；QT/QTc间期：358/484ms；QRS波电轴：-73°。

2. 16导联心电图中Ⅰ、Ⅱ、aVL、V_3～V_8导联均有异常Q波。V_2~V_6导联ST段抬高明显。

心电图诊断

1. 急性广泛前壁、下壁和侧后壁心肌梗死。

2. 窦性心动过速。

3. QT间期延长。

4. 左前分支阻滞。

解析

1. 根据病史和心电图特点，急性心肌梗死的诊断明确。根据Q波分布的导联判断心肌梗死的范围极广，而对于梗死相关冠脉的判断，主要在左主干与左前降支近端之间进行鉴别诊断。本心电图中aVR导联ST段无抬高，V_1导联ST段抬高，提示梗死相关冠脉为左前降支近端（详见例38）。

2. 按照2007~2009年AHA/ACC/HRS关于心电图标准化的建议，前壁心肌缺血/梗死无疑是由冠状动脉的左前降支闭塞所引起，此时某些导联或V_1~V_6全部导联的ST段抬高。分析ST段抬高的胸前导联，并结合其他导联ST段抬高或压低的情况，有助于判断是前降支近端闭塞还是远端闭塞。

（1）第一间隔支和第一对角支发出前的左前降支近端闭塞会引起左室基底部位的病变，同时前壁、侧壁及室间隔也会有受累，导致V_1~V_4、Ⅰ和aVL导联，通常还有aVR导联ST段抬高。同时，也会导致正极位于下壁的导联如Ⅱ、Ⅲ和aVF导联，以及V_5导联，出现ST段压低。通常ST段抬高在aVL导联较aVR导联明显，ST段压低在Ⅲ导联较Ⅱ导联明显。

（2）当闭塞部位位于第一间隔支与第一对角支之间时，由于室间隔基底部没有受累，故V_1导联ST段一般不会抬高。这种情况下aVL导联会出现明显的ST段抬高，而与aVL导联正极位置相反的导联（Ⅲ导联）会表现为对应性ST段压低。

（3）当闭塞部位在第一间隔支及第一对角支分出之后，由于左心室基底部将不会受累，V_1、aVR或aVL导联一般不会出现ST段抬高，同时Ⅱ、Ⅲ和aVF导联也不会出现ST段压低，而会有抬高的表现。除此之外，比起更接近闭塞的导联，ST段的抬高在V_3到V_6导联更明显，而在V_2导联并不显著。本心电图中V_1导联ST段抬高，V_2导联ST段明显抬高，提示梗死相关冠脉为左前降支近端。

3. 临床资料：超声心电图：广泛左心室室壁运动异常，左心房和左心室扩大，左心室收缩功能不全。冠脉造影：左前降支近端100%阻塞，左回旋支中段70%狭窄。

例40

男性，52岁，急性心肌梗死后1个月余，门诊复诊。心电图检查见图40–1。

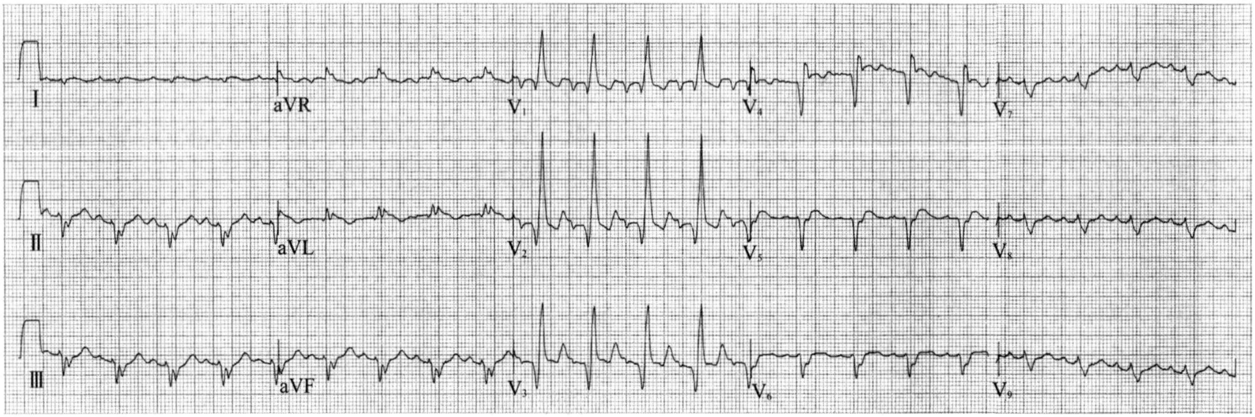

图40–1　例40心电图

心电图特点

1. 基本特点：心率：107次/分；PR间期：166ms；QRS波时间：154ms；QT/QTc间期：390/520ms；QRS波电轴：266°。

2. QRS波增宽，V_1导联QRS波呈qR型，V_2~V_5导联QRS波呈qR、Qr或QS型，V_6~V_9导联可见r波。

心电图诊断

1. 陈旧性广泛前壁心肌梗死。

2. 窦性心动过速。

3. 完全性右束支传导阻滞。

解析

1. 根据病史和心电图特点，陈旧性心肌梗死的诊断明确。若急性心肌梗死同时发生右束支传导阻滞，提示左前降支在近第一间隔支处（近端）阻塞。本心电图中QRS波增宽，V_1导联QRS波呈qR型，是心肌梗死合并右束支传导阻滞的心电图特点，提示梗死相关冠脉为左前降支近端。

2. 临床资料：冠脉造影：左前降支近端99%阻塞。

例41

男性,60岁。胸痛3小时急诊入院,入院后第一次心电图记录见图41-1,第二天心电图记录见图41-2。

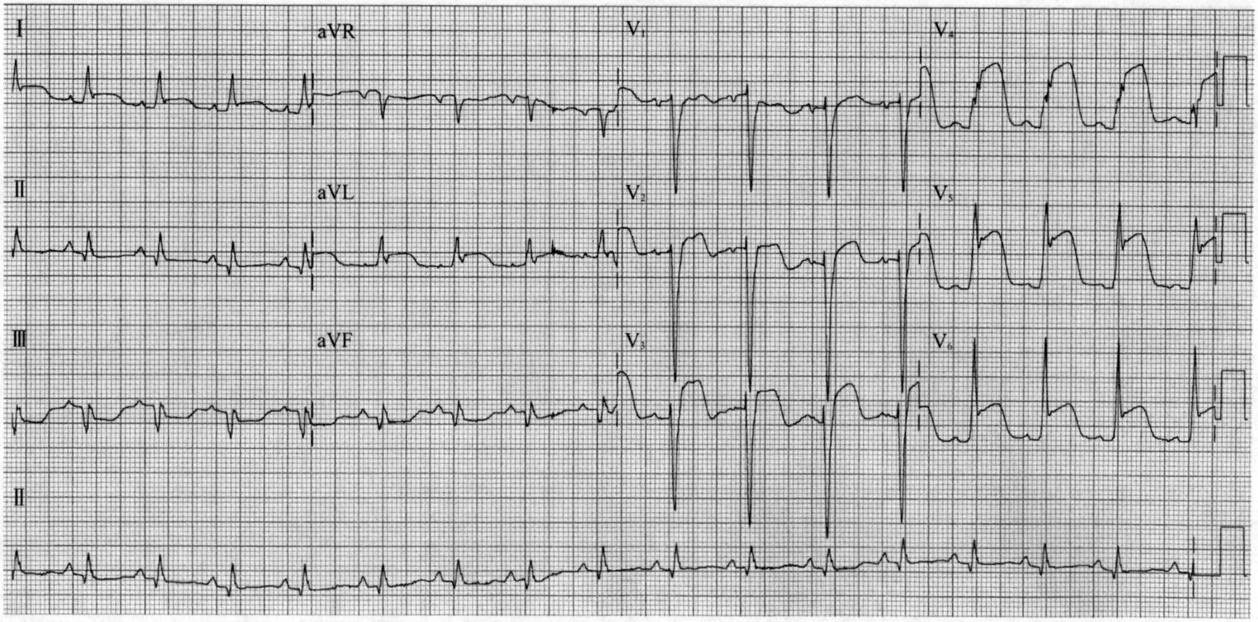

图41-1　入院第一次心电图(2月10日13时24分)

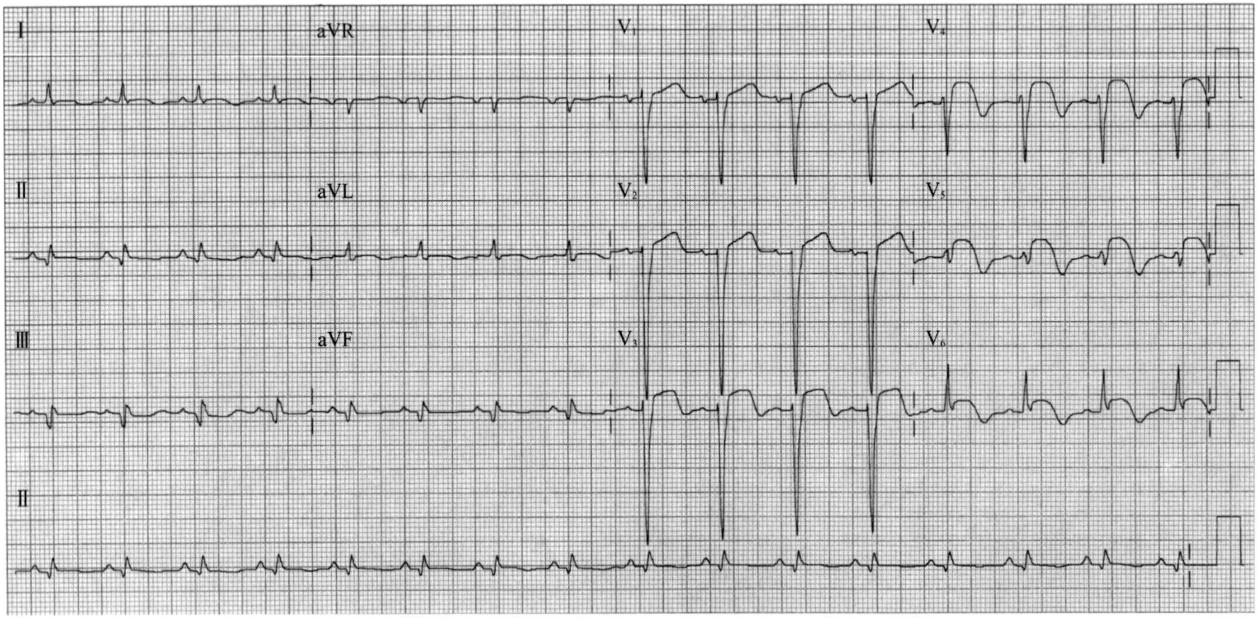

图41-2　入院第二次心电图(2月10日13时57分)

心电图特点

1. 图41-1

(1)基本特点：心率：97次/分;PR间期：160ms;QRS波时间：98ms;QT/QTc间期：328/429ms;QRS波电轴：-8°。

(2)Ⅰ、aVL、V_2~V_6导联ST段抬高，其中V_4和V_5导联ST段抬高显著。V_4导联R波顿挫，与抬高的ST段融合成单向曲线。

(3)Ⅱ、Ⅲ和aVF导联ST段压低，有异常Q波。

2. 图41-2

(1)基本特点：心率：94次/分，PR间期：158ms，QRS波时间：95ms，QT/QTc间期：414/518ms，QRS波电轴：19°。

(2)与图41-1相比，V_4~V_6导联ST段抬高明显回落，V_2~V_5导联R波递增不良。

(3)与图41-1相比，Ⅱ、Ⅲ和aVF导联ST段无压低，有异常Q波。

心电图诊断

急性前侧壁和下壁心肌梗死(急性期)。

解析

1. 根据病史和心电图特点(Ⅰ、aVL、V_2~V_6导联ST段抬高)，急性前侧壁心肌梗死的诊断明确。然而对于下壁导联ST段压低和异常Q波，似乎用陈旧性心肌梗死解释，较用急性心肌梗死解释更合理，但是患者提供的病史资料中否认有心肌梗死史。如何解释？

2. 在心肌缺血/梗死区外膜面导联出现的ST段抬高，通常会伴有相对应导联ST段的压低。本心电图上急性前侧壁有显著的ST段抬高，作为其对应面的下壁，可以出现对应性ST段压低。根据对应性改变的机制，判断本心电图上前侧壁和下壁同是急性心肌梗死，由于对应性改变，前侧壁导联显著的ST段抬高，使得急性下壁心肌梗死应有的ST段抬高，变成ST段压低。

3. 第二天复查心电图，与图41-1比较，V_4~V_6导联ST段抬高明显回落，同时Ⅱ、Ⅲ和aVF导联ST段无压低。ST段抬高和压低的相应改变，也证实了以上的解释。

4. 临床资料：冠脉造影：左回旋支中段100%阻塞，右冠脉中段接近完全阻塞。左回旋支和右冠脉同时阻塞，将引起左心室前侧壁和下壁，乃至后壁心肌梗死。从12导联心电图上，本病例能明确为前侧壁和下壁心肌梗死。本病例未附加V_7~V_9导联，因此后壁是否发生心肌梗死尚不能明确，但是根据V_6导联显著的ST段抬高来推测，相邻的V_7~V_9导联可能也有心肌梗死。对于这类病例，强烈推荐附加V_7~V_9导联。

例 42

男性，50岁，胸痛4小时急诊入院，入院后接受溶栓治疗。治疗后心电图检查见图42-1。

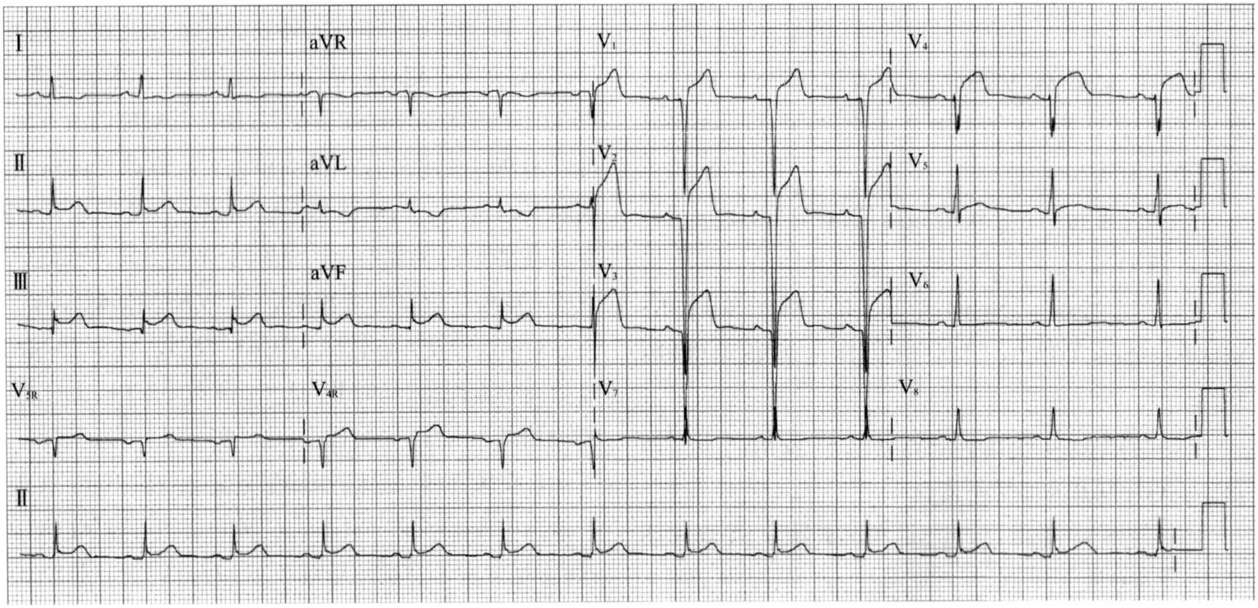

图42-1 例42心电图

心电图特点

1. 基本特点：心率：77次/分；PR间期：164ms；QRS波时间：69ms；QT/QTc间期：345/390ms；QRS波电轴：56°。

2. Ⅱ、Ⅲ和aVF导联ST段抬高，见异常Q波。$ST_{Ⅲ}$>$ST_{Ⅱ}$，aVL导联ST段压低。

3. V_1~V_4导联ST段抬高，V_1~V_3导联QRS波呈QS型，V_4导联R波振幅明显低于V_5导联。

4. V_{3R}和V_{4R}导联ST段抬高。

心电图诊断

急性前间壁和下壁心肌梗死(急性期)。

解析

1. 本心电图的特点是：Ⅱ、Ⅲ、aVF、V_1~V_4导联ST段抬高和异常Q波。根据心电图特点，前间壁和下壁急性心肌梗死的诊断明确。进一步问题是为何前间壁和下壁同时发生心肌梗死？梗死相关冠脉是否是同一支？

2. 下壁心肌梗死，$ST_{Ⅲ}$>$ST_{Ⅱ}$，aVL导联ST段压低，提示梗死相关冠脉是右冠脉。同时伴V_{3R}和V_{4R}导联ST段抬高，也提示梗死相关冠脉是右冠脉，病变在近端。

3. 前壁心肌梗死，V_1导联ST段抬高，提示梗死相关冠脉是左前降支近端。

4. 用一元论来解释，若是右冠脉近端阻塞所致，提示本患者的冠脉呈右冠脉优势型；若是左前降支近端阻塞所致，提示本患者的冠脉是长左前降支并占优势型。

5. 临床资料：超声心电图：左心室室壁运动异常(室间隔近心尖部)，室间隔肥厚，左心室收缩功能降低。冠脉造影：左前降支近端90%狭窄，左回旋支中段70%狭窄，后降支85%狭窄。根据冠脉造影，结论是本患者急性前间壁和下壁心肌梗死的原因是左前降支近端阻塞，冠脉类型是长左前降支并占优势型。

例 43

男性，55岁，突然胸闷气急不能平卧而急诊。1年多前曾有腹主动脉夹层动脉瘤手术史，术后无胸痛发作史。急诊留观3天，共记录6次心电图，下图43-1~43-4是6份心电图中的4份。急诊留观前二天共查心肌标记物和心肌酶4次，均示轻度增高。发病后约半月，病情稳定，接受超声心电图检查，同时复查心电图见图43-5。

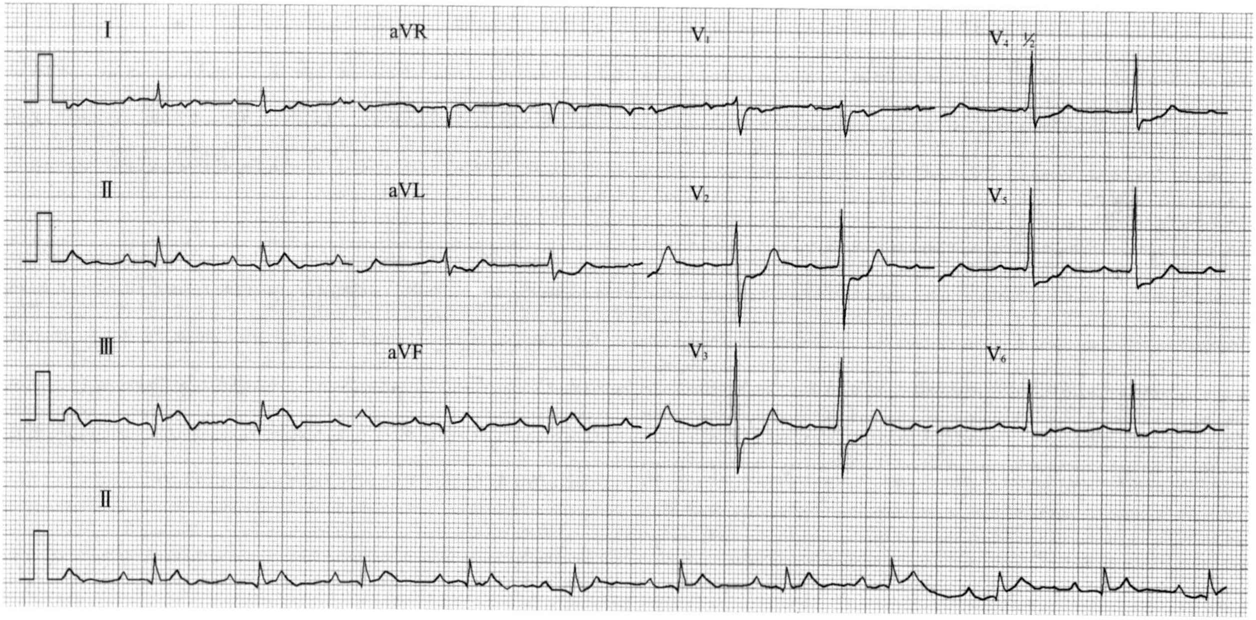

图43-1 急诊留观时心电图(7月13日12时35分)

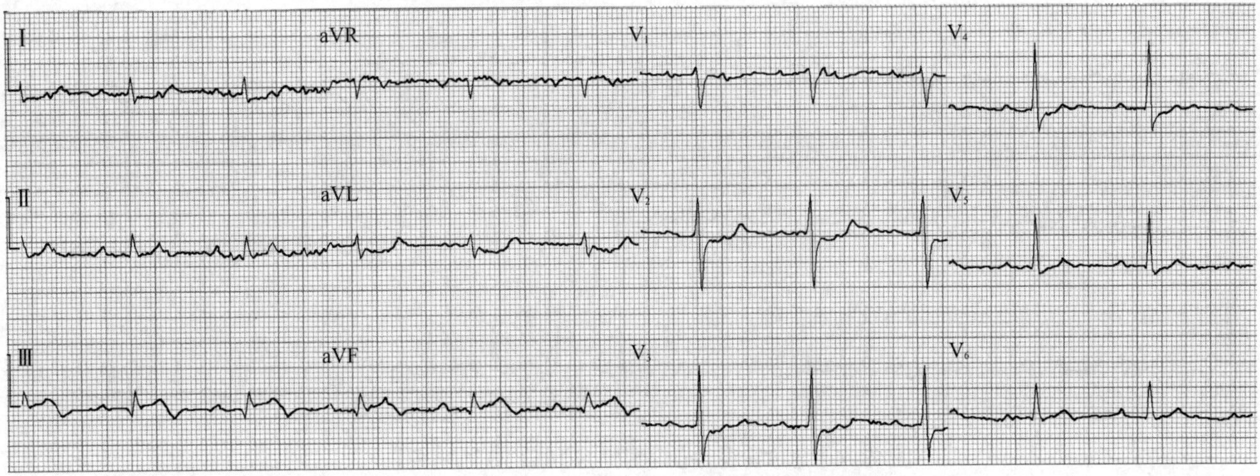

图43-2 急诊留观时心电图(7月14日6时37分)

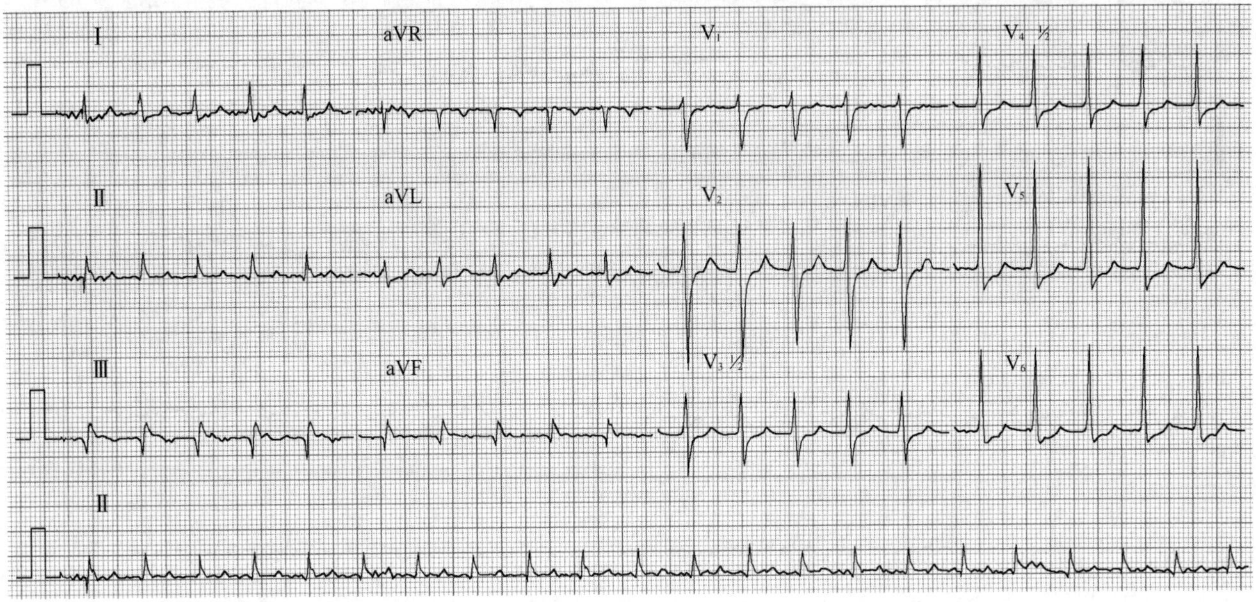

图43-3 急诊留观时心电图(7月15日19时43分)

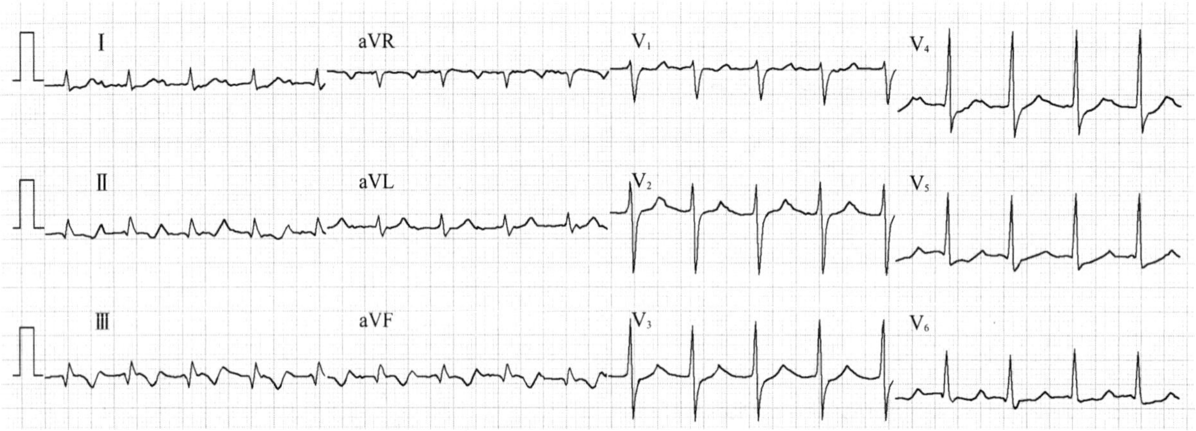

图43-4　急诊留观时心电图(7月16日10时14分)

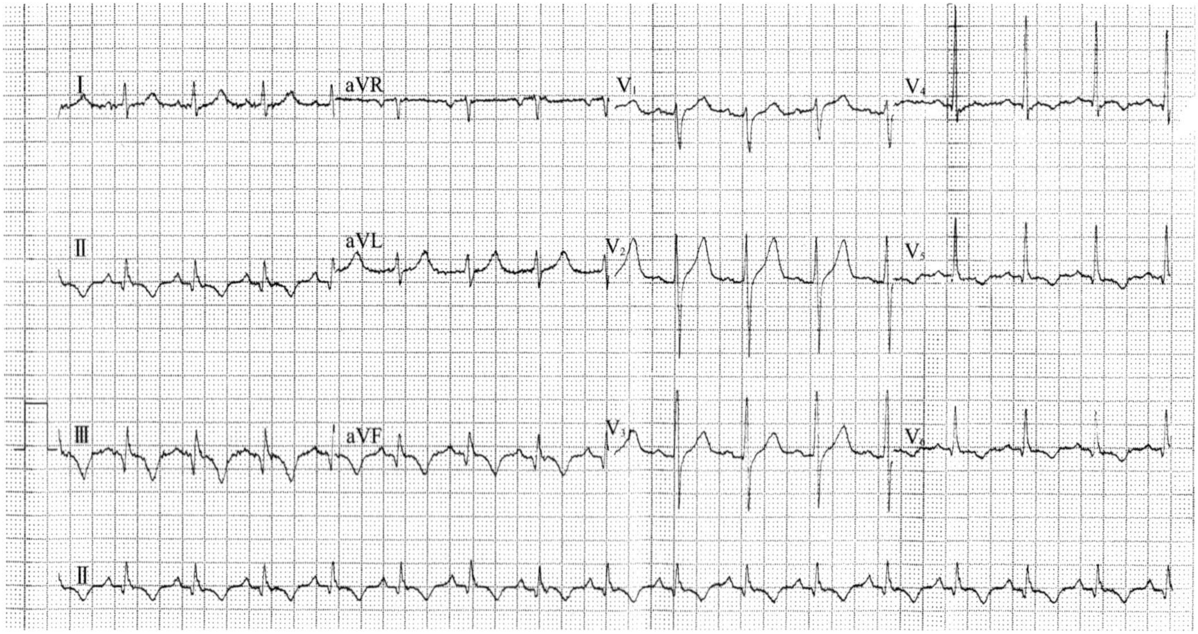

图43-5　半月后复查心电图(7月29日14时44分)

心电图诊断

1. 图43–1和43–2：窦性心动过速，Ⅱ度房室传导阻滞(2:1传导)，急性下壁心肌梗死(急性期)。

2. 图43–3和43–4：窦性心动过速，Ⅰ度房室传导阻滞，急性下壁心肌梗死(急性期)。

3. 图43–5：急性下壁心肌梗死(急性期)。

解析

1. 图43–1~43–5的主导心律均是窦性心律。图43–1~43–3曾被误诊为房性心动过速(2:1传导)，被误诊的原因是对窦性P波的认识不足，对患者临床病情认识不足。在图43–1和43–2中(图43–6)，P波清晰易辩，Ⅱ导联中P波直立，aVR导联P波倒置，窦性P波的频率是130~132次/分。根据患者当时的病情，应属于急性左心功能不全，在这种情况下，通常有窦性心动过速。若能了解患者的病情，则可避免误诊。图43–1和43–2的诊断应是窦性心动过速伴Ⅱ度房室传导阻滞(2:1传导)。图43–3由于心室率快，PR间期长，同时由于肌电干扰，窦性P波的识别并不易，但是若将图43–3与图43–1或图43–2比较，仍能辨认窦性P波(图43–6)，原因是此3份心电图中PP间期基本相同。图43–3的诊断应是窦性心动过速伴Ⅰ度房室传导阻滞。随着病情的缓解，患者的心率下降，直到图43–4，心率降至108次/分，心电图才被正确诊断为窦性心动过速伴Ⅰ度房室传导阻滞。

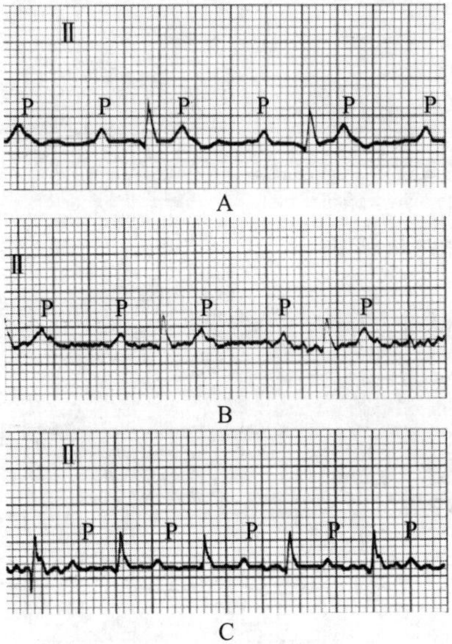

图43–6 窦性P波的识别

A和B心电图中每2个P波，下传1个QRS波，为Ⅱ度房室传导阻滞(2:1传导)。C中每个P波都下传有QRS波，PR间期延长，Ⅰ度房室传导阻滞。

2. 由于患者以急性左心功能不全为主要表现，无胸痛，因此临床上急性心肌梗死的诊断被忽略了。由于主导心律被误诊为房性心动过速，诊断者不了解房性心动过速中若有急性心肌梗死的心电图改变，仍应诊断急性心肌梗死的原则，尽管Ⅱ、Ⅲ和aVF导联ST–T存在明显的动态演变，图43–1中Ⅲ和aVF导联已经出现Q波，急性心肌梗死还是被忽略了。直到图43–5，在超声心动图的提示下，下壁心肌梗死的诊断才确立。

3. 以上所有的误诊，提示心电图诊断者应了解临床表现，只有与临床结合，才能正确诊断心电图。

4. 临床资料：超声心电图：左心室室壁运动异常(下后壁)，左心房增大，二尖瓣轻度关闭不全。由于腹主动脉已植入人造血管，未接受冠脉造影术。

例 44

男性，年龄不详，突然神志不清倒地，由救护车送入急诊。入院即刻和临终前心电图检查见图44-1和图44-2。

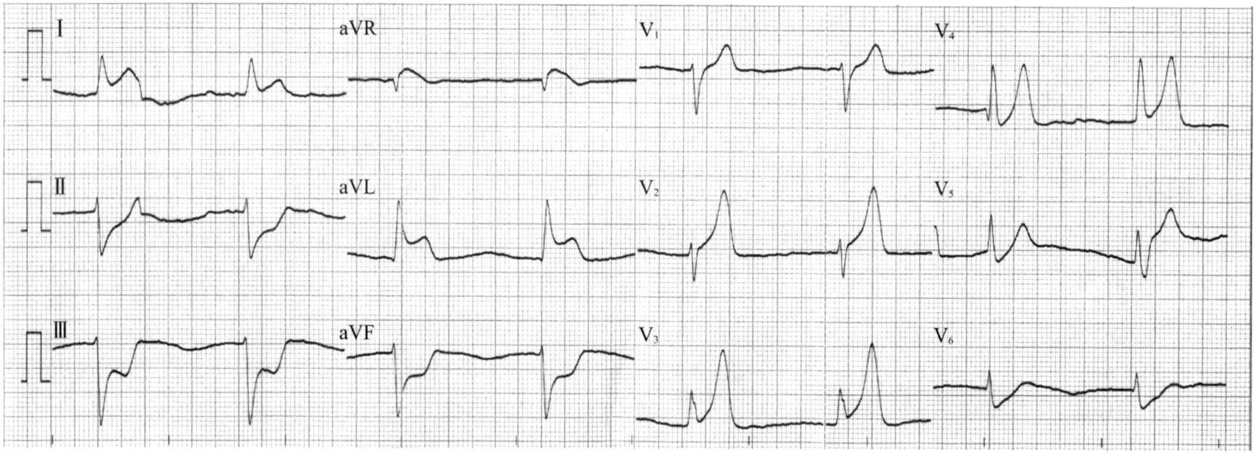

图44-1 入院即刻心电图

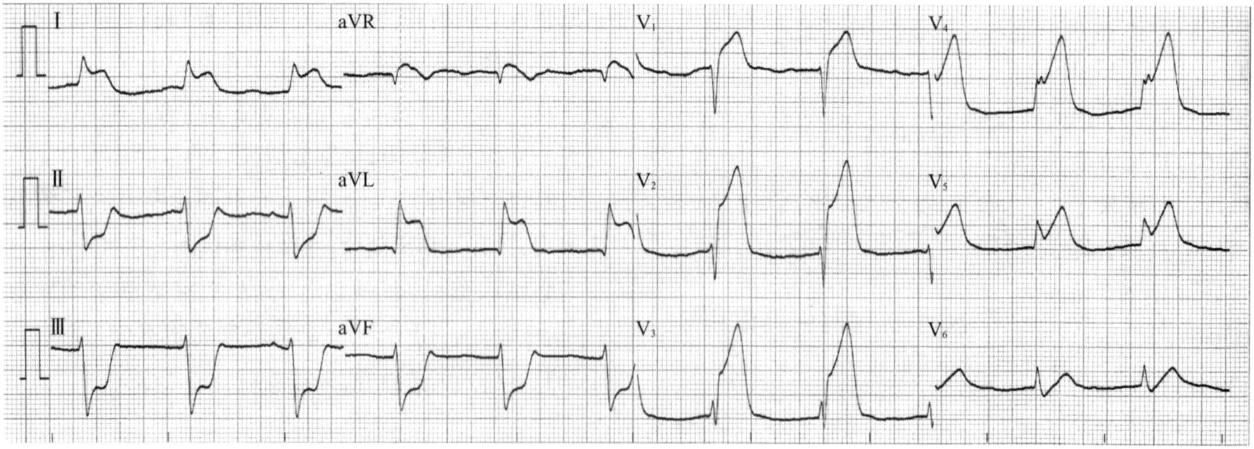

图44-2 临终前心电图

心电图特点

1. 图44-1和图44-2相同处：P波消失，RR间期基本相等，QRS波略增宽。aVR导联ST段抬高。

2. 图44-1和图44-2不相同处：图44-2中Ⅰ、aVL导联ST段抬高和Ⅱ、Ⅲ、aVF导联ST段压低更为明显，同时，图44-2中又出现V_1~V_5导联ST段显著抬高。图44-2中V_4导联R波出现顿挫。

心电图诊断

1. 图44-1：急性广泛前壁心肌梗死（超急性期），交界性逸搏心律。

2. 图44-2：急性广泛前壁心肌梗死（急性期），交界性逸搏心律。

解析

1. 图44-1的心电图特点是ST段抬高，Q波未形成，提示急性广泛前壁心肌梗死处于超急性期；图44-2的心电图特点是ST段抬高，R波出现顿挫，提示急性广泛前壁心肌梗死进入急性期。两期之间时间仅间隔1小时多，提示急性心肌梗死可快速动态演变。

2. 患者病程快速进展，最终猝死，有广泛前壁心肌梗死，伴aVR导联ST段明显抬高，强烈提示梗死相关冠脉为左主干。

3. 本病例再次说明左主干阻塞是一个严重的临床状况，预后极差。早期冠脉介入治疗对改善预后至关重要。然而早期的介入治疗依赖于早期的诊断，在急诊，最早也是最好的非创伤性诊断方法是心电图。诊断者应对左主干阻塞引起心肌梗死的心电图特点有足够的认识。

例 45

男性，52 岁，夜间突感心悸，晨起伴有胸痛，门诊就诊，心电图检查见图 45-1。

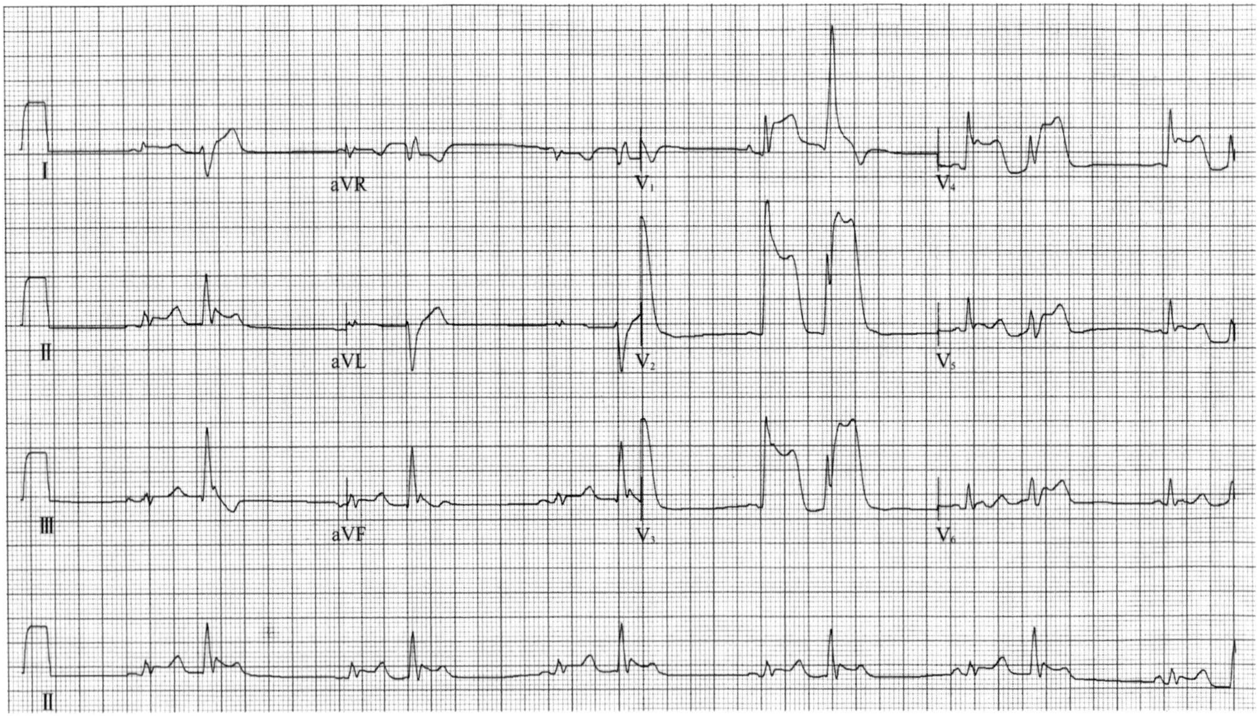

图 45-1　例 45 心电图

心电图特点

1. 基本特点:心率:69次/分;PR间期:128ms;QRS波时间:104ms;QT/QTc间期:400/428ms;QRS波电轴:52°。

2.12导联中除aVR导联外,余导联ST段均抬高,其中V_2导联ST段抬高最为显著。所有以上导联未见异常Q波。

3. 可见提早的宽大畸形的QRS-T波群,其前无相关P波,QRS波宽大畸形,代偿间期完全。

心电图诊断

1. 急性广泛前壁和下壁心肌梗死(超急性期)。

2. 室性早搏(二联律)。

解析

1. 本心电图中广泛导联ST段抬高极其显著,急性心肌梗死的诊断并不难。除aVR导联外余导联ST段均抬高,因此心肌梗死的定位诊断是广泛前壁和下壁。

2. ST段显著抬高给室性早搏的鉴别诊断带来困难。从Ⅱ导联节律图中寻找P波,就能发现房室分离现象,从而明确室性早搏的诊断。

3. 所谓房室分离现象是指在室性早搏时,心室激动来自心室异位节律点,心房激动仍来自窦房结或心房异位节律点。在心电图上可见P波重叠在QRS波、ST段或T波中,与QRS波无关。本心电图P波重叠在T波上(图45-2)。房室分离现象是室性早搏与房性早搏伴心室内差异传导鉴别的要点。

4. 室性心律失常是急性心肌梗死常见的心律失常,也是急性心肌梗死发生猝死的主要原因,临床上应高度重视。

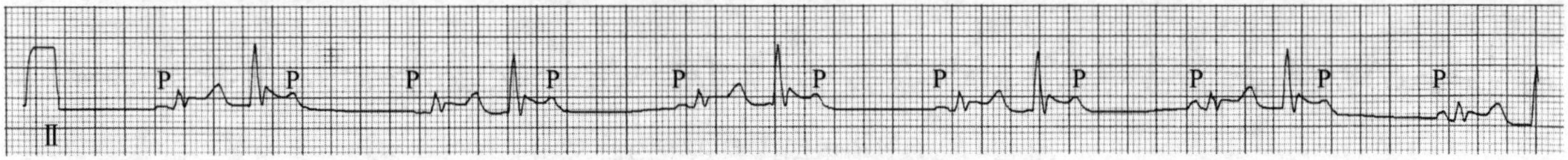

图45-2　室性早搏中的房室分离现象

图中P波重叠在室性早搏的T波上,为室性早搏所特有的房室分离现象。

例46

男性,60岁,突感心悸和有胸痛急诊,急诊多次记录心电图,部分心电图见图46-1~46-3。

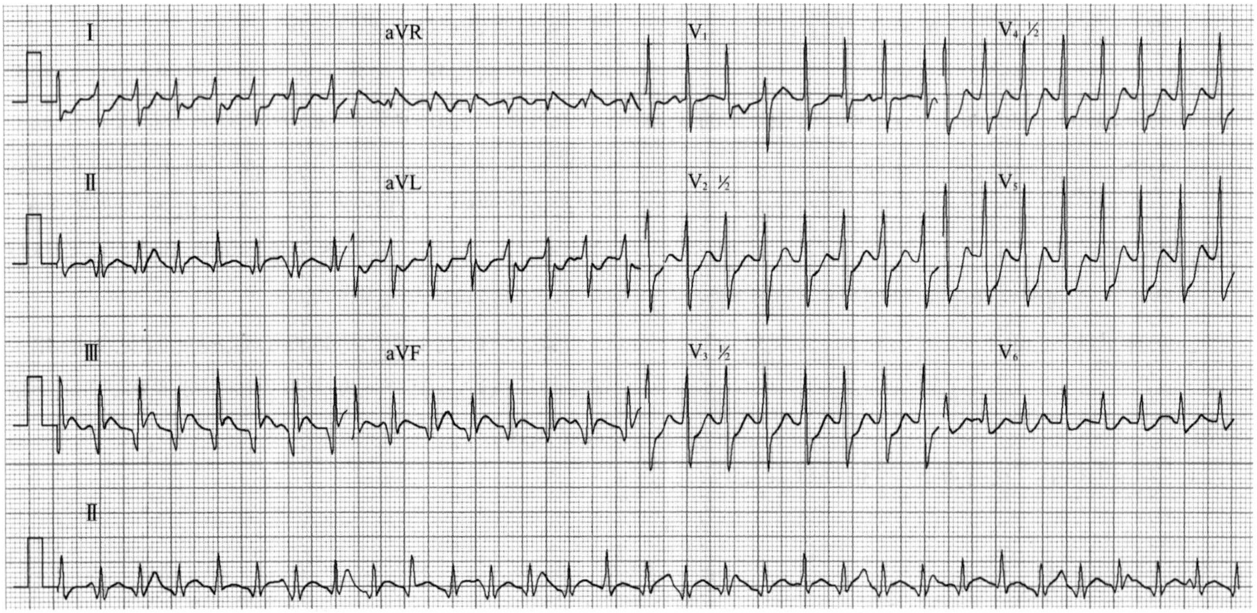

图46-1 急诊心电图(7月27日9时50分)

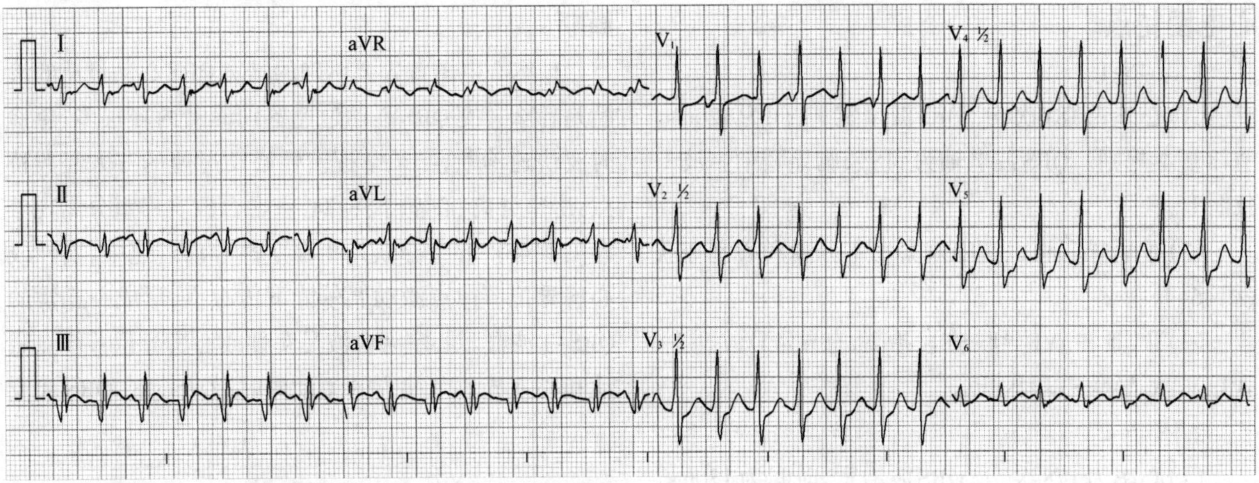

图46-2 急诊心电图(7月27日15时13分)

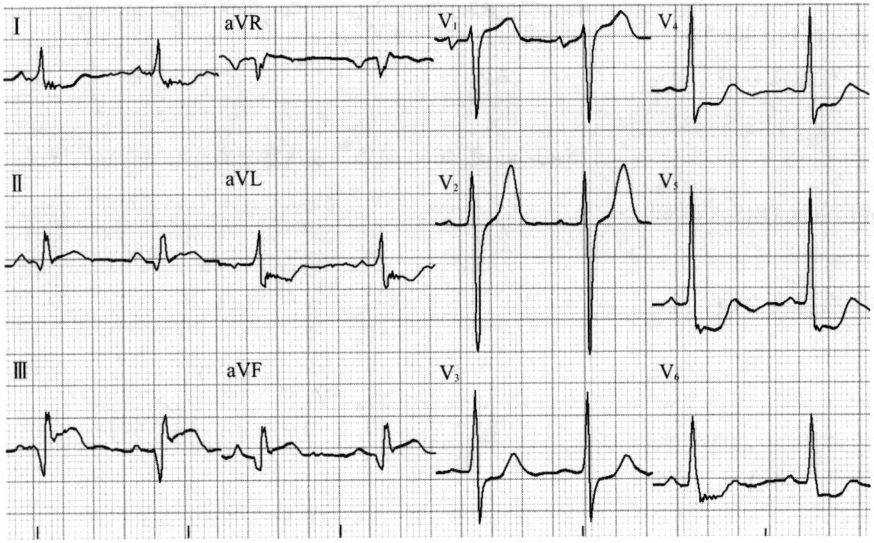

图46-3 急诊心电图(7月27日18时05分)

心电图特点

1. 图46-1

（1）心率为181次/分，QRS波增宽，时间为120ms，节律基本规则。QRS波电轴为118°，胸导联中主波一致向上。

（2）在V_1导联可以清晰观察房室分离和心室夺获（图46-4）。

（3）Ⅱ、Ⅲ和aVF导联ST段抬高，有异常Q波。Ⅰ、aVL、V_3~V_6导联ST段压低。

2. 图46-2

（1）心率为178次/分，QRS波增宽，时间为120ms，节律绝对规则。QRS波电轴为78°，胸导联中主波一致向上。

（2）在V_1导联可以清晰观察房室分离（图46-5）。

（3）Ⅱ、Ⅲ和aVF导联ST段抬高，有异常Q波。Ⅰ、aVL、V_3~V_6导联ST段压低。

3. 图46-3

（1）心率为84次/分，PR间期为158ms，QRS波时间为110ms，QRS波电轴为0°。

（2）Ⅱ、Ⅲ和aVF导联ST段抬高，有异常Q波。Ⅰ、aVL、V_3~$V_6$6导联ST段压低。

心电图诊断

1. 图46-1和图46-2：持续性室性心动过速，急性下壁心肌梗死可能。

2. 图46-3：急性下壁心肌梗死（急性期）。

解析

1. 本心电图首先要明确的是宽QRS心动过速的诊断是什么。宽QRS心动过速鉴别诊断内容很多，急诊时要快速诊断，必须掌握室性心动过速的三大经典特点：房室分离、心室夺获和心室融合波。房室分离现象参见例45。心室夺获是指在室性心动过速中，窦性或心房异位节律点激动偶尔能下传心室，形成一正常的QRS-T波群。心室融合波是窦性或心房异位节律点激动和心室异位节律点的激动同时激动心室，QRS-T波

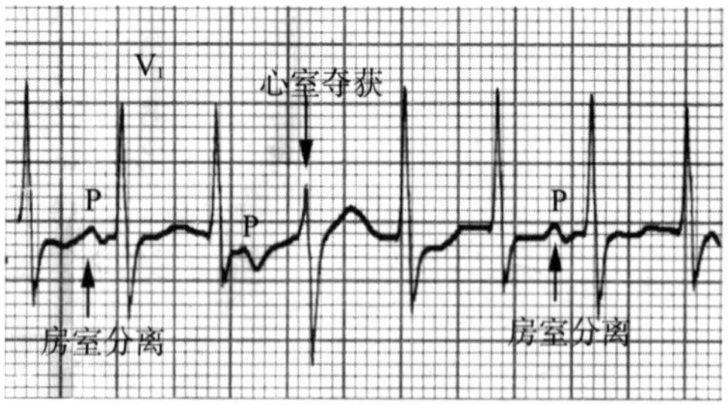

图46-4 图46-1中V_1导联房室分离和心室夺获的识别

心室夺获的QRS波形态与室性心动过速的QRS波形态不同。

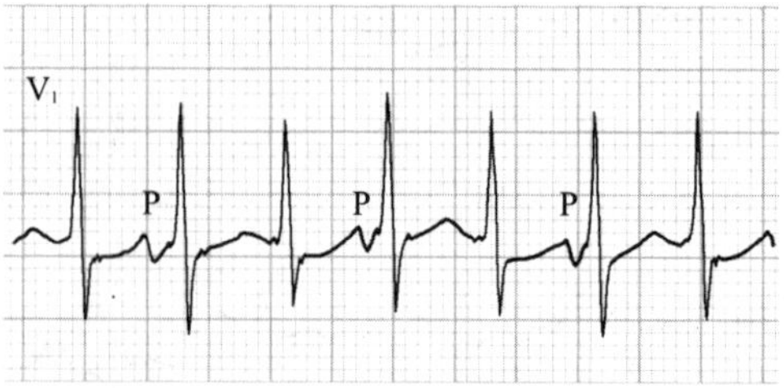

图46-5 图46-2中V_1导联房室分离的识别

图中P波与QRS波无关，表现为PR间期不恒定。

群形态介于正常和室性心动之间。本心电图在V_1导联可以发现房室分离(图46-4和46-5),更重要的是发现心室夺获(图46-1),因此室性心动过速的诊断能快速明确诊断。其次,QRS波时间、QRS波电轴和胸导联中主波的同向性都有助于快速诊断和鉴别诊断。为了诊断更为明确,在记录图46-2之后,另记录了Ⅰ、Ⅱ和Ⅲ导联同步长节律图,其中Ⅱ导联节律图见图46-6,同样能发现房室分离。

2. 由于主导心律是室性心动过速,室性心律所具有的QRS波形态改变和继发性ST-T改变,将影响急性心肌梗死的诊断。图46-1和46-2中,提示下壁心肌梗死的心电图改变是Ⅱ、Ⅲ和aVF导联ST段抬高和有异常Q波,但在室性心动过速中难以确诊心肌梗死。经药物治疗后,窦性心律恢复,此时急性下壁心肌梗死的诊断明确。

3. 室性心动过速是急性心肌梗死常见的心律失常,也是急性心肌梗死发生猝死的主要原因,临床上应高度重视。但是若急性心肌梗死合并持续性室性心动过速,心肌梗死将难以确诊,此时必须结合其他实验室检查。

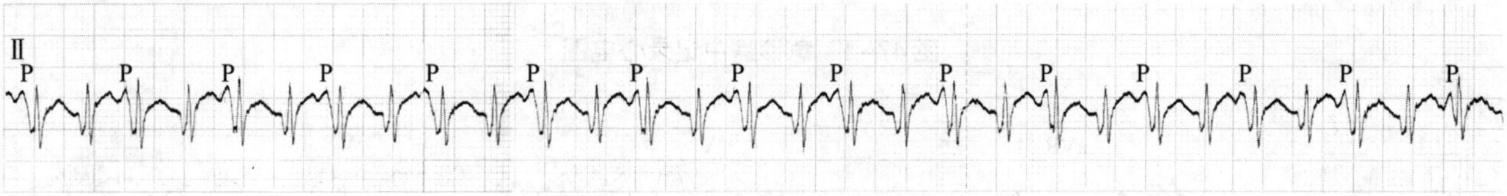

图46-6　Ⅱ导联长节律图中房室分离的识别

图中P波与QRS波无关，表现为PR间期不恒定。

例 47

老年男性，突发腹痛，由救护车送急诊。原有胆囊炎史，余病史不详。救护车所记录心电图见图47-1，入院后已神志欠清，记录心电图（图47-2）后不久死亡。

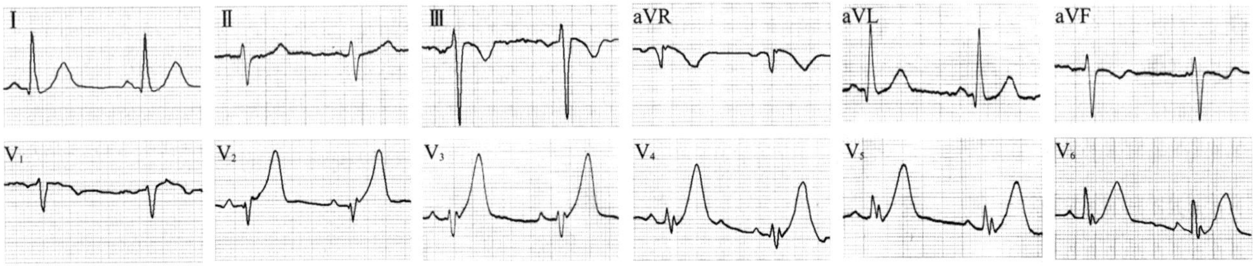

图47-1　急诊途中记录心电图

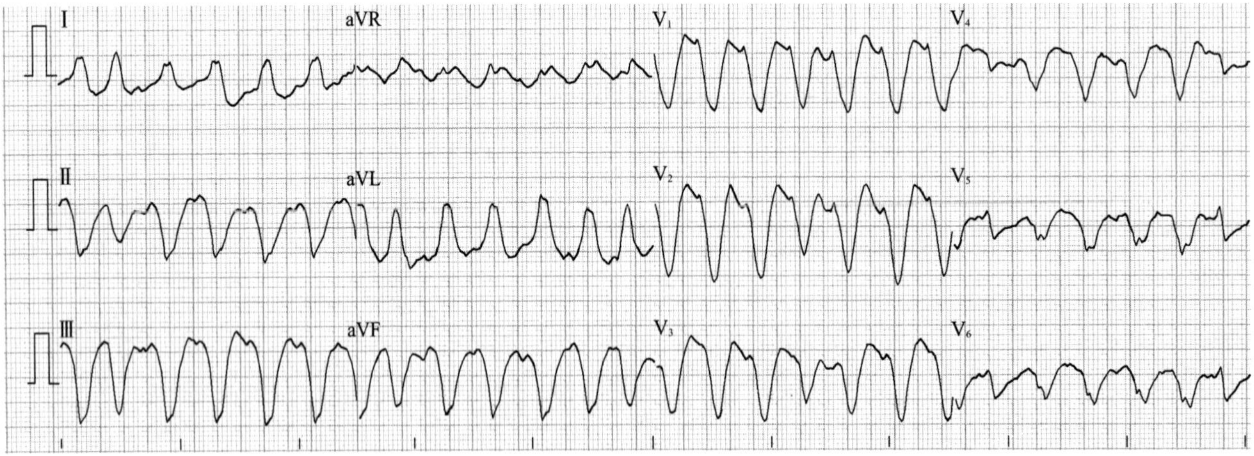

图47-2　入院后心电图

心电图特点

1. 图 47-1：V_2~V_6导联T波异常高尖，其中V_2导联T波≥1. 4mV。V_2和V_3导联ST段抬高，V_2导联QRS波呈qrSr′型，V_3~V_6导联QRS波均呈rSr型。QT间期延长。

2. 图 47-2：心率为154次/分，QRS波增宽为228ms，节律基本规则。QRS波电轴为-72°，胸导联中主波一致向下。

心电图诊断

1. 图 47-1：急性前壁心肌梗死（急性期）。

2. 图 47-2：室性心动过速。

解析

1. 图 47-1 中最显著的改变是T波异常高尖，按照2007~2009年AHA/ACC/HRS关于心电图标准化的建议，T波的正常值上限因年龄、性别和种族的不同而有所不同，V_2导联T波振幅的正常上限男性为1.0~1.4mV。本心电图V_2导联T波已达正常上限，提示存在急性心肌缺血。第二个显著心电图改变是V_2~V_6导联中QRS波形态异常，其中V_2导联已有异常Q波，提示可能已经发生心肌坏死。

2. 图 47-2 中QRS波极度增宽，胸导联主波同向性，可快速确诊为室性心动过速。急性心肌缺血/心肌梗死的早期常有心电的不稳定，此患者入院后即发生持续性室性心动过速并猝死。

3. 本心电图上T波异常高尖，故还需与高钾血症鉴别。急性心肌缺血与高钾血症之间鉴别确有难度，依据突然起病、有腹痛症状，考虑急性心肌梗死的可能性较大。

例48

男性，75岁，心悸、胸痛1天急诊就诊。原有心肌梗死史和高血压史。急诊记录心电图见图48-1，入院经治疗后心电图见图48-2。

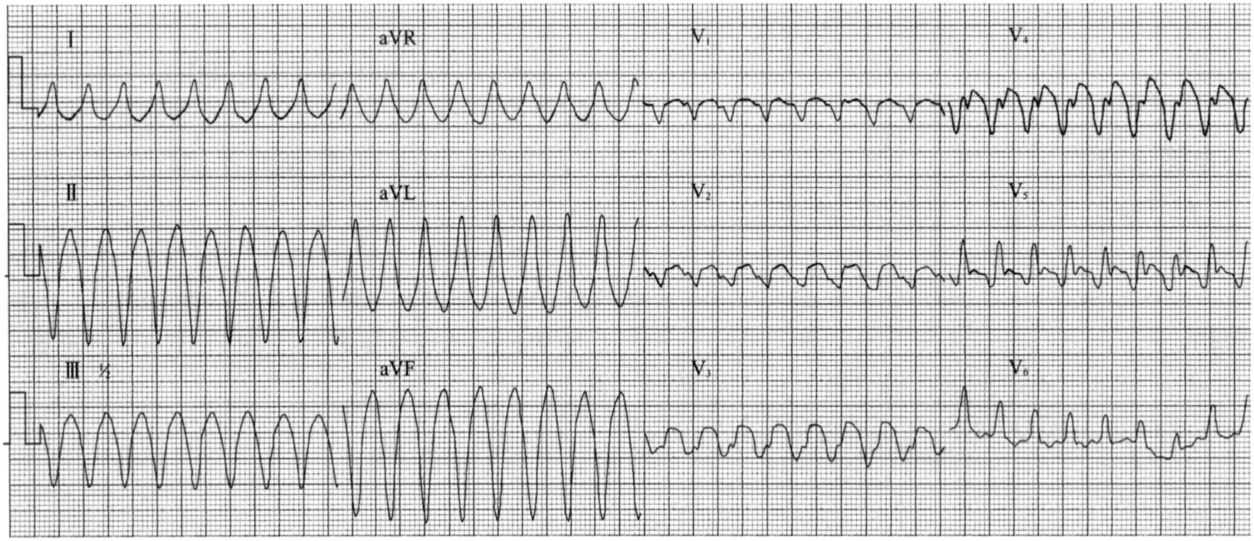

图48-1　急诊心电图（12月25日6时03分）

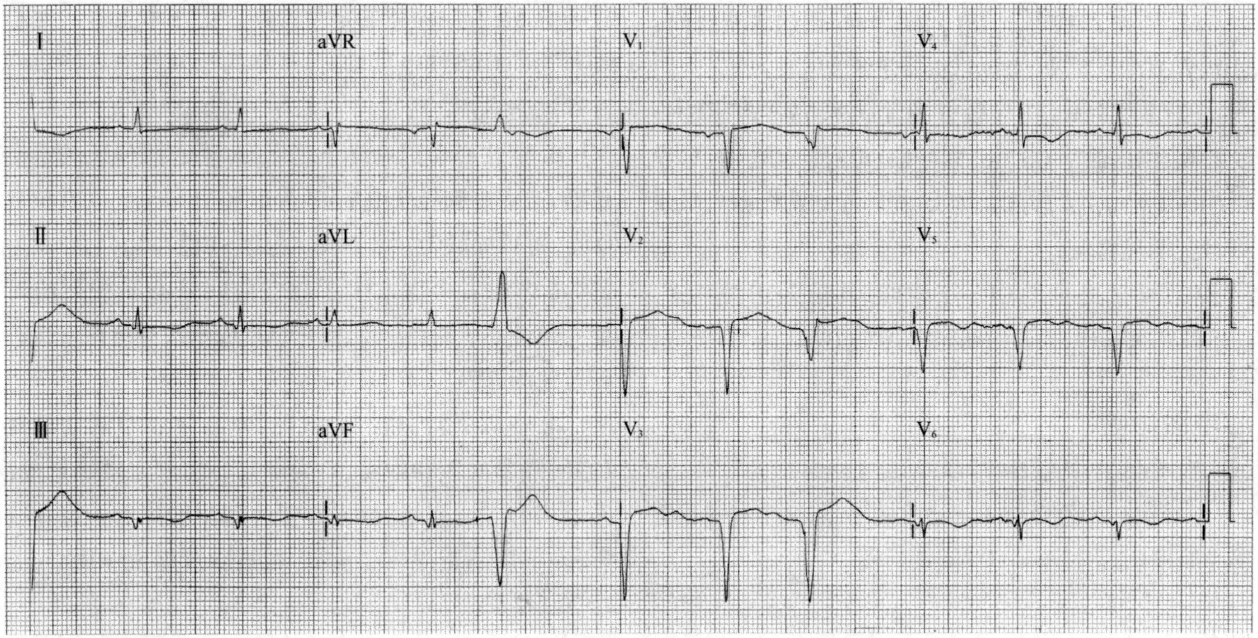

图48-2　治疗后心电图(12月26日13时07分)

心电图特点

1. 图48-1：心率为191次/分，QRS波增宽为220ms，节律基本规则。QRS波电轴为-76°，V_1~V_4导联主波向下，V_5和V_6导联主波向上。

2. 图48-2：

(1)心率：72次/分；PR间期：184ms；QRS波时间：110ms；QT/QTc间期：480/525ms；QRS波电轴-12°。

(2)Ⅱ、Ⅲ和aVF导联有异常Q波。V_1~V_3导联ST段抬高，QRS波呈QS型。V_4导联QRS波呈Rs型，V_5导联QRS波呈QS型，V_6导联QRS波呈qrS型，V_5和V_6导联ST段无明显移位。

(3)可见提早的QRS-T波群，其前无相关P波，QRS波宽大畸形，代偿间期完全，QT间期延长。

心电图诊断

1. 图48-1：持续性室性心动过速。

2. 图48-2：急性前间壁心肌梗死，陈旧性下壁和侧壁心肌梗死，室性早搏，QT间期延长。

解析

1. 本心电图中QRS波极度增宽，可快速确诊为室性心动过速。另患者提供有心肌梗死史，也有助于室性心动过速的确诊。

2. 由于主导心律是室性心动过速，室性心律所具有的QRS波形态改变和继发性ST-T改变，将影响心肌梗死的诊断。本患者提供有心肌梗死的病史，因此本心电图上主要涉及的诊断问题是：有无再次急性心肌梗死，以及心肌梗死的定位诊断。由于本患者室性心动过速的QRS波极度增宽，最终的诊断只能等待室性心动过速终止之后。

3. 室性心动过速终止之后，对于心肌梗死的定位诊断，难点是胸导联中V_1~V_3导联和V_5和V_6导联有异常Q波，而V_4导联无异常Q波。根据ST段在V_1~V_3导联抬高，考虑患者再次发生了急性前间壁心肌梗死的可能。急性心肌缺血/心肌梗死是造成本次持续性室性心动过速的原因。

4. 临床资料：超声心电图：左心室室壁活动异常(室间隔基底段和中段，心尖部)，心尖部室壁瘤形成，左心房和左心室增大，左心室收缩功能降低。冠脉造影：左前降支近端80%狭窄，右冠脉近端50%狭窄，远端70%狭窄。

5. 室性心动过速常发生急性心肌梗死或陈旧性心肌梗死伴室壁瘤形成或伴心功能不全的患者中，是引起猝死的主要原因，临床上应高度重视。

例49

男性，78岁，突感心悸急诊，原有心肌梗死史。急诊第1次心电图记录见图49-1，经电复律治疗后心电图记录见图49-2，原有心电图记录见图49-3。

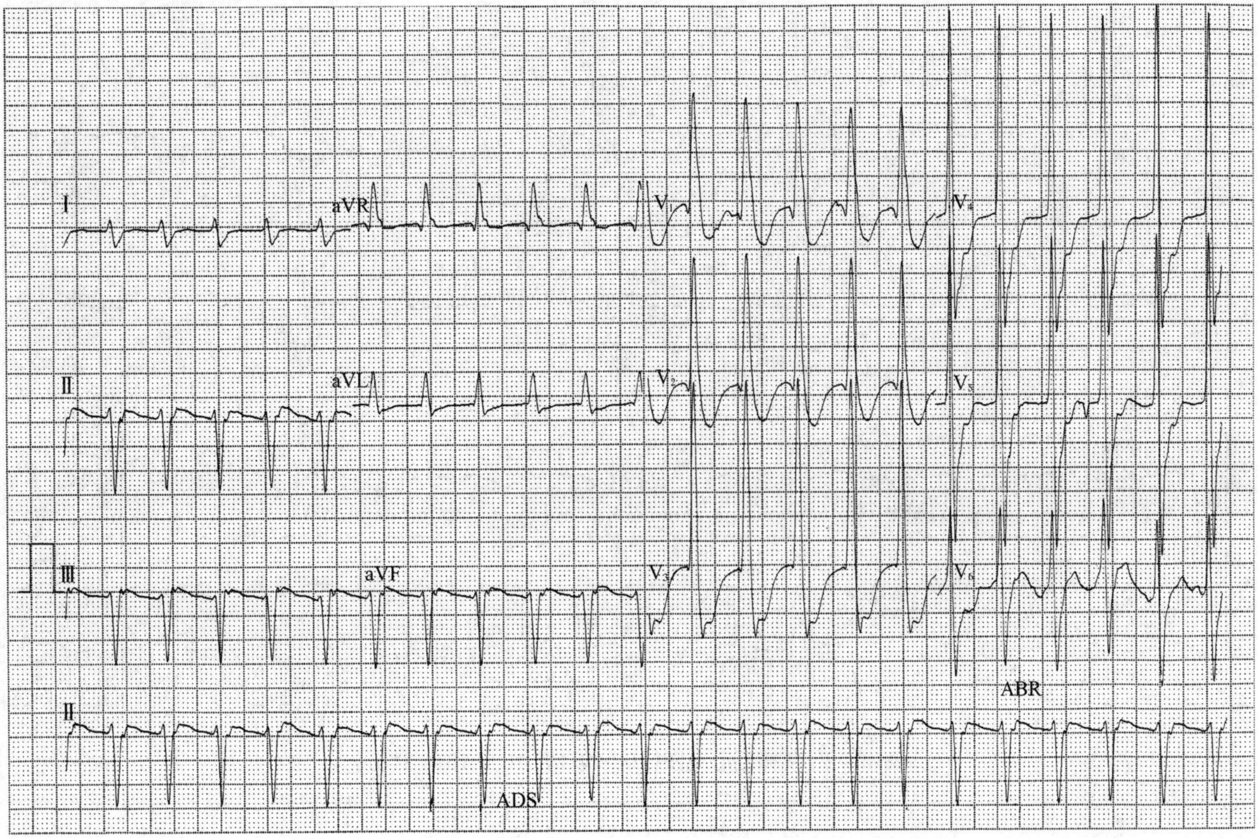

图49-1 急诊第1次心电图(2008年1月10日15时18分)

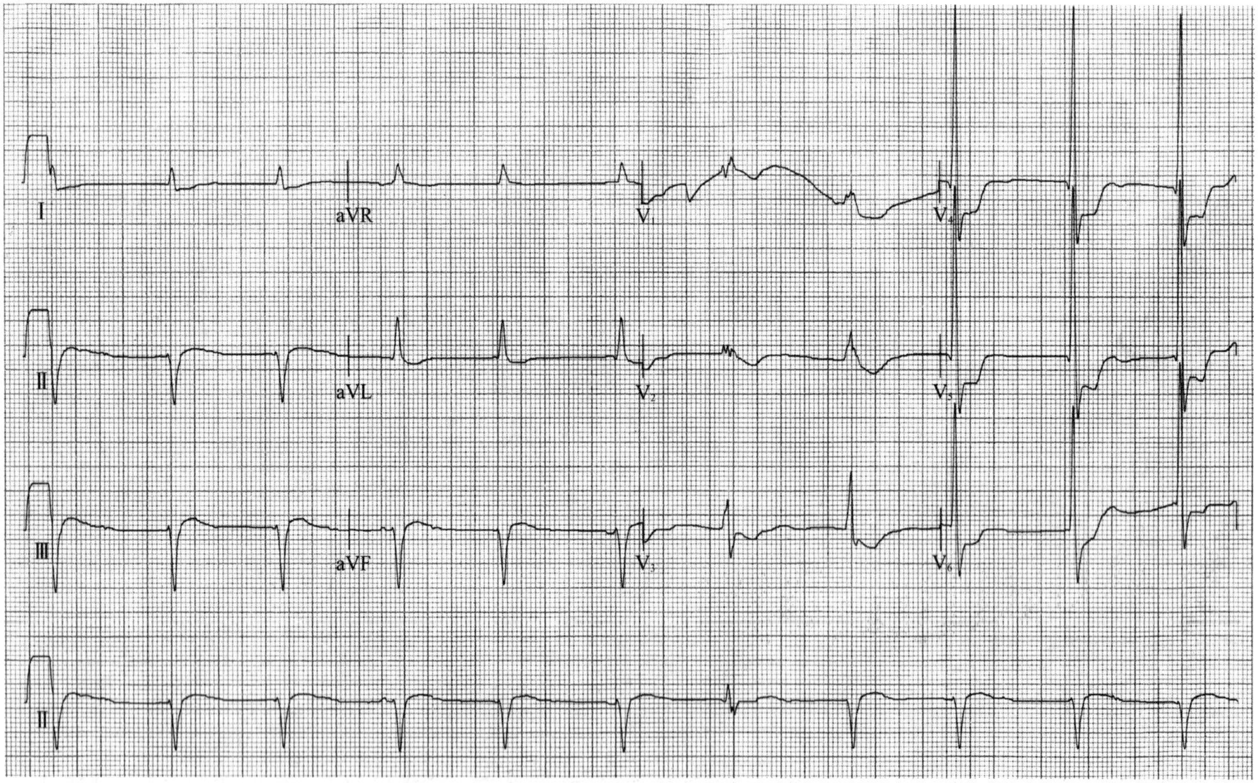

图49-2　复律后心电图(2008年1月10日16时31分)

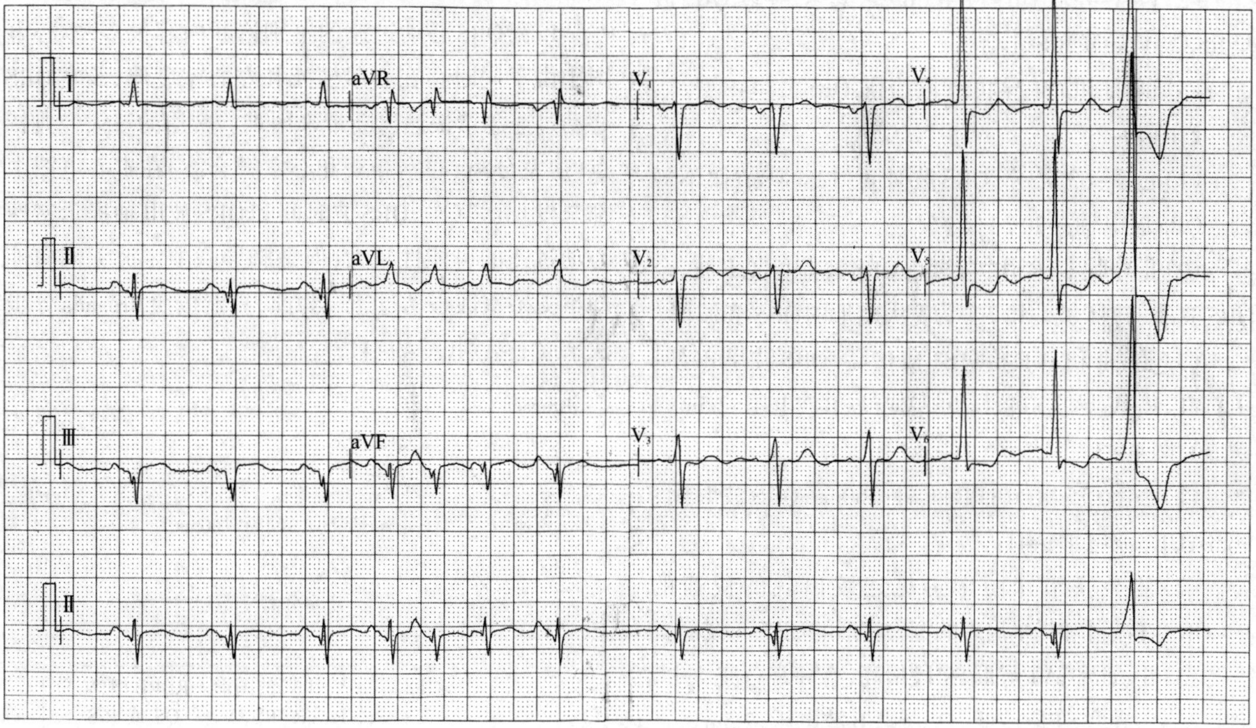

图 49-3　患者原有心电图(2007 年 8 月 31 日 9 时 24 分)

心电图特点

1. 图49-1

（1）心率：133次/分；QRS波时间：166ms；节律基本规则。QRS波电轴：−95°。

（2）V_1~V_3导联QRS波呈qR型，V_4~V_6导联QRS波呈RS型，V_6导联R/S<1。

（3）Ⅱ、Ⅲ和aVF导联ST段抬高，QRS波呈rS型。

2. 图49-2

（1）心率：63次/分；QRS波时间：128ms；节律不规则。QRS波电轴：−80°。

（2）Ⅱ导联节律图中第4个QRS波前可见P波，余QRS波前未见P波。第7个为宽大畸形的QRS-T波群。

（3）Ⅱ、Ⅲ和aVF导联ST段抬高，QRS波呈rS型。Ⅰ、aVL、V_3~V_6导联ST段压低。V_5导联R波电压>2.5mV。

3. 图49-3

（1）心率：75次/分；PR间期：160ms；QRS波时间：96ms；QRS波电轴：−41°。

（2）Ⅱ导联节律图中可见连续出现的快速的P′-QRS-T波群和提早出现的宽大畸形的QRS-T波群。

（3）Ⅱ、Ⅲ和aVF导联ST段抬高，有异常Q波。Ⅰ、aVL、V_4~V_6导联ST段压低。V_5导联R波电压>2.5mV。

心电图诊断

1. 图49-1：陈旧性下壁心肌梗死，持续性室性心动过速。

2. 图49-2：陈旧性下壁心肌梗死，交界性逸搏心律，偶见窦性夺获，室性早搏，左心室肥厚。

3. 图49-3：陈旧性下壁心肌梗死，短阵房性心动过速，室性早搏，左心室肥厚。

解析

1. 宽QRS心动过速的鉴别诊断内容很多，本心电图中由于同时存在心肌梗死和左心室肥厚，给宽QRS心动过速急诊快速诊断带来困难。常用的三大经典特点（房室分离、心室夺获和心室融合波）在本心电图中都未发现。其次，QRS波时间和QRS波电轴提示室性心动过速的可能性较大，但是胸导联中主波无同向性却不支持室性心动过速。为此，只能按照Brugada分步法来逐一鉴别（图49-4）。

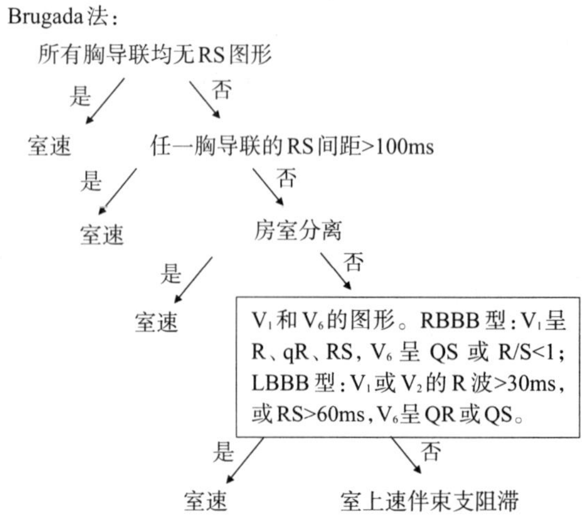

图49-4　Brugada分步法

RBBB：右束支阻滞；LBBB：左束支阻滞。

2. 按照Brugada四步法的第4步诊断室性心动过速的标准之一是：如呈右束支传导阻滞型时，V_1导联呈R型、QR型、RS型，V_6呈QS、QR或RS型，R/S<1。本心电图V_1导联QRS波呈qR型，V_6导联QRS波呈RS型，R/S<1，符合室性心动过速的诊断。

3. Vereckei分步法（图49-5）是较新的诊断法，按照这一方法，第三步诊断室性心动过速的标准是：QRS波形态不是束支或分支阻滞形态。本心电图QRS波形态符合室性心动过速的标准。从临床上而言，有心肌梗死史也支持室性心动过速的诊断。

4. 经电复律治疗后，主导心律为交界性逸搏心律，偶见窦性夺获，提示窦房结功能不全。图49-2中偶见窦性夺获（图49-6）。

5. 从图49-1至图49-3可见Ⅱ、Ⅲ和aVF导联ST段抬高无动态演变，结合有异常Q波和心肌梗死病史，陈旧性下壁心肌梗死的诊断明确。根据V_5导联R波电压>2.5mV的特点，左心室肥厚的诊断成立。

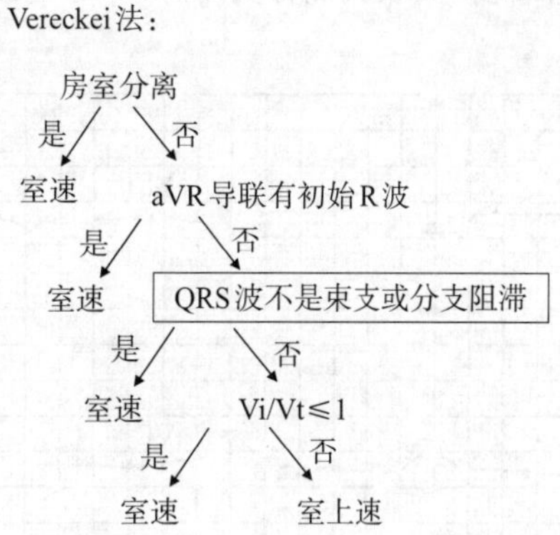

图49-5　Vereckei分步法

Vi：心室初始除极40ms时的振幅（mV）；Vt：心室终末除极前40ms时的振幅（mV）

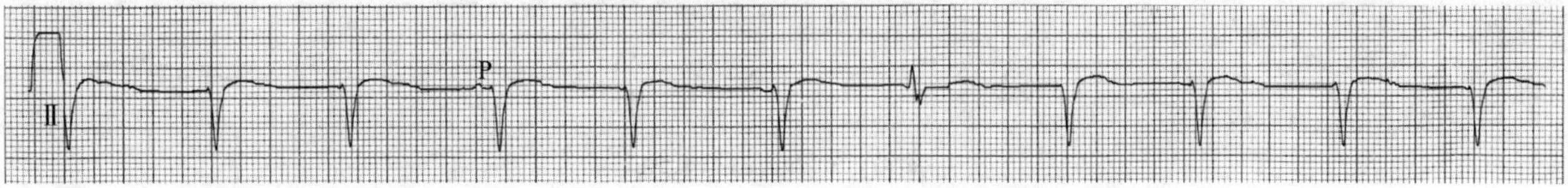

图49-6　图49-2中Ⅱ导联窦性夺获的识别

图中第4个QRS波前可见P波，余QRS波前未见P波。第7个为宽大畸形的QRS-T波群。

例50

男性，78岁，突发胸痛伴头晕急诊，心电图检查见图50-1。

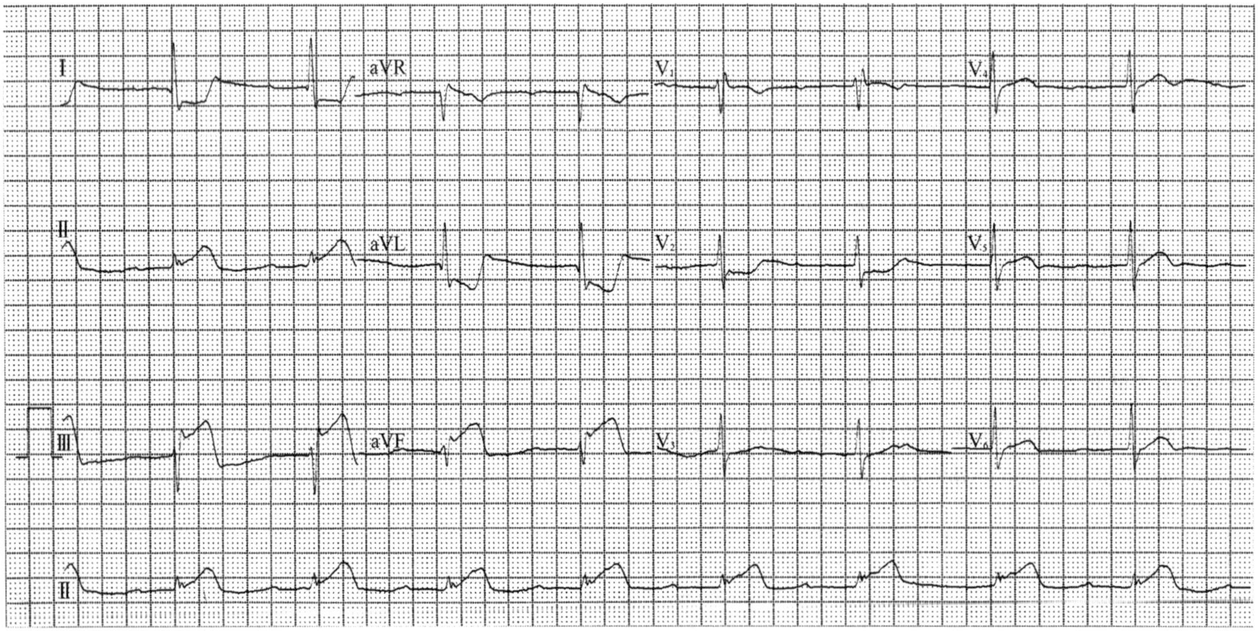

图50-1　例50心电图

心电图特点

1. 基本特点：心率：52次/分；PR间期：不定；QRS波时间：118ms；QT/QTc间期：422/393ms；QRS波电轴：-20°。

2. P波在Ⅱ导联中直立，在aVR导联中倒置，规则的PP间期中脱落一次P波，长PP间期是原PP间期2倍。RR间期规则，除长PP间期外，余PP间期<RR间期。

3. Ⅱ、Ⅲ和aVF导联ST段抬高，$ST_{Ⅲ}>ST_{Ⅱ}$，T波直立高耸，Ⅱ导联QRS波振幅极低，Ⅲ和aVF导联QRS波呈rSr′型。Ⅰ和aVL导联ST段压低，aVL导联ST段压低>Ⅰ导联。

4. QRS波增宽，V_1导联QRS波呈rSR'型。

心电图诊断

1. 急性下壁心肌梗死(超急性期可能)。

2. 窦性心动过缓。

3. Ⅱ度Ⅱ型窦房阻滞。

4. Ⅲ度房室传导阻滞，室性逸搏心律。

解析

1. 首先根据Ⅱ、Ⅲ和aVF导联ST段抬高，诊断为急性下壁心肌梗死。

2. 根据ST段抬高的特点，$ST_{Ⅲ}>ST_{Ⅱ}$，aVL导联ST段压低>Ⅰ导联，推测梗死相关冠脉为右冠脉。由于大部分人窦房结和房室结的血供来自右冠脉，因此右冠脉急性阻塞，必将导致与窦房结和房室结功能障碍有关的心律失常。

3. 由于12导联心电图记录时间有限，本心电图中存在的心律失常很容易被误诊。

(1)本心电图容易被误诊为窦性心动过缓伴Ⅰ度或Ⅱ度Ⅰ型房室传导阻滞，原因是P波似乎与QRS波有关，且PR间期呈逐渐延长的趋势。但是Ⅱ导联节律图中第7个QRS波前无P波(图50-2)，是鉴别诊断的关键。QRS波前无P波，表明该QRS波来自异位节律点，并非是由P波下传。该QRS波与前一个和后一个QRS波之间的间期相等，且整条图中RR间期保持不变，PP间期<RR间期，故应诊断为Ⅲ度房室传导阻滞。根据QRS波增宽的特点，判断异位节律点位于心室，因此诊断为室性逸搏心律。

(2)本心电图中Ⅱ度Ⅱ型窦房阻滞容易被漏诊，原因是记录第7个QRS波时，恰在胸导联切换之际(图50-2)，无多导联同步观察的可能。

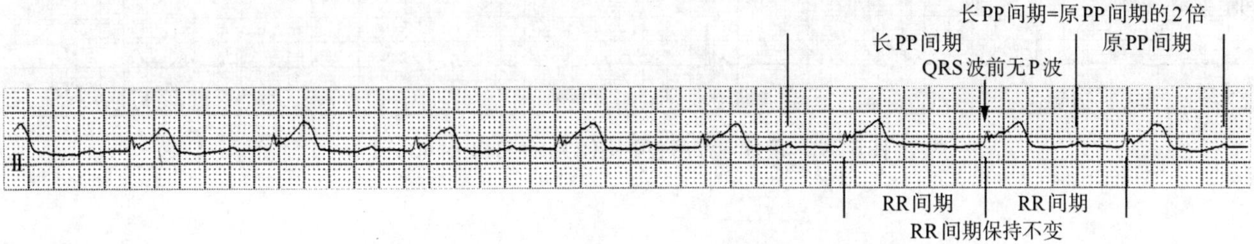

图50-2 Ⅱ度Ⅱ型窦房阻滞和Ⅲ度房室传导阻滞的识别

规则的PP间期中脱落一次P波，长PP间期是原PP间期2倍。RR间期规则，除长PP间期外，余PP间期<RR间期。

例 51

男性，75岁，胸痛和心悸3天，加重4小时急诊。原有高血压史。入院后接受溶栓治疗，治疗后连续心电图检查见图51-1~51-3。

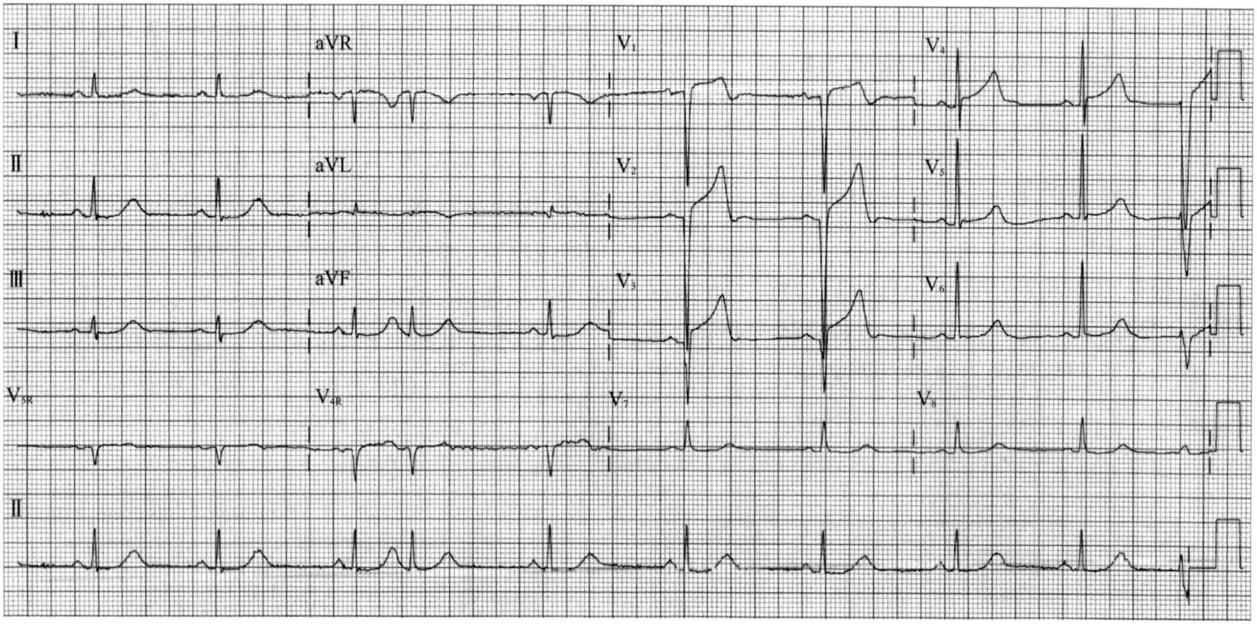

图51-1 溶栓治疗后心电图(3月31日22时40分)

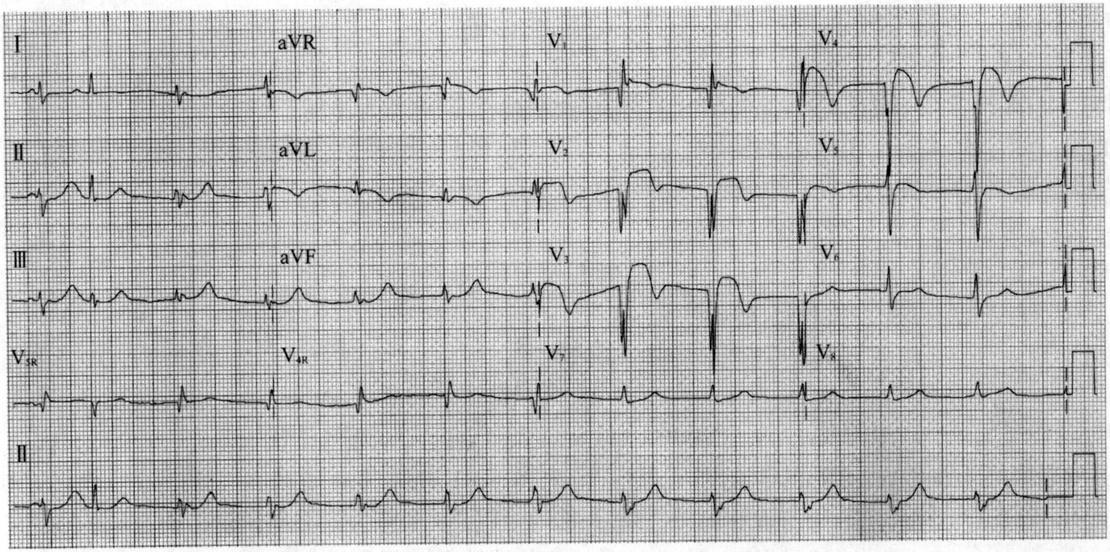

图51-2　溶栓治疗后心电图(4月2日20时23分)

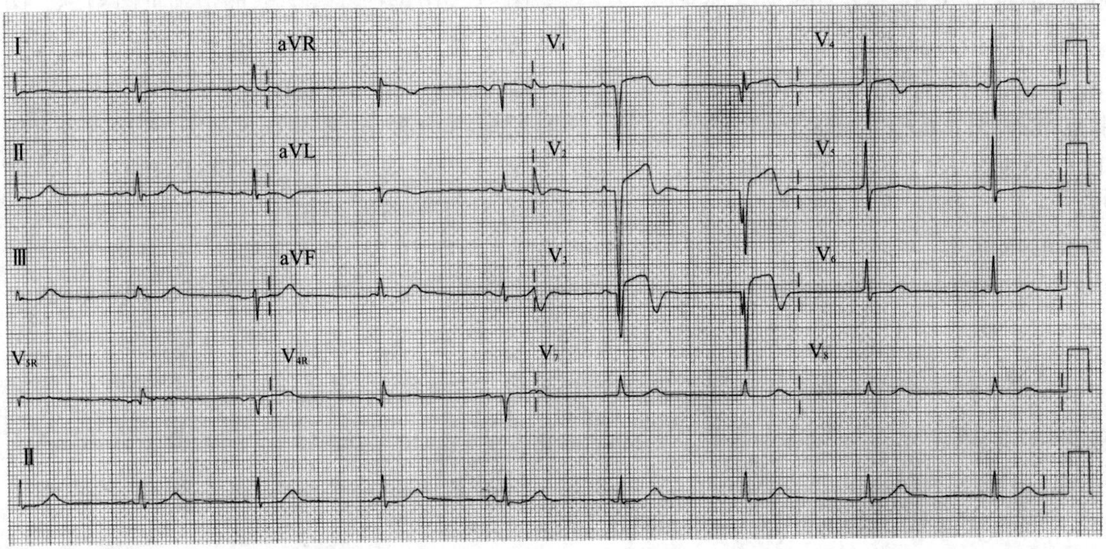

图51-3　溶栓治疗后心电图(4月4日20时25分)

心电图特点

1. 图51–1

（1）基本特点：心率：54次/分；PR间期：173ms；QRS波时间：70ms；QT/QTc间期：456/432ms；QRS波电轴：49°。

（2）P波在Ⅱ导联中直立，在aVR导联中倒置。可见提早的P′–QRS–T波群（第4个心动）和提早的宽大畸形的QRS–T波群（最后心动）。

（3）V_1~V_3导联ST段抬高，T波正负双向，QRS波呈QS型。

2. 图51–2

（1）基本特点：心率：71次/分；PR间期：174ms；QRS波时间：116ms；QT/QTc间期：416/452ms；QRS波电轴：95°。

（2）第2个QRS波前有P波，P波在Ⅱ导联中直立，该P波后QRS波正常。余QRS波前无P波，QRS波增宽，V_1导联QRS波呈QR型，V_2~V_4导联QRS波呈QS型。

（3）V_1~V_4导联ST段抬高，T波正负双向。

3. 图51–3

（1）基本特点：心率：51次/分，PR间期：159ms，QRS波时间：76ms，QT/QTc间期：446/411ms，QRS波电轴：99°。

（2）P波与QRS波之间的关系详见图51–6。V_1~V_3导联中可见二种QRS波形态。

（3）V_1~V_4导联ST段抬高，T波正负双向。

心电图诊断

1. 图51–1：急性前间壁心肌梗死（急性期），窦性心动过缓，房性早搏，室性早搏。

2. 图51–2：急性前间壁心肌梗死（急性期），加速性室性自主心律，心室夺获。

3. 图51–3：急性前间壁心肌梗死（急性期），窦性心动过缓，室性逸搏。

解析

1. 根据图51–1中V_1~V_3导联的QRS波形态和ST–T改变，急性前间壁心肌梗死的诊断明确，不再作解析。

2. 图51–1中房性早搏和室性早搏的识别见图51–4。由于室性早搏为本心电图最后的心动，不能排除后续加速性室性自主心律。

3. 图51–2中窦性夺获心室的识别见图51–5。图中QRS波增宽，有心室夺获的QRS波，频率为71次/分，因此诊断为加速性室性自主心律。

4. 图51–3中部分P波与QRS波无关（房室分离现象），在V_1~V_3导联中可见P波与QRS波有关的QRS波形态与图51–1中的形态相同，P波与QRS波无关的QRS波形态与图51–2中的形态相同。根据房室分离和QRS波的形态，诊断为室性逸搏。图中P波与QRS波之

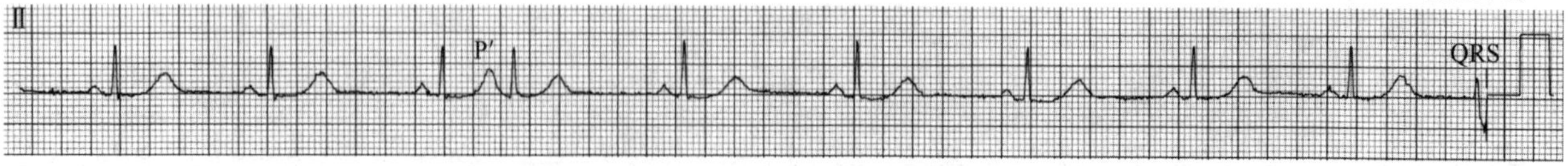

图51–4　图51–1中房性早搏和室性早搏的识别

图中房性早搏和室性早搏的QRS波形态不同。

间的关系以及室性逸搏的识别见图51-6。

5. 急性心肌梗死溶栓后若发生再灌注，再灌注区仍有存活的心肌细胞，常并发室性心律失常。形成室性心律失常的机制包括折返机制、自律性异常增加和与后除极有关的触发活动。本病例图51-1中室性早搏的QRS波形态、图51-2中加速性室性自主心律的QRS波形态和图51-3中室性逸搏的QRS波形态相同，表明该室性早搏、加速性室性自主心律和室性逸搏同起源于一个异位节律点。图51-1和图51-2中，该室性异位节律点是提早的和快速的（主动性机制），而图51-3中则以逸搏的形式出现（被动性机制）。

6. 图51-3中室性逸搏与窦性激动发生融合，使得室性逸搏不易被识别，尤其在Ⅱ导联上，需从多导联中观察（图51-6）。

7. 尽管从图51-1和图51-2中可以发现室性异位节律点的自律性异常增加，但是从窦性节律的基本频率来推测，仍提示窦房结自律性降低，提示在存在窦房结功能不全。

8. 临床资料：超声心电图：室间隔运动异常，左心房扩大伴轻度二尖瓣关闭不全。冠脉造影：左前降支近端90%狭窄，右冠脉近端75%狭窄。从狭窄的程度判断，梗死相关冠脉为左前降支，但是右冠脉也有狭窄，因此可能是造成窦性自律性降低的原因。

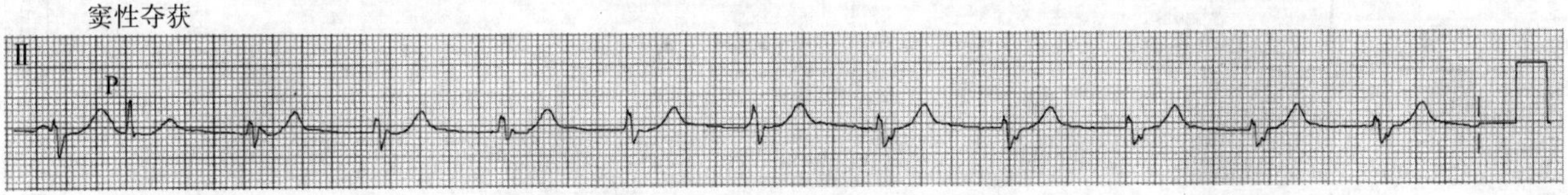

图51-5　图51-2中窦性夺获心室的识别

图中标有“P”后的QRS波形态与其余QRS波形态不同，该心动为窦性夺获心室。

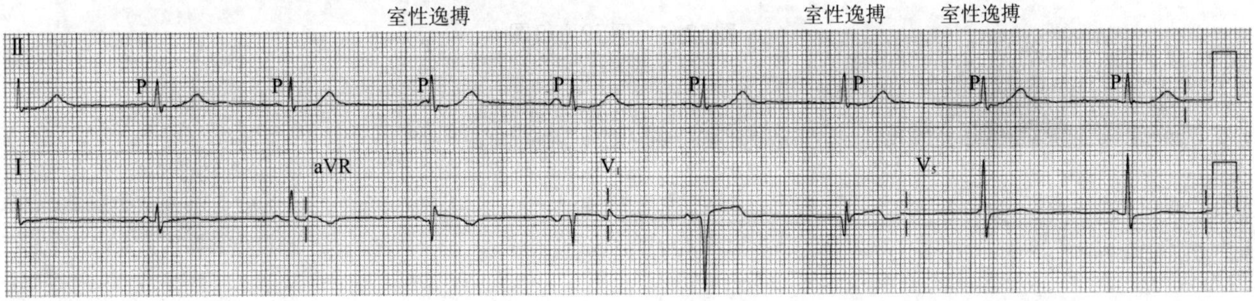

图51-6　图51-3中室性逸搏的识别

图中标有“室性逸搏”的QRS波与P波无关，在V_1导联中可见QRS波与前有P波的QRS波形态不同。该心动为心室逸搏。

例52

男性，74岁，有心肌梗死史多年，今胸闷气急5小时急诊。原有高血压史，入院后心电图检查见图52-1。

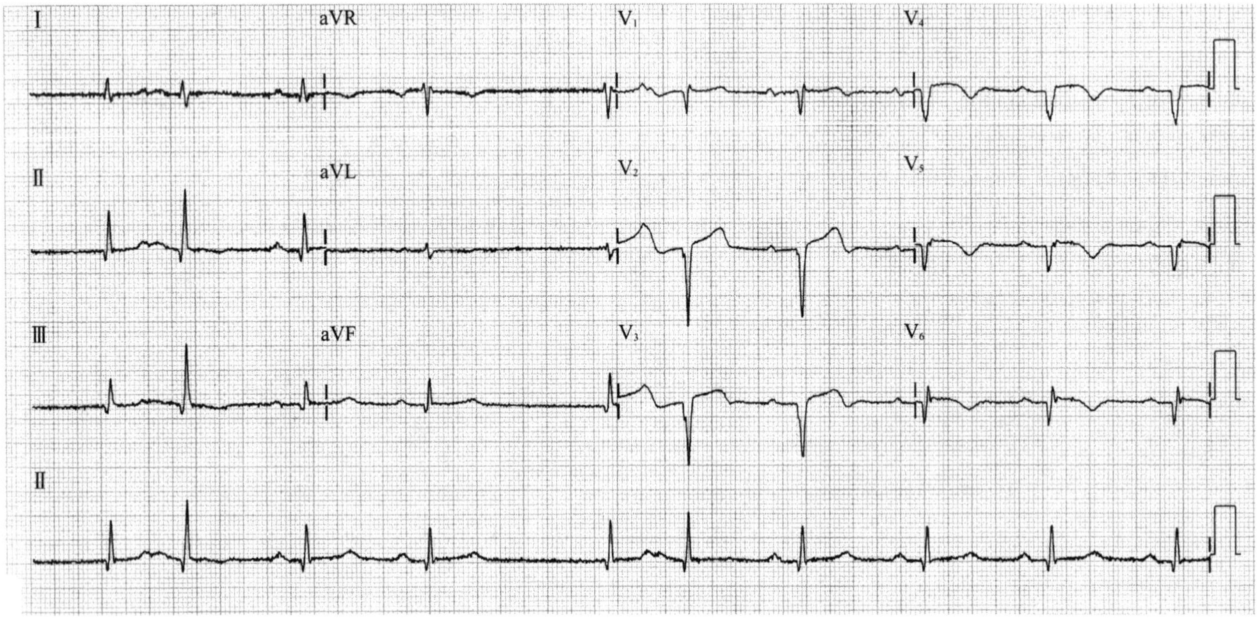

图52-1　例52心电图

心电图特点

1. 基本特点：心率：62次/分；PR间期：240ms；QRS波时间：104ms；QT/QTc间期：486/473ms；QRS波电轴：73°。

2. PP间期规则，突然出现一长PP间期，长PP间期是短PP间期的2倍。长PP间期中可见一形态正常的QRS波，其前无P波。

3. V_1~V_6导联ST段抬高，T波正负双向或倒置，有异常Q波。

心电图诊断

1. 陈旧性广泛前壁心肌梗死。

2. Ⅱ度Ⅱ型窦房阻滞。

3. 交界性逸搏。

4. Ⅰ度房室传导阻滞。

5. QT间期延长。

解析

1. 本心电图上V_1~V_6导联有异常Q波，结合有心肌梗死史，陈旧性心肌梗死的诊断明确。

2. 本患者心肌梗死发生时间已长，V_1~V_6导联ST段仍抬高，提示室壁瘤的可能，确诊有待其他影像技术的检查。

3. Ⅱ度Ⅱ型窦房阻滞的心电图特点是PP间期规则，长PP间期是短PP间期的2倍。本心电图中由于出现交界性逸搏，窦性夺获的P波落入前一交界性逸搏的T波中，不易被识别。Ⅱ度Ⅱ型窦房阻滞和交界性逸搏的识别见图52-2。

4. 除了窦房阻滞外，本病例还存在Ⅰ度房室传导阻滞，提示该患者窦房结和房室结均有功能障碍。

5. 临床资料：超声心动图：左心室室壁运动异常伴室壁瘤形成，左心房和左心室扩大，左心室收缩功能不全，轻至中度二尖瓣关闭不全，肺动脉高压。心电图上心肌梗死后ST段持续抬高，其临床意义是提示室壁瘤形成。

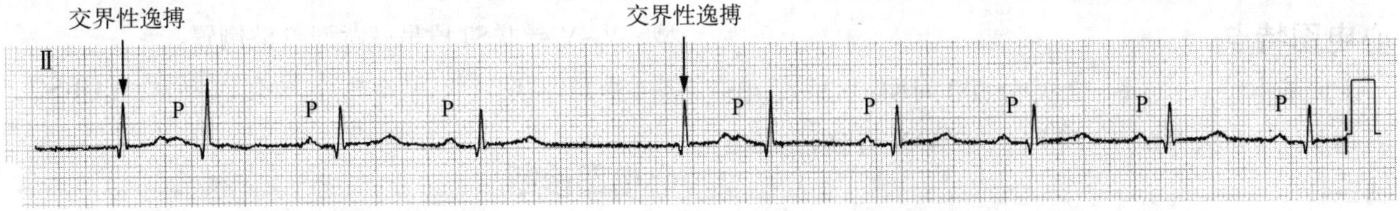

图52-2 Ⅱ度Ⅱ型窦房阻滞和交界性逸搏的识别

PP间期规则，长PP间期是短PP间期的2倍。窦性夺获的P波在交界性逸搏的T波上。

例53

男性，52岁，1个月前有急性心肌梗死史，为行冠脉造影而入院。入院后心电图检查见图53-1。

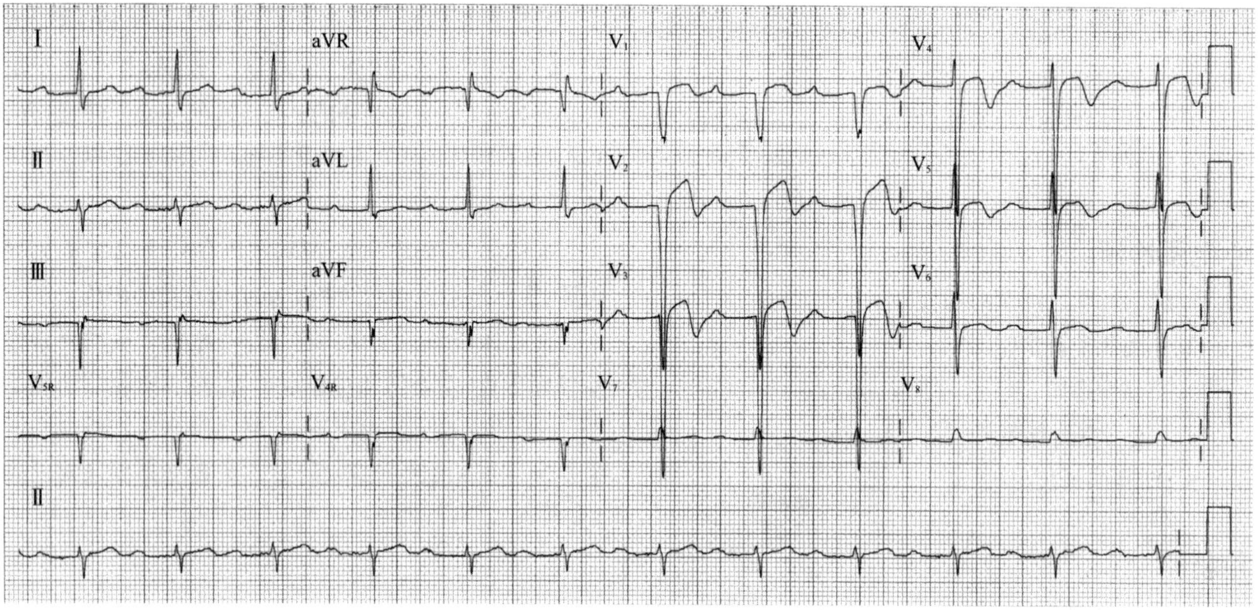

图53-1　例53心电图

心电图特点

1. 基本特点：心率：72次/分；PR间期：332ms；QRS波时间：99ms；QT/QTc间期：392/429ms；QRS波电轴：-41°。

2. Ⅲ和aVF导联QRS波呈QS型，无ST-T改变。

3. V_1~V_3导联ST段抬高，T波倒置，QRS波呈QS型。V_4~V_6导联ST段呈弓背型，T波倒置。

4. PR间期延长，基本相等，所有P波后均有QRS波。

心电图诊断

1. 近期前间壁和下壁心肌梗死。

2. 提示Ⅱ度Ⅰ型房室传导阻滞。

解析

1. 本心电图中Q波累及Ⅲ、aVF、V_1~V_3导联，定位诊断为前间壁和下壁心肌梗死，本心电图中心肌梗死的诊断明确，不再解析。

2. 心肌梗死累及前间壁和下壁，考虑梗死相关冠脉可能是长左前降支，阻塞部位可能在中远段。

3. 本心电图中PR间期延长明显，虽然基本相等，但仔细测定PR间期仍能发现有极少的延长倾向，见图54–2的上条图，尽管没有发生QRS波脱落，但是仍应再延长记录，以免遗漏Ⅱ度Ⅰ型房室传导阻滞。目前12导联心电图所提供的心电图记录时间较短，周期长的Ⅱ度Ⅰ型房室传导阻滞易被遗漏。

4. 约2分钟后再记录心电图，见图53–2的下条图，图中可见PR间期逐一延长，共有3次P波后脱落QRS–T波群，Ⅱ度Ⅰ型房室传导阻滞的诊断明确。

5. 临床资料：超声心动图：左心室室壁活动异常（室间隔近心尖部），主动脉根部扩张伴轻度主动脉瓣关闭不全。冠脉造影：左前降支中段80%狭窄。从心电图上预测梗死相关冠脉，有较好的临床价值。

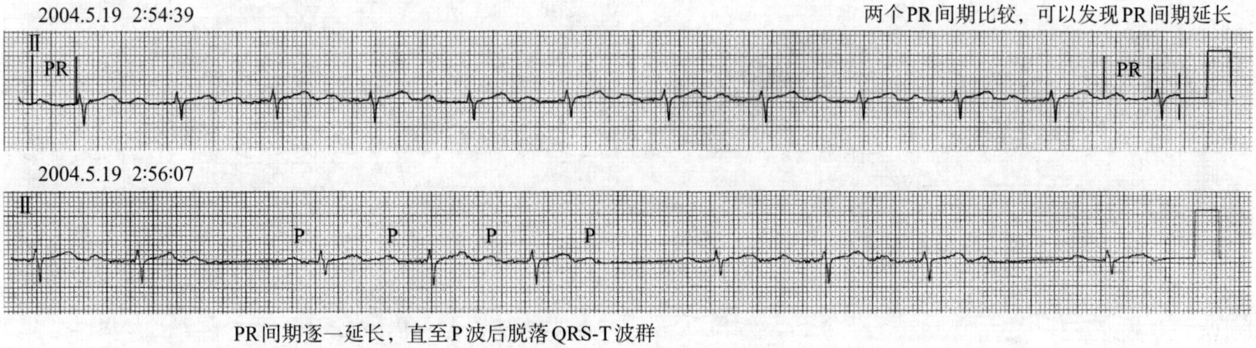

图53–2 Ⅱ度Ⅰ型房室传导阻滞的确诊

上条图：遵循PR间期逐一延长的特点，将第1个PR间期与最后1个PR间期相比，两者之间有轻微延长。因此本心电图尽管没有发生QRS波脱落，但是仍应提示Ⅱ度Ⅰ型房室传导阻滞的可能。

下条图：图中可见PR间期逐一延长，共有3次P波后脱落QRS–T波群，Ⅱ度Ⅰ型房室传导阻滞的诊断明确。

例54

男性，72岁，胸痛和心跳停顿感10余小时急诊。急诊第一次心电图检查见图54-1。由于心电图诊断不明，后复查2次心电图。取3次心电图中Ⅱ导联节律图，见图54-2，来观察心电图改变。

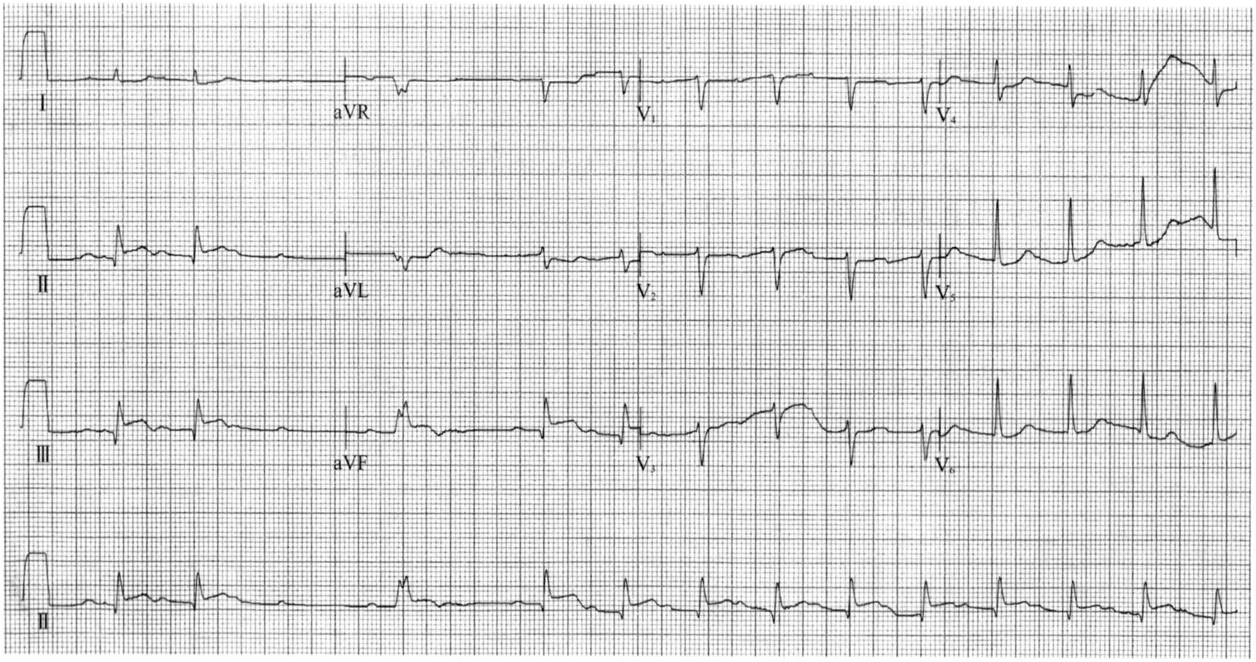

图54-1　急诊第1次心电图

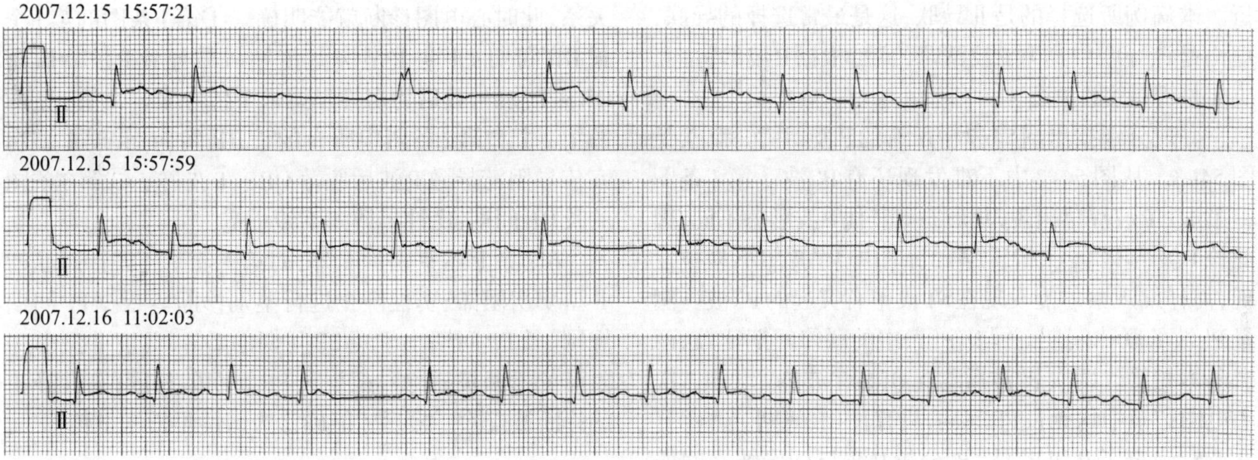

图54-2 复查心电图

心电图特点

1. 图54-1：心率：96次/分；PR间期：不定；QRS波时间：94ms；QT/QTc间期：386/440ms；QRS波电轴：70°。Ⅱ、Ⅲ和aVF导联ST段抬高，T波倒置，有异常q波。

2. 图54-2第1条图：PR间期逐一延长，突然出现长RR间期共2次，第1次长RR中可见提早的P′波，其后无QRS波；该长RR间期后第1个心动的QRS波宽大畸形。第2条图：PR间期逐一延长，突然出现长RR间期共3次。第3条图：PR间期逐一延长，突然出现长RR间期共1次，长RR间期中可见提早的P′波，其后无QRS波。

心电图诊断

1. 急性下壁心肌梗死（急性期）。
2. Ⅱ度Ⅰ型房室传导阻滞。
3. 房性早搏未下传。
4. 室性逸搏。

解析

1. 图54-1中Ⅱ、Ⅲ和aVF导联ST段抬高并已出现q波，提示心肌梗死已经进入急性期，诊断明确不再解析。

2. 本心电图分析要点是如何分析长间期。在心电图上有2种长间期：长PP间期和长RR间期。长PP间期是指PP间期长，在长PP间期中可以无P波，但可以有QRS-T波群（逸搏），长PP间期常与窦性心律失常有关。长RR间期是指RR间期长，在长RR间期中可有P波、P′波（心房异位P波）或P^-（逆行P波），而在这些P波后无QRS-T波群，长RR间期常与房室传导有关。

3. 对本心电图，首先要确认是长PP间期还是长RR间期，按照心电图分析常规应首先寻找P波并确定PP间期，其次是分析P波与QRS波之间的关系。寻找P波和确定PP间期常依赖于较长的心电图记录，目前常用12导联心电图机，均配有长节律图，以便心律失常分析。本病例所选择的是Ⅱ导联，这是最常选择的导联，理由是该导联中通常P波清晰，且可根据P波的方向，决定是否是窦性P波。

4. 现分别找出图54-2中所有的P波，并作标记，见图54-3。从图54-3中不难发现还有P′波。第1条图中第4个P波提早出现，其形态与其他P波形态不同，因此该P波为P′波。相反，第3条图中P′波却不易被发现，需仔细观察才能发现在ST段中有突起的P′波。测量P′波的联律间期，并与第1条中的联律间期比较，两者基本相等。两次P′波后均无QRS-T波群。因此3次心电图记录中均无长PP间期，只有长RR间期。

5. 确定了P和P′波，再分析P波与QRS波之间的关系，此时心电图诊断就能明确。①第1条图的第1个长RR间期：Ⅱ度Ⅰ型房室传导阻滞导致P波后脱落QRS-T波群，其后为房性早搏未下传心室。②第1条图的第2个和第2条图中所有的长RR间期：Ⅱ度Ⅰ型房室传导阻滞导致P波后脱落QRS-T波群。③第3条图的长RR间期：房性早搏未下传心室。

6. 除上述鉴别诊断外，对第3条图还需针对Ⅱ度Ⅱ型窦房阻滞、窦性静止进行鉴别诊断。根据PP间期规则、长PP间期小于短PP间期的2倍，Ⅱ度Ⅱ型窦房阻滞的诊断被排除。根据长PP间期的长度，窦性静止的诊断被排除。最后才能确诊为房性早搏未下传。

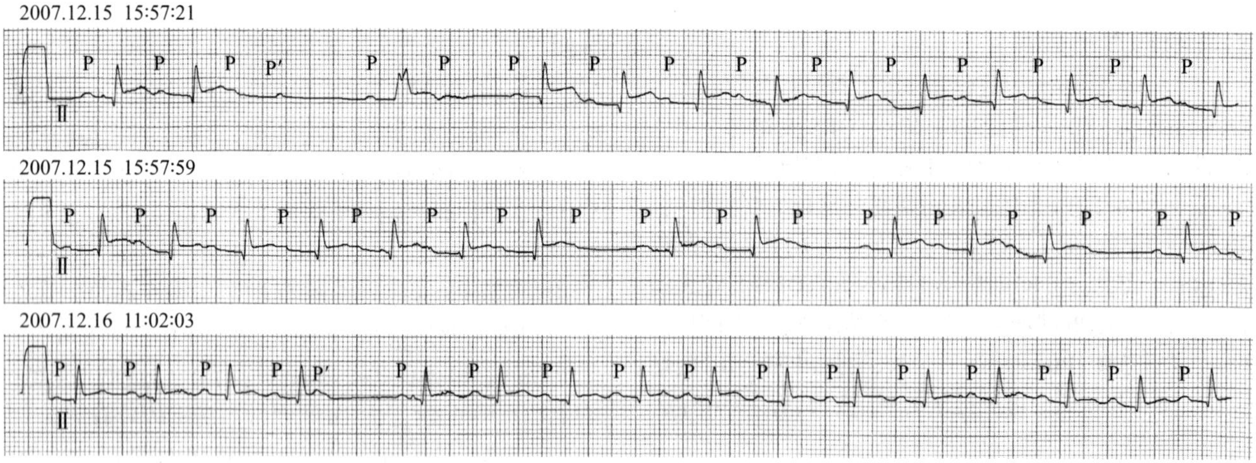

图54-3 标记P波

上条图：PR间期逐一延长，突然出现长RR间期共2次，第1次长RR中可见提早的P′波，其后无QRS波；该长RR间期后第1个心动的QRS波宽大畸形。该次长RR间期是Ⅱ度Ⅰ型房室传导阻滞和房性早搏未下传。

中条图：PR间期逐一延长，突然出现长RR间期共3次。长RR间期是Ⅱ度Ⅰ型房室传导阻滞。

下条图：PR间期逐一延长，突然出现1次长RR间期，长RR间期中可见提早的P′波，其后无QRS波。该次长RR间期是房性早搏未下传。

例55

男性,72岁,突发胸痛伴晕厥急诊。急诊心电图检查见图55-1和图55-2。

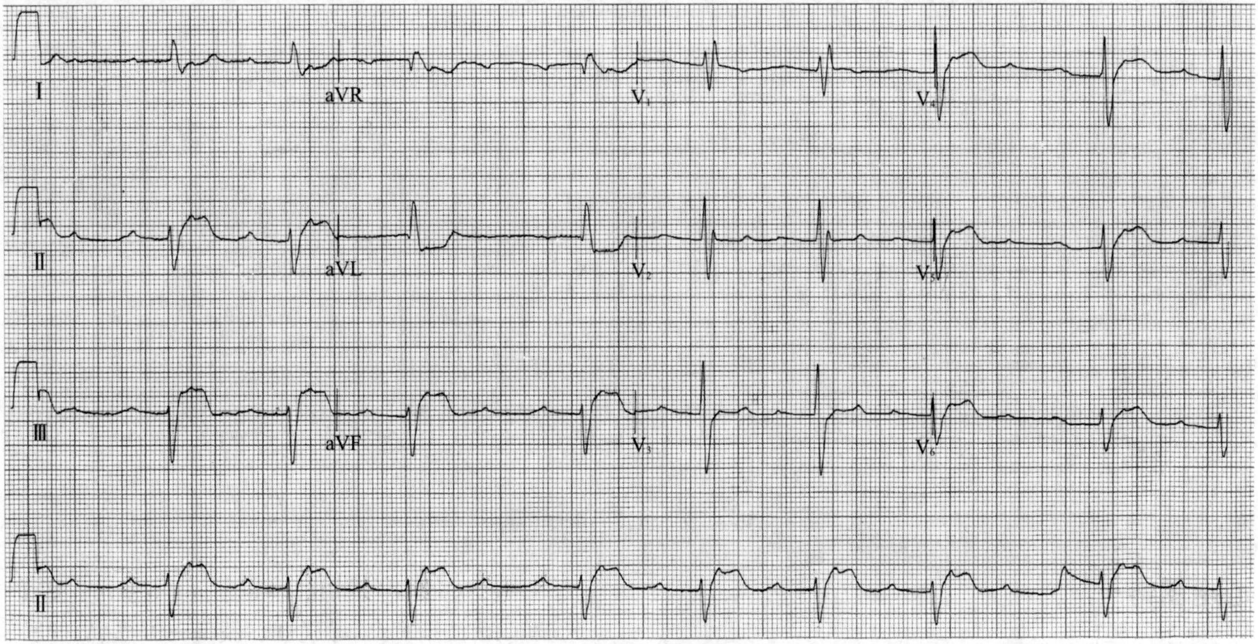

图55-1　急诊心电图(一)

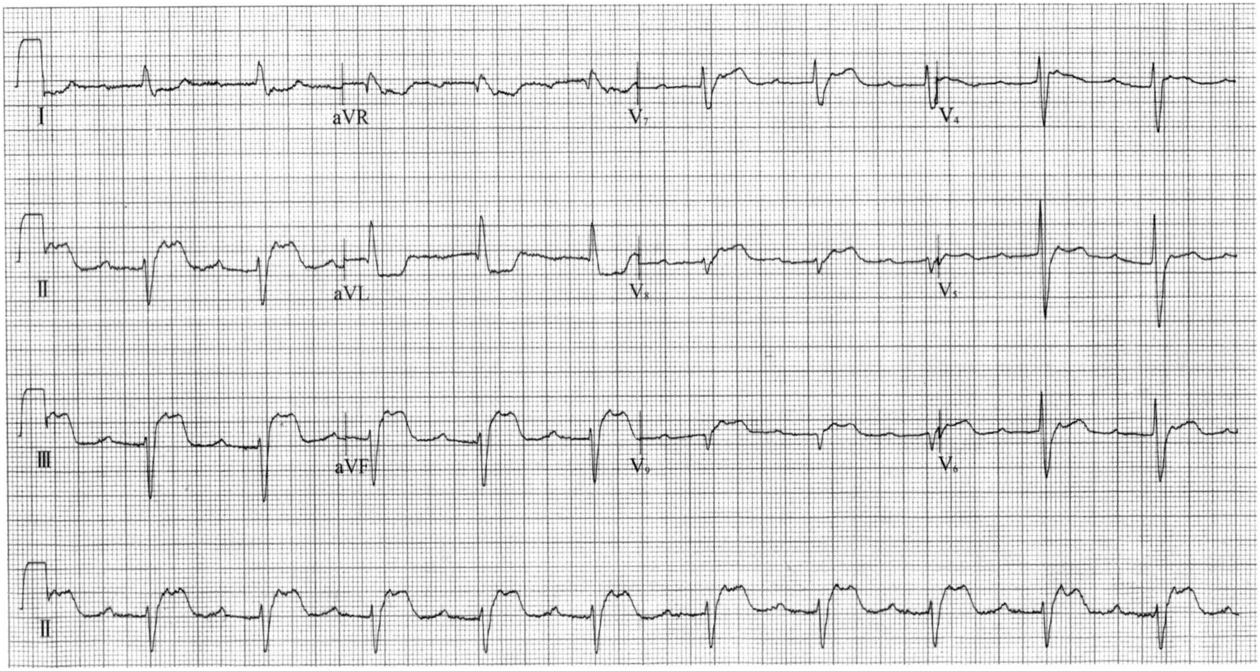

图55-2 急诊心电图(二)

心电图特点

1. 图55-1

(1)基本特点:窦性心率:128次/分;平均心室率:54次/分;PR间期:348ms;QRS波时间:150ms;QT/QTc间期:452/428ms;QRS波电轴-68°。

(2)Ⅱ、Ⅲ和aVF导联ST段抬高,$ST_{Ⅲ}>ST_{Ⅱ}$,T波直立高耸,与抬高的ST段融合成单向曲线,未见异常Q波。Ⅰ和aVL导联ST段压低,aVL导联ST段压低>Ⅰ导联。

(3)V_4~V_6导联ST段抬高,T波直立,未见异常Q波。

(4)QRS波增宽,V_1导联QRS波呈rSR'型,V_5导联S波粗钝。

(5)P波在Ⅱ导联中直立,在aVR导联中倒置。PP间期相等,二个或三个P波后有一个QRS波。

2. 图55-2

(1)附加V_7~V_9导联,见V_7~V_9导联ST段抬高,T波直立高耸。V_8导联R波振幅明显降低,V_9导联QRS波呈QS型。

(2)PP间期相等,两个P波后有一个QRS波。

心电图诊断

1. 急性下壁和后壁心肌梗死(急性期)。

2. 高度房室传导阻滞。

3. 完全性右束支传导阻滞。

4. 窦性心动过速。

解析

1. 本心电图中ST段抬高累及下壁和后壁,尽管Ⅱ、Ⅲ、aVF、V_7和V_8导联尚未出现异常Q波,但是V_9导联QRS波已呈QS型,因此考虑病程开始进入急性期心肌梗死急性期。本心电图ST段改变的特点,即$ST_{Ⅲ}>ST_{Ⅱ}$、aVL导联ST段压低>Ⅰ导联,提示梗死相关冠脉可能是右冠脉。

2. 本心电图一个诊断难点是对急性心肌梗死合并房室传导阻滞的认识。本患者激动多以2:1的比例下传心室,而Ⅱ度房室传导阻滞呈2:1传导,是一种特殊的形式,不能区分是Ⅱ度Ⅰ型还是Ⅱ度Ⅱ型。观察下传心室的QRS波是否有束支传导阻滞对鉴别诊断有一定帮助。本心电图中下传心室的QRS波呈完全性右束支传导阻滞图形,高度提示该患者是Ⅱ度Ⅱ型房室传导阻滞。所幸的是,在第1份心电图记录中发现有3:1的下传比例,按照诊断标准,应为高度房室传导阻滞图55-3。

3. 本心电图的另一诊断难点是激动2:1下传时,其中一个激动的P波重叠在抬高的ST段中,不易被辨认(图55-2)。

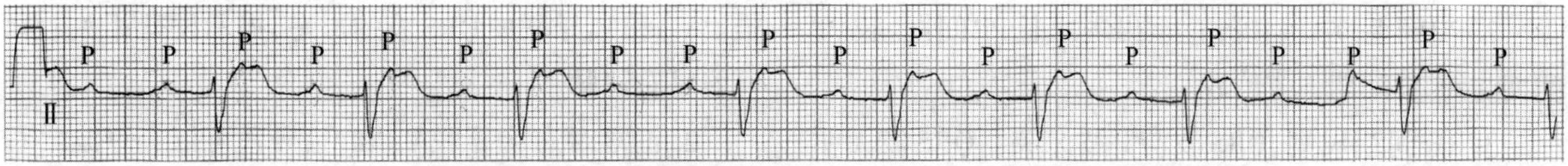

图55-3 P波的识别和房室传导阻滞的鉴别诊断

P波在Ⅱ导联中直立,在aVR导联中倒置。PP间期相等,2个或3个P波后有一个QRS波。

例56

男性，72岁，胸痛2天，突发晕厥急诊。急诊心电图检查见图56-1。

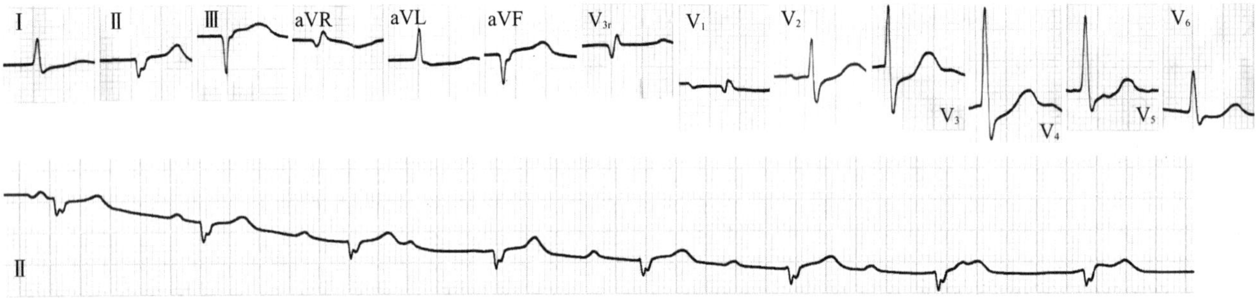

图56-1 例56心电图

心电图特点

1. Ⅱ、Ⅲ和aVF导联QRS波呈QS型，ST段略有抬高。V_{3R}和V_1导联QRS波呈qr型。

2. PP间期逐一缩短，直至出现一长PP间期，长PP间期与短PP间期不成倍数。

3. RR间期规则，QRS波与P波无关。QRS波无明显增宽，心室率为62次/分。

心电图诊断

1. 急性下壁心肌梗死（急性期）累及右心室。

2. Ⅱ度Ⅰ型窦房阻滞。

3. Ⅲ度房室传导阻滞。

4. 交界性逸搏心律。

解析

1. 本患者就诊时距发病已有较长的时间，因此心电图上ST段已回落，这给梗死相关冠脉的判断带来困难。V_{3R}和V_1导联中QRS波的形态，提示梗死相关冠脉可能是右冠脉。

2. 正常时右胸导联V_{3R}和V_{4R}导联可以有Q波。右心室心肌梗死或下壁心肌梗死累及右心室时，诊断依据不是右胸导联V_{3R}和V_{4R}导联Q波，而是ST段抬高。当右冠状动脉近端阻塞时，将出现右心室缺血或者梗死，这时右胸导联V_{3R}和V_{4R}导联将出现ST段抬高，通常V_1导联也可出现ST段抬高。本患者为下壁心肌梗死，通常与Ⅱ、Ⅲ和aVF导联ST段抬高的持续时间相比，右胸导联ST段抬高的持续时间相对较短。图中Ⅱ、Ⅲ和

aVF导联ST段抬高已回落近等电位线，因此右胸导联已无ST段抬高，唯有通过QRS波改变来判断心肌梗死是否累及右心室。

3. 正常时V_1导联不能有Q波，本心电图上V_1导联QRS波呈qr型，尽管Q波微小，但仍然是异常Q波。V_{3R}导联呈qr型，以及V_1导联呈qr型，是本心电图上诊断下壁心肌梗死累及右心室的依据。

4. 本心电图另一个诊断难点是对急性心肌梗死合并心律失常的认识。从PP间期上分析，Ⅱ度Ⅰ型窦房阻滞可以确诊。PP间期不等但RR间期保持相等，提示QRS波并非来自窦性下传，也即P波与QRS波无关。PP间期<RR间期，因此应诊断为Ⅲ度房室传导阻滞，详见图56-2。

5. Ⅲ度房室传导阻滞时，心房的激动完全被阻断，房室交界区阻滞部位的远端发出激动，激动心室形成逸搏心律。若阻滞发生在房室结或希氏束的近端，希氏束远端可发出激动，激动心室而形成交界性逸搏心律。此时逸搏心律的频率为40~60次/分，逸搏的QRS波形态正常。若阻滞发生在希氏束的远端或发生在束支，心室的激动将来自心室的异位节律点，形成室性逸搏心律。此时逸搏心律的频率为30~40次/分，逸搏的QRS波宽大畸形。本心电图根据心室率和QRS波时间和形态，考虑为交界性逸搏心律。

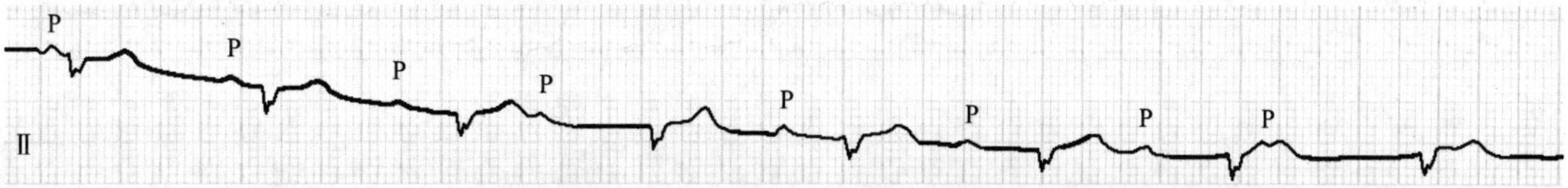

图56-2 P波的识别和房室传导阻滞的鉴别诊断

图中PP间期逐一缩短，直至出现一长PP间期，长PP间期与短PP间期不成倍数；RR间期规则，QRS波与P波无关。

例 57

男性，82岁，胸痛伴心悸和气急急诊。急诊心电图检查见图57-1。

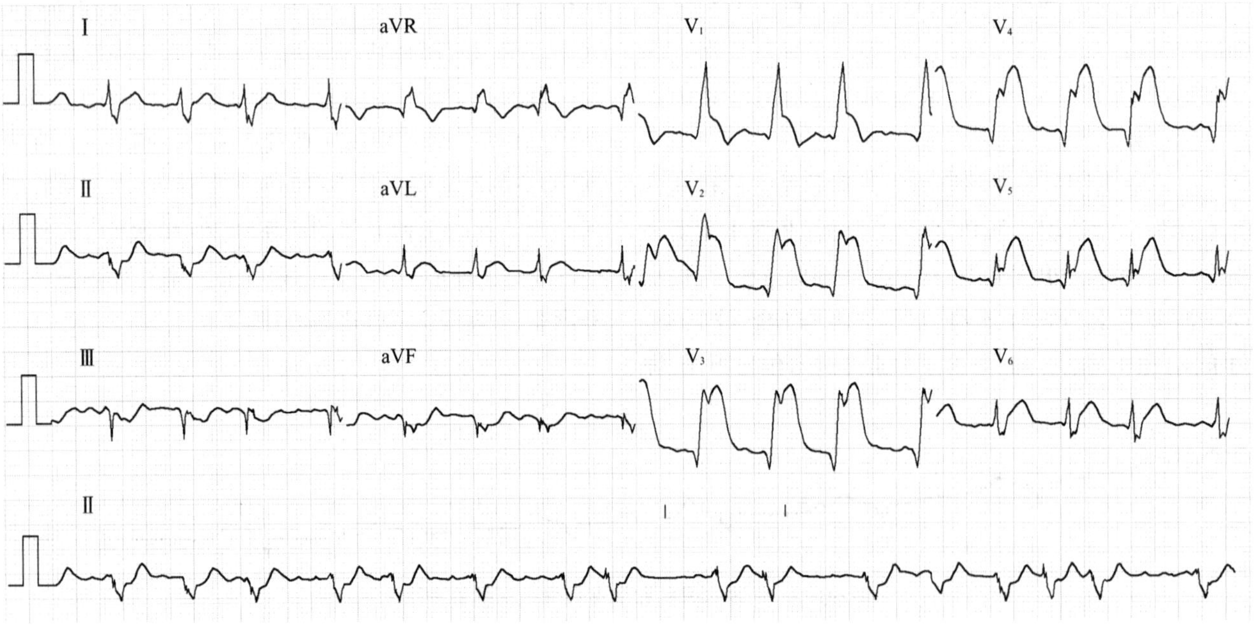

图57-1　急诊心电图(2002年4月25日10时13分)

心电图特点

1. 基本特点：心室率：97次/分；PR间期：无；QRS波时间：155ms；QT/QTc间期：390/493ms；QRS波电轴：-66°。

2. P波消失，代之以大小不等、节律不规则的“f”波，RR间期绝对不规则。

3. aVL、V_1~V_6导联ST段抬高，除V_1导联外，余导联T波直立高耸。

4. QRS波增宽，V_1~V_5导联QRS波呈qR型，V_6导联QRS波呈RS型，S波粗钝。Ⅱ、Ⅲ和aVF导联QRS波呈rS型，$S_{III}>S_{II}$。

心电图诊断

1. 心房颤动。

2. 急性广泛前壁心肌梗死(急性期)。

3. 完全性右束支阻滞。

4. 左前分支阻滞。

解析

1. 本心电图的诊断难点是右束支阻滞合并心肌梗死的诊断。通常急性心肌梗死所致ST段改变不会因右束支阻滞而受到影响。右束支阻滞典型的图形是V_1导联QRS波呈rSR'型,伴继发性ST段压低和T波倒置。若急性心肌梗死累及V_1导联,起始r波将丧失,QRS波呈qR型,原有的继发性ST段压低将变成ST段抬高。本心电图V_1导联呈典型的右束支阻滞合并心肌梗死的图形:ST段抬高和QRS波呈qR型(图57-2)。

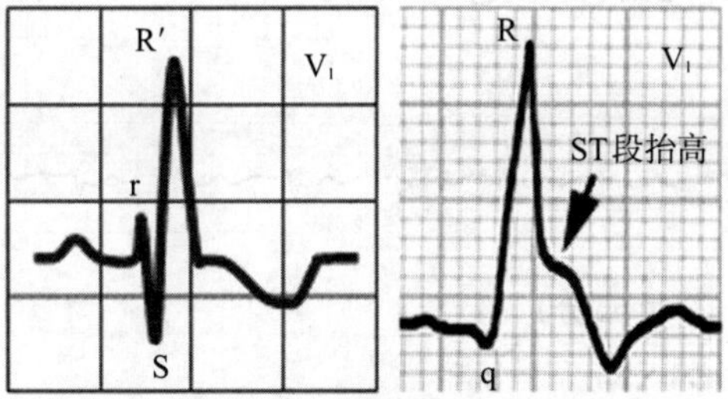

图57-2　右束支阻滞合并前间壁或广泛前壁心肌梗死时V_1导联的图形改变

左图:右束支阻滞V_1导联图形的模式图;右图:本病例V_1导联的图形。

2. 本心电图另一特点是QRS波电轴左偏,Ⅱ、Ⅲ和aVF导联QRS波呈rS型,$S_{Ⅲ}>S_{Ⅱ}$,提示右束支阻滞合并左前分支阻滞。

3. 为了进一步明确诊断,2小时后再复查心电图。复查心电图和第1次心电图的图形比较见图57-3,图中可见急性心肌梗死的演变:抬高ST段的回落和Q波加深。

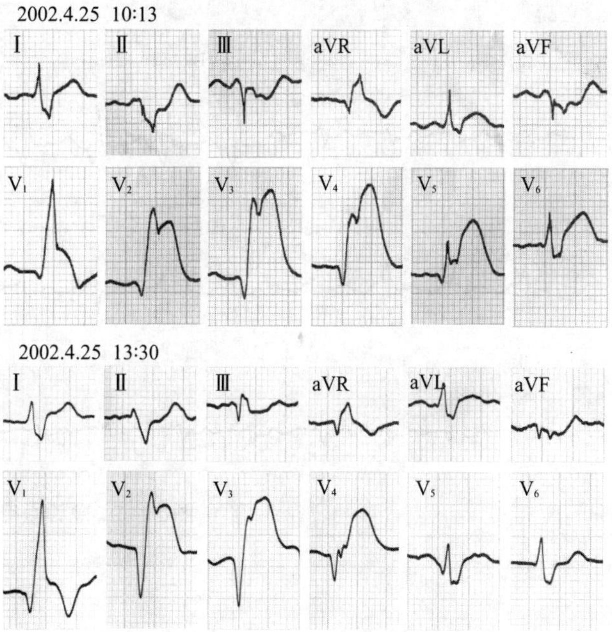

图57-3　两次心电图记录的图形比较

第2次心电图记录中可见V_1~V_6导联抬高的ST段有回落,V_1~V_5导联Q波加深。

例58

女性,73岁,胸痛2小时急诊。有高血压史,急诊心电图检查见图58-1,入院经治疗后心电图见图58-2。

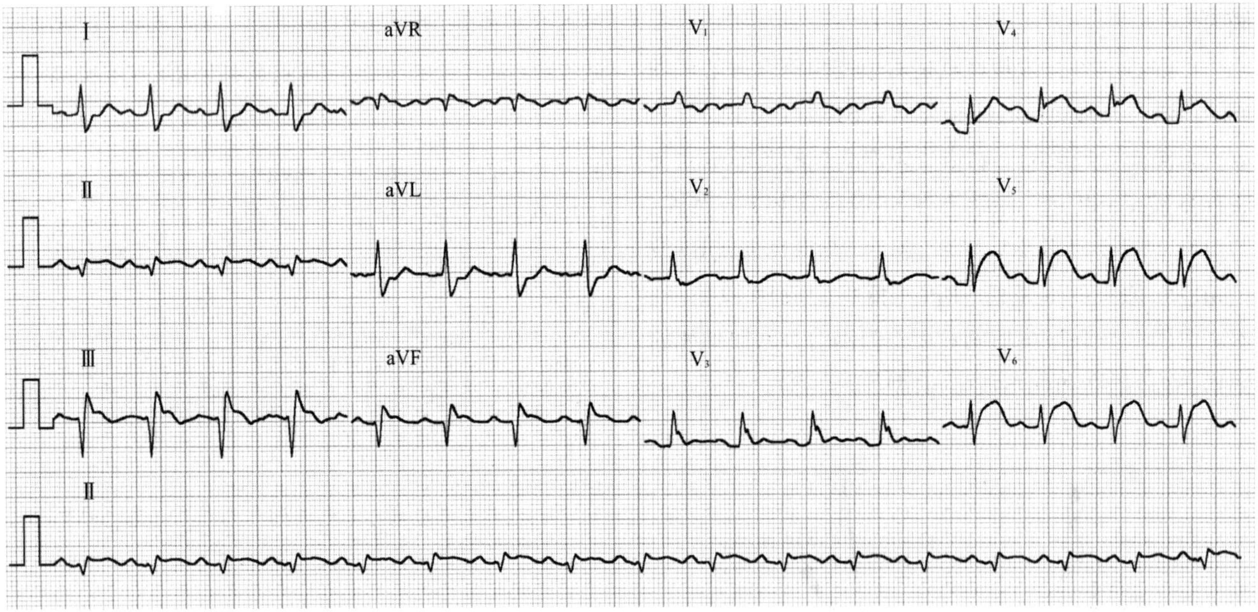

图58-1　急诊心电图(4月8日2时55分)

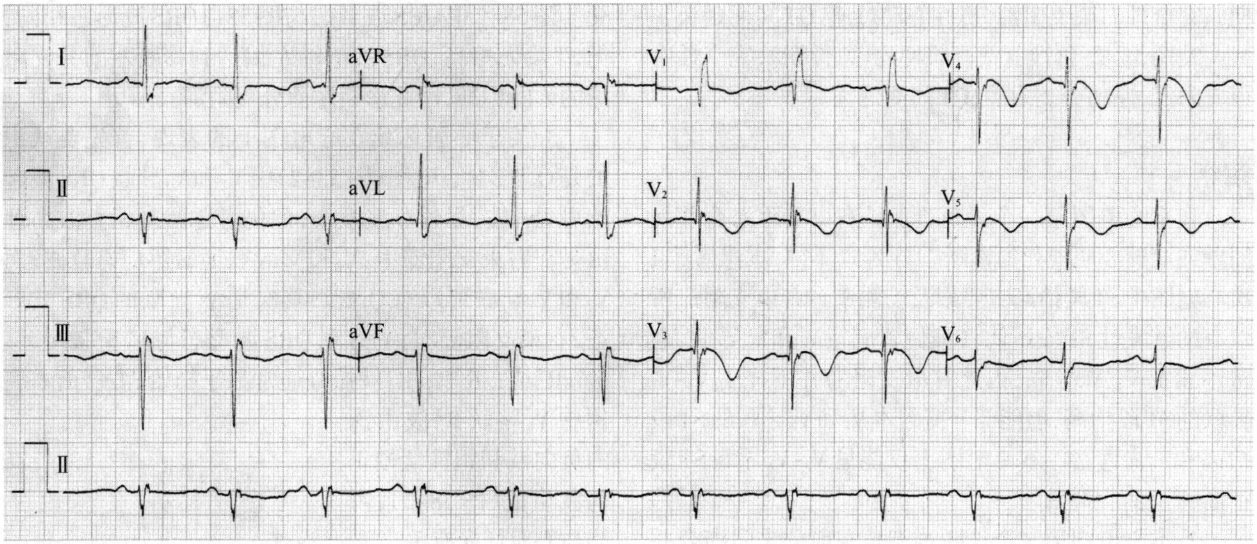

图58-2 入院后心电图(4月8日14时47分)

心电图特点

1. 图58-1

(1)基本特点:心率:101次/分;PR间期:191ms;QRS波时间:122ms;QT/QTc间期:370/480ms;QRS波电轴:-34°。

(2)Ⅱ、Ⅲ和aVF导联ST段抬高,$ST_{Ⅲ}>ST_{Ⅱ}$,QRS波呈rSr′型。Ⅰ和aVL导联ST段压低,aVL导联ST段压低>Ⅰ导联。

(3)V_3~V_6导联ST段抬高,T波直立高耸,未见异常Q波。

(4)QRS波增宽,V_1导联QRS波呈单向粗钝R型。

2. 图58-2

(1)基本特点:心率:77次/分;PR间期:193ms;QRS波时间:121ms;QT/QTc间期:423/479ms;QRS波电轴:-68°。

(2)Ⅱ、Ⅲ和aVF导联T波低平或浅倒置,QRS波呈rSr′型。

(3)V_2~V_6导联ST段略抬高,T波深倒置或倒置,V_1导联QRS波呈rSR'波,V_2导联QRS波起始可见q波,R'波由深的负向波和粗顿低幅正向波组成。V_3~V_5导联QRS波起始可见q波。

心电图诊断

1. 图58-1:急性下壁和前侧壁心肌梗死(超急性

期),完全性右束支阻滞,窦性心动过速,QT间期延长。

2. 图58-2:急性前壁心肌梗死(急性期),完全性右束支阻滞,左前分支阻滞,QT间期延长。

解析

1. 本心电图第一个诊断难点是右束支阻滞合并前间壁或前壁心肌梗死的诊断。与例57不同,本患者第1次心电图中ST段抬高主要累及前侧壁。右束支阻滞所伴有的继发性ST段压低、T波倒置应在V_1和V_2导联,通常不累及V_4~V_6导联,因此右束支阻滞并不掩盖V_4~V_6导联的ST段抬高,但能部分掩盖本V_1和V_2导联的ST段抬高和T波直立。本心电图上仅能见V_3~V_6导联ST段抬高,T波直立高耸。

2. 本心电图第二个诊断难点是左前分支阻滞合并下壁心肌梗死的诊断。当左前分支阻滞合并下壁心肌梗死时,可有以下几种心电图表现:①左前分支阻滞可掩盖小范围的下壁心肌梗死:这是由于下壁心肌梗死的范围小,尚未波及后乳头肌,使应该在Ⅱ、Ⅲ和aVF导联出现的QR型或QS型不出现,而变为rS型,呈现单纯的左前分支阻滞图形;②下壁心肌梗死可完全掩盖左前分支阻滞图形:这是由于心肌梗死波及后乳头肌,后乳头肌是左前分支阻滞时左心室后下壁最先发生除极的部位,从而产生Ⅱ、Ⅲ和aVF导联小r波,该部位发生坏死,小r波无法产生而变为QS型,呈现典型的单纯的急性下壁心肌梗死图形,而左前分支阻滞图形被掩盖。左前分支阻滞伴急性心肌梗死时,诊断应结合临床及心电图动态演变。本心电图图58-1中QRS波电轴左偏未达到诊断左前分支阻滞的诊断标准,Ⅱ、Ⅲ和aVF导联ST段抬高,因此考虑超急性期下壁心肌梗死。图58-2中QRS波形态与图58-1QRS波形态相同,但ST段无抬高,QRS波电轴左偏达到诊断左前分支阻滞的诊断标准,因此诊断左前分支阻滞。

3. 关于心肌坏死在心电图上的表现,首先要认识的是Q波,本心电图(图58-2)中V_2和V_3导联QRS波起始可见q波,尽管Q波微小,但仍考虑是异常Q波。理由是在右束支阻滞中,V_2和V_3导联通常不应有Q波,而V_5和V_6导联可以有Q波。其次是V_2导联的QRS波形态,右束支阻滞时,V_2导联QRS波形态与V_1导联接近,呈rsR'或rSR'型,R'波振幅通常高于初始r波。而本病例中V_2导联R'波由深的负向波和粗钝低幅正向波组成(图58-3),可能与心肌坏死有关。

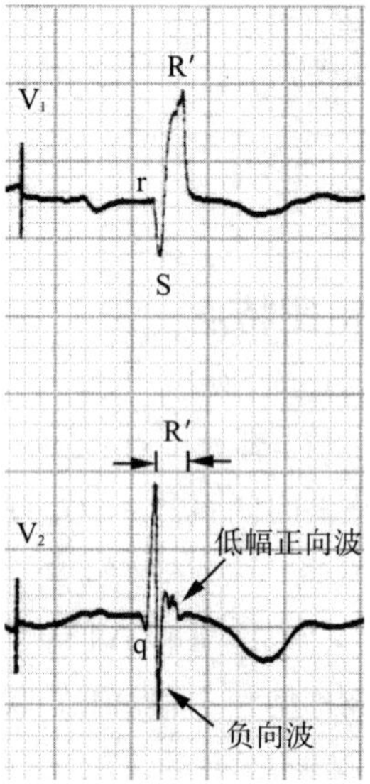

图58-3 图58-2中V_2导联R'波的组成

V_1导联QRS波呈rSR'波,V_2导联QRS波起始可见q波,R'波由深的负向波和粗顿低幅正向波组成。

4. 本心电图上ST段抬高发生在V_3~V_6导联上,而Q波形成在V_2和V_3导联上,原因是右束支阻滞继发性ST-T改变,部分掩盖了V_2导联ST段抬高。

5. 临床资料:超声心电图:急性心肌梗死(下壁),左心室肥厚,主动脉瓣轻度反流。本患者完全性右束支阻滞合并左前分支阻滞,使得心电图难以对心肌梗死作精确的定位诊断。

例59

患者,男性,68岁,住院期间突发胸痛。入院后第1次心电图检查见图59-1,突发胸痛后第1次和第2次心电图检查见图59-2和图59-3。

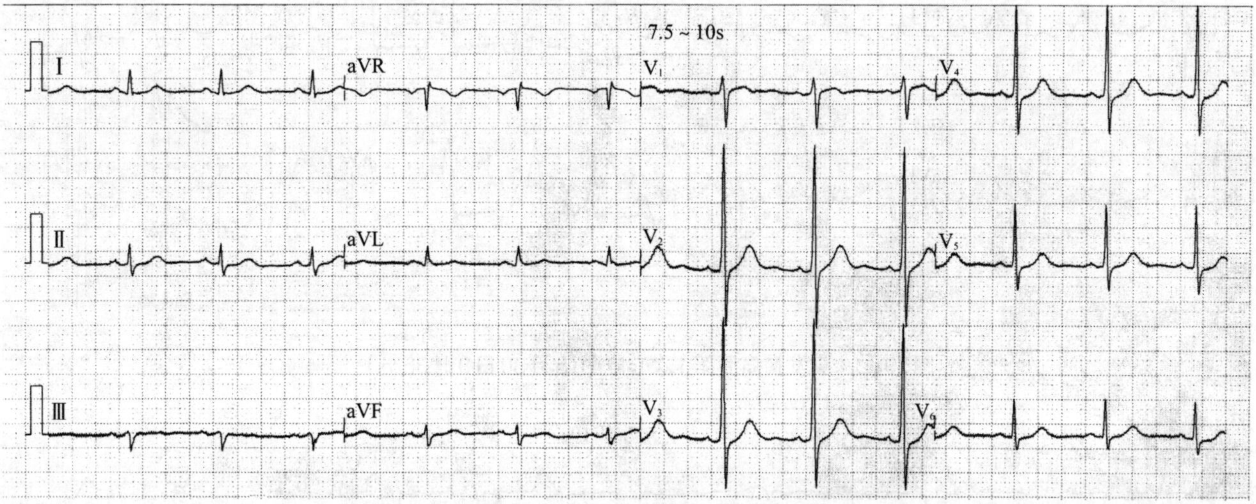

图59-1 入院后第1次心电图(5月24日9时58分)

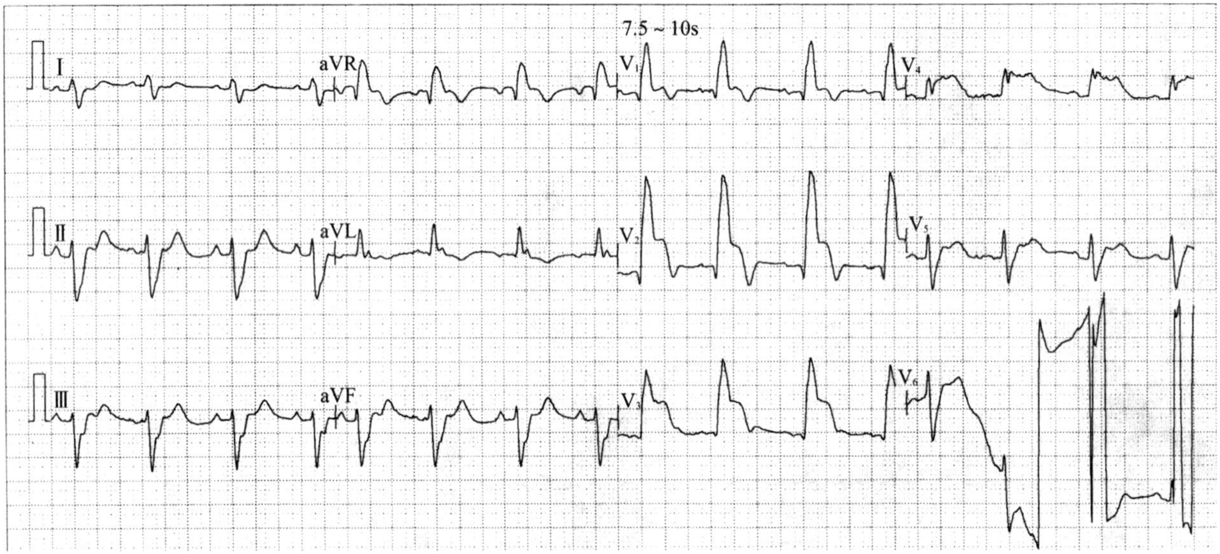

图59-2　突发胸痛后第1次心电图(5月30日9时35分)

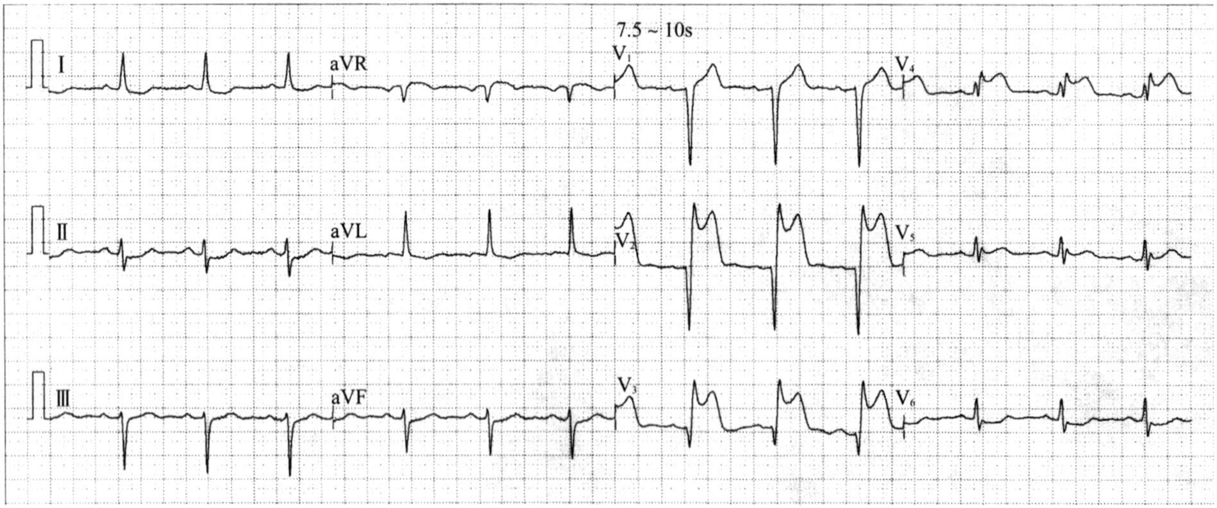

图59-3　突发胸痛后第2次心电图(5月30日9时40分)

心电图特点

1. 图59–1

(1)基本特点:心率:78次/分;PR间期:150ms;QRS波时间:70ms;QT/QTc间期:360/410ms;QRS波电轴:–11°。

(2)12导联心电图未见明显异常。

2. 图59–2

(1)基本特点:心率:87次/分;PR间期:150ms;QRS波时间:150ms;QT/QTc间期:430/520ms;QRS波电轴:–45°。

(2) V_1~V_5导联ST段抬高,V_1和V_2导联T波倒置,V_4~V_6导联T波直立高耸。

(3)QRS波增宽,V_1~V_3导联QRS波呈qR型,V_4导联R波顿挫有切迹。

3. 图59–3

(1)基本特点:心率:83次/分;PR间期:170ms;QRS波时间:80ms;QT/QTc间期:370/430ms;QRS波电轴:–36°。

(2) V_1~V_5导联ST段抬高,V_1~V_5导联T波直立高耸。

(3) V_1导联QRS波呈QS型,V_2和V_3导联QRS波呈QR型,V_4和V_5导联R波顿挫有切迹,V_5和V_6导联R波振幅较图59–2显著降低。

心电图诊断

1. 图59–1:正常心电图。

2. 图59–2:急性前间壁心肌梗死(急性期),完全性右束支阻滞,QT间期延长。

3. 图59–3:急性前间壁心肌梗死(急性期)。

解析

1. 本患者胸痛后第一次心电图中V_1~V_4导联呈典型的急性前间壁心肌梗死合并右束支阻滞的图形:ST段抬高,QRS波增宽,呈QR型。

2. 本患者有入院时正常心电图的记录,本次急性心肌梗死时出现右束支阻滞,强烈提示提示左前降支近端病变,预后不良。

3. 图59–2和图59–3之间的区别是图59–2有右束支阻滞,而图59–3右束支阻滞消失,呈现一过性阻滞的特点。尽管如此,仍提示预后不良,该患者在图59–3记录后不久发生猝死。

例60

男性，79岁，胸痛1天急诊。原有高血压和糖尿病史，入院后心电图检查见图60-1。

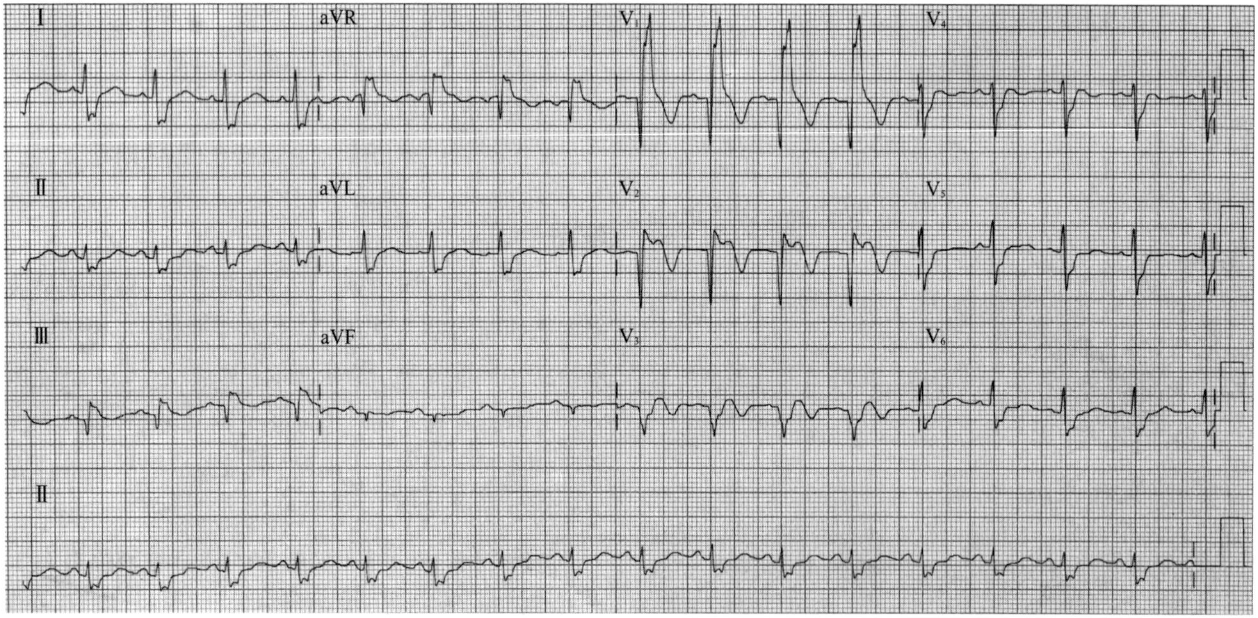

图60-1　例60心电图

心电图特点

1. 基本特点：心率：101次/分；PR间期：151ms；QRS波时间：141ms；QT/QTc间期：357/463ms；QRS波电轴：177°。

2. QRS波增宽，V_1导联QRS波呈QR型，R波粗钝，V_5导联S波粗钝。V_1~V_3导联ST段抬高，T波倒置，QRS波呈QR型或QS型。

3. Ⅱ、Ⅲ和aVF导联ST段无抬高，Ⅲ导联QRS波呈Qr型，aVF导联QRS波呈qs型。

心电图诊断

1. 急性前间壁心肌梗死(急性期)。

2. 提示急性下壁心肌梗死。

3. 窦性心动过速。

4. 完全性右束支阻滞。

5. QT间期延长。

解析

1. 本心电图中V_1~V_3导联呈典型的急性前间壁心肌梗死合并右束支阻滞的图形：ST段抬高，QRS波增宽，呈QR型。

2. 尽管Ⅱ、Ⅲ和aVF导联ST段无抬高，但是Ⅲ导联QRS波呈Qr型，aVF导联QRS波呈qs型，表明心肌梗死可能累及下壁。

3. 若原无右束支阻滞，则急性前间壁心肌梗死合并右束支阻滞，提示左前降支近端病变；累及下壁，提示长左前降支可能。但患者没有以往心电图资料，只能推测梗死相关冠脉是左前降支。

4. 临床资料：超声心电图：左心室前壁收缩活动明显降低，左心室收缩功能不全，轻度二尖瓣和主动脉瓣反流。

例61

男性,67岁,胸闷气急心悸1天急诊,急诊心电图检查见图61-1。

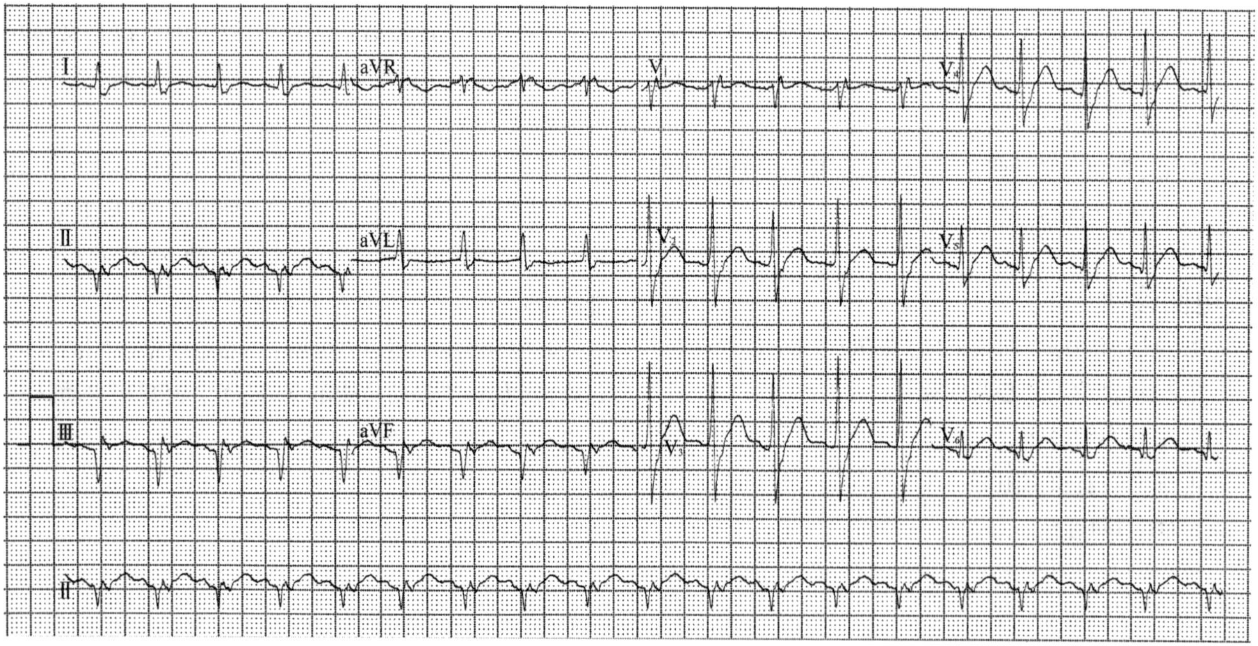

图61-1　例61急诊心电图

心电图特点

1. 基本特点：心率：112次/分；PR间期：120ms；QRS波时间：156ms；QT/QTc间期：366/502ms；QRS波电轴：-55°。

2. QRS波增宽，V_1导联QRS波呈rsR'型，V_5导联S波粗钝。

3. Ⅱ、Ⅲ和aVF导联ST段抬高，QRS波呈Qr型，Ⅲ导联Q波深达0.7mV。

心电图诊断

1. 急性下壁心肌梗死(急性期)。

2. 窦性心动过速。

3. 完全性右束支阻滞。

4. 提示左前分支阻滞。

5. QT间期延长。

解析

1. 本患者为急性下壁心肌梗死，合并右束支阻滞，并不影响下壁心肌梗死的诊断。

2. 值得注意的是本心电图上Ⅱ和Ⅲ导联有特别深的Q波，在右束支阻滞合并下壁心肌梗死的情况下，很可能提示同时合并左前分支阻滞。当左前分支阻滞合并下壁心肌梗死时，可有以下几种心电图表现：①左前分支阻滞可掩盖小范围的下壁心肌梗死：这是由于下壁心肌梗死的范围小，尚未波及后乳头肌，使应该在Ⅱ、Ⅲ和aVF导联出现的QR型或QS型不出现，而变为rS型，呈现单纯的左前分支阻滞图形；②下壁心肌梗死可完全掩盖左前分支阻滞图形：这是由于心肌梗死波及后乳头肌，后乳头肌是左前分支阻滞时左心室后下壁最先发生除极的部位，从而产生Ⅱ、Ⅲ和aVF导联小r波，该部位发生坏死，小r波无法产生而变为QS型，呈现典型的单纯的急性下壁心肌梗死图形，而左前分支阻滞图形被掩盖。

3. Ⅱ、Ⅲ和aVF导联Q波的识别见图61-2。

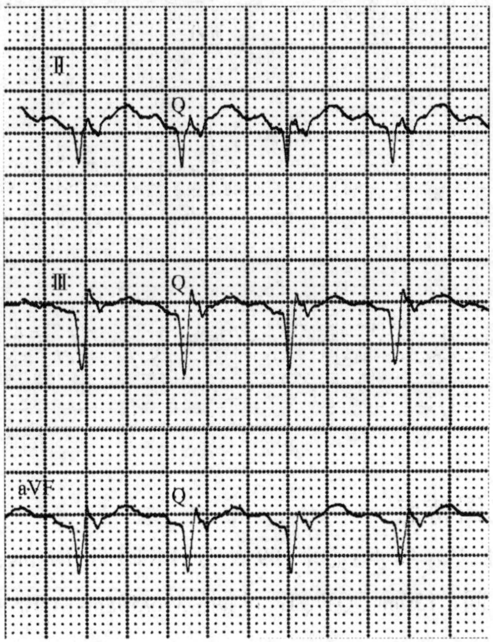

图61-2 Ⅱ、Ⅲ和aVF导联Q波的识别

例62

男性，71岁，胸痛加重2小时急诊。急诊心电图检查见图62-1。

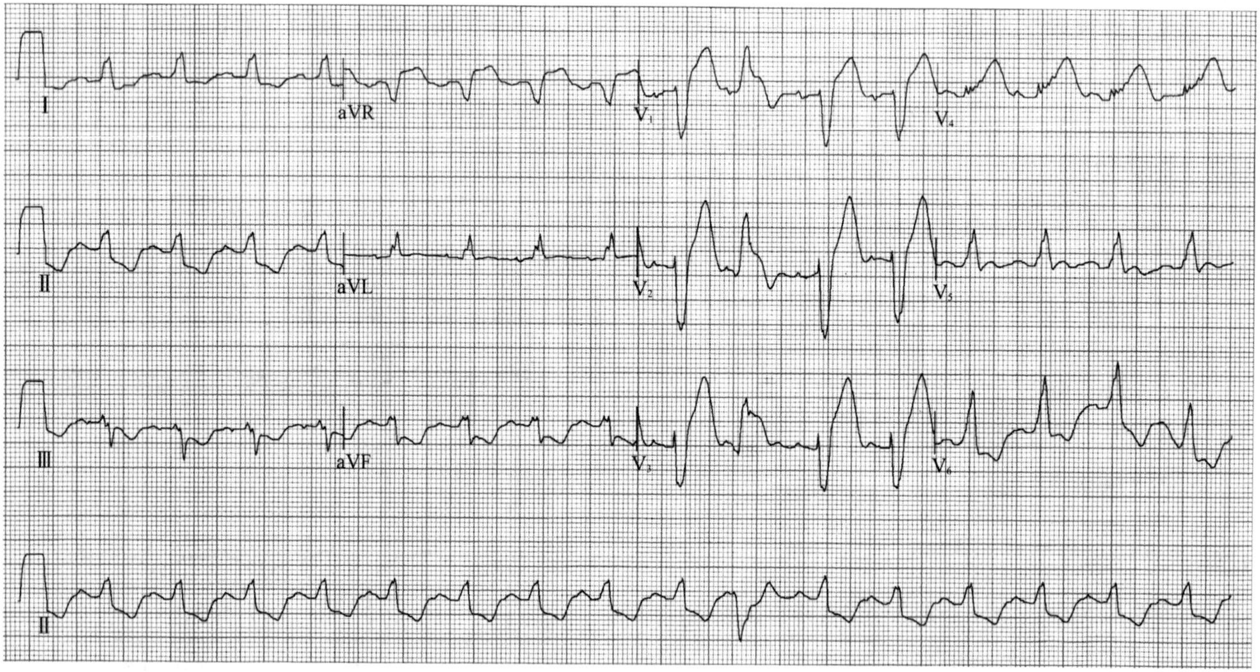

图62-1　例62心电图

心电图特点

1. 基本特点：心率：99次/分；PR间期：190ms；QRS波时间：150ms；QT/QTc间期：396/508ms；QRS波电轴：-3°。

2. QRS波增宽，V_1导联QRS波呈rS型，V_5导联QRS波呈单向粗钝R波型。

3. V_1~V_3导联ST段抬高，其中V_3导联ST段抬高≥0.5mV，T波直立。V_4和V_5导联ST段抬高≥0.1mV。V_4导联R波振幅明显降低。

4. 可见提早的宽大畸形的QRS-T波群，其前无相关P波，QRS波畸形，代偿间期完全。在V_1~V_3导联中，该心动的ST段明显抬高。

心电图诊断

1. 急性前壁心肌梗死(超急性期)。
2. 完全性左束支阻滞。
3. 室性早搏。
4. QT间期延长。

解析

1. 左束支阻滞可引起继发性ST段及T波的改变，从而影响急性心肌梗死的诊断。左束支阻滞QRS波形态改变是：V_1导联QRS波呈rS或QS型，V_5导联QRS波呈单向粗钝R波型。左束支阻滞继发性ST-T改变的特点是：R波为主的导联中，ST段压低，T波倒置；S波为主的导联中，ST段抬高，T波直立。有回顾性研究提出了左束支阻滞合并心肌梗死的诊断标准：①协调的ST段改变：QRS波群以R波为主的导联ST段抬高≥0.1mV，以S波为主的导联即V_1到V_3导联ST段压低≥0.1mV；②不协调的ST段改变：QRS波群以S波为主的导联，ST段抬高≥0.5mV。2007~2009年AHA/ACC/HRS关于心电图标准化的建议，也建议用此诊断标准。本心电图中V_3导联以S波为主，ST段抬高≥0.5mV，V_4~V_6导联以R波为主，ST段抬高≥0.1mV，符合左束支阻滞合并急性前壁心肌梗死的诊断，心电图识别见图62-2。

2. 本心电图中心肌梗死的改变是ST-T改变，尚未出现QRS波的改变(Q波未形成)，因此分期诊断为超急性期。

3. 本心电图中可见室性早搏，通常室性早搏的ST-T呈继发性改变，在R波为主的导联中，室性早搏的ST段压低。本心电图中在V_1~V_3导联中，室性早搏的ST段明显抬高，也提示发生了急性心肌梗死。

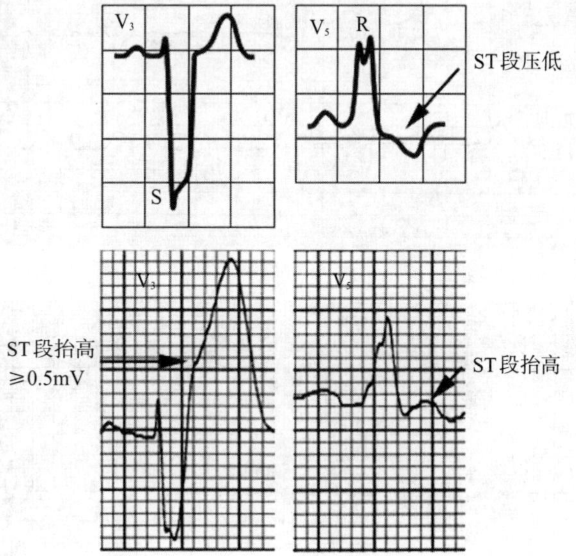

图62-2　左束支阻滞合并急性前壁心肌梗死的识别

左图：左束支阻滞V_3和V_5导联图形的模式图；右图：本病例V_3和V_5导联的图形。

例 63

女性，72岁，因胸痛气急而急诊就诊。急诊心电图检查见图63-1，入院后心电图见图63-2。

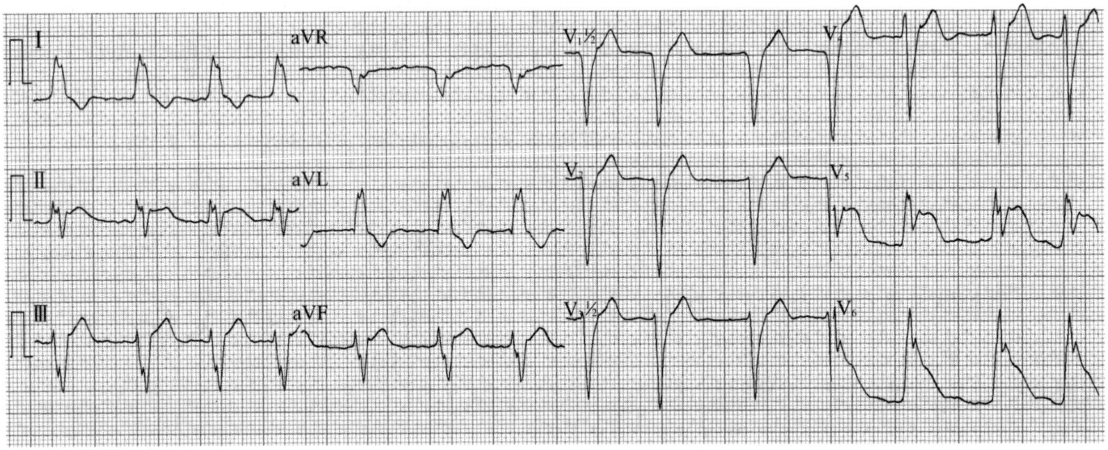

图63-1　急诊心电图（10月27日6时47分）

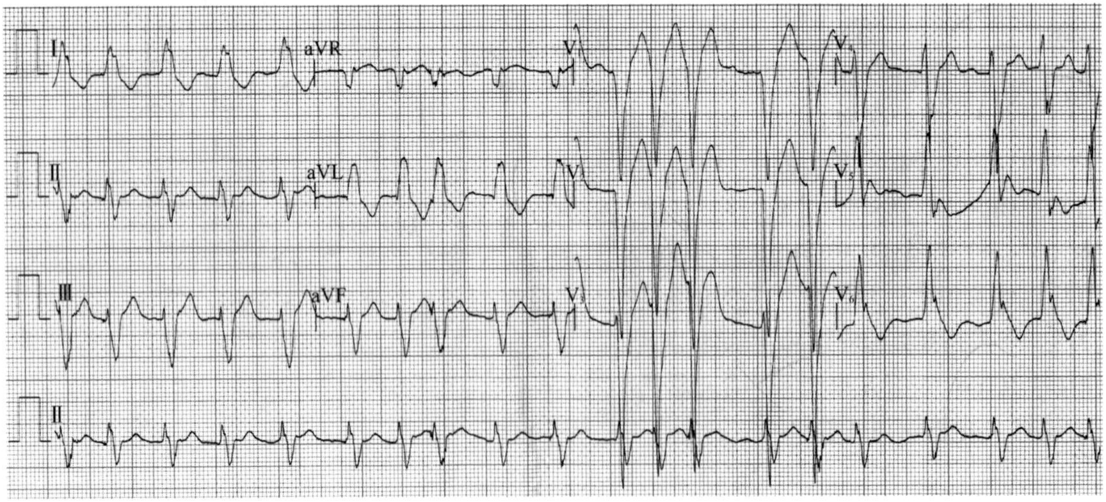

图63-2　入院后心电图（10月27日9时13分）

心电图特点

1. 图63-1

(1)基本特点:心室率:81次/分;PR间期:无;QRS波时间:176ms;QT/QTc间期:416/482ms;QRS波电轴:-25°。

(2)P波消失,代之以大小不等、节律不规则的"f"波,RR间期绝对不规则。

(3)QRS波增宽,V_1导联QRS波呈QS型,V_6导联QRS波呈单向粗钝R波型。

(4)Ⅱ、Ⅲ和aVF,V_5和V_6导联ST段抬高≥0.1mV,T波直立。

2. 图63-2

(1)基本特点:心室率:122次/分;PR间期:无;QRS波时间:162ms;QT/QTc间期:364/519ms;QRS波电轴:-42°。

(2)P波消失,代之以大小不等、节律不规则的"f"波,RR间期绝对不规则。

(3)QRS波增宽,V_1和V_2导联QRS波呈QS型,V_6导联QRS波呈单向粗钝R波型。

(4)Ⅱ、Ⅲ和aVF,V_5和V_6导联ST段抬高≥0.1mV,T波倒置。

心电图诊断

1. 图63-1:急性下壁和前侧壁心肌梗死(超急性期),完全性左束支阻滞,心房颤动。

2. 图63-2:急性间隔壁心肌梗死可能,完全性左束支阻滞,心房颤动。

解析

1. 由于图63-1中V_5和V_6导联ST段抬高形态怪异,曾被误认是记录中的伪差所致。但患者心肌酶显著增高,后仍拟诊"急性心肌梗死"而收入院。图63-1中ST段抬高的识别见图63-3。

2. 根据图63-1中ST段抬高所累及的导联(Ⅱ、Ⅲ、aVF、V_5和V_6导联),心肌梗死的定位诊断考虑为下壁和前侧壁。图63-2中抬高的ST段已有所回落,原ST段显著抬高的V_5和V_6导联并未出现Q波,而是V_2导联原有的r波消失,呈QS型,因此心肌梗死的定位诊断考虑为间隔壁。明确的定位诊断有待于心电图随访。

3. 急性心肌梗死合并束支阻滞常提示预后不良,本患者在住院期死于心功能不全。

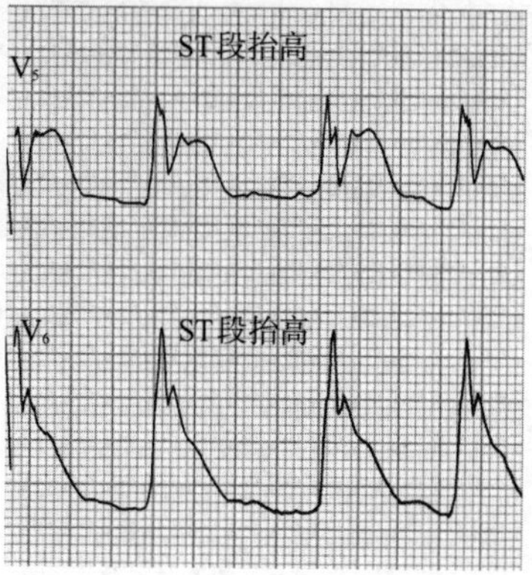

图63-3 图63-1中V_5和V_6导联ST段抬高的识别

图中示V_5和V_6导联ST段抬高。

例64

女性，78岁，胸痛、心悸和气急急诊。急诊心电图检查见图64-1。

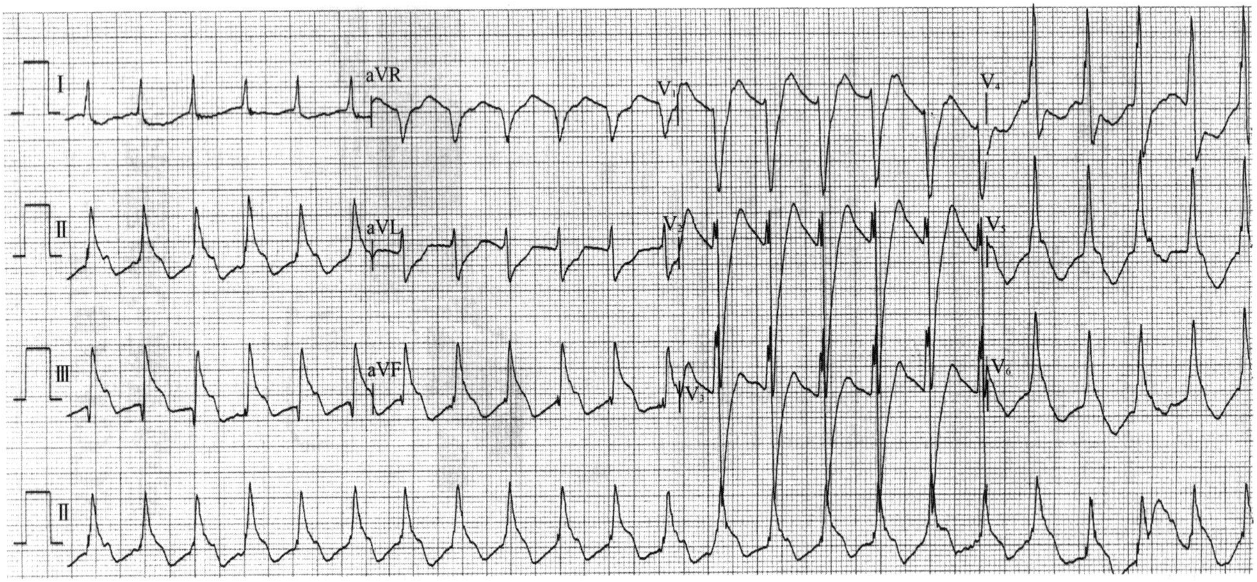

图64-1　例64心电图

心电图特点

1. 基本特点：心率：136次/分；PR间期：无；QRS波时间：160ms；QT/QTc间期：380/573ms；QRS波电轴：60°。

2. P波无法辨别，RR间期规则。

3. QRS波增宽，V_1导联QRS波呈rS型，V_5导联QRS波呈单向R波型。

4. Ⅱ、Ⅲ和aVF，V_5和V_6导联ST段抬高≥0.1mV，T波倒置。Ⅲ导联有Q波。

心电图诊断

1. 急性下壁和前侧壁心肌梗死（急性期）。

2. 完全性左束支阻滞。

3. 窦性心动过速伴Ⅰ度房室传导阻滞可能。

解析

1. 由于心率较快，无法辨别P波，同时由于R波与抬高的ST段融合，形似极宽的QRS波，故该心电图曾被误诊为室性心动过速。

2. 为了明确诊断，待患者心率有所降低后复查心电图（图64-2），由于病情危重，仅记录肢体导联。图中可见P波和PR间期延长，QRS波增宽。Ⅱ、Ⅲ和aVF导联ST段抬高，Ⅲ导联已经出现异常Q波，故急性心肌梗死的诊断明确。

3. 根据图64-2中的PR间期推测，前一份心电图中是窦性心动过速伴Ⅰ度房室传导阻滞可能。

4. 急性心肌梗死合并束支阻滞常提示预后不良，该患者在住院期死于心功能不全。

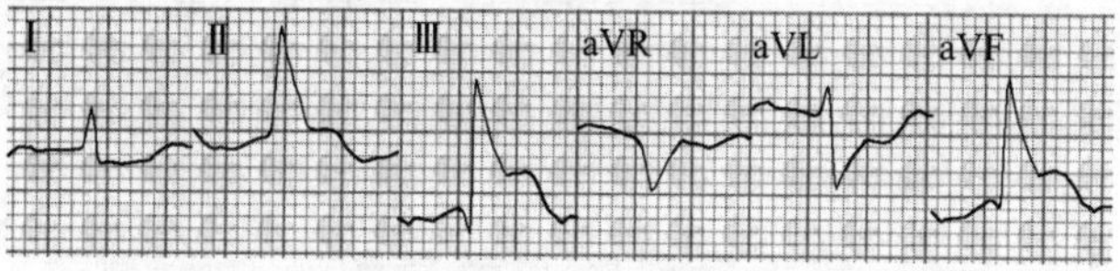

图64-2　图64-1中V_5和V_6导联ST段抬高的识别

例65

女性，63岁，胸痛气急2周就诊。入院后心电图检查见图65-1。

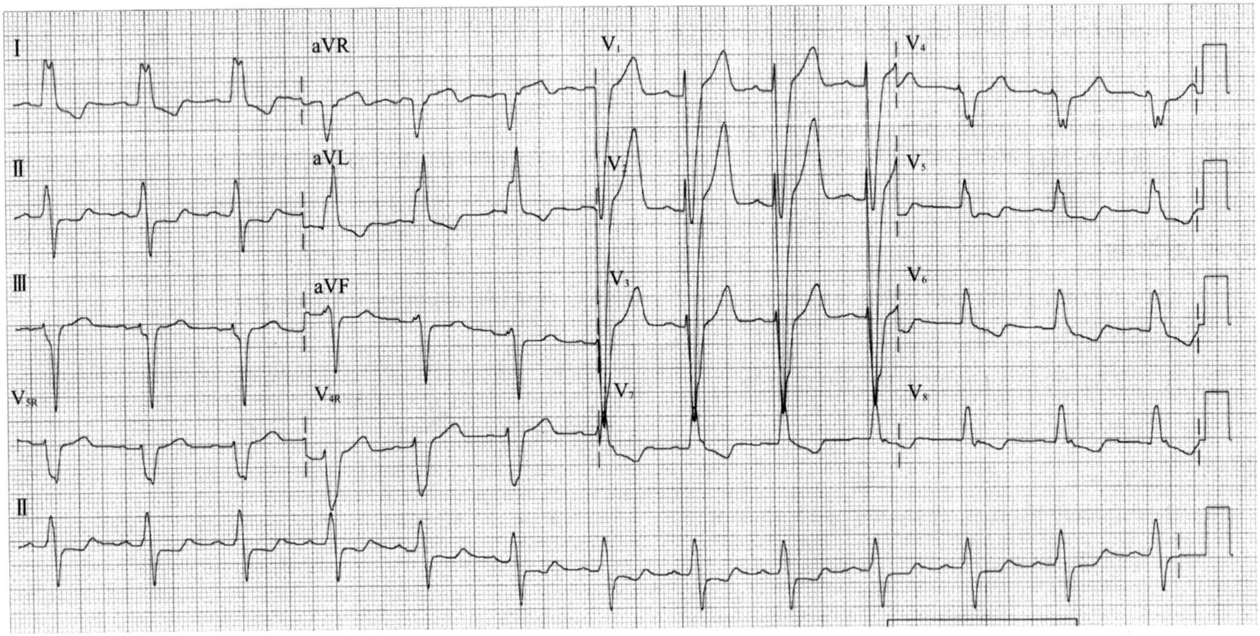

图65-1　例65心电图

心电图特点

1. 基本特点：心率：76次/分；PR间期：188ms；QRS波时间：166ms；QT/QTc间期：452/508ms；QRS波电轴：-32°。

2. QRS波增宽，V_1导联QRS波呈rS型，V_5导联QRS波呈单向粗钝R波型。

3. Ⅲ和aVF导联QRS波呈rS，R波切迹顿挫。

4. V_3导联QRS波呈rS型，其R波小于V_2导联R波。V_4导联QRS波呈rS，R波切迹顿挫。

心电图诊断

1. 近期前壁和下壁心肌梗死。

2. 完全性左束支阻滞。

解析

1. 由于患者就诊时已过急性期，ST-T改变已基本恢复，故仅能从QRS波形态来判断是否存在心肌梗死。左束支阻滞时，V_1~V_6导联R波振幅仍呈逐渐增大的趋势，而本心电图中V_3导联R波小于V_2导联R波，V_4导联R波更加降低，提示前壁可能发生心肌梗死。同理，Ⅲ和aVF导联QRS波呈rS，R波切迹顿挫，也提示下壁可能发生心肌梗死。

2. 临床资料：超声心电图：左心室下壁收缩活动异常，左心房增大伴轻度二尖瓣关闭不全。冠脉造影：未见明显冠脉病变。左束支阻滞不仅影响心肌梗死的心电图诊断，也可能降低心电图定位诊断的正确性。

例66

男性，60岁，频发肩颈痛半年余，按颈椎病治疗无效，近3个月出现气急，不能平卧。入院心电图检查见图66-1。

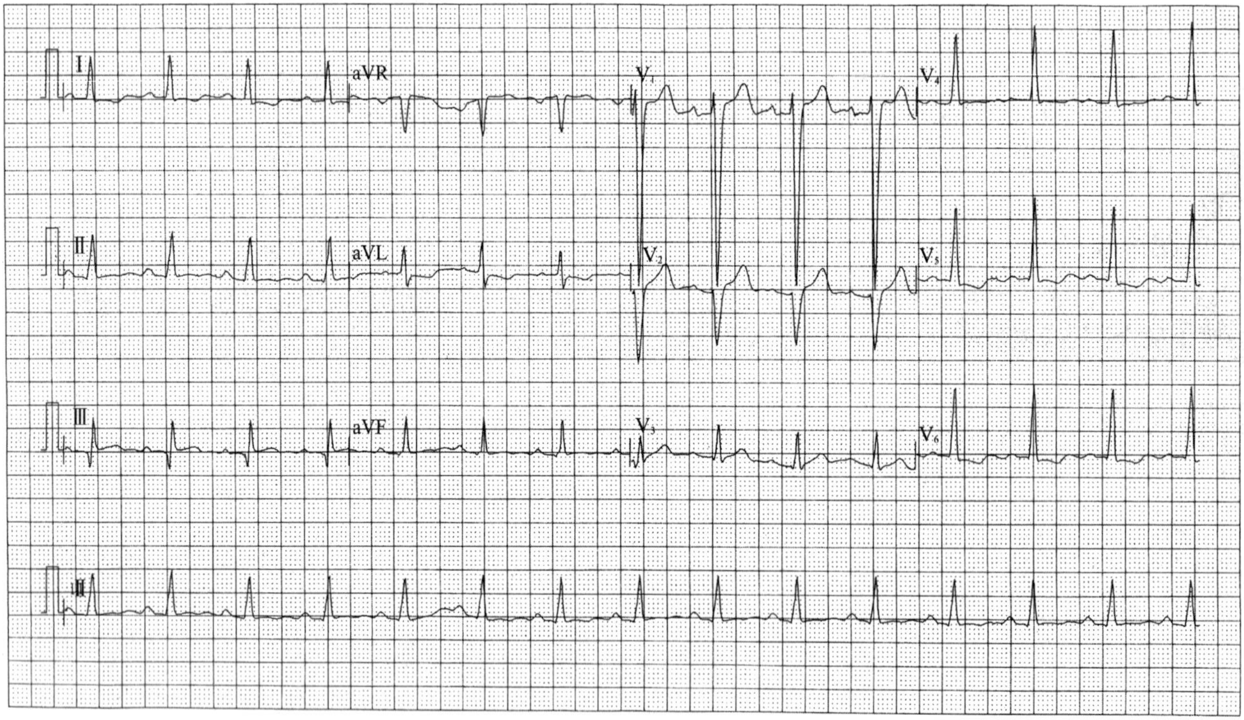

图66-1　例66心电图

心电图特点

1. 基本特点：心率：85次/分；PR间期：196ms；QRS波时间：114ms；QT/QTc间期：382/454ms；QRS波电轴：43°。

2. Ⅲ导联有异常Q波，V_2导联R波振幅小于V_1导联R波振幅，V_3导联呈Rs型。

3. Ⅰ、aVL、V_5和V_6导联ST段压低，T波负正双向。Ⅱ、Ⅲ和aVF，V_4导联T波低平。

心电图诊断

1. 陈旧性前壁和下壁心肌梗死。

2. 不完全性左束支阻滞。

解析

1. 本心电图的特点是Ⅲ导联有异常Q波和V_2导联R波振幅降低。Ⅲ导联和V_2导并非解剖相邻的导联，如何判断是否有心肌梗死？心肌梗死的部位在哪里？

2. 根据患者反复发作剧烈肩颈痛推测，患者可能曾发生多次心肌梗死。除了肩颈痛外，患者无其他明显症状，因此推测多次心肌梗死的范围较局限。多次局限的心肌梗死在心电图上表现为图形不典型，无两个代表相邻解剖部位的导联呈现心肌梗死的图形。

3. 逐一导联观察QRS波形态改变，有助于发现心肌梗死，并有助于心肌梗死的定位诊断。

4. 临床资料：超声心动图：左心室增大，心尖部和下壁收缩活动明显降低，多处收缩活动降低，左心室收缩功能明显降低。双心房增大伴轻至中度二尖瓣和三尖瓣关闭不全。冠脉造影：三支多发性严重狭窄。心电图上提示多部位的心肌梗死，与超声心动图的结果一致。

例67

男性，70岁，原有心肌梗死史，再发胸痛2小时急诊就诊。急诊行心电图检查，常规12导联见图67-1，附加导联心电图见图67-2。

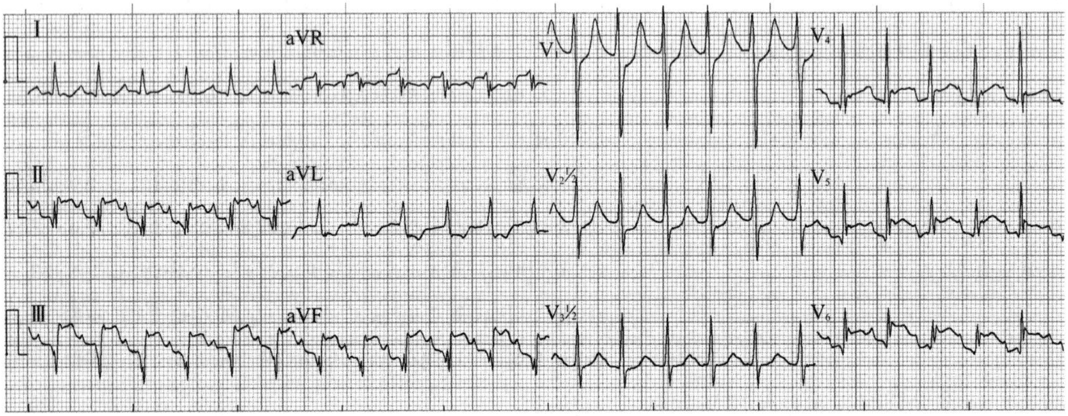

图67-1 急诊常规12导联心电图

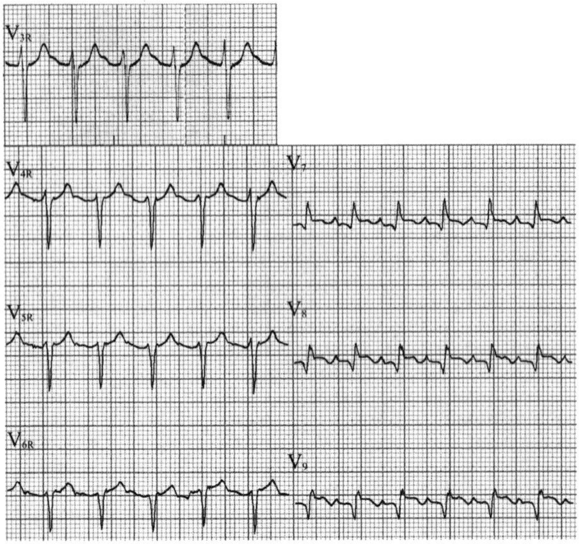

图67-2 急诊附加导联心电图

心电图特点

1. 基本特点：心率：137次/分；PR间期：160ms；QRS波时间：90ms；QT/QTc间期：360/543ms；QRS波电轴：-20°。

2. Ⅱ、Ⅲ和aVF导联QRS波呈QrS型，其中Ⅱ导联r波超过基线，ST段抬高，T波直立。aVL导联ST段压低。

3. V_4~V_9导联ST段抬高，T波直立。V_6~V_9导联有异常Q波。

心电图诊断

1. 陈旧性下壁心肌梗死伴再次急性心肌梗死。

2. 急性前侧壁和后壁心肌梗死。

3. 窦性心动过速。

4. QT间期延长。

解析

1. 本患者仅提供有心肌梗死史，但无具体心电图资料，因此当心电图出现下壁、前侧壁和后壁都有ST段抬高和异常Q波时，很难判断陈旧性心肌梗死及急性心肌梗死的部位。

2. 注意观察各个有异常Q波导联中QRS波的形态，不难发现Ⅱ、Ⅲ和aVF导联QRS波呈QrS型，其中Ⅱ导联r波超过基线，这种类型的小R波有人称之为"胚胎性R波"。"胚胎性R波"出现在急性心肌梗死恢复过程中，是梗死区导联原来的QS波或病理性Q波中"新生"的r波。根据这一心电图特点，推测原有的心肌梗死位于下壁，本次胸痛时该部位出现ST段抬高，因此考虑再次发生急性心肌梗死。

3. 与此同时，根据V_4~V_9导联ST段抬高，V_6~V_9导联有异常Q波，提示本次心肌梗死范围扩大至前侧壁和后壁。

例68

男性，71岁，原有心肌梗死和心房颤动史，再发胸痛半小时急诊。急诊第1次心电图检查见图68-1，第2心电图检查见图68-2。

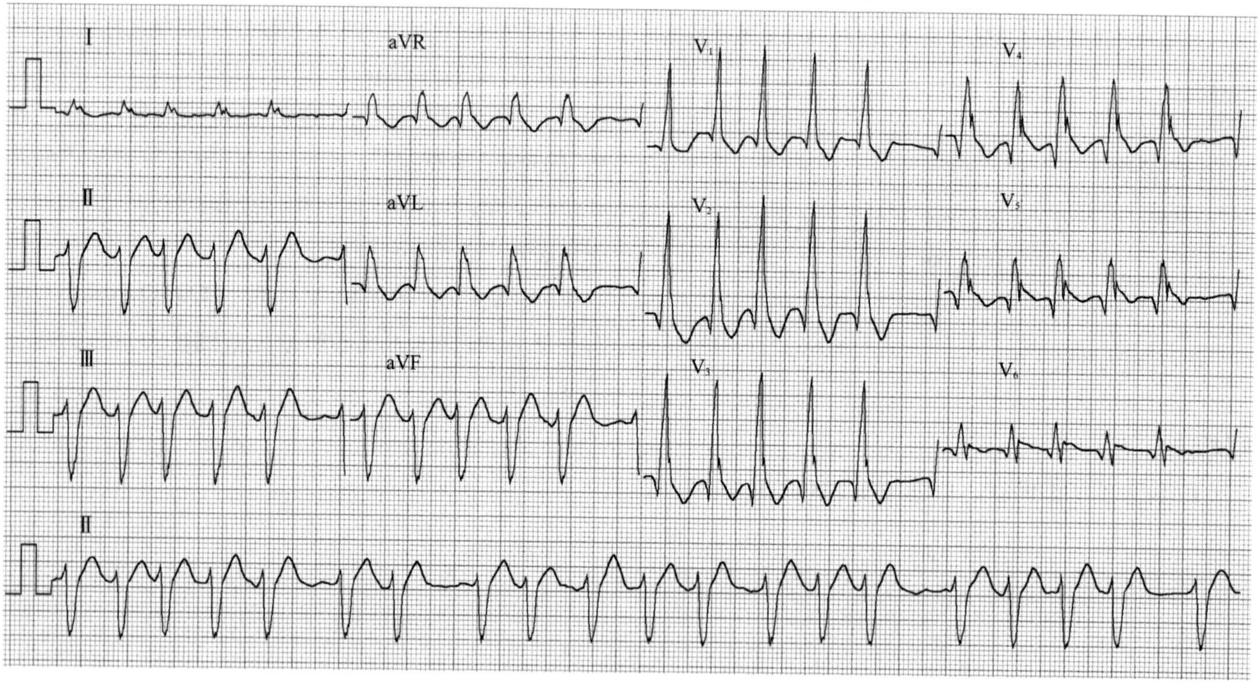

图68-1　急诊第1次心电图(2月25日17时51分)

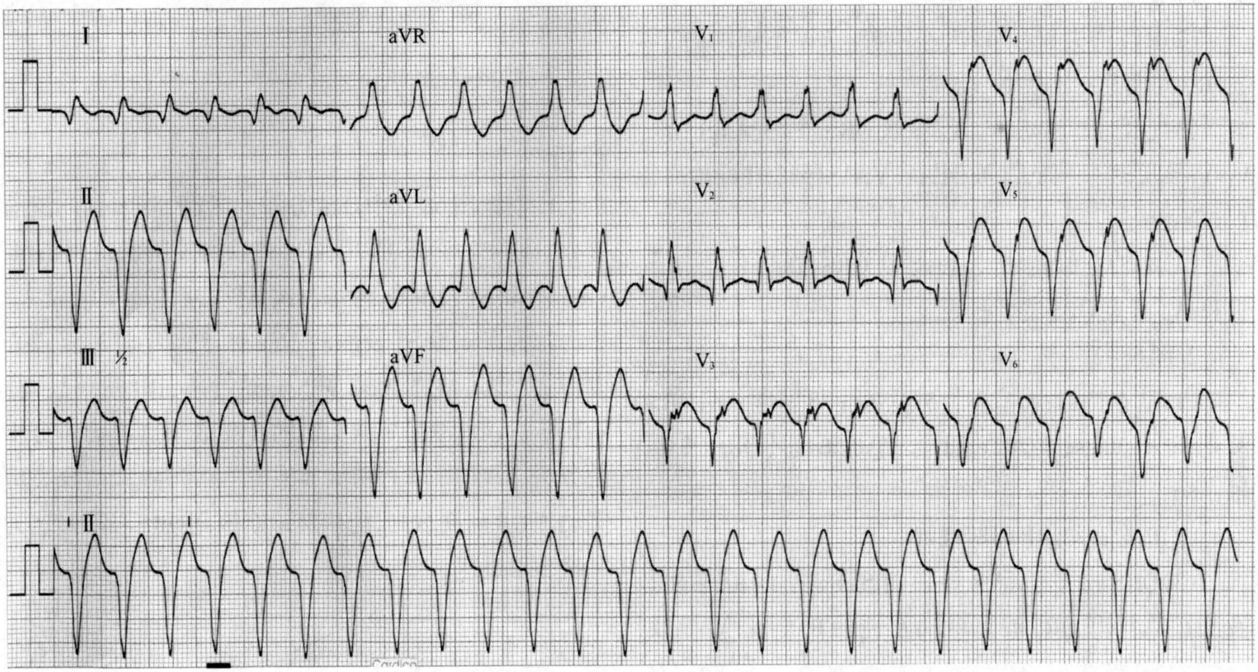

图68-2　急诊第2次心电图(2月25日20时3分)

心电图特点

1. 图68-1

(1)基本特点:心室率:120次/分;PR间期:无;QRS波时间:140ms;QT/QTc间期:396/556ms;QRS波电轴:-71°。

(2)P波消失,代之以大小不等、节律不规则的"f"波,RR间期绝对不规则。

(3)QRS波增宽,V_1~V_6导联QRS波均呈qR型。V_1~V_3导联ST段压低,T波倒置。V_4~V_6导联ST段抬高,T波倒置。

(4)电轴左偏>-45°,aVL导联QRS波呈qR型,Ⅱ、Ⅲ和aVF导联QRS波呈rS型。

2. 图68-2

(1)基本特点:心室率:157次/分;PR间期:无;QRS波时间:130ms;QT/QTc间期:350/564ms;QRS波电轴:-86°。

(2)P波消失,RR间期规则。

(3)QRS波增宽,aVR导联QRS波呈单向粗钝的R波型。V_1导联QRS波呈单向粗钝的R波型,V_2导联QRS波呈qRs型,V_3~V_6导联QRS波呈QS型。

心电图诊断

1. 图68-1:陈旧性广泛前壁心肌梗死,再发急性前侧壁心肌梗死可能,心房颤动,完全性右束支阻滞,左前分支阻滞。

2. 图68-2:室性心动过速。

解析

1. 根据图68-1中Q波分布的导联,陈旧性广泛前壁心肌梗死的诊断可以明确。本次再发胸痛,心电图上V_4~V_6导联ST段抬高,考虑再次急性心肌梗死的可能。

2. 为了观察ST段的动态演变,约2小时后复查心电图,发现心电图为宽QRS心动过速,RR间期规则。aVR导联QRS波呈单向粗钝的R波型,用Vereckei分步法分析,aVR导联有初始R波(详见例49),结合心房颤动伴RR间期规则,能快速诊断该宽QRS心动过速为室性心动过速。

例69

男性，51岁，1个月前因急性心肌梗死住入外院，为接受冠脉造影而转来本院。在外院住院期间曾发生心室颤动，经电复律治疗。自发生急性心肌梗死后，患者从未下床活动。当晚患者首次下床，在俯身提热水瓶时突发剧烈胸痛，立即记录心电图见图69-1，经治疗后胸痛缓解，复查心电图见图69-2。

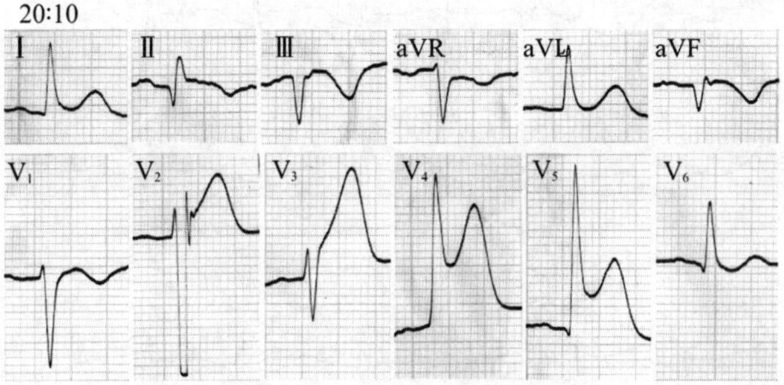

图69-1　胸痛发作时心电图

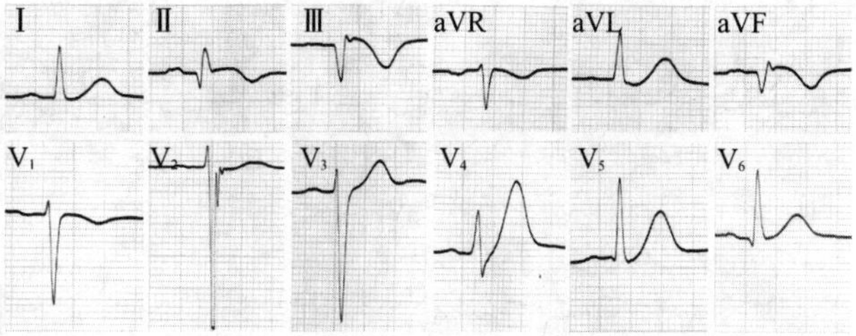

图69-2　胸痛缓解后心电图

心电图特点

1. 图69-1

（1）Ⅱ、Ⅲ和aVF导联有异常Q波，ST段抬高，T波倒置。

（2）V_2~V_5导联ST段抬高，T波直立。

（3）V_2导联QRS波终末有顿挫和切迹。

2. 图69-2

（1）Ⅱ、Ⅲ和aVF导联有异常Q波，ST段抬高，T波倒置。

（2）V_2~V_4导联ST段抬高基本恢复。

（3）V_2导联QRS波终末有顿挫和切迹。

心电图诊断

1. 图69-1：近期下壁心肌梗死，急性前壁心肌缺血。

2. 图69-2：近期下壁心肌梗死。

解析

1. 根据病程和Ⅱ、Ⅲ及aVF导联ST段改变和异常Q波，近期下壁心肌梗死的诊断明确。在近期下壁心肌梗死的基础上，本患者再次出现了前壁急性心肌缺血。

2. 值得注意的是，尽管经及时治疗后ST段回复，但是V_2导联QRS波终末有顿挫和切迹，在ST段回复后仍继续存在，提示心肌仍有损伤或坏死的可能。

3. 临床资料：超声心电图：左心室下壁收缩活动明显降低，前壁收缩活动略降低，轻度二尖瓣反流。冠脉造影：右冠脉占优势，近端99%狭窄。心电图上V_2导联QRS波终末异常改变与前壁收缩活动降低有关。

例70

男性,80岁,胸痛7小时急诊,急诊时曾出现Ⅲ度房室传导阻滞。入院后第1次心电图检查见图70-1。

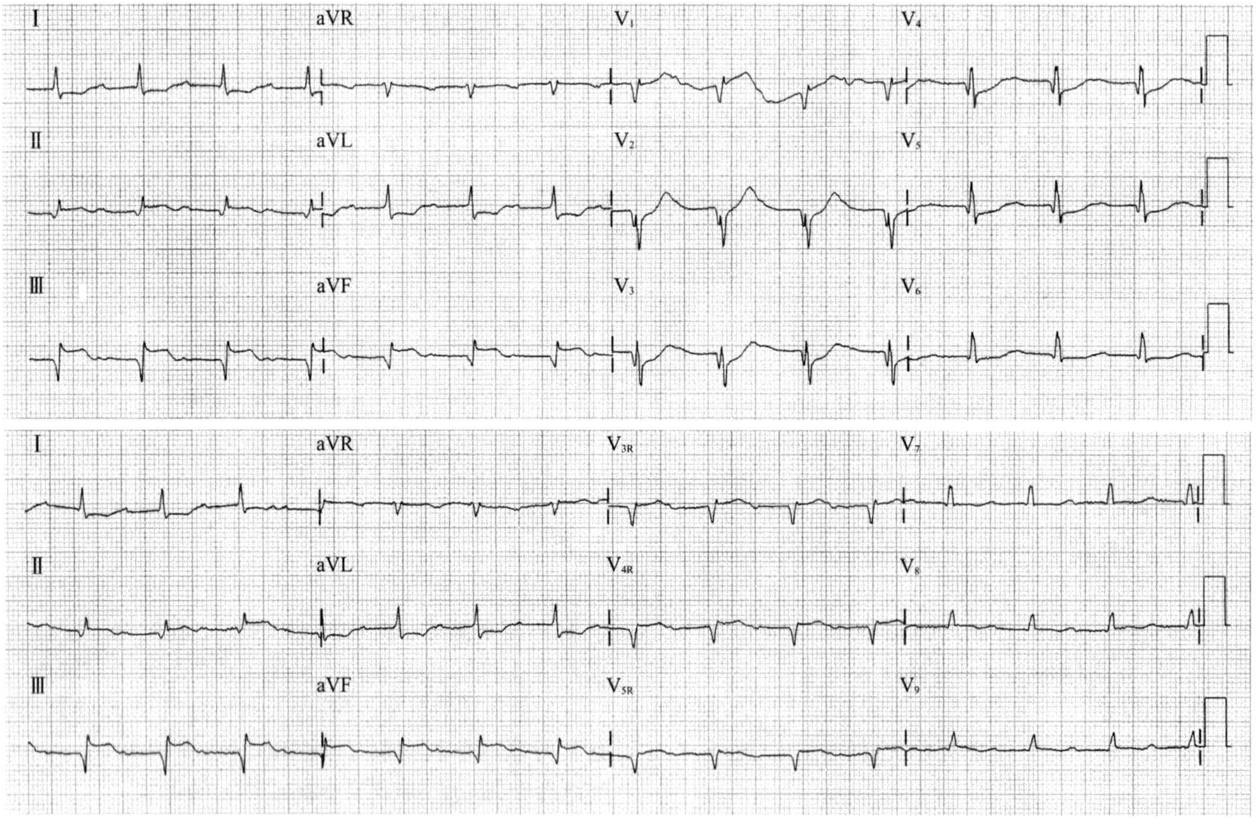

图70-1 例70心电图

心电图特点

1. 基本特点：心率：85次/分；PR间期：304ms；QRS波时间：95ms；QT/QTc间期：396/482ms；QRS波电轴：35°。

2. Ⅱ、Ⅲ、aVF、V_{3R}~V_{5R}导联ST段抬高，T波直立，有异常Q波。

3. V_1导联ST段略抬高，T波直立，有异常Q波。V_2~V_4导联ST段压低，T波直立，有异常Q波。

心电图诊断

1. 急性下壁和右心室心肌梗死。

2. 提示陈旧性前壁心肌梗死。

3. Ⅰ度房室传导阻滞。

4. QT间期延长。

解析

1. 右心室心肌梗死很少单独发生，通常并发在下壁心肌梗死时。本心电图中Ⅱ、Ⅲ、aVF、V_{3R}~V_{5R}导联ST段抬高，提示本患者下壁心肌梗死合并右心室心肌梗死，强烈提示右冠脉病变。

2. 通常右心室心肌梗死可使V_1导联ST段抬高或出现异常Q波，但V_2~V_4导联不应有异常Q波。结合V_2~V_4导联ST段压低，提示原有陈旧性前壁心肌梗死。

3. 左心室多部位心肌梗死，同时合并右心室心肌梗死，通常预后不良，该患者住院期死亡。

4. 临床资料：冠脉造影：左前降支近端100%阻塞，左回旋支近端100%阻塞，右冠脉中段和远端100%阻塞。

例 71

男性，84岁，突发气急3小时急诊。诊断为急性心肌梗死入院，入院后连续心电图检查见图71-1~71-3。

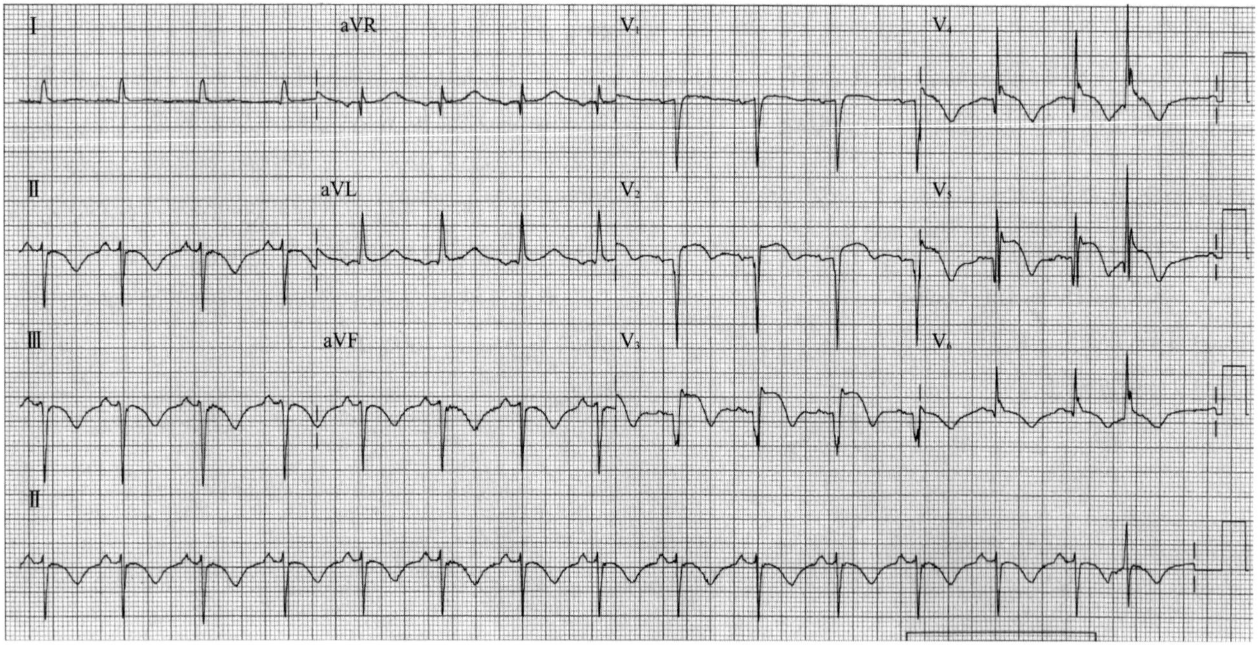

图71-1　第1次心电图(4月12日14时44分)

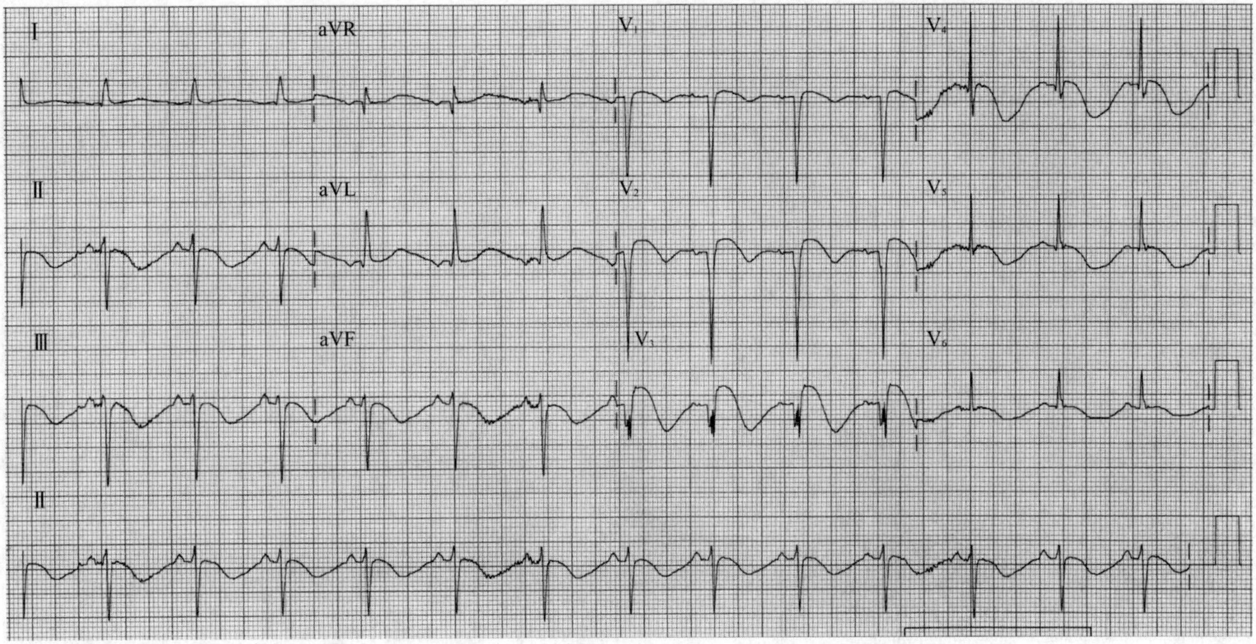

图71-2　第2次心电图(4月14日14时22分)

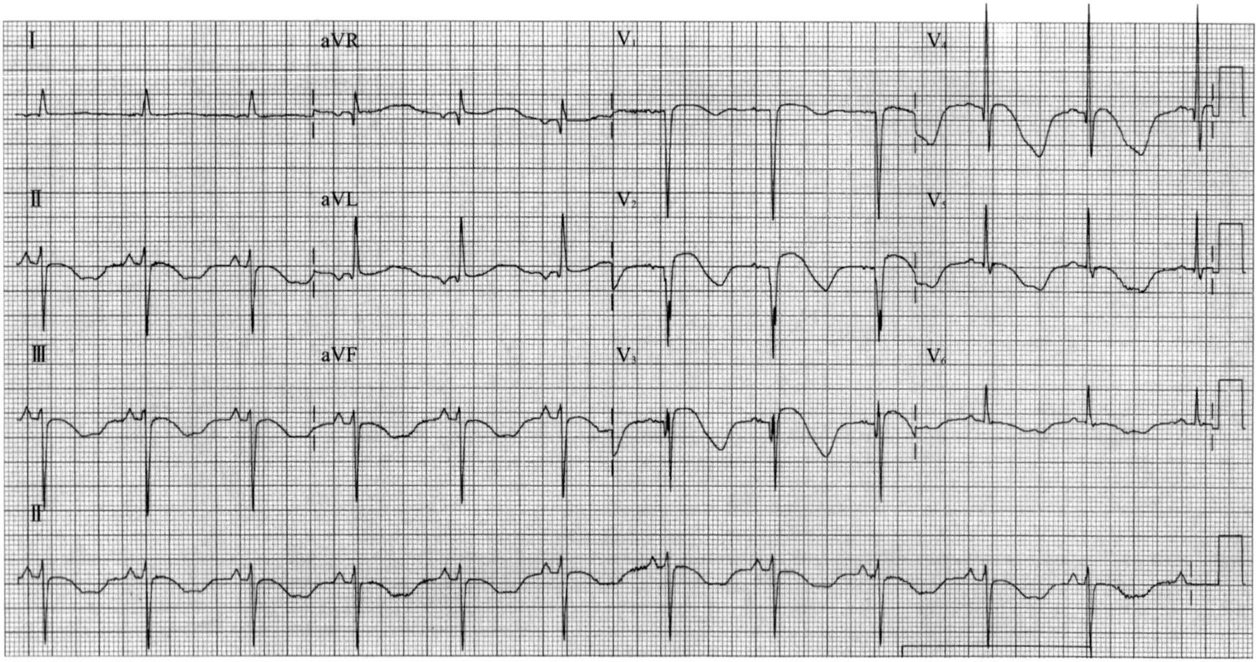

图71-3　第3次心电图(4月18日10时16分)

心电图特点

1. 图71–1

(1)基本特点：心率：90次/分；PR间期：151ms；QRS波时间：96ms；QT/QTc间期：440/538ms；QRS波电轴：–63°。

(2) V_1~V_5导联ST段抬高，T波倒置，有异常Q波。

(3) aVL导联QRS波呈qR型，Ⅱ、Ⅲ和aVF导联QRS波呈rS型。

(4) 可见提早的P′–QRS–T波群。

2. 图71–2

(1) 基本特点：心率：82次/分；PR间期：144ms；QRS波时间：91ms；QT/QTc间期：560/654ms；QRS波电轴：–64°。

(2) V_1~V_5导联ST段抬高，T波增宽倒置，V_1~V_3导联QRS波呈QS型。

(3) aVL导联QRS波呈qR型，Ⅱ、Ⅲ和aVF导联QRS波呈rS型。

3. 图71–3

(1)基本特点：心率：67次/分；PR间期：147ms；QRS波时间：88ms；QT/QTc间期：620/655ms；QRS波电轴：–68°。

(2)V_1~V_4导联ST段抬高，T波增宽倒置，V_1和V_2导联QRS波呈QS型。

(3)aVL导联QRS波呈qR型，Ⅱ、Ⅲ和aVF导联QRS波呈rS型。

心电图诊断

1. 图71–1：急性前间壁心肌梗死(急性期)，左前分支阻滞，房性早搏，QT间期延长。

2. 图71–2和图71–3：急性前间壁心肌梗死(急性期)，左前分支阻滞，尼亚加拉瀑布样T波，QT间期延长。

解析

本心电图最显著的演变是QT间期逐渐并显著延长，并出现增宽倒置的T波，此类T波改变被称为尼亚加拉瀑布样T波。这类T波改变根据病因可分成原发性和继发性，本患者在急性心肌梗死发病之初，虽有QT间期延长和T波倒置，但并非增宽倒置，提示本患者尼亚加拉瀑布样T波继发于急性心肌梗死。尼亚加拉瀑布样T波的识别见图71–4。

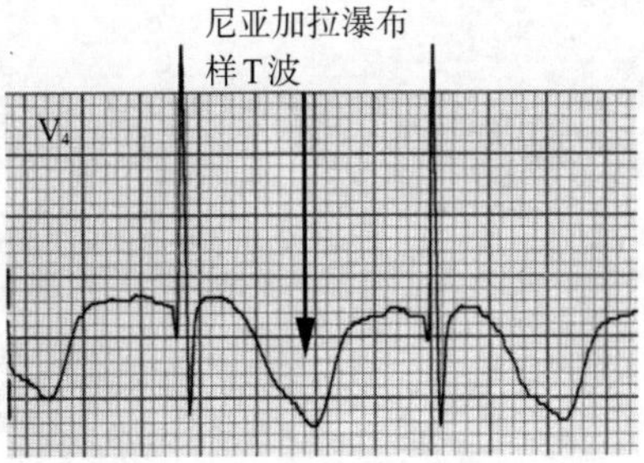

图71–4 尼亚加拉瀑布样T波的识别

图中V_4导联ST段抬高，T波增宽倒置，QT间期显著延长。

第三章

心律失常

第一节　窦性心律失常

例72

女性，58岁，活动中心动过速1个月余，心电图检查见图72-1。

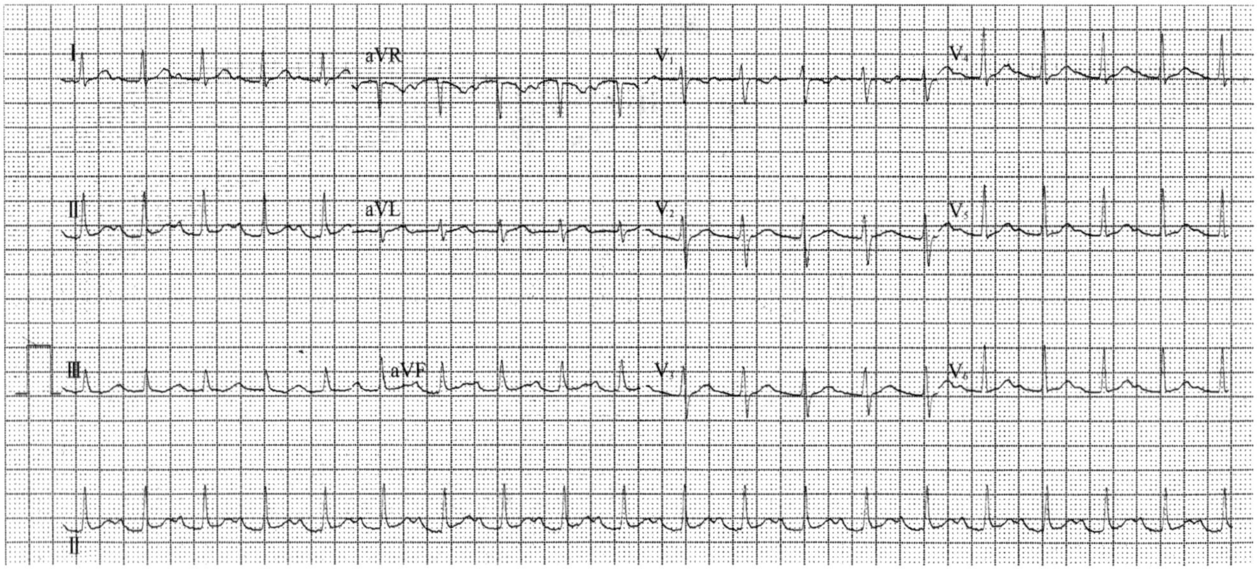

图72-1　例72心电图

心电图特点

1. 基本特点:心率:117次/分;PR间期:220ms;QRS波时间:98ms;QT/QTc间期:300/418ms;QRS波电轴:50°。

2. P波在Ⅱ导联中直立,在aVR导联中倒置。

心电图诊断

1. 窦性心动过速。

2. Ⅰ度房室传导阻滞。

解析

1. 心电图心律失常分析的要点:无论图形如何复杂,心电图分析首先应明确主导心律。主导心律可以是窦性心律,也可是某种类型的异位心律。假如主导心律是异位心律,必须明确异位心律的产生是属被动性还是属主动性。通常,最为常见的主导心律是窦性心律,其次是心房颤动心律,再后是心房扑动心律。偶尔在同一心电图上可见两种主导心律交替存在。在某些时候,尤其是存在复杂的心律失常时,很难确认主导心律,此时,即使偶尔可见窦性心律,作为常规,也应首先分析窦性心律,这将有助于明确是否有窦性心律存在。

2. 心电图分析有两项"金规则":①寻找P波,判定P波的形态是否正常,以及P波与QRS波的关系;②观察QRS波的形态。QRS波形态正常,特指心室激动传导遵循生理通路。QRS波增宽,提示束支传导阻滞或心室内传导障碍,可以存在于心律失常发生前,或心律失常伴心室内差异传导时。QRS波的宽度变化不等,提示心律失常的起源在希氏束以下。

3. 在心率增快时,P波可叠在或隐埋在前一心动的T波中而不易被辨认,可能被误诊为室上性心动过速。本心电图心率并不非常快,但是由于PR间期延长,也使P波叠在前一心动的T波上,在某些导联中不易被辨认。此时多导联同步记录将有助辨别,本病例Ⅱ导联中P波清晰可辨,因此心电图诊断明确。

例73

男性,68岁,高血压史近20年,出现活动中心动过速3个月余,心电图检查见图73-1。

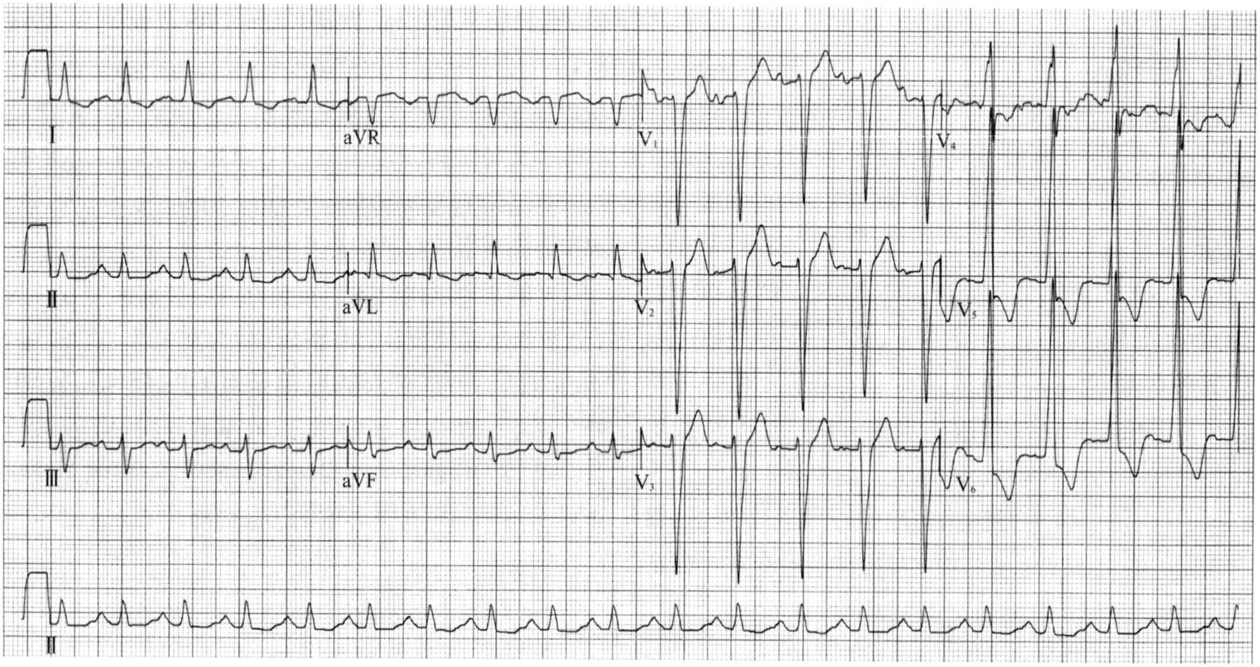

图73-1　例73心电图

心电图特点

1. 基本特点:心率:115次/分;PR间期:180ms;QRS波时间:116ms;QT/QTc间期:342/473ms;QRS波电轴:16°。

2. P波在Ⅱ导联中直立,在aVR导联中倒置。

3. QRS波电压增高:V_5导联R波振幅>2.5mV,R_{V5}+S_{V1}>4.0mV。V_4~V_6导联中q波消失,QRS波呈Rs型。Ⅰ、aVL、V_4~V_6导联中ST段压低,T波倒置。

4. V_1导联中P波呈正负双向,Ptf≥0.04mm·S。

心电图诊断

1. 窦性心动过速。

2. 左心室肥厚伴室内传导延迟。

3. 左心房异常。

4. QT间期延长。

解析

1. 由于P波叠在前一心动的T波上,因而在某些导联中不易被辨认。另外,由于左心室肥厚伴室内传导延迟所致的QRS波增宽,以及左心室肥厚伴有显著的继发性ST-T改变,因此本心电图可能被误诊为室性心动过速。此时必须选择P波清楚的导联来寻找和确定P波,而Ⅱ导联和V_1导联是最常选择的导联。

2. 本病例V_1导联中P波清晰可辨,因此窦性心动过速的诊断明确。

例74

女性，68岁，发作剧烈胸痛，胸痛时心电图见图74-1。

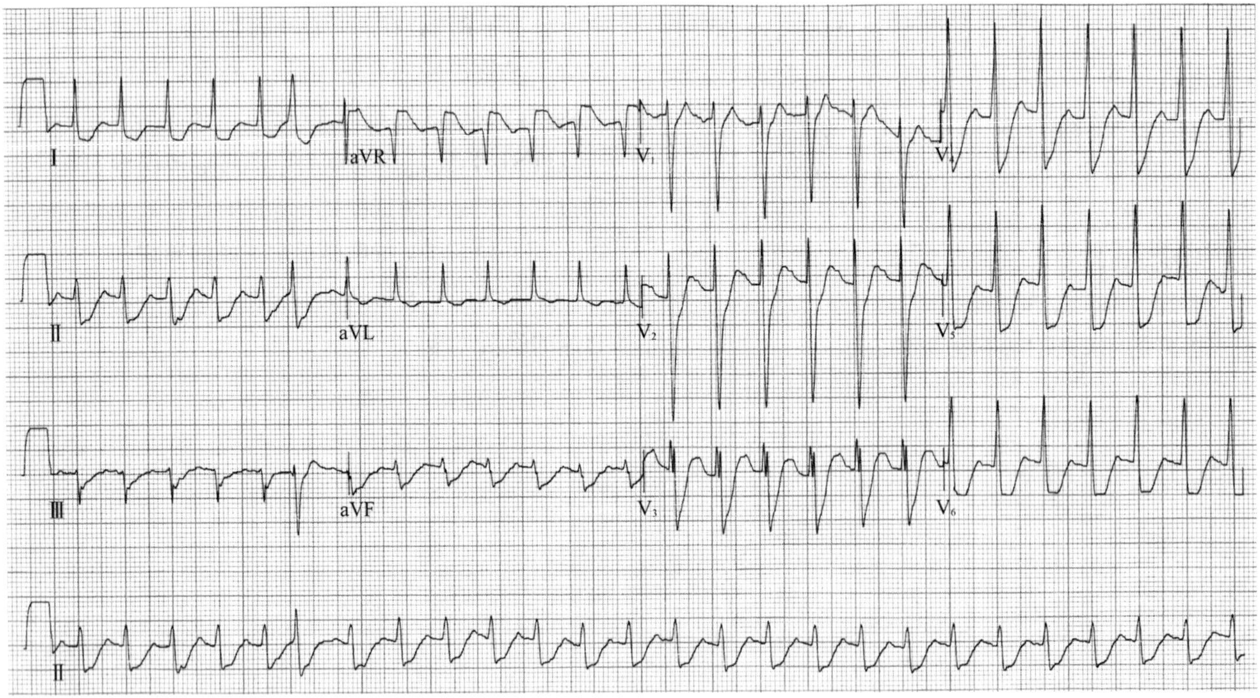

图74-1　例74心电图

心电图特点

1. 基本特点：心率：155次/分；PR间期：152ms；QRS波时间：66ms；QT/QTc间期：272/437ms；QRS波电轴：-23°。

2. 可见一提早的宽大畸形的QRS-T波群。除此之外，RR间期规则。

3. QRS波电压增高：$R_{V5}+S_{V1}>3.5mV$。

4. aVR导联ST段抬高，除此之外所有导联均见ST段压低，其中V_4~V_6导联最为明显。

心电图诊断

1. 窦性心动过速。

2. ST-T改变。

3. 左心室肥厚。

4. 室性早搏。

解析

1. 由于心率极快，P波埋在前一心动的T波内，故除V_1和V_2导联上似乎可见P波外，余所有导联中P波均不易识别。由于ST段压低酷似QRS波增宽，本心电图曾被误诊为室性心动过速。

2. 本心电图最终明确诊断借助的是室性早搏，在室性早搏的代偿后，可见P波，而且这一P波在Ⅱ导联是直立的。此P波发现后，再仔细观察ST-T终末的形态，不难发现埋在其中的P波（图74-2）。

3. 确立窦性P波的存在和P波与QRS波的关系后，本心电图上窦性心动过速的诊断明确。

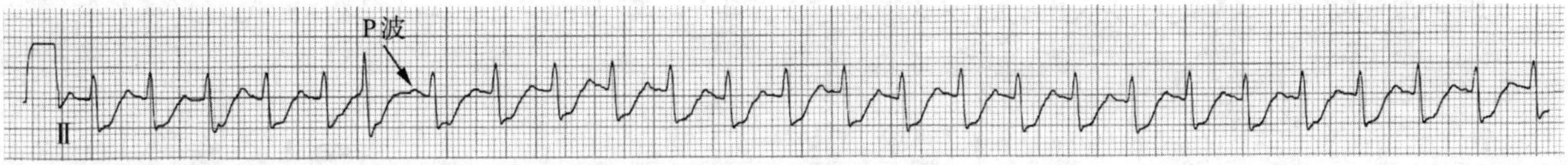

图74-2 P波的识别

图中室性早搏的代偿后，可见直立的P波。

例75

男性,45岁,上呼吸道感染后出现心动过速和心跳停顿感2天就诊。心电图记录见图75-1。

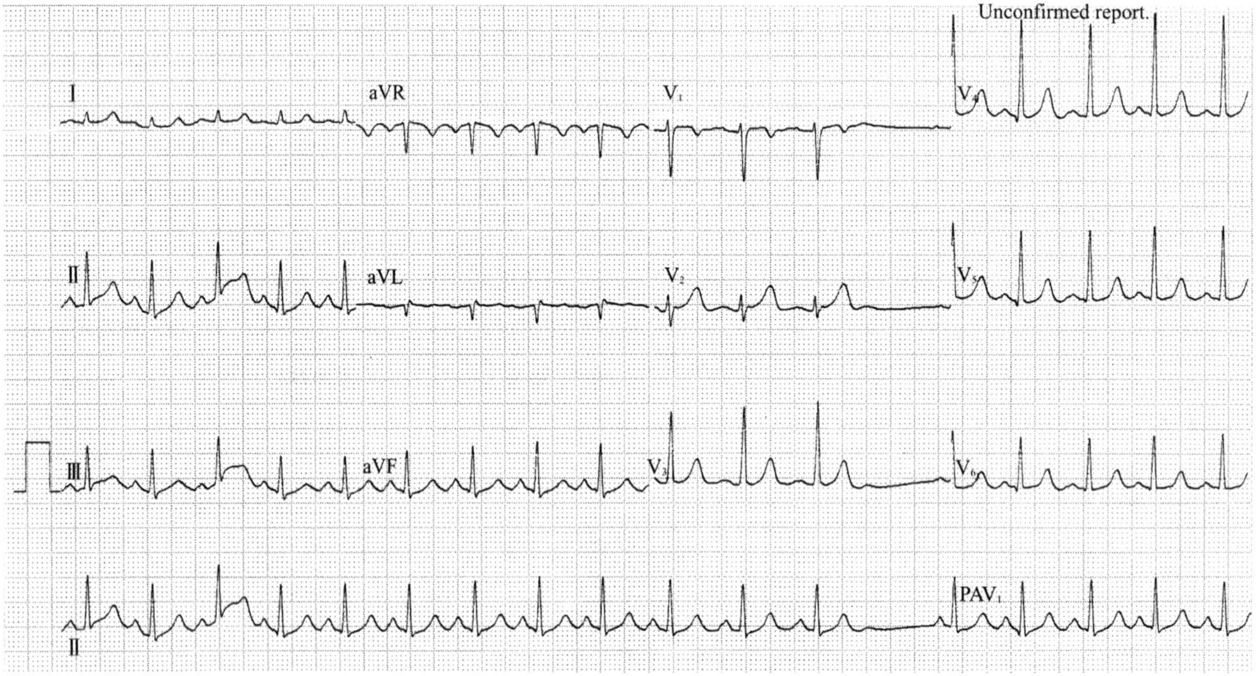

图75-1 例75心电图

心电图特点

1. 基本特点:心率:104次/分;PR间期:154ms;QRS波时间:80ms;QT/QTc间期:330/432ms;QRS波电轴:80°。

2. P波在Ⅱ导联中直立,在aVR导联中倒置。

3. 规则的PP间期中,出现一长PP间期,长PP间期是基本PP间期的2倍。

心电图诊断

1. 窦性心动过速。

2. Ⅱ度Ⅱ型窦房阻滞。

解析

1. 本心电图的特点是窦性心动过速出现长PP间期,根据长PP间期与基本PP间期的倍数关系,不难诊断为Ⅱ度Ⅱ型窦房阻滞。

2. 急性起病,在窦性心动过速中出现Ⅱ度Ⅱ型窦房阻滞,提示急性心肌炎的可能。

例76

男性，74岁，活动中气急心悸1年余，今突然气急加重而急诊。急诊心电图记录见图76-1。

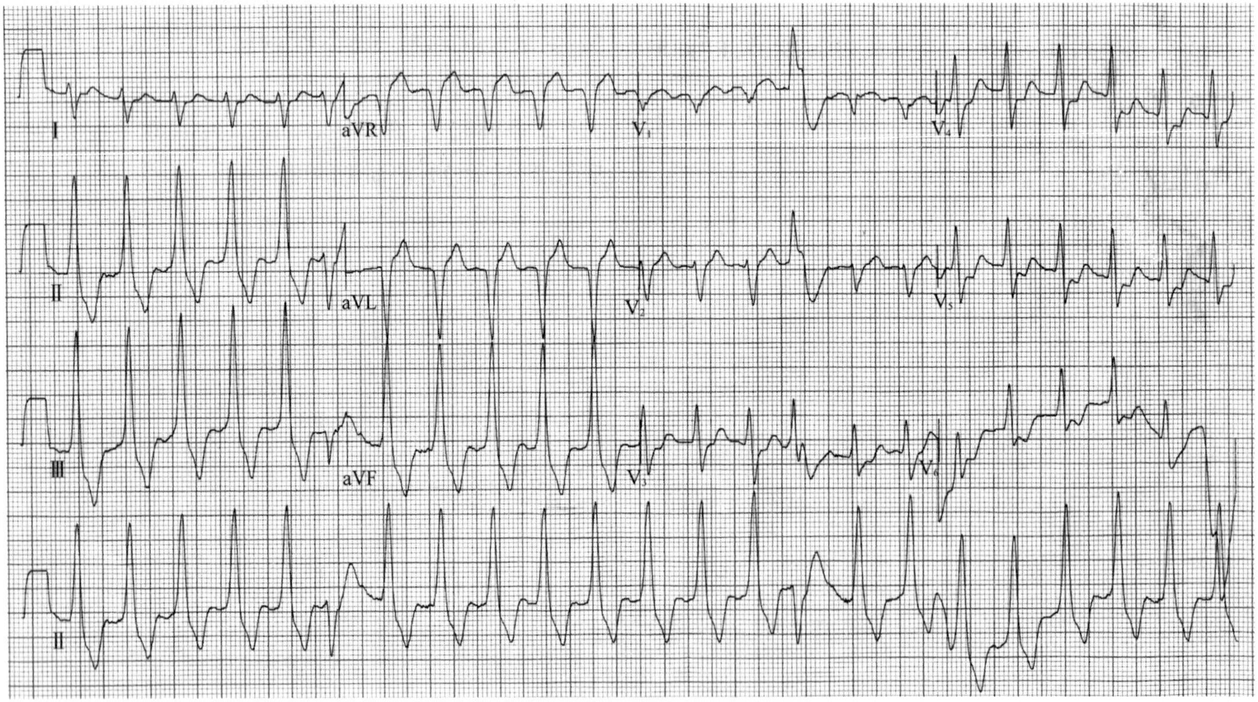

图76-1　例76心电图

心电图特点

1. 基本特点：平均心率：137次/分；PR间期：210ms；QRS波时间：130ms；QT/QTc间期：290/437ms；QRS波电轴：97°。

2. QRS波增宽，V_1导联QRS波呈QS型，V_5和V_6导联QRS波呈Rs型。

3. 可见提早的宽大畸形的QRS-T波群。

心电图诊断

1. 窦性心动过速。

2. Ⅰ度房室传导阻滞。

3. 室内阻滞。

4. 室性早搏。

解析

1. 由于QRS波增宽，因此鉴别诊断涉及宽QRS心动过速的鉴别诊断。本心电图的特点，与右心室流出道特发性室性心动过速的心电图特点极为相似。右心室流出道特发性室性心动过速的心电图特点是：QRS波形态在胸导联呈左束支阻滞型，Ⅱ、Ⅲ和aVF导联呈高大R波型，Ⅰ导联QRS波振幅低，aVR和aVL导联呈QS型。本心电图与右心室流出道特发性室性心动过速的不同处在于：Ⅰ导联QRS波主波向下，V_5和V_6导联QRS波有S波。

2. 在两次提早的宽大畸形的QRS-T波群代偿后，均可见有P波，该P波在Ⅱ导联中是直立的，因此考虑为窦性P波(图76-2)。两次P波的PR间期和两次夹有早搏的PP间期相等，因此进一步确认为窦性P波。根据这两个PR间期来判断，PR间期>200ms。由于心率快，且PR间期的延长，故P波埋在前一心动的T波内，在所有导联中均不易被辨认。

3. 通常室性心动过速中很难再出现室性早搏，因此不支持室性心动过速的诊断。确立了窦性P波的存在和P波与QRS波的关系后，本心电图窦性心动过速的诊断明确。

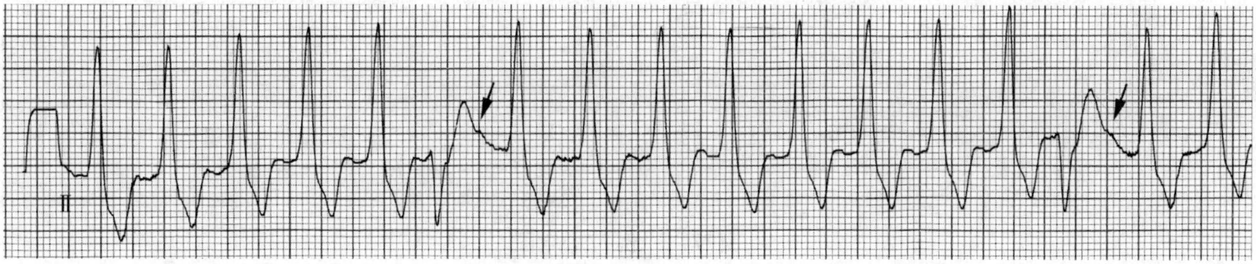

图76-2 P波的识别

图中箭头标记处为P波。

例77

女性，47岁，自觉心动过缓5年，近来心率明显下降。门诊心电图记录见图77-1。

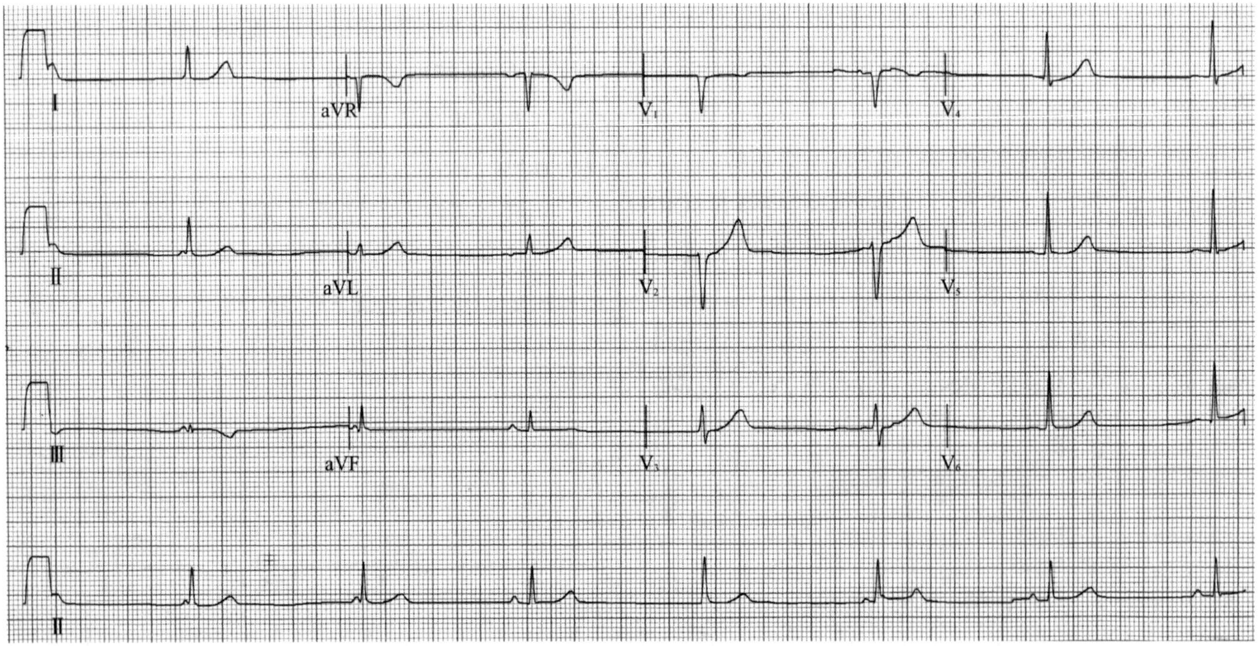

图77-1 例77心电图

心电图特点

1. 基本特点：心率：42次/分；PR间期：180ms；QRS波时间：90ms；QT/QTc间期：450/375ms；QRS波电轴：39°。

2. P波在Ⅱ导联中直立，在aVR导联中倒置。

3. P波与QRS波有3种不同的关系：① PR间期正常，见于第3、6和7个心动，其PR间期基本相等；② PR间期缩短，见于第1、2和5个心动；③ QRS波前后未见P波，见于第4个心动。

4. 所有QRS波形态正常，基本相同。

心电图诊断

1. 窦性心动过缓。

2. 交界性逸搏。

解析

1. 正常时，窦房结的自律性最高，因此是心脏的主导起搏点。除了窦房结以外，心脏其他部位也存在自律性，这些部位称为潜在起搏点，其中房室结是最常见的潜在起搏点。当任何原因引起窦性冲动延迟，低于房室结的自律性时，房室结将发放冲动而形成逸搏。本心电图中P波与QRS波有3种不同的关系：①PR间期正常的心动为窦性下传心室的心动；②PR间期缩短的心动是窦房结冲动迟于房室结，致房室结冲动已下传心室所致(房室分离现象)；③QRS波前后未见P波，最为可能的是P波重叠在QRS波中，也即该心动中窦房结的冲动更迟。尽管如此，该心动中也可能并无P波重叠，此时的诊断就应是窦房阻滞，因此本心电图还需进一步的鉴别诊断，长时间心电图记录可能有助鉴别。

2. P波与QRS波之间关系的识别见图77-2。

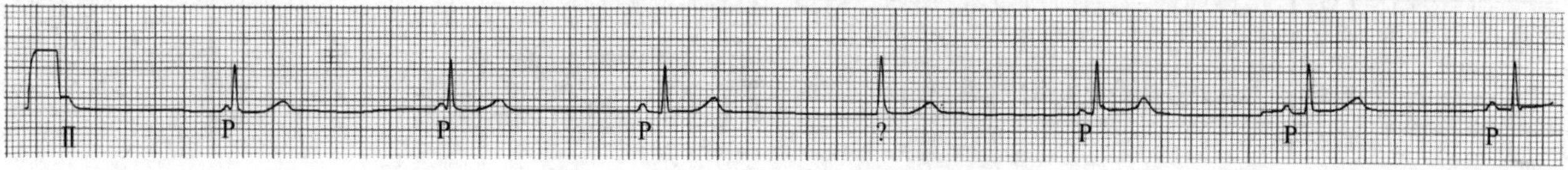

图77-2　P波与QRS波之间关系

图中P波与QRS波有3种不同的关系：①PR间期正常，见于第3、6和7个心动；②PR间期缩短，见于第1、2和5个心动；③QRS波前后未见P波，见于第4个心动。

例78

女性,21岁,体格检查发现心律不齐。心电图检查见图78-1。

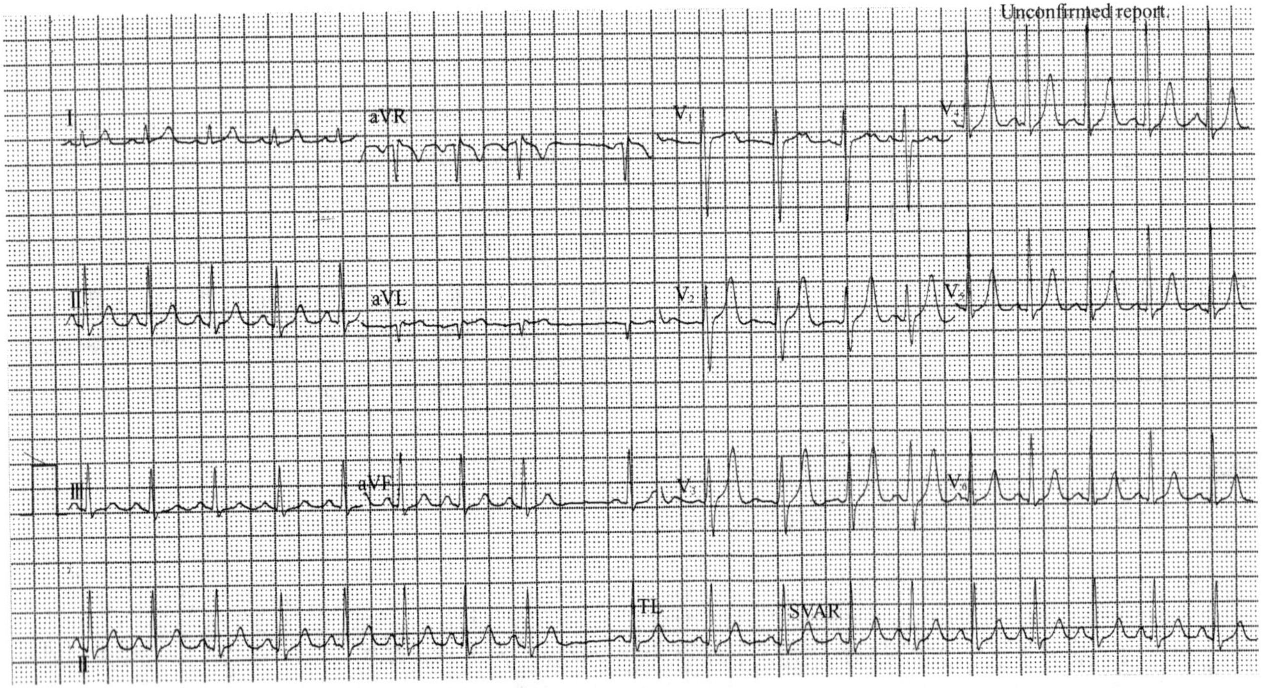

图78-1 例78心电图

心电图特点

1. 基本特点:心率:107次/分;PR间期:138ms;QRS波时间:98ms;QT/QTc间期:320/432ms;QRS波电轴:75°。

2. P波在Ⅱ导联中直立,在aVR导联中倒置。

3. Ⅱ导联长节律图中,PP间期不等,差值>0.12s。P波振幅不等,较慢心率的P波振幅较低,较快心率的P波振幅较高,但P波直立,方向相同。

心电图诊断

1. 窦性心动过速。

2. 窦性心律不齐(窦房结内游走节律可能)。

解析

1. 尽管PP间期不等,P波振幅不等,但是P波的方向没有改变,PP间期的变化和P波振幅的变化都是呈逐渐变化的趋势,符合窦性心律不齐的特点。

2. 根据P波振幅的改变,考虑本病例引起窦性心律不齐应属于窦房结内游走节律。窦房结内游走节律是指窦性心律起源于窦房结内不同的部位,其特点是心电图上的P波形态、大小与方向逐渐发生变化。通常心率较快的P波振幅较高,心率较慢的P波振幅较低。本心电图符合以上特点。

3. 嘱患者吸气后屏气再记录心电图,若PP间期相等,则进一步证实是窦性心律不齐。

例 79

女性，41岁，心悸1年，近来加重就诊。心电图检查见图79-1。

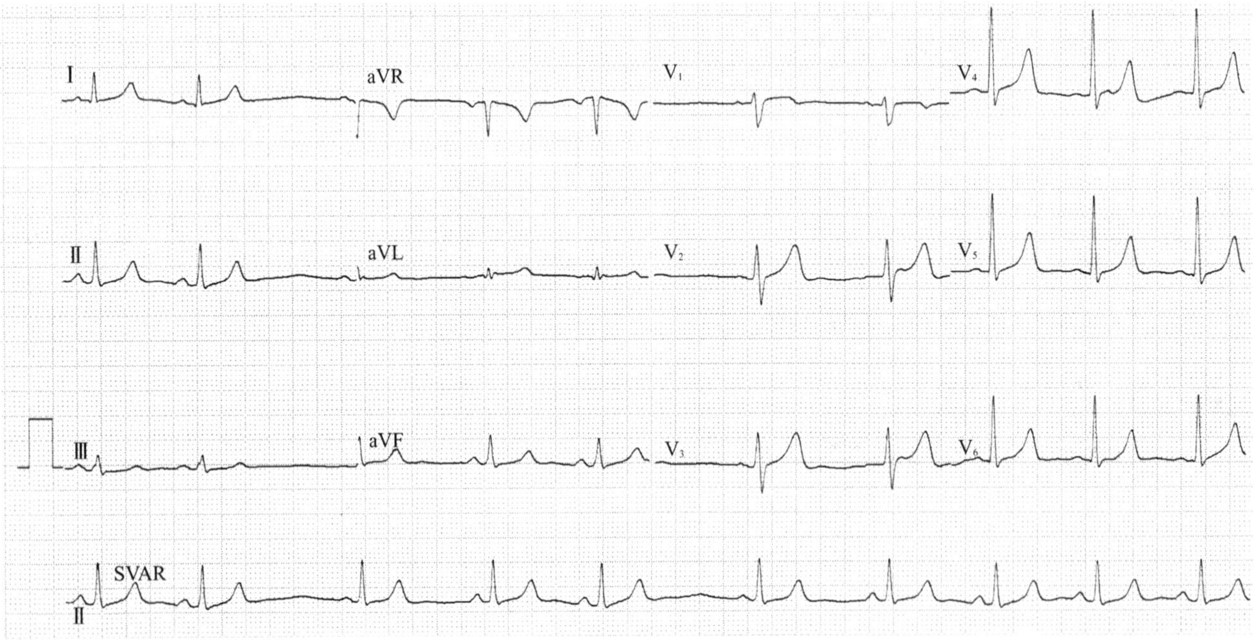

图79-1 例79心电图

心电图特点

1. 基本特点：平均心率：58次/分；PR间期：160ms；QRS波时间：110ms；QT/QTc间期：458/446ms；QRS波电轴：45°。

2. P波在Ⅱ导联中直立，在aVR导联中倒置。

3. Ⅱ导联长节律图中，PP间期不等，有3种长度。第2和第5个PP间期长，约1.3s。第3和第6个PP间期中等，约1.1s。余PP间期短，约0.9s。

4. 在Ⅱ导联中，长PP间期中的P波低平。

心电图诊断

Ⅱ度Ⅰ型窦房阻滞。

解析

1. 本心电图涉及三方面的鉴别诊断：窦性心律不齐、Ⅱ度Ⅰ型窦房阻滞和Ⅱ度Ⅱ型窦房阻滞。对这类心电图的分析首先要仔细测量PP间期，寻找长短PP间期之间的关系。本心电图中逐一测定的PP间期见图79-2，PP间期不等，有3种长度。

2. 从Ⅱ导联观察，长PP间期中P波低平(标有?的P波)。该P波是否是窦性P波是鉴别诊断的关键。若是房性逸搏，诊断应考虑Ⅱ度Ⅱ型窦房阻滞。此时的长短PP间期的测定见图79-3，若长短PP间期成倍数关系，Ⅱ度Ⅱ型窦房阻滞可以明确，但本心电图长短PP间期不成倍数关系，因此Ⅱ度Ⅱ型窦房阻滞的可能性较小。若是窦性P波，鉴别诊断的重点在于窦性心律不齐(窦房结内游走节律)和Ⅱ度Ⅰ型窦房阻滞(长PP间期后心房激动改变)。

3. 吸气后屏气时记录心电图将有助于窦性心律不齐和Ⅱ度Ⅰ型窦房阻滞的鉴别诊断。因此瞩患者吸气后屏气，选择Ⅱ导联记录单导联长心电图(图79-4)，然后逐一测定PP间期，发现其特点是PP间期逐一缩短，直至出现长PP间期，长PP间期基本<短PP间期的2倍，符合Ⅱ度Ⅰ型窦房阻滞的特点。

4. 临床上必须对以上三类心律失常进行鉴别，因为三者的治疗原则是不相同的。

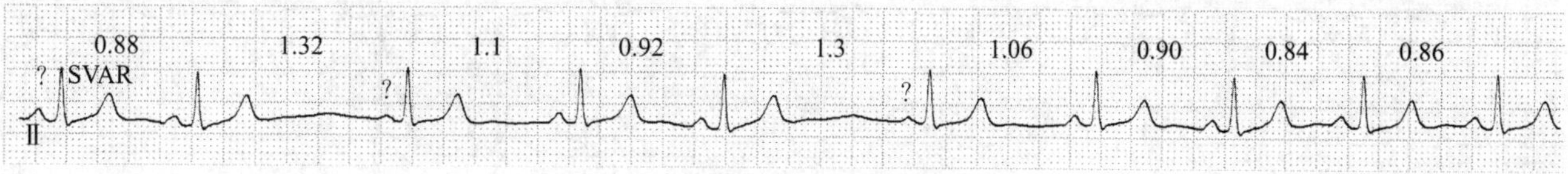

图79-2　PP间期测量

各PP间期的时间长度单位为秒。

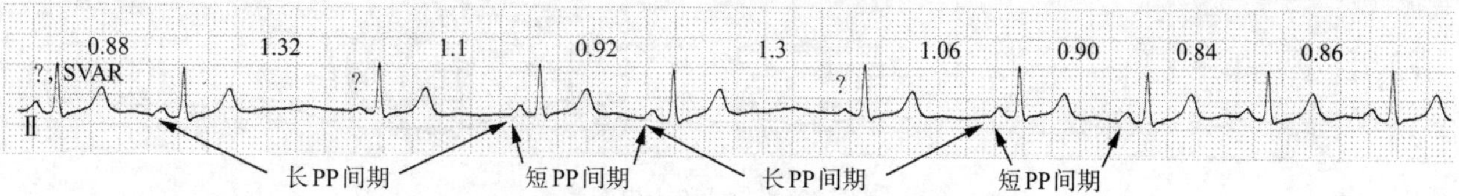

图79-3　长短PP间期的测量

用标有“?”的P波定位房性逸搏，测定长短PP间期，长短PP间期不成倍数关系。

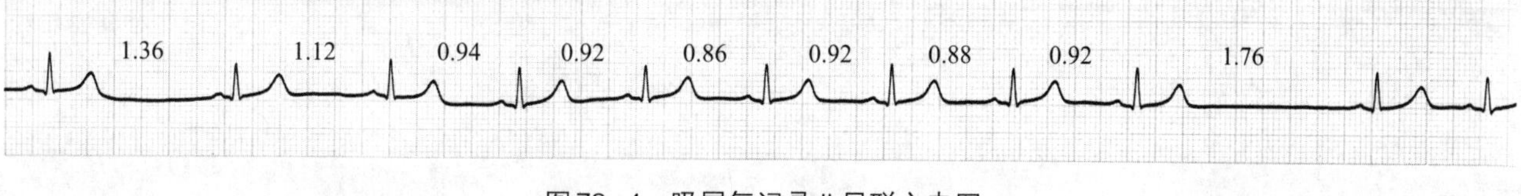

图79-4　吸屏气记录Ⅱ导联心电图

例80

男性，52岁，因活动中有心悸和心跳停顿感2个月而就诊。心电图检查见图80-1。

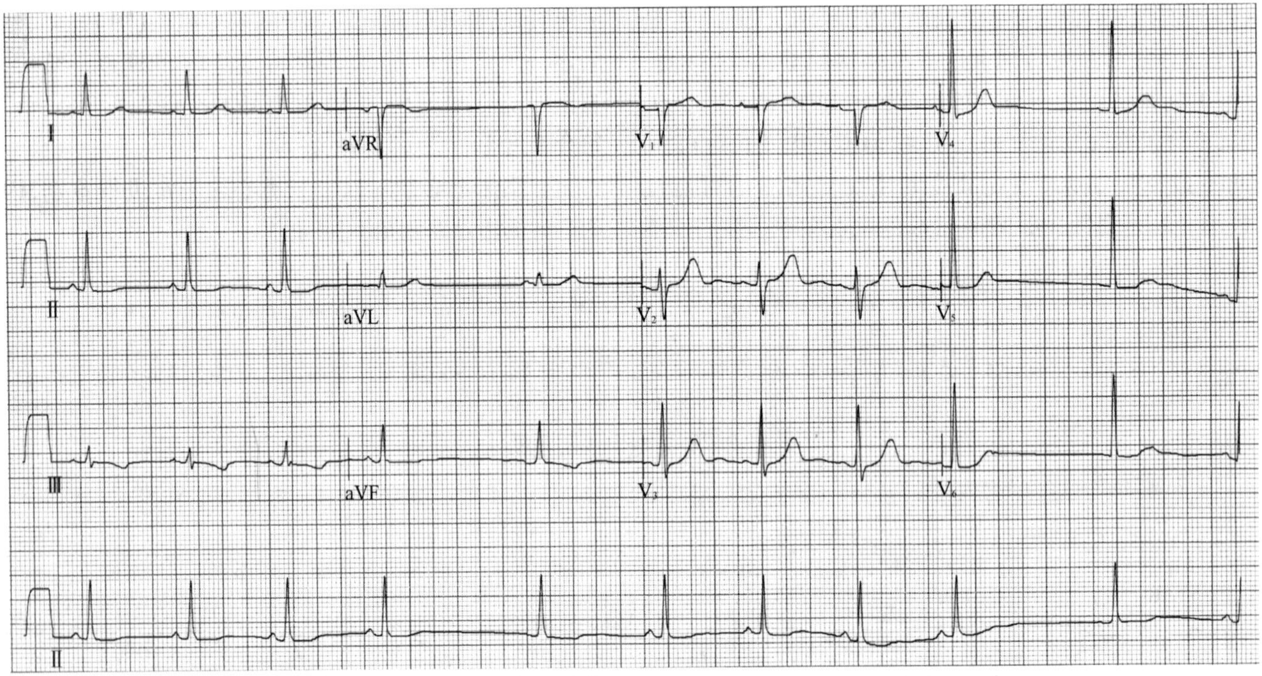

图80-1 例80心电图

心电图特点

1. 基本特点：平均心率：63次/分；PR间期：140ms；QRS波时间：90ms；QT/QTc间期：418/427ms；QRS波电轴：40°。

2. P波在Ⅱ导联中直立，在aVR导联中倒置。

3. Ⅱ导联长节律图中，规则的PP间期出现长PP间期。长PP间期和短PP间期基本成倍数关系。

4. 长PP间期中可见一个QRS-T波群，其前无P波。

5. Ⅱ导联中T波低平，Ⅲ和aVF导联T波倒置。

心电图诊断

1. Ⅱ度Ⅱ型窦房阻滞。

2. 交界性逸搏。

3. T波改变。

解析

1. 本心电图诊断的要点是正确测定长短PP间期（图80-2）。

2. 根据图80-2所示的长短PP间期，长PP间期和短PP间期基本成倍数关系，Ⅱ度Ⅱ型窦房阻滞的诊断可以明确。

3. 在长PP间期中可见的QRS-T波群，其前无P波，应为交界性逸搏。

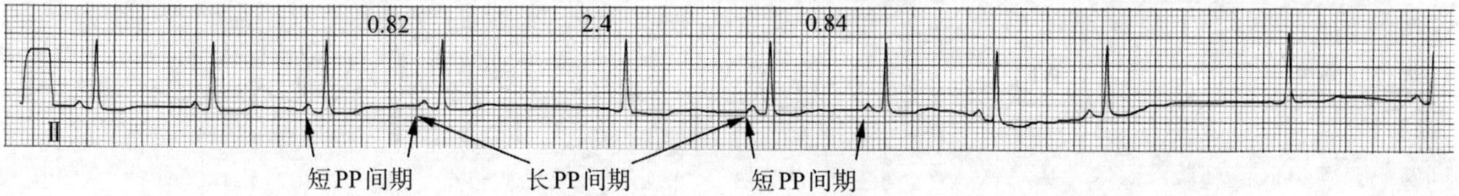

图80-2　长短PP间期的测量

例81

女性,61岁,心悸2个月就诊。心电图检查见图81-1。

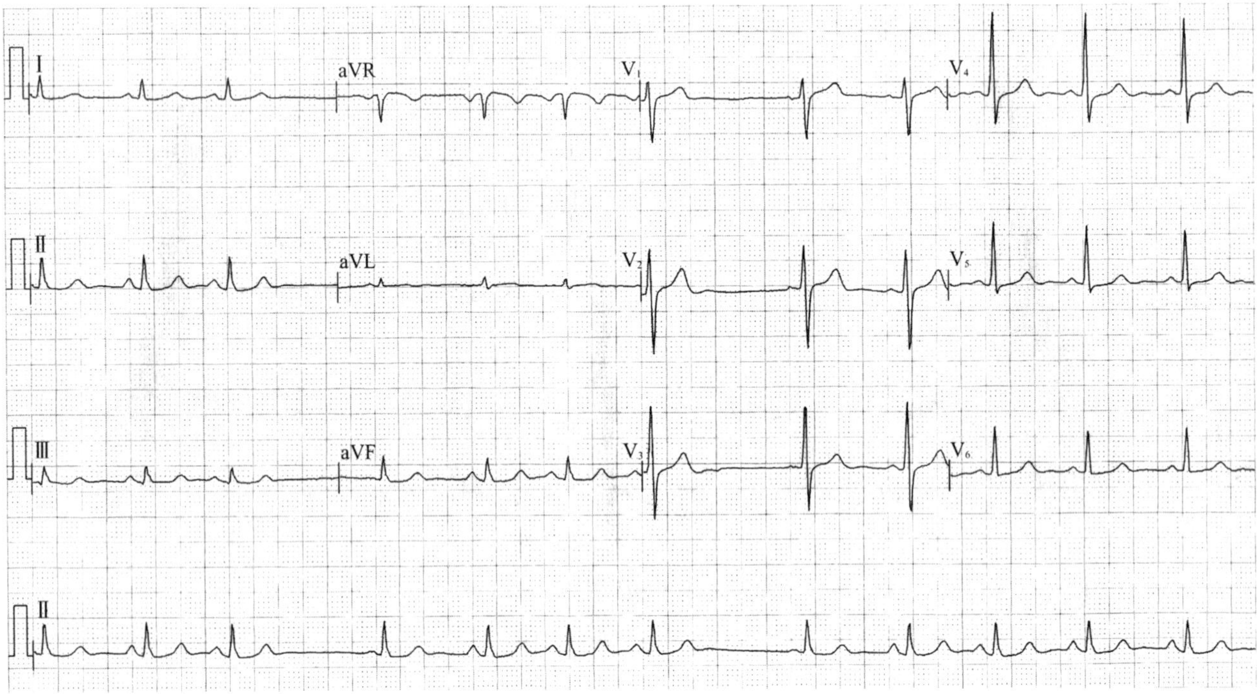

图81-1 例81心电图

心电图特点

1. 基本特点：平均心率：70次/分；PR间期：160ms；QRS波时间：90ms；QT/QTc间期：375/455ms；QRS波电轴：58°。

2. P波在Ⅱ导联中直立，在aVR导联中倒置。

3. Ⅱ导联长节律图中，规则的PP间期出现长PP间期。长PP间期和短PP间期基本成倍数关系。

4. 长PP间期中可见一个P′-QRS-T波群。

心电图诊断

1. Ⅱ度Ⅱ型窦房阻滞。

2. 房性逸搏。

解析

1. 本心电图诊断的要点是正确测定长短PP间期，本心电图中长PP间期和短PP间期基本成倍数关系（图81-2），Ⅱ度Ⅱ型窦房阻滞的诊断可以明确。

2. 在长PP间期中可见的P′-QRS-T波群，P′波与窦性P波方向一致，但Ⅱ导联中增幅明显低于窦性P波，应为房性逸搏。

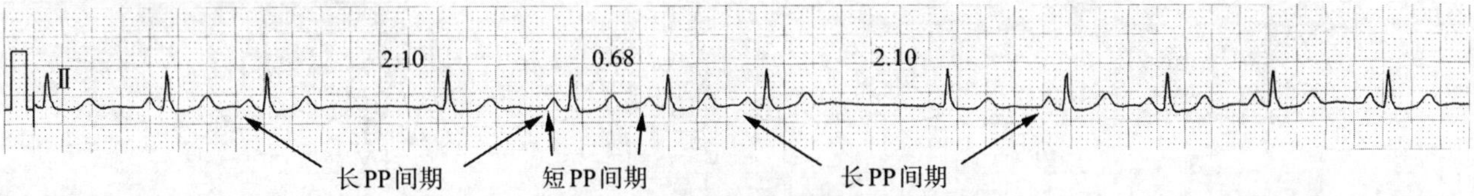

图81-2 长短PP间期的测量

例82

男性,37岁,上呼吸道感染后有心跳停顿感1个月,曾在外院住院治疗。心电图检查见图82-1。

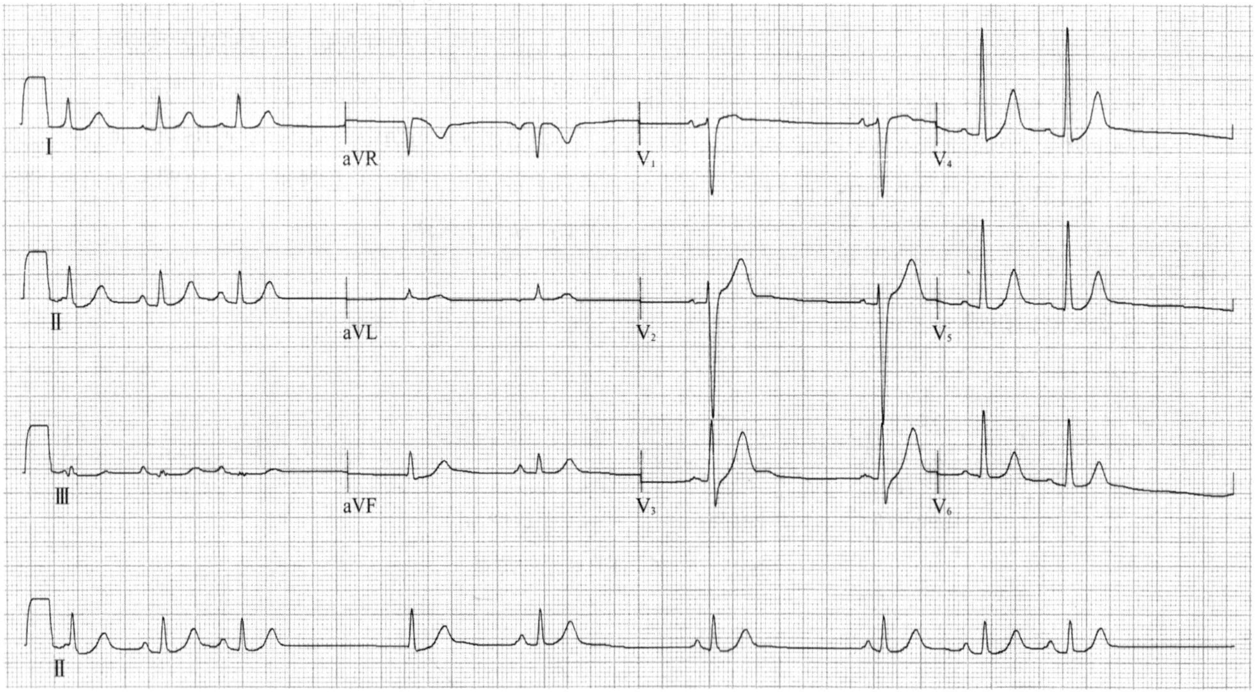

图82-1　例82心电图

心电图特点

1. 基本特点:平均心率:57次/分;PR间期:178ms;QRS波时间:102ms;QT/QTc间期:410/399ms;QRS波电轴:34°。

2. P波在Ⅱ导联中直立,在aVR导联中倒置。

3. Ⅱ导联长节律图中,规则的PP间期出现长PP间期。长PP间期和短PP间期基本成倍数关系。

4. 长PP间期中可见一QRS-T波群,其前无P波。

心电图诊断

1. 窦性心律不齐。

2. Ⅱ度Ⅱ型窦房阻滞。

3. 交界性逸搏。

解析

1. 本心电图最明显的特点是有长PP间期，因此诊断应考虑窦性静止和窦房阻滞。测量长短PP间期，以及分析长短PP间期之间关系是诊断的第一步。

2. 首先寻找基本PP间期。本心电图上共有2次连续2个PP间期，仔细测量发现，记录开始时连续2个PP间期相等，记录结束前连续2个PP间期不等，有缩短的趋势（图82-2）。从大体上观察，本心电图上长PP间期和短PP间期基本成倍数关系，因此诊断首先考虑Ⅱ度Ⅱ型窦房阻滞。

3. 在Ⅱ度Ⅱ型和Ⅱ度Ⅰ型窦房阻滞之间进行鉴别，必须注意的是长短PP间期的关系。Ⅱ度Ⅰ型窦房阻滞的特点是长PP间期小于最短PP间期的2倍，而本心电图上长PP间期大于等于最短PP间期的2倍（图82-2），不符合Ⅱ度Ⅰ型窦房阻滞的特点。

4. 常规心电图记录时间短暂，要明确诊断，必须附加长节律图。本病例随即记录12导联长节律图，截选Ⅱ导联见图82-3。图中可见多次连续的PP间期，PP间期基本相等，长PP间期等于短PP间期的2倍，因此Ⅱ度Ⅱ型窦房阻滞诊断确立。

5. 图82-1中所见的PP间期不等，最可能的原因是窦性心律不齐。

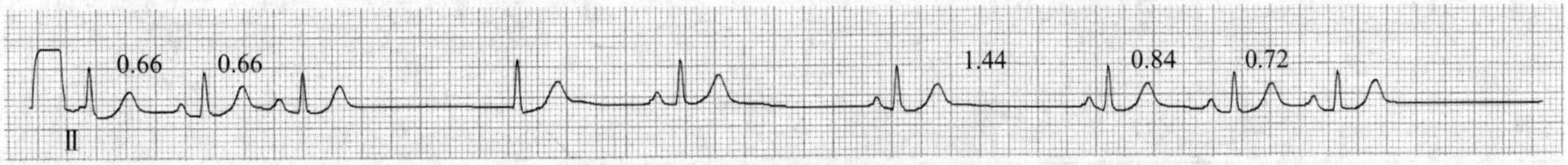

图82-2　长短PP间期的测量

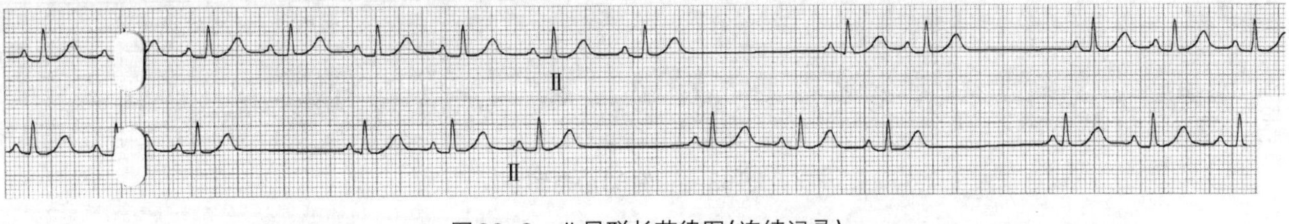

图82-3　Ⅱ导联长节律图（连续记录）

第二节 快速型心律失常

例83

女性，83岁，阵发性心房颤动10年，夜间呼吸困难1周入院。入院后心电图检查见图83-1。

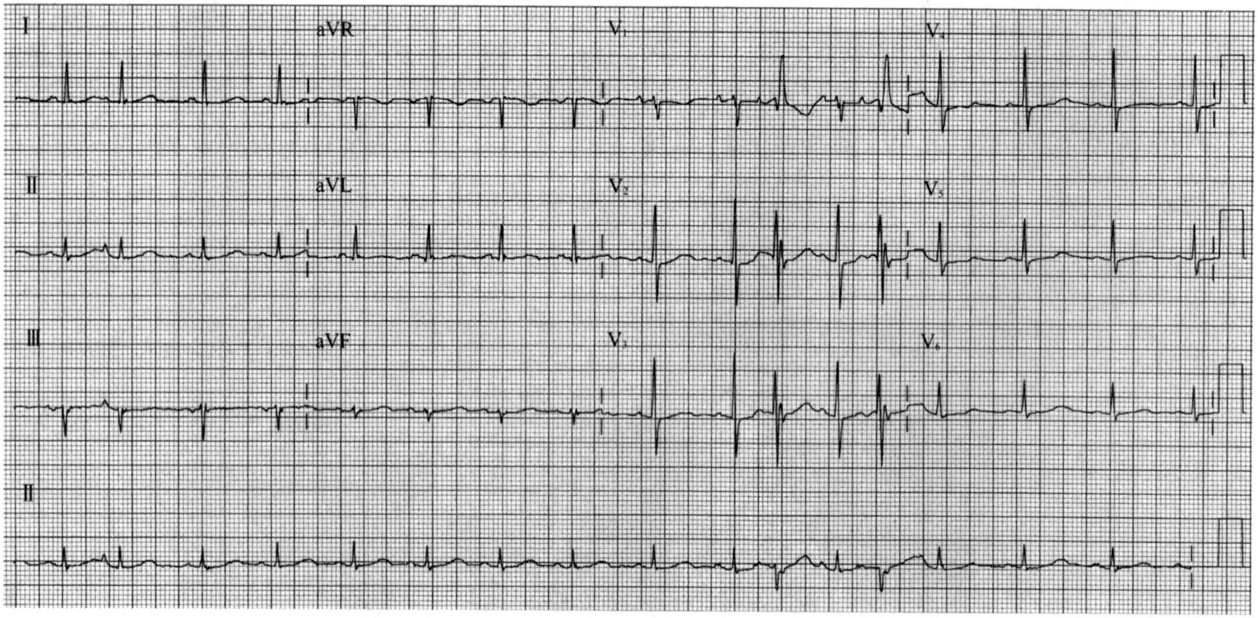

图83-1 例83心电图

心电图特点

1. 基本特点:平均心率:107次/分;PR间期:148ms;QRS波时间:70ms;QT/QTc间期:358/478ms;QRS波电轴:-6°。

2. 可见提早的P′-QRS-T波群,P′波与窦性P波不同,P′R间期>120ms。P′波形态不同,联律间期不等。部分QRS波形态宽大畸形,代偿间期不完全。

心电图诊断

1. 多源插入性房性早搏伴心室内差异传导。

2. QT间期延长。

解析

1. 图中共有3个房性早搏(图83-2),第1个房性早搏与后两个房性早搏比较,P′波形态不同,联律间期不等,因此是起源不同的房性早搏,故诊断为多源房性早搏。

2. 后两个房性早搏联律间期短,未见代偿,为插入性房性早搏。形成插入性房性早搏的条件之一是心房异位激动逆向激动窦房结受阻,条件之二是心房不应期短。插入性房性早搏的发生率不高,本心电图容易被误诊为短阵房性心动过速,仔细观察P波形态和测定PP间期将有助鉴别诊断。

3. 第1个房性早搏的联律间期较长,其QRS波形态正常。后两个房性早搏的联律间期短,下传到达心室时,右束支仍处于不应期,形成右束支阻滞图形的心室内差异传导。

4. 临床资料:超声心电图:左心房增大,室间隔增厚,左心室舒张功能降低。心房增大是引起多源房性早搏的基础病变。

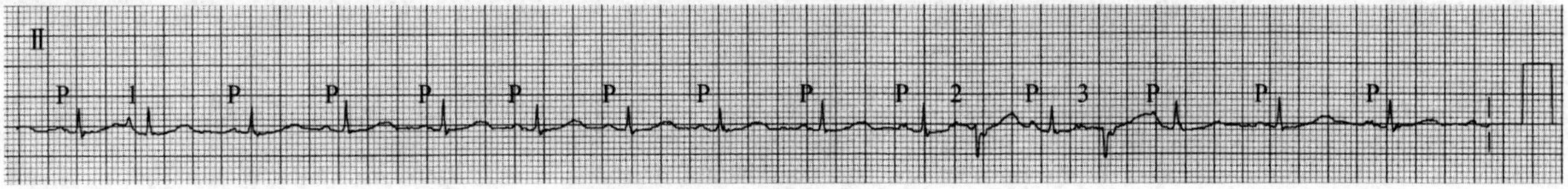

图83-2 房性早搏的识别

3次房性早搏分别标为1、2和3。房性早搏1和房性早搏2和3 P′波形态不同,联律间期不等,为多源房性早。房性早搏1的联律间期较长,其QRS波形态正常。房性早搏2和3的联律间期短,伴有心室内差异传导。

例84

女性，43岁，原有甲状腺功能亢进史，近心悸加重而就诊。心电图检查见图84-1。

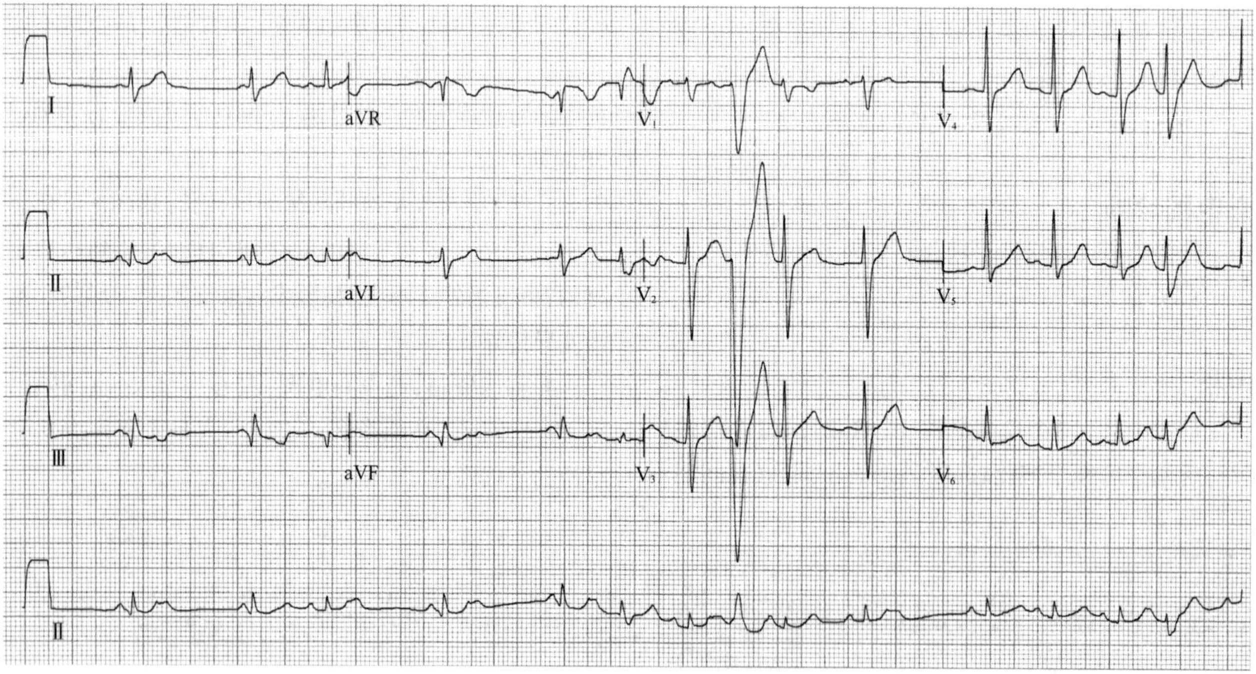

图84-1　例84心电图

心电图特点

1. 基本特点：平均心室率：90次/分；PR间期：152ms；QRS波时间：92ms；QT/QTc间期：368/450ms；QRS波电轴：27°。

2. 可见提早的P′-QRS-T波群，P′波与窦性P波不同。部分P′波后无QRS-T波群，部分QRS波形态宽大畸形。代偿间期不完全。

3. P′波后无QRS-T波群之后，第1个窦性PR间期<120ms。

心电图诊断

1. 窦性心动过速。

2. 房性早搏伴心室内差异传导。

3. 房性早搏未下传。

4. 交界性逸搏。

解析

1. 本心电图的特点是P′波联律间期短，P′波叠在前一心动的T波上，不易被辨认。联律间期短说明激动提早程度大，因此房性早搏可能在交界区或心室内遇到不应期，出现未下传或心室内差异传导现象，详见图84-2的标注。

2. 本心电图中共有3个房性早搏下传心室，均见QRS波宽大畸形，第1和第3个房性早搏的QRS波形态接近，呈右束支阻滞型，第2个房性早搏的QRS波呈左束支阻滞型。形成房性早搏伴心室内差异传导呈左右束支阻滞交替的机制是蝉联现象。蝉联现象是指激动沿一侧束支下传，并经室间隔向对侧束支隐匿性传导，使其连续产生不应期。在图84-2中，标注“1”的房性早搏下传时，遇到右束支不应期，激动经左束支下传（呈右束支阻滞图形），然后激动经室间隔隐匿传导至右束

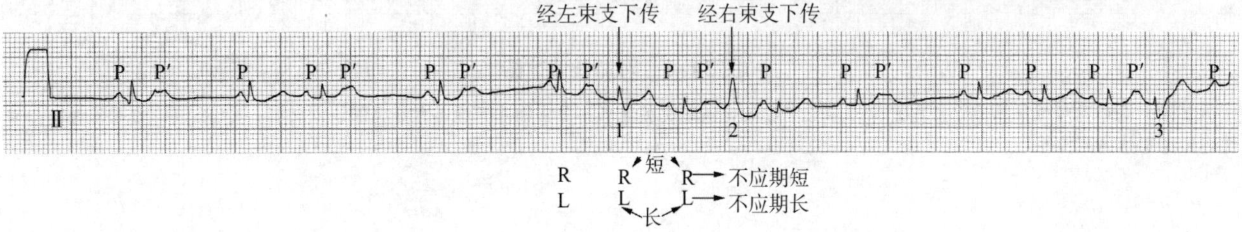

图84-2 房性早搏的识别和蝉联现象的认识

“R”为右束支，“L”为左束支。标注“1”的房性早搏下传时，遇到右束支不应期，激动经左束支下传（呈右束支阻滞图形），然后激动经室间隔隐匿传导至右束支，右束支激动晚于左束支。紧接其后的窦性心动未发生差异传导，即同时激动左右束支。由于房性早搏中右束支激动晚于左束支，因此距早搏后窦性心动的周期短，窦性心动之后的不应期短；左束支激动早于右束支，因此距早搏后窦性心动的周期长，在窦性心动之后的不应期长。结果是窦性心动后的房性早搏，遇到左束支不应期，经右束支下传（呈左束支阻滞图形）。

支,右束支激动晚于左束支。紧接其后的窦性心动未发生差异传导,即同时激动左右束支。前一周期的长短决定了后一心动不应期的长短。由于房性早搏中右束支激动晚于左束支,因此距早搏后窦性心动的周期短,窦性心动之后的不应期短;左束支激动早于右束支,因此距早搏后窦性心动的周期长,在窦性心动之后的不应期长。结果是窦性心动后的房性早搏遇到左束支不应期,经右束支下传(呈左束支阻滞图形),形成特殊的"右束支阻滞型和左束支阻滞型QRS波,被一形态正常的QRS波所间隔"的图形。

3. 心室内差异传导呈左右束支阻滞交替是一种生理性的心电现象,尤其是房性早搏二联律时,可以连续出现房性早搏伴心室内差异传导呈左右束支阻滞交替现象,实例详见图84-4。

4. 尽管本心电图的诊断基本明确,为了进一步确诊,又附加了12导联同步长节律图,截取其V_1导联心电图见图84-3。图中再次发现房性早搏伴心室内差异传导呈左右束支阻滞交替现象,另发现短阵房性心动过速伴房室结隐匿传导。

5. 房性早搏未下传后的窦性PR间期<120ms,该心动为交界性逸搏。

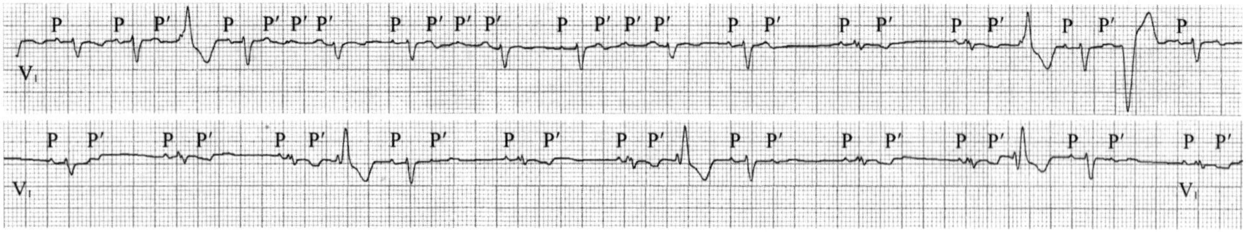

图84-3 附加长节律图

上图末尾可见房性早搏伴心室内差异传导呈左右束支阻滞交替现象。另上图中可见连续3次P′波,仅有1次QRS波,为短阵房性心动过速伴房室结隐匿传导。

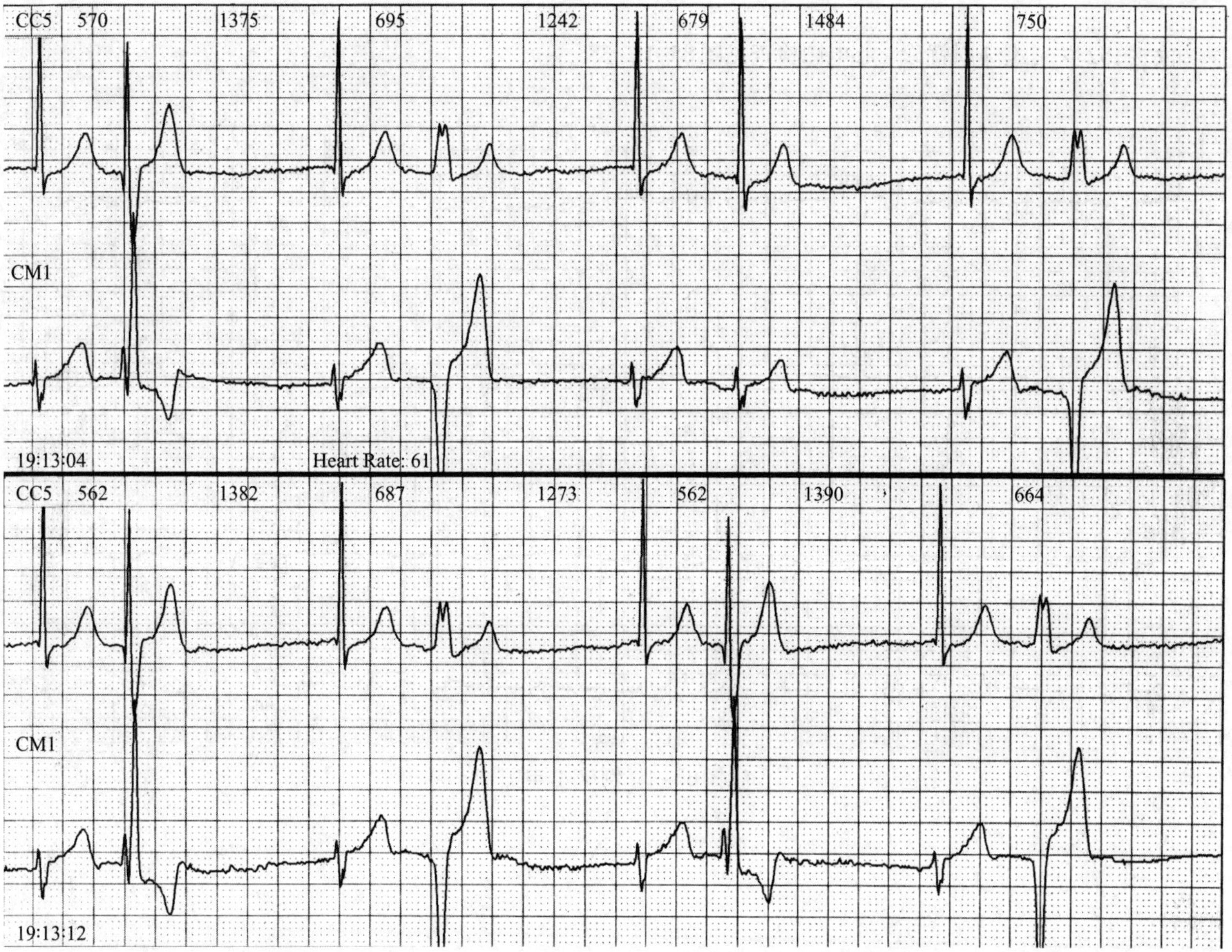

图84-4　房性早搏二联律，心室内差异传导呈左右束支阻滞交替现象

房性早搏二联律，连续出现房性早搏伴心室内差异传导呈左右束支阻滞交替现象。

例85

女性,52岁,心悸1周就诊。心电图检查见图85-1。

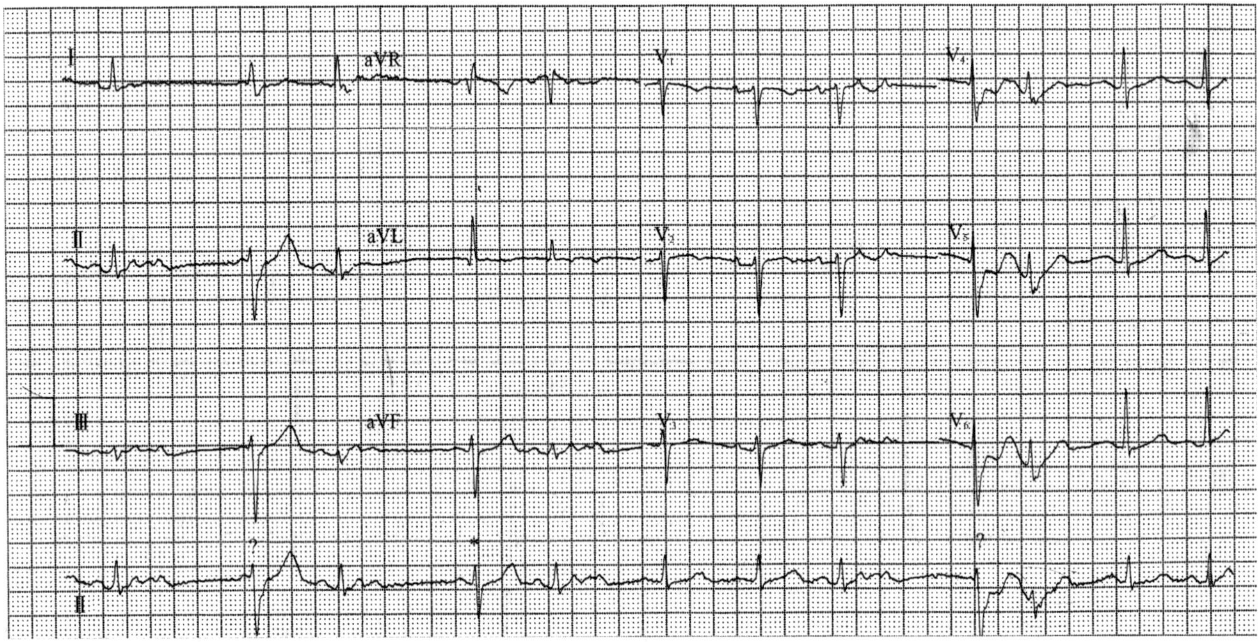

图85-1　例85心电图

心电图特点

1. 基本特点：平均心室率：70次/分，PR间期：164ms，QRS波时间：100ms，QT/QTc间期：404/450ms，QRS波电轴：20°。

2. 可见提早的P′-QRS-T波群，P′波与窦性P波不同。部分P′波连发2个，其后无QRS-T波群。仅一次P′波后（最后一个P′波）有QRS波，QRS波形态宽大畸形，代偿间期不完全。

3. P′波后无QRS-T波群，之后第一个心动的QRS波宽大畸形（标有"?"的心动），或形态介于正常与宽大畸形之间（标有"*"的心动）（图85-1）。

心电图诊断

1. 房性早搏连发。

2. 房性早搏未下传。

3. 房性早搏伴心室内差异传导。

4. 室性逸搏。

解析

1. 本心电图的特点是大部分的房性早搏呈连发，并连续未下传心室。连发的房性早搏未下传心室而形成长RR间期，在长RR间期后出现了逸搏。在图85-2中，标有"?"的心动可见P波重叠在QRS波前，为房室分离现象，QRS波宽大畸形，为室性逸搏；标有"*"的心动中可见PR间期短于其他PR间期，但长于标有"?"心动的PR间期，QRS波形态介于正常与宽大畸形之间，为室性逸搏与窦性激动所形成的心室融合波。

2. 本心电图中有一个房性早搏下传心室，见QRS波宽大畸形，为心室内差异传导。

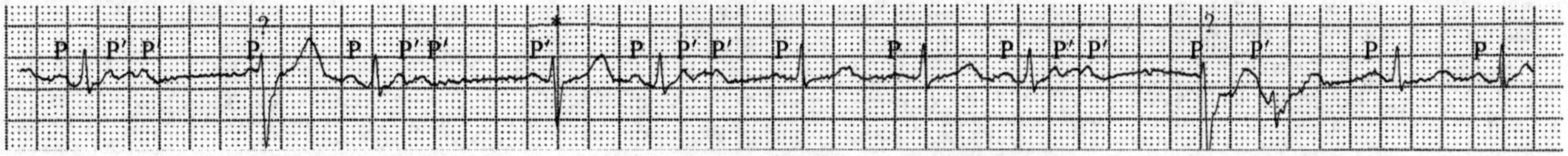

图85-2 房性早搏的识别和蝉联现象的认识

例86

女性，65岁，发热后心悸2天就诊。心电图检查见图86-1。

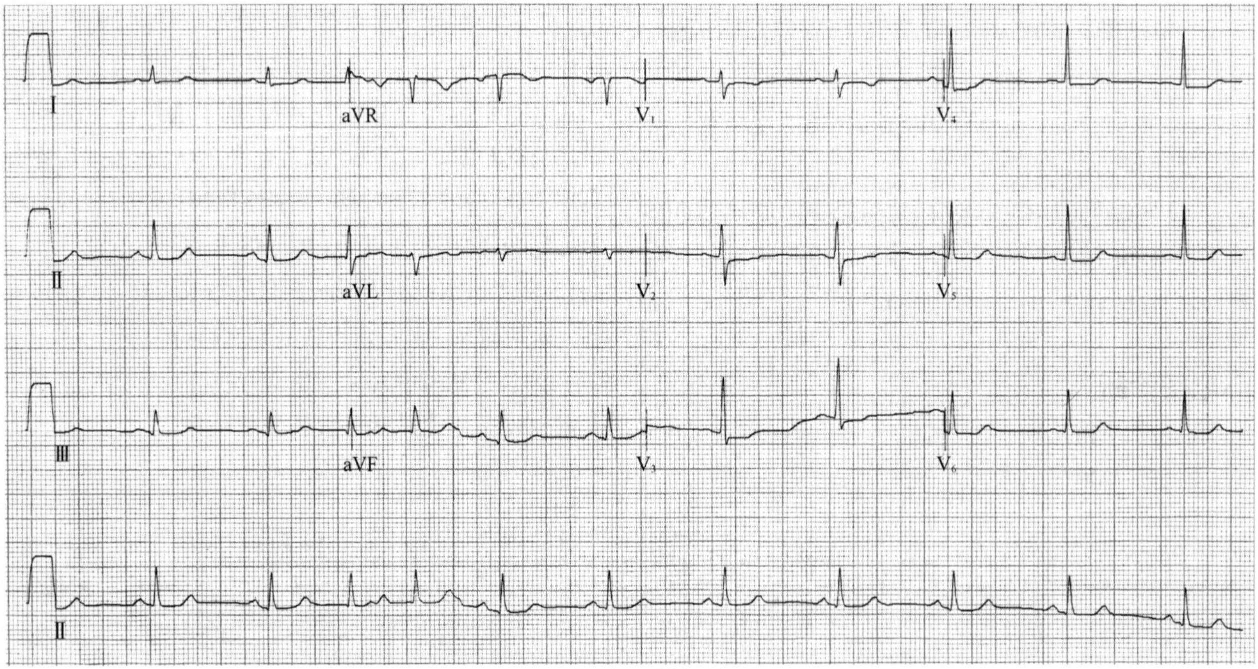

图86-1 例86心电图

心电图特点

1. 基本特点:心率:69次/分;PR间期:158ms;QRS波时间:80ms;QT/QTc间期:406/435ms;QRS波电轴:70°。

2. 可见提早的QRS-T波群,QRS波形态正常,无代偿间期。

心电图诊断

交界性早搏。

解析

1. 本心电图的特点是提前的QRS-T波群前未见异位P波(图86-2中标有"*"的QRS波)。根据QRS波形态正常,判断异位激动来自心室以上;根据无代偿间期(插入性),判断最可能的来源是交界区,因此心电图诊断为交界性早搏。

2. 交界性早搏的ST段中可见窦性P波,提示该交界性早搏未能逆传激动心房。该窦性P波的PR间期明显延长,原因是交界性早搏激动交界区,在交接区形成一个不应期,使得其后的窦性激动在交界区传导延缓,PR间期延长。

3. 本心电图容易被误诊,正确识别P波是本心电图的诊断关键。

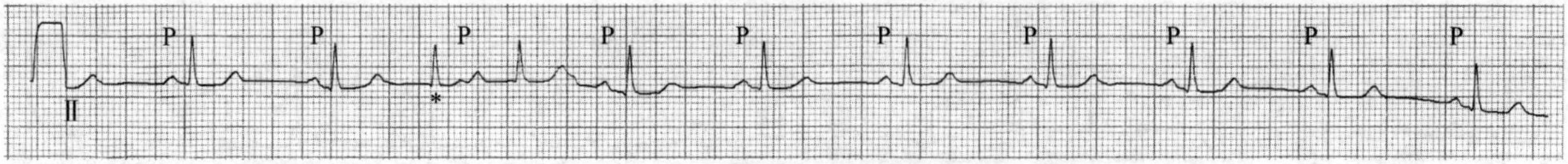

图86-2 交界性早搏中窦性P波的识别

注:标有"*"的QRS波前未见异位P波,为交界性早搏。该交界性早搏的ST段中可见窦性P波,提示该交界性早搏未能逆传激动心房。该窦性P波的PR间期明显延长。

例 87

女性，60岁，高血压史，长期服用复方类降压药，近来觉心悸就诊。心电图检查见图87-1。

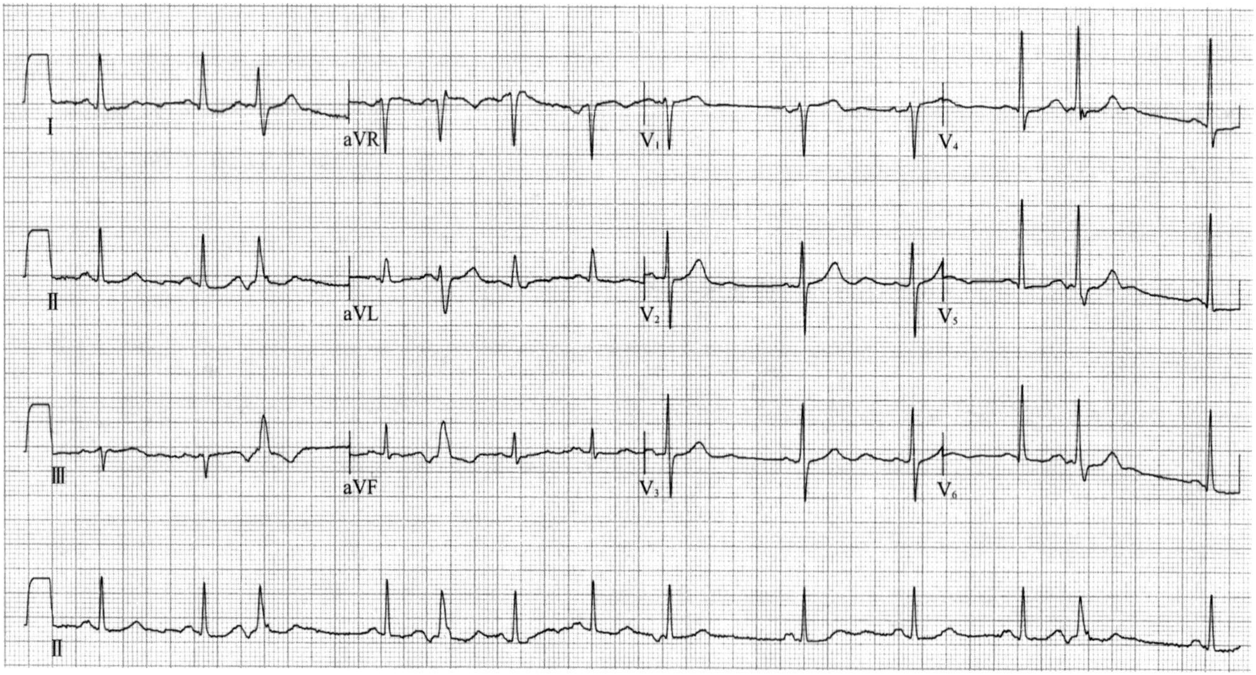

图87-1　例87心电图

心电图特点

1. 基本特点：平均心率：77次/分；PR间期：140ms；QRS波时间：86ms；QT/QTc间期：432/488ms；QRS波电轴：20°。

2. 可见提早的P^--QRS-T波群，QRS波形态正常或宽大畸形。

3. U波明显。

心电图诊断

1. 交界性早搏，部分伴心室内差异传导。

2. QT间期延长。

解析

1. 本心电图中尽管部分提早的QRS波宽大畸形，但是其前的P^-波大而明显，识别并不难。需要解释的是为何第2个交界性早搏插入窦性PP间期之间，使得该PP间期明显延长。

2. 这一现象的解释是：交界性异位激动激动心房的同时也激动窦房交界区而形成一个不应期，使其后的窦性激动向心房的传导延缓，该PP间期延长（图87-2）。

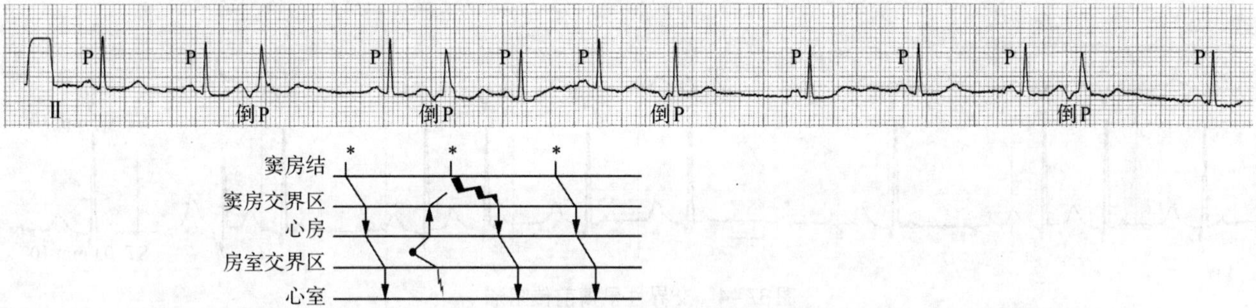

图87-2　交界性早搏对窦房传导的影响

阶梯图示交界性异位激动激动窦房交界区，形成一不应期，使其后的窦性激动向心房的传导延缓，该PP间期延长。

3. 交界性早搏可逆传也可前传，两个方向的传导性不一，可以引起复杂的心电图改变。若仅有前传而无逆传(逆传阻滞)，心电图上可仅见QRS-T波群，若同时还伴有心室内差异传导，应与室性早搏鉴别(实例见图87-3)。若仅有逆传而无前传(前传阻滞)，心电图上可仅见P⁻波，应与房室传导阻滞鉴别(实例见图87-4)。若逆传和前传均为隐匿传导，心电图上将无P⁻-QRS-T波群，表现长PP间期，应与窦房阻滞或窦性静止鉴别(实例见图87-5)。

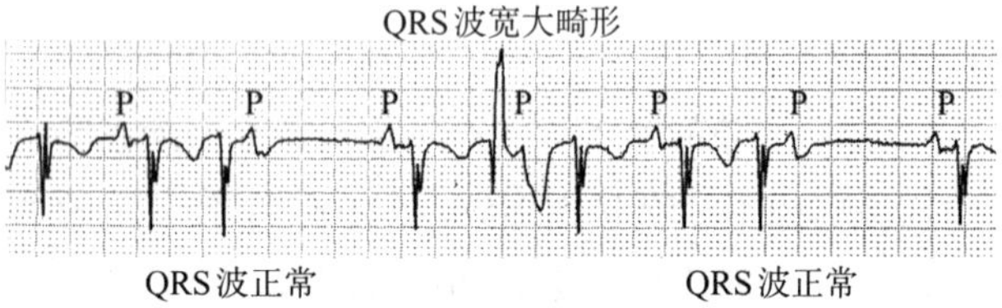

图87-3 交界性早搏逆传阻滞

图中第3、5和8个QRS波前无P⁻波，后为窦性P波，该心动为交界性早搏伴逆传阻滞。第5个QRS波宽大畸形为心室内差异传导。

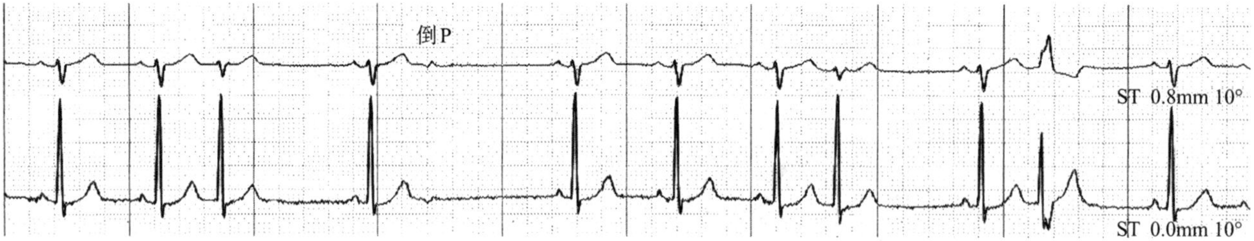

图87-4 交界性早搏前传阻滞

图中标有“倒P”处为交界性早搏伴前传阻滞，仅见P⁻波，无QRS波。

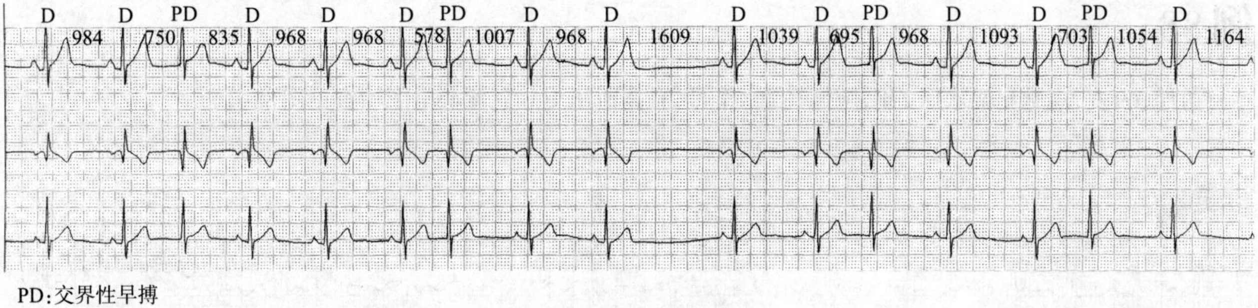

图87-5　交界性早搏隐匿传导

图中标有“PD”者为交界性早搏，其前后无P⁻波，为逆传阻滞。图中有一长为1609ms的长PP间期，该间期与夹有交接性早搏的PP间期基本相等，为交界性早搏伴隐匿性逆向和前向传导。

例88

男性，69岁，冠脉支架术后2年，胸痛气急3个月，有高血压史。急诊心电图检查见图88-1。

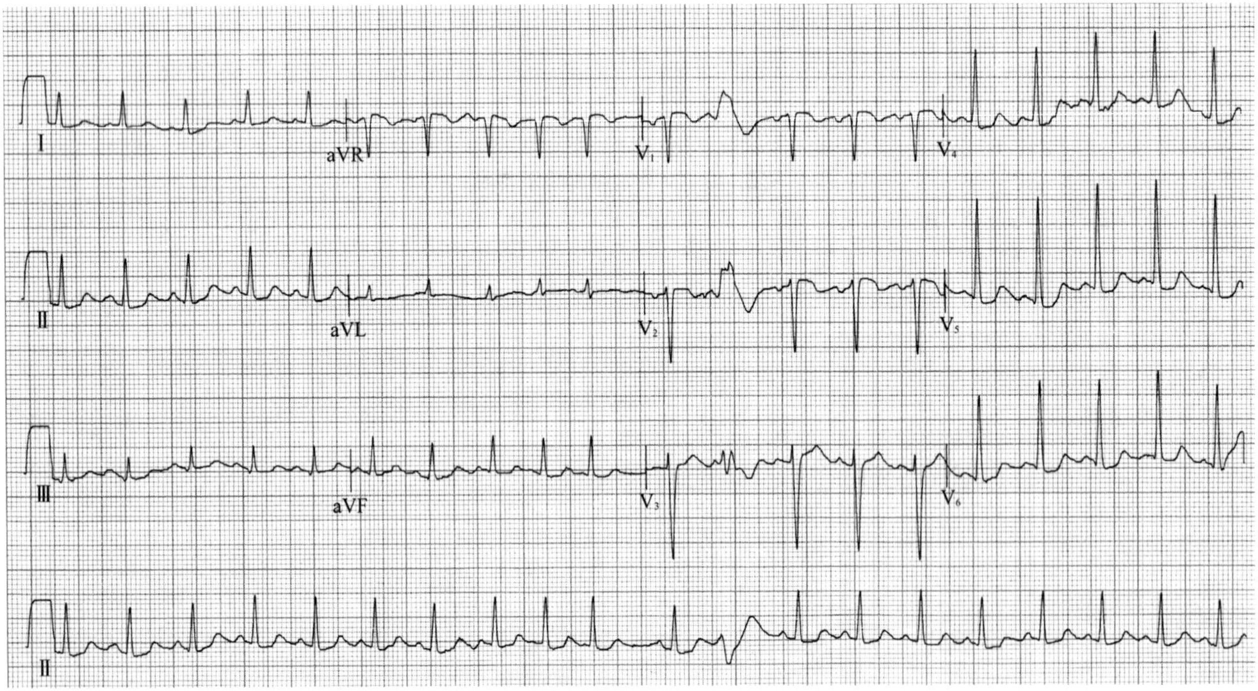

图88-1　例88心电图

心电图特点

1. 基本特点：心率：118次/分；PR间期：138ms；QRS波时间：82ms；QT/QTc间期：360/504ms；QRS波电轴：59°。

2. 可见连续提早的P′-QRS-T波群，P′R间期>120ms，QRS波形态正常，代偿间期不完全。

3. 可见提早的QRS-T波群，其前无相关P波，QRS波宽大畸形，代偿间期完全。

4. V_5和V_6导联ST段压低。

心电图诊断

1. 房性早搏，房性早搏连发。

2. 室性早搏。

3. ST段改变。

4. QT间期延长。

解析

1. 室性早搏有必要与房性早搏伴心室内差异传导相鉴别。本心电图中室性早搏易被误诊为房性早搏伴心室内差异传导，原因有：①同时有房性早搏连发；②QRS波在V_1导联呈右束支阻滞型，是差异传导常见的形态；③联律间期短于房性早搏的联律间期，通常联律短是产生差异传导的条件。

2. 本心电图中有两条线索有助于鉴别诊断。一是代偿间期，房性早搏的代偿间期不完全，而室性早搏的代偿间期完全(图88-2)。但是本心电图中房性早搏连发两次，使得其代偿间期似乎也完全，又给鉴别诊断带来问题，为此需寻找更多的鉴别诊断线索。从V_1~V_3导联中观察，可以发现在V_3导联中，宽大畸形QRS波有较肯定的房室分离现象(图88-2箭头所指处)，因此诊断为室性早搏。

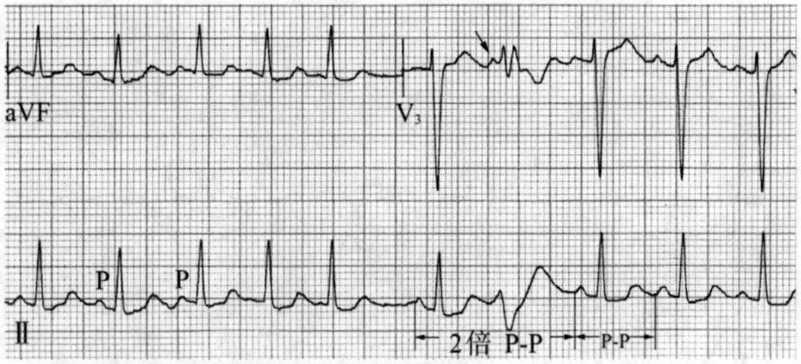

图88-2　室性早搏和房性早搏的鉴别诊断

夹有室性早搏的PP间期=基本PP间期的2倍；箭头所指处可见P波部分重叠在QRS波起始部。

例 89

男性，65岁，健康体检发现右束支阻滞十余年，出现心悸近1年余，心电图上见"早搏"、抗心律失常药物治疗近1年。有高血压和糖尿病史。心电图检查见图89-1。

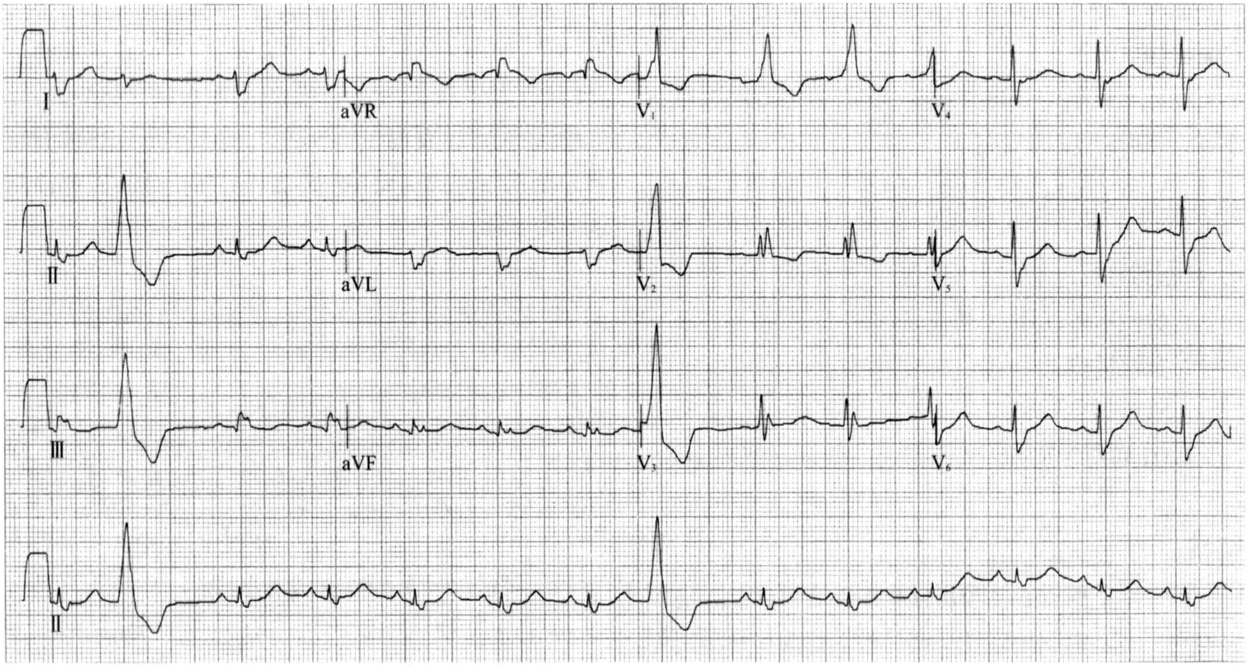

图89-1　例89心电图

心电图特点

1. 基本特点：心率：81次/分；PR间期：180ms；QRS波时间：140ms；QT/QTc间期：420/494ms；QRS波电轴：117°。

2. 可见提早的QRS-T波群，其前无相关P波，QRS波宽大畸形，代偿间期完全。

3. QRS波增宽，V_1导联QRS波呈单向粗钝R型，V_5导联QRS波呈RS型，S波粗钝。

4. Ⅰ和aVL导联QRS波呈rS型，Ⅲ和aVF导联QRS波呈qR型。

心电图诊断

1. 室性早搏。

2. 完全性右束支阻滞。

3. 左后分支阻滞。

4. QT间期延长。

解析

1. 在V_1导联上观察，室性早搏的QRS波形态与右束支阻滞的形态极相似，若采用单导联记录心电图，有可能被误诊。目前数字化心电图机通常能同步记录多个导联，多导联的同步观察将有助于鉴别诊断。

2. QRS波电轴右偏，达117°，Ⅰ和aVL导联QRS波呈rS型，Ⅲ和aVF导联QRS波呈qR型，符合左后分支阻滞的特点（详见例165、166）。

例 90

男性，42岁，心悸就诊。心电图检查见图90-1。

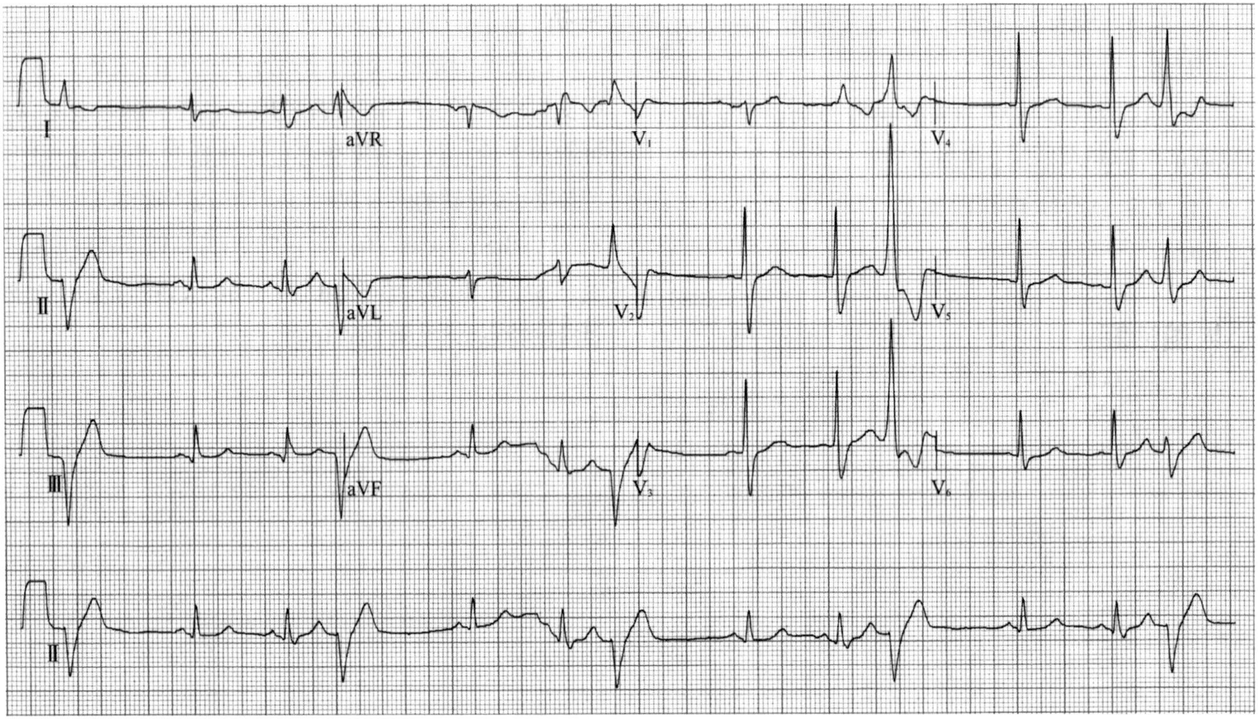

图90-1 例90心电图

心电图特点

1. 基本特点：心率：78次/分；PR间期：144ms；QRS波时间：不定；QT/QTc间期：380/430ms；QRS波电轴：82°。

2. 可见提早的QRS-T波群，其前无相关P波，QRS波宽大畸形，代偿间期完全。

3. 部分QRS波增宽，V_1导联QRS波呈单向粗钝R型，V_5导联QRS波呈Rs型，S波粗钝。

心电图诊断

1. 室性早搏（三联律）。

2. 间歇性完全性右束支阻滞。

解析

1. 本心电图中室性早搏呈三联律，即每2次窦性心动中夹有1次早搏。然而这两次窦性心动的QRS波形态不同，前一个QRS波形态正常，后一个QRS波宽大畸形，在V_1导联QRS波呈单向粗钝R型，V_5导联QRS波呈Rs型，S波粗钝，呈右束支阻滞。这一现象有两种解释。① 快频率依赖性束支阻滞（病理现象）：右束支不应期延长，由于室性早搏后有一长间期，右束支脱离不应期，传导性正常。② 由于室性早搏代偿所形成的长短间期，出现窦性心律伴心室内差异传导（生理现象）。以上两种解释，以第一解释的可能性较大，但确定有待于在无室性早搏的窦性心律中进一步观察。以上两种解释所代表的临床意义不同，因此有必要鉴别。

2. 有必要对间歇性右束支阻滞的心动与室性早搏加以鉴别。鉴别的要点包括：①PR间期相等，支持右束支阻滞的可能；PR间期缩短，支持室性早搏（房室分离）；②多导联同步观察QRS波形态，尽管在V_1导联上室性早搏的QRS波形态与右束支阻滞的QRS波形态相似，但在其他导联上，两者的QRS波形态明显不同（图90-2）。

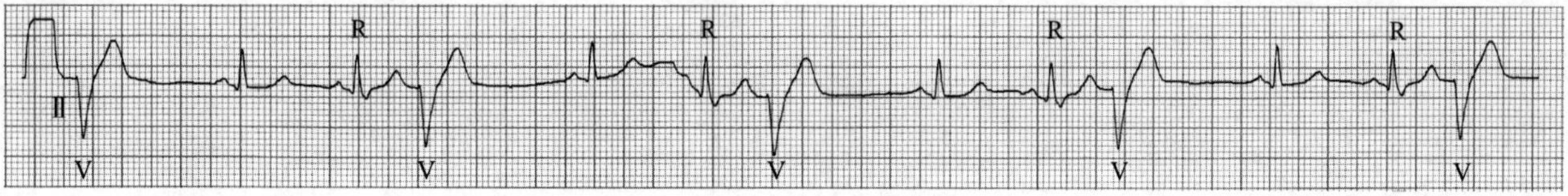

图90-2 室性早搏与间歇性完全性右束支阻滞

R：右束支阻滞；V：室性早搏。

例 91

男性,72岁,突发呼吸困难急诊。心电图检查见图91-1。

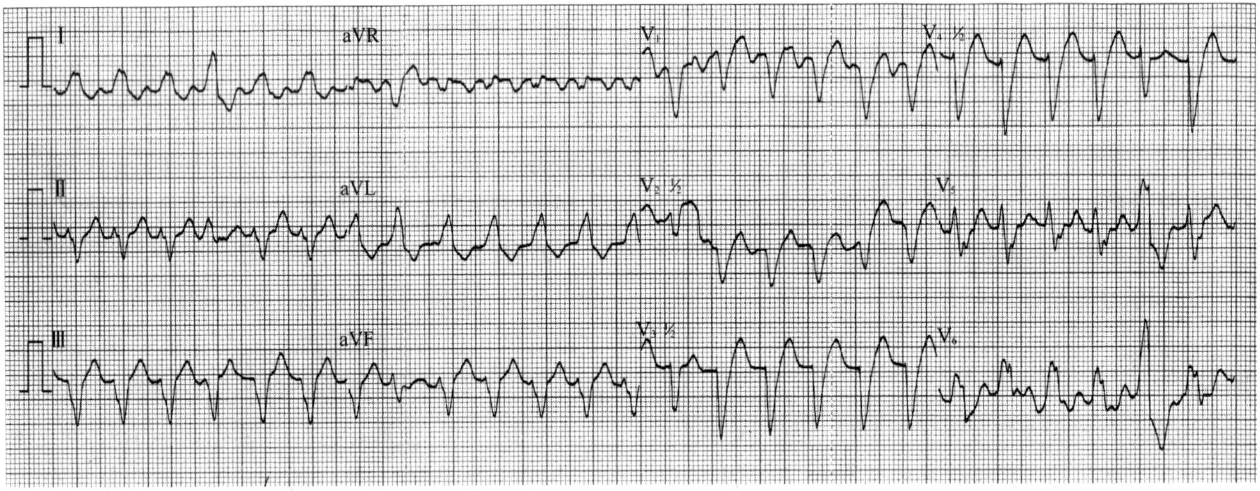

图91-1 例91心电图

心电图特点

1. 基本特点：心率：150次/分；PR间期：140ms；QRS波时间：140ms；QT/QTc间期：280/443ms；QRS波电轴：-40°。

2. QRS波增宽，V_1导联QRS波呈QS型，V_6导联QRS波呈单向粗钝R型。

3. 可见提早的QRS-T波群，其前无相关P波，QRS波宽大畸形，代偿间期完全。

心电图诊断

1. 窦性心动过速。

2. 完全性左束支阻滞。

3. 室性早搏。

解析

1. 本心电图为三导联同步心电图所记录，无单导联节律图，因此不便于心律失常的分析。由于心率快，不易发现某些提早的心动。由于存在左束支阻滞，宽大畸形的QRS波在某些导联上与室性早搏的QRS波形态及其相似。由于以上两个原因，本心电图中室性早搏不易被发现。

2. 在同步三导联中，逐一观察QRS波形态差异并测量RR间期，最终能发现室性早搏(图91-2)。

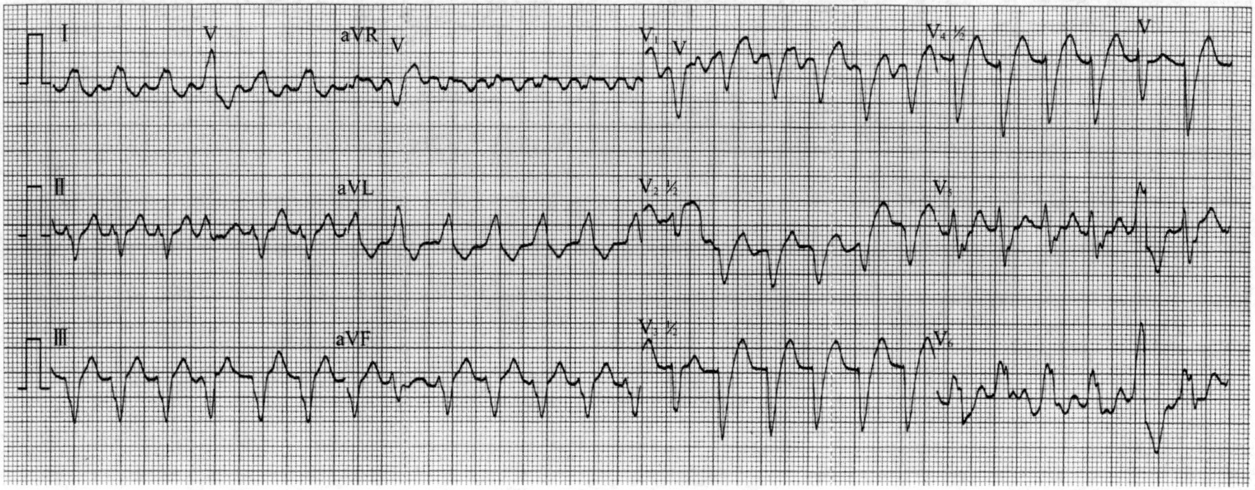

图91-2 室性早搏的识别

标有“V”的心动为室性早搏。

例92

女性，54岁，高血压史十余年，心悸近2个月。在外院就诊，诊断为间歇性左束支阻滞，经治疗后症状未缓解而转来本院就诊。心电图检查见图92-1。

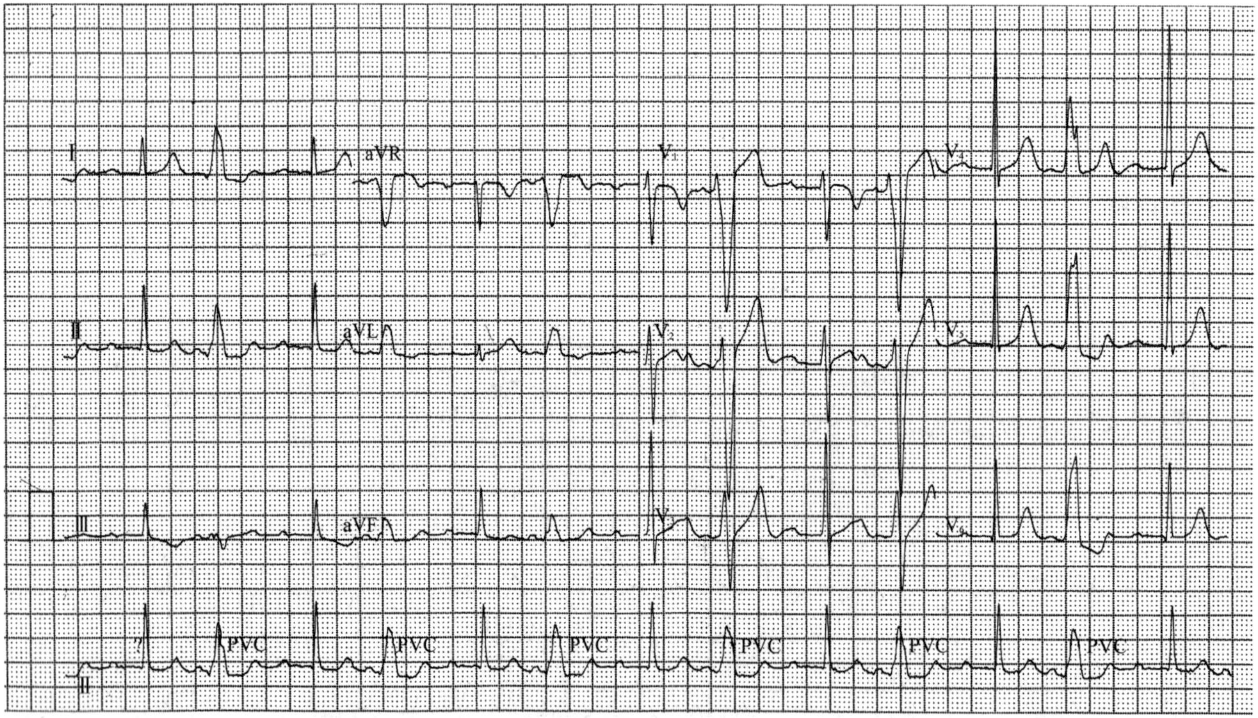

图92-1　例92心电图

心电图特点

1. 基本特点：心率：81次/分；PR间期：270ms；QRS波时间：100ms；QT/QTc间期：418/489ms；QRS波电轴：60°。

2. 可见提早的QRS-T波群，其前无相关P波，QRS波宽大畸形，代偿间期完全。

3. QRS波电压增高：V_5导联R波电压>2.5mV，$R_{V5}+S_{V1}$>3.5mV。

心电图诊断

1. 室性早搏(二联律)。

2. Ⅰ度房室传导阻滞。

3. 左心室肥厚。

4. QT间期延长。

解析

1. 室性早搏的一个心电图特点是其前无相关P波。本心电图诊断是否正确，关键是对"相关P波"的认识。所谓相关P波是指，心房激动下传激动心室而形成QRS波，则代表该心房激动的P波就是QRS波的"相关P波"。因此，判断P波能否下传是诊断的关键。测定PR间期是判断P波能否下传的方法。

2. 本患者在外院所记录的心电图见图92-2。两次心电图记录中共同的特点是：PR间期长(>200ms)时QRS波形态正常，PR间期短(120ms)时QRS波宽大畸形。在有房室传导阻滞的前提下，PP间期相等，突然出现PR间期缩短，尽管等于120ms，仍考虑P波未能下传心室，即P波与QRS波无关(房室分离现象)。QRS波宽大畸形，有房室分离现象，故第一诊断是室性早搏。

3. 在图92-2中，记录开始时可见宽大畸形QRS波两次连发，第2次连发中第1个QRS波宽大程度大于第2个QRS波，第1个PR间期短于第2个PR间期，这是融合现象的心电图特点。QRS波宽大畸形，有心室融合波，特指室性早搏。

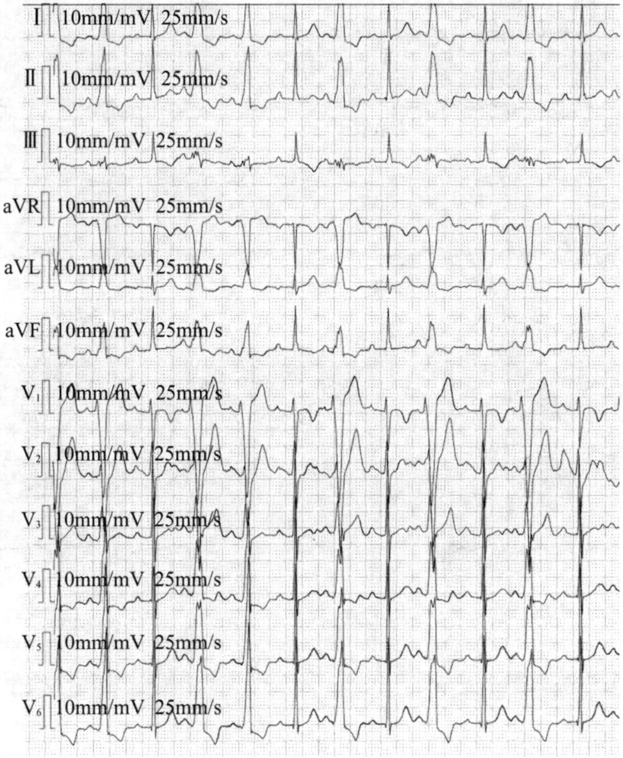

图92-2 外院所记录的心电图

例93

男性，67岁，有高血压史，因心悸就诊。心电图检查见图93-1。

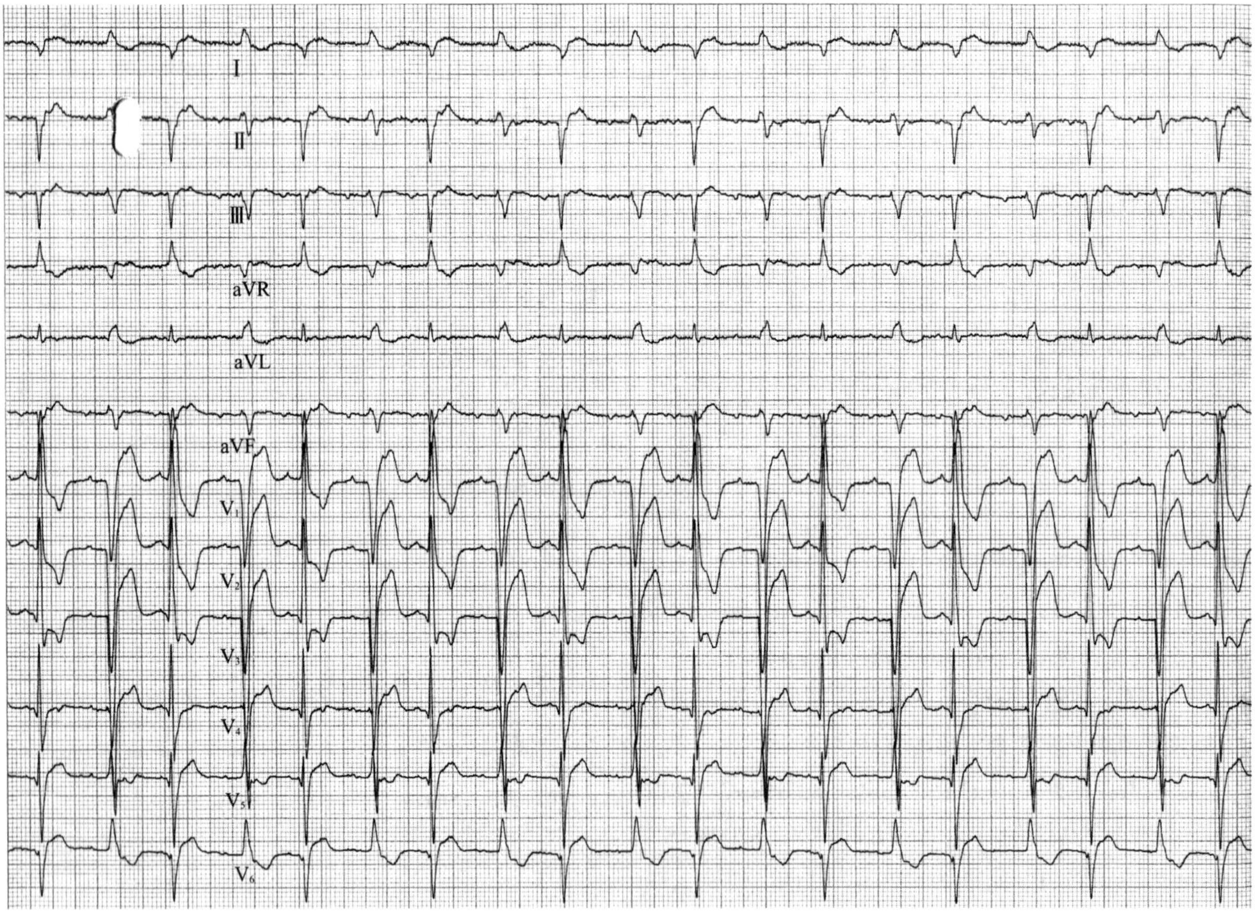

图93-1　例93心电图

心电图特点

1. 基本特点：心率：100次/分；PR间期：180ms；QRS波时间：140ms；QT/QTc间期：320/413ms；QRS波电轴：-35°。

2. QRS波宽大畸形，呈两种形态交替出现。形态一：V_1导联呈QS型，V_6导联呈单向粗钝的R型，PR间期恒定；形态二：V_1导联单向粗钝的R型，V_6导联呈QS型，PR间期短于形态一的PR间期，且PR间期不等。

心电图诊断

1. 室性早搏（二联律）。

2. 完全性左束支阻滞。

解析

1. 本心电图采用12导联同步记录方法，这种记录方法对于心律失常的分析有利有弊。不便之处是相邻导联之间波段难免要重叠，影响心电图形态观察。在这类记录方法的心电图中分析心律失常，要点是选择P波清晰的导联，分析P波与QRS波之间的关系。

2. 本心电图中V_1导联P波最为清晰，在V_1导联中观察，形态一呈左束支阻滞图形，PR间期恒定，即QRS波与P波有恒定的关系，因此首先肯定有左束支阻滞存在。形态二非左右束支阻滞的图形，且PR间期不等，图中第3和最后一个P波的PR间期最短，<120ms，属于房室分离现象。由此判断形态二的心动为室性早搏。

例94

女性,59岁,上呼吸道感染后心悸1个月。入院后心电图检查见图94-1。

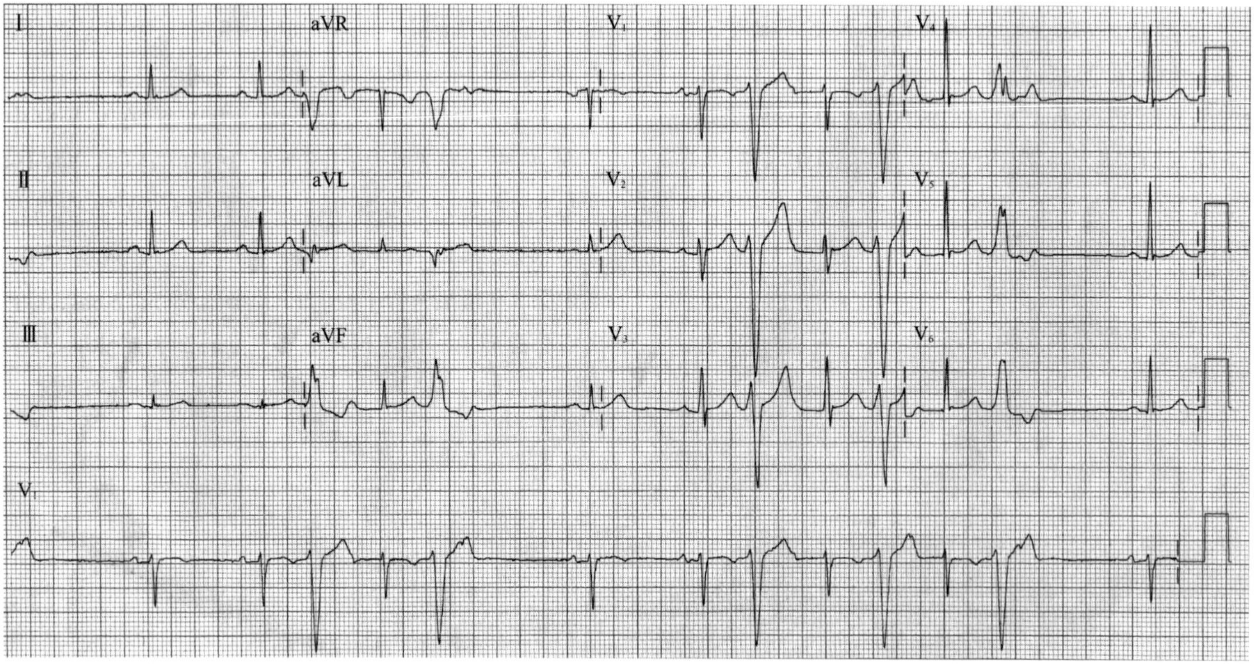

图94-1 例94心电图

心电图特点

1. 基本特点:心率:65次/分;PR间期:177ms;QRS波时间:72ms;QT/QTc间期:382/398ms;QRS波电轴:32°。

2. 可见提早的QRS-T波群,其前无相关P波,QRS波宽大畸形,部分代偿间期完全,部分无代偿。

心电图诊断

室性早搏。

解析

1. 本心电图中可见提早的QRS-T波群,其前无相关P波,QRS波宽大畸形,符合室性早搏的心电图特点。图中部分室性早搏无代偿间期,称为插入性室性早搏(图94-2)。

2. 图中插入性室性早搏后的PR间期明显长于其他PR间期,最可能的原因是室性早搏对房室交界区隐匿激动产生一不应期,使窦性激动下传心室延缓,从而使PR间期延长(图94-2)。另一个可能原因是房室结存在双径道,通常快径道不应期长,慢径道不应期短,室性早搏对房室交界区隐匿激动之后,窦房结激动下传时,快径道未脱离不应期,激动从慢径道缓慢下传,从而PR间期明显延长。这两种原因在常规心电图上很难鉴别。

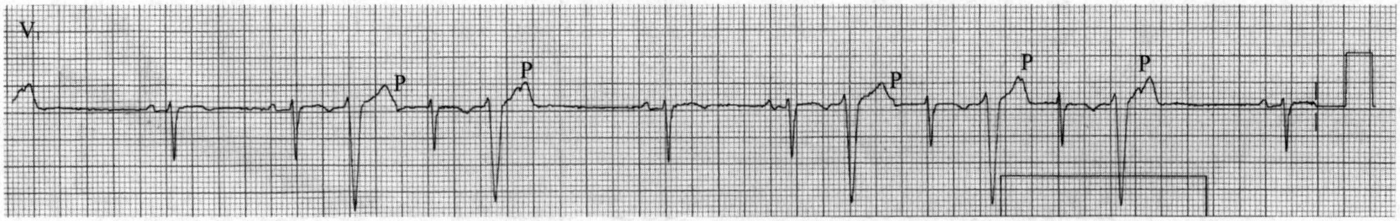

图94-2　插入性室性早搏后PR间期延长

插入性室性早搏后的PR间期明显长于其他PR间期。

例95

男性，61岁，胸闷伴晕厥3天入院，原有高血压史。入院后心电图检查见图95-1。

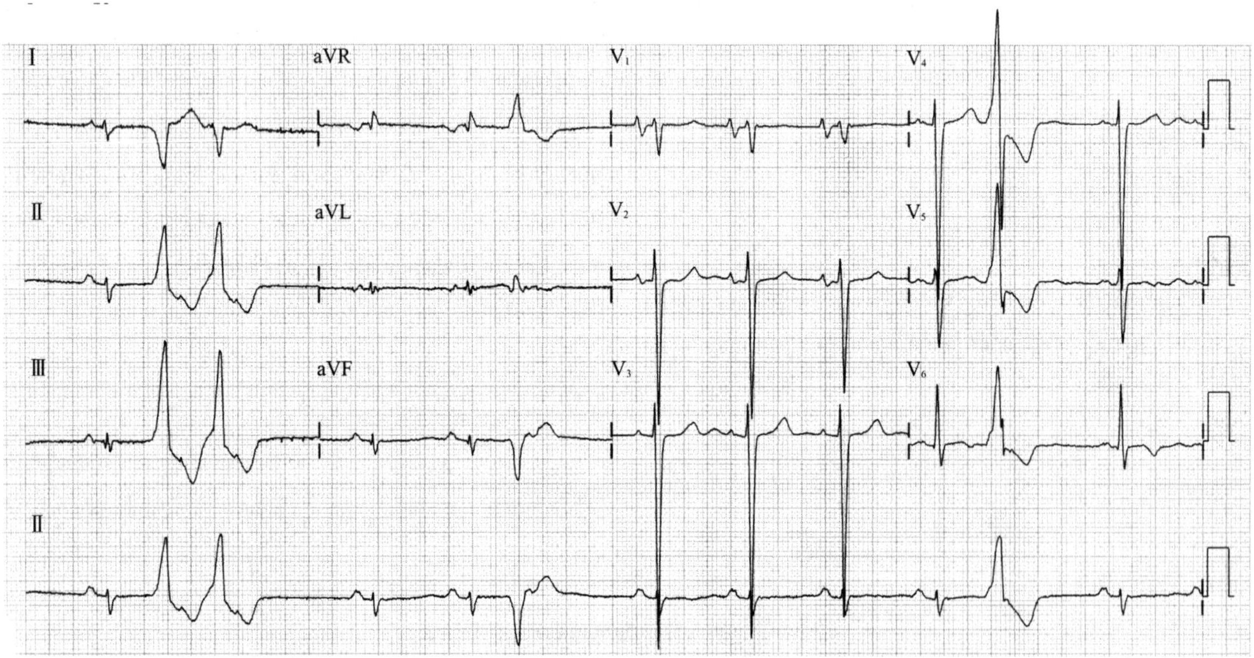

图95-1 例95心电图

心电图特点

1. 基本特点：平均心率：75次/分；PR间期：168ms；QRS波时间：110ms；QT/QTc间期：436/487ms；QRS波电轴：235°。

2. 可见提早的QRS-T波群，其前无相关P波，QRS波宽大畸形，代偿间期完全。

3. V_1导联中P波呈正负双向，P波正向振幅≥0.15mV，Ptf≥0.04mm.s。

4. V_5导联R波振幅<V_4导联R波振幅，V_4导联R波振幅<V_3导联R波振幅。V_6导联T波倒置。

心电图诊断

1. 多源室性早搏，室性早搏连发。

2. 左右心房异常。

3. 胸导联R波递增不良。

4. T波改变。

解析

1. 本心电图中可见提早出现的QRS-T波群，其前无相关P波，QRS波宽大畸形，代偿间期完全，符合室性早搏的心电图特点。

2. 本心电图中，室性早搏的ST段中见P波。根据基本PP间期推测，前三次早搏中的P波均提前出现，并非窦性P波，同时该P波与前R波有相对固定的关系，RP间期为180~200ms。由此推测此三次P波为室性早搏经房室交界区逆传形成的逆行P波(图95-2)，即室房逆传。室性早搏伴室房逆传，在某些特定的条件下，可能诱发折返性心动过速。晕厥的原因是否与折返性心动过速有关，有待进一步检查。

3. 本心电图中，胸导联R波递增不良，提示有前壁心肌梗死的可能，因此患者在住院期接受超声心电图和冠脉造影检查。超声心电图：全心扩大，中度二尖瓣关闭不全，肺动脉高压，三尖瓣中度关闭不全，少至中等量心包积液。冠脉造影：未见明显狭窄。因此胸导联R波递增不良的原因可能与左心室增大有关。

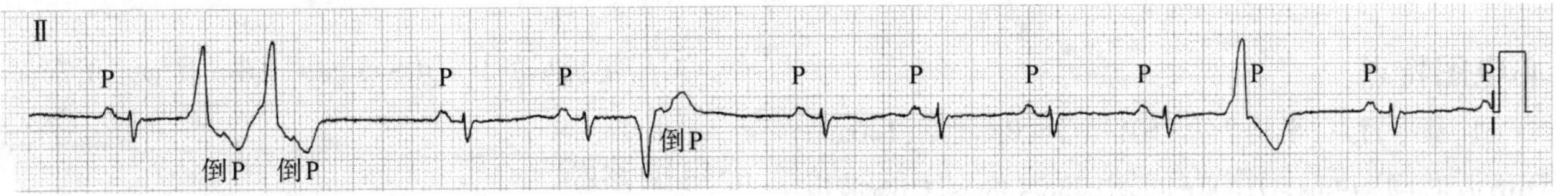

图95-2　室性早搏后室房逆传

例96

女性，43岁，上呼吸道感染后心悸1周就诊。心电图检查见图96-1。

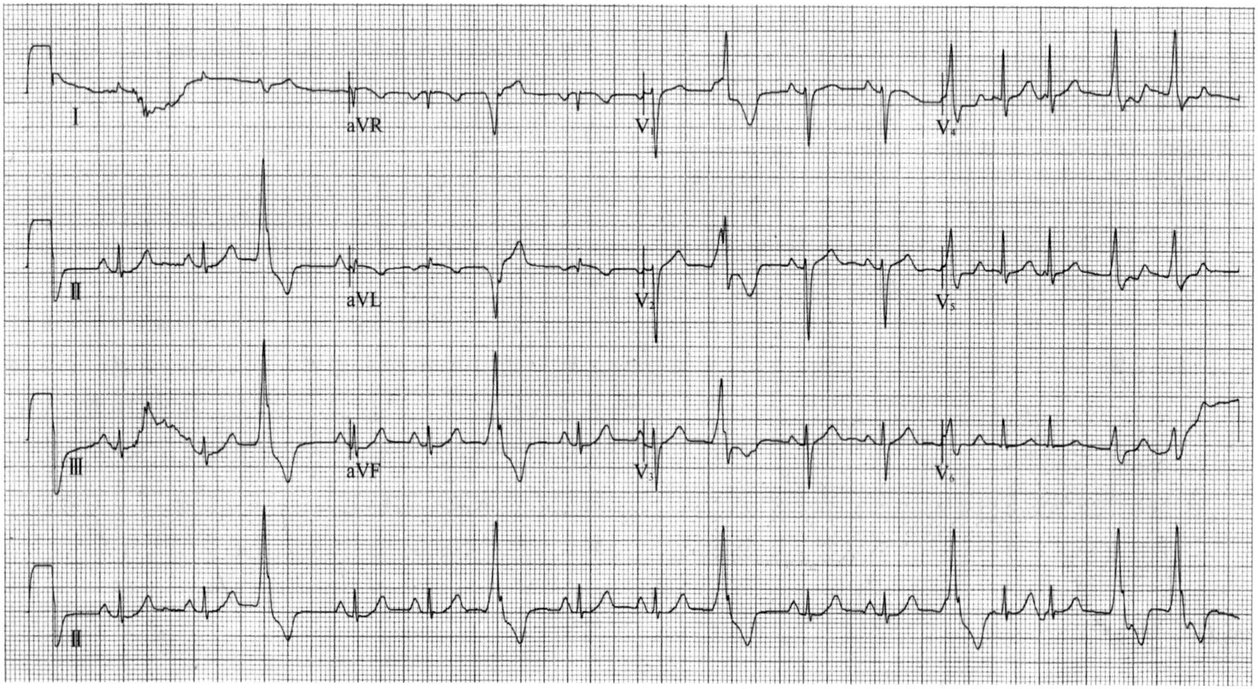

图96-1 例96心电图

心电图特点

1. 基本特点：平均心率：101次/分；PR间期：140ms；QRS波时间：74ms；QT/QTc间期：338/438ms；QRS波电轴：65°。

2. 可见提早的QRS-T波群，其前无相关P波，QRS波宽大畸形，代偿间期完全。

3. 可见提早的P^--QRS-T波群，QRS波形态正常。

心电图诊断

1. 室性早搏，室性早搏连发。

2. 室房逆传伴心室反复搏动。

解析

1. 本心电图中第4个室性早搏其P波重叠在QRS波起始部，后无代偿，紧接2次P⁻-QRS-T波群（图96-2）。最后两次室性早搏连发，在其ST段中可见P波，两个PP之间的间期明显短于基本PP间期，P波与前R波有恒定关系，RP间期约为160ms（图96-2），该P波为室房逆传的P波。

2. 分析本心电图，第一步是确定是否存在室房逆传。在连发的室性早搏中见有P波，根据P波以上的特点，判断存在室房逆传。第二步是确定是否存在房室结双径道。在两次P⁻-QRS-T波群中，RP间期长，PR间期短，判断可能存在房室结快慢双径道。

3. 本心电图心电现象的解释：第4个室性早搏的联律间期长于其他室性早搏的联律间期，当室性早搏激动到达房室结远端时，房室结的慢径道已经脱离不应期，激动从房室结远端经慢径道逆传至心房，形成逆行P波，RP间期长。当心房被逆行激动时，房室结的快径道脱离不应期，心房激动再从房室结的近端经快径道下传至心室，激动心室形成QRS波，PR间期短。在心室激动时，慢径道脱离不应期，激动发生再次逆传和下传，其结果是形成两次P⁻-QRS-T波群。

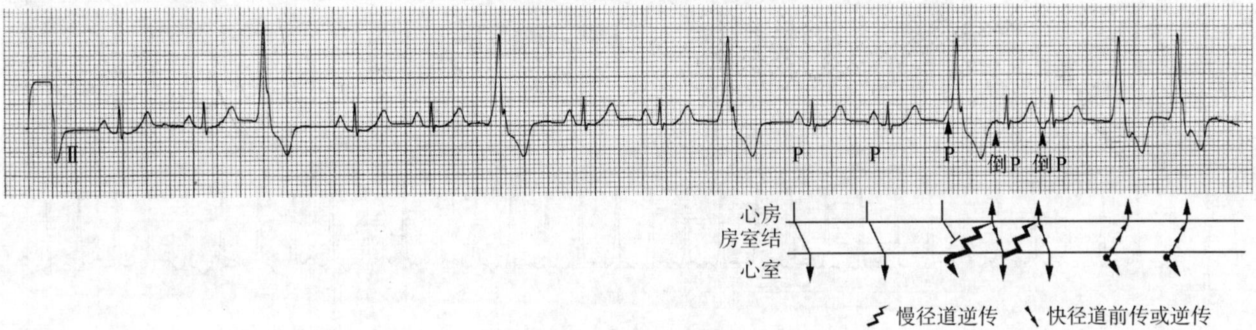

图96-2 室性早搏与快慢径道有关的室房逆传

例 97

女性，81岁，突发气急和心悸急诊，以往无心动过速史。心电图检查见图97-1。

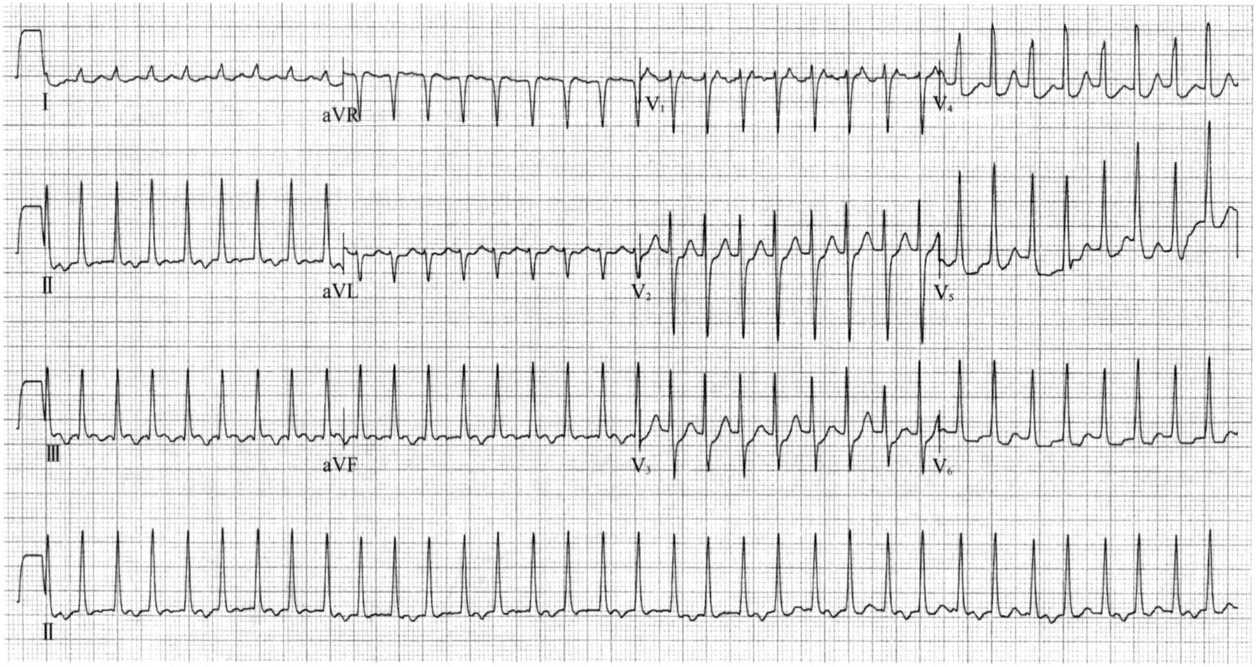

图97-1 例97心电图

心电图特点

1. 基本特点：心率：203次/分；P′ R间期：200ms；QRS波时间：74ms；QT/QTc间期：226/415ms；QRS波电轴：81°。

2. 快速节律规则的心动过速，在V_1导联上可见P′波，P′波振幅>0.15mV。QRS波形态正常。

3. QRS波振幅和T波方向有电交替现象。

心电图诊断

1. 阵发性房性心动过速可能。

2. QRS波和T波电交替。

解析

1. 本心电图的特点是心率快、QRS波不增宽，因此鉴别诊断涉及窄QRS心动过速，包括房性心动过速、慢-快型房室结内折返性心动过速和前传型房室折返性心动过速的鉴别。房性心动过速是指起源于心房异位节律点的心动过速。

2. 心律失常分析的第一步是寻找P波，本心电图中从V_1导联观察，可见在QRS波终末后有P波，该P波高尖。第二步是确定P波的来源，同步观察V_1导联和Ⅱ导联（图97-2），发现相对应的部位呈负向波，与Ⅱ导联负向波所对应的aVR导联呈正向波。同时，由于心率>200次/分，因此应主要在房性心动过速和前传型房室折返性心动过速之间进行鉴别。

3. 电交替是一种少见的心电异常表现，指心电图上任何波和段，其波形和（或）振幅呈规律交替性变化的一种心电现象。它分为除极化波电交替（即QRS波电交替）与复极化波电交替（即ST段和T波电交替）。本心电图上QRS波电交替最为明显的导联是V_4导联（图97-3），QRS波振幅呈明显的高低交替现象。本心

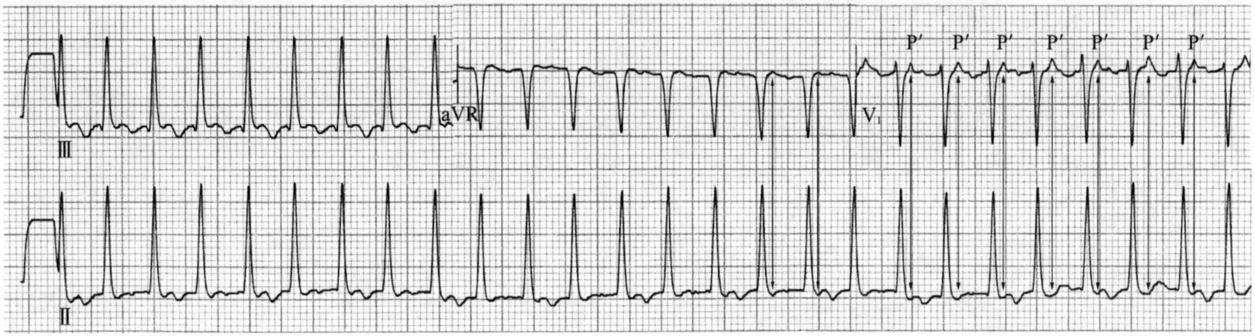

图97-2　异位P波的识别

电图上ST段无明显电交替现象，但是T波呈明显的电交替现象：V_4导联T波直立，其振幅呈明显的高低交替现象；Ⅲ和aVF导联T波倒置，其振幅也呈高低交替现象；Ⅱ导联上T波电交替的表现在T波方向上，呈正负交替现象（图97-3）。在窄QRS心动过速中，电交替常见于房室折返性心动过速。

4. 在本心电图上，支持房性心动过速的依据是V_1导联中P波高尖，支持房室折返性心动过速的依据是电交替现象。由于患者以往无心动过速发作史，不支持房室折返性心动过速的诊断。

5. 最终结合病史，心电图给出的诊断是阵发性房性心动过速可能，确诊有赖于更长的心电图记录：若所有P′波有QRS-T波群，则属于房性心动过速1:1传导；若在更长记录中发现不等比传导，则房性心动过速将被确诊。

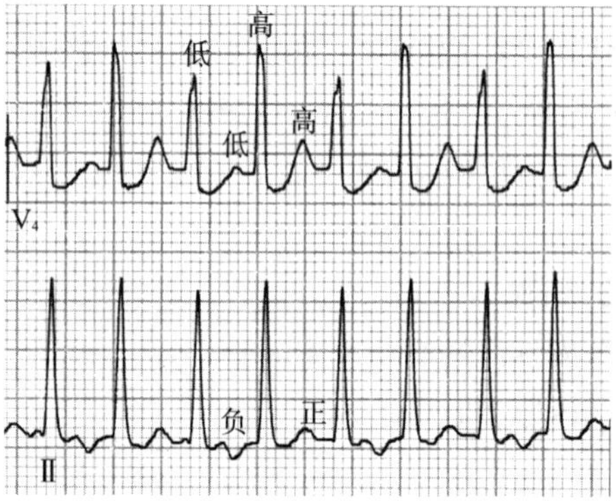

图97-3　电交替

例98

女性，65岁，有风湿性心脏病史（二尖瓣狭窄）和高血压史，2年前行二尖瓣置换术，术前曾有阵发性心房颤动发作，术时接受射频消融术。术后自觉良好，2周前发热伴心动过速，急诊心电图检查见图98-1。在该心电图检查后，接受大剂量β受体阻滞剂治疗，心动过速未控制。

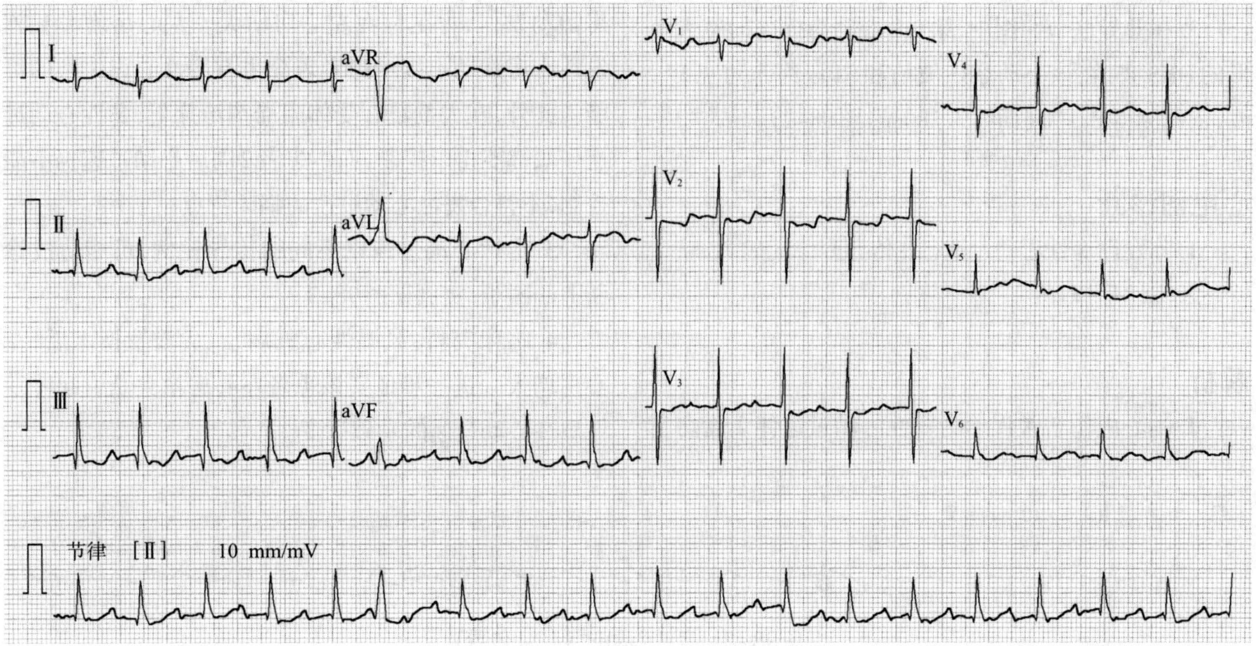

图98-1 例98心电图

心电图特点

1. 基本特点：心室率：110次/分；P′ R间期：276ms；QRS波时间：94ms；QT/QTc间期：366/431ms；QRS波电轴：82°。

2. 所有的P′ 波与前T波重叠，在Ⅱ导联中，P′ 波呈正负双向。QRS波形态正常。

3. 在Ⅱ导联节律图中，第6个心动为提前的宽大畸形的QRS波，在该心动QRS波前和ST段终末可见P′ 波，依此测得P′ P′ 间期约为280ms（图98-2）。

心电图诊断

1. 阵发性房性心动过速（2:1传导）。

2. 室性早搏。

解析

1. 本心电图曾被误诊为窦性心动过速伴Ⅰ度房室传导阻滞。然而偶尔出现的室性早搏使得P′ 波显露，并由此测得P′ P′ 间期。根据该P′ P′ 间期，测得每2个P′ 波中有1个与QRS波重叠，因此诊断应为阵发性房性心动过速（2:1传导）（图98-2）。

2. 本病例病史也有助于心电图诊断和鉴别诊断。患者有风湿性心脏病二尖瓣狭窄史，曾经有阵发性心房颤动发作，肯定存在左心房增大。左心房增大和阵发性心房颤动史提示患者现今也有房性心律失常的可能。此外，在大剂量β受体阻滞剂治疗下，窦性心动过速一般都能得以控制，而本患者2周后心动过速仍不能控制，不符合窦性心动过速的临床特点。

3. 房性心动过速以不同的传导比例，可能造成诊断上的困难，实例见图98-3。

4. 临床资料：风湿性心脏病，二尖瓣置换术后，左心房增大。进一步证实该患者左心房增大是引起阵发性房性心动过速的基础病变。

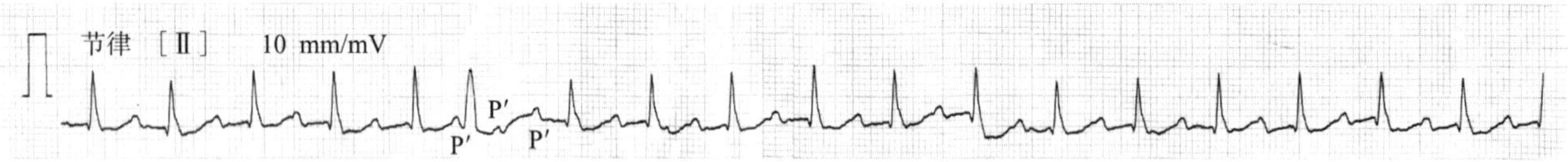

图98-2 房性心动过速（2:1传导）

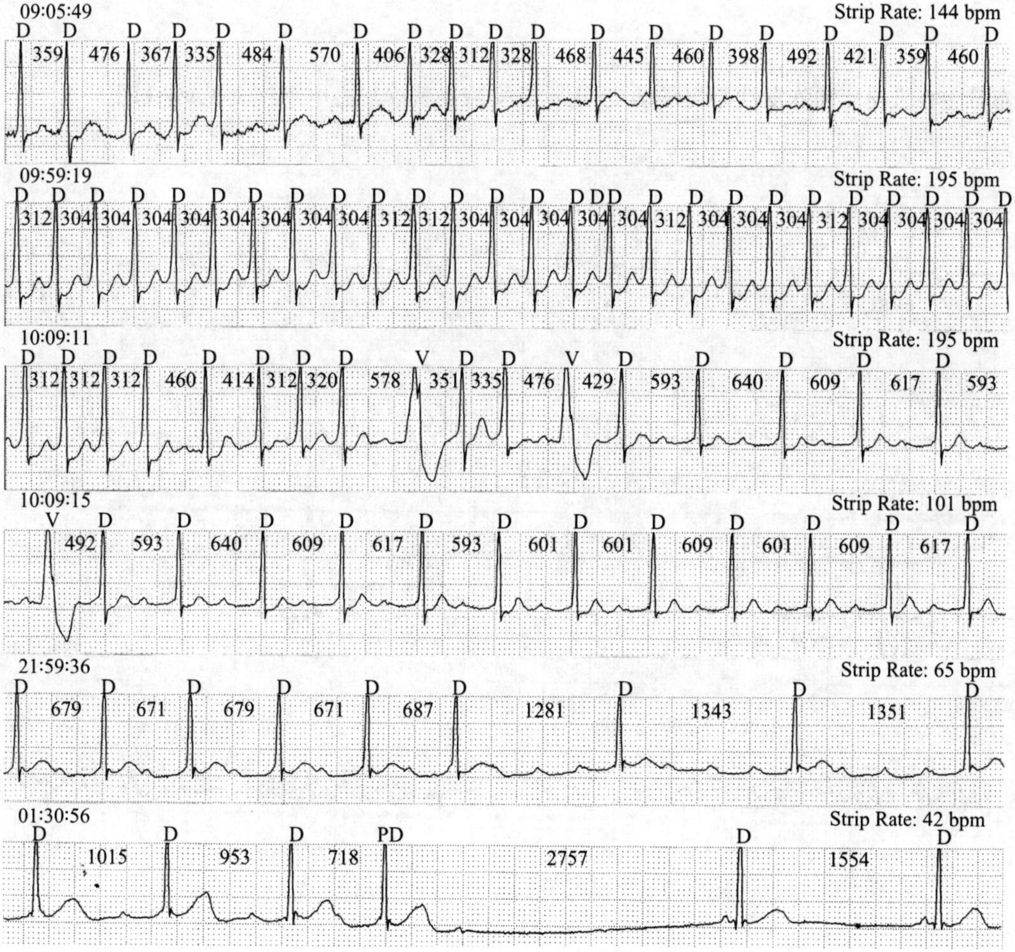

第1条图：房性心动过速不等比传导，P′不清，RR间期不等，易被诊断为心房颤动。

第2条图:房性心动过速1:1传导，P′无法识别，易被诊断为室上性心动过速。

第3条图:房性心动过速不等比传导和2:1传导，突然心率减慢，易被诊断为阵发性心房颤动终止处。

第4条图:房性心动过速2:1传导，易被诊断为窦性心律伴Ⅰ度房室传导阻滞。

第5条图:房性心动过速呈2:1和4:1传导，当呈4:1传导时，能清楚测定P′P′间期，根据这一P′P′间期，能确诊以上房性心动过速呈1:1和2:1传导。

第6条图:房性心动过速终止点。

图98-3　房性心动过速不等比传导

例99

男性，60岁，原有陈旧性心肌梗死和阵发性心房颤动史，近觉心率减慢就诊。心电图检查见99-1图。

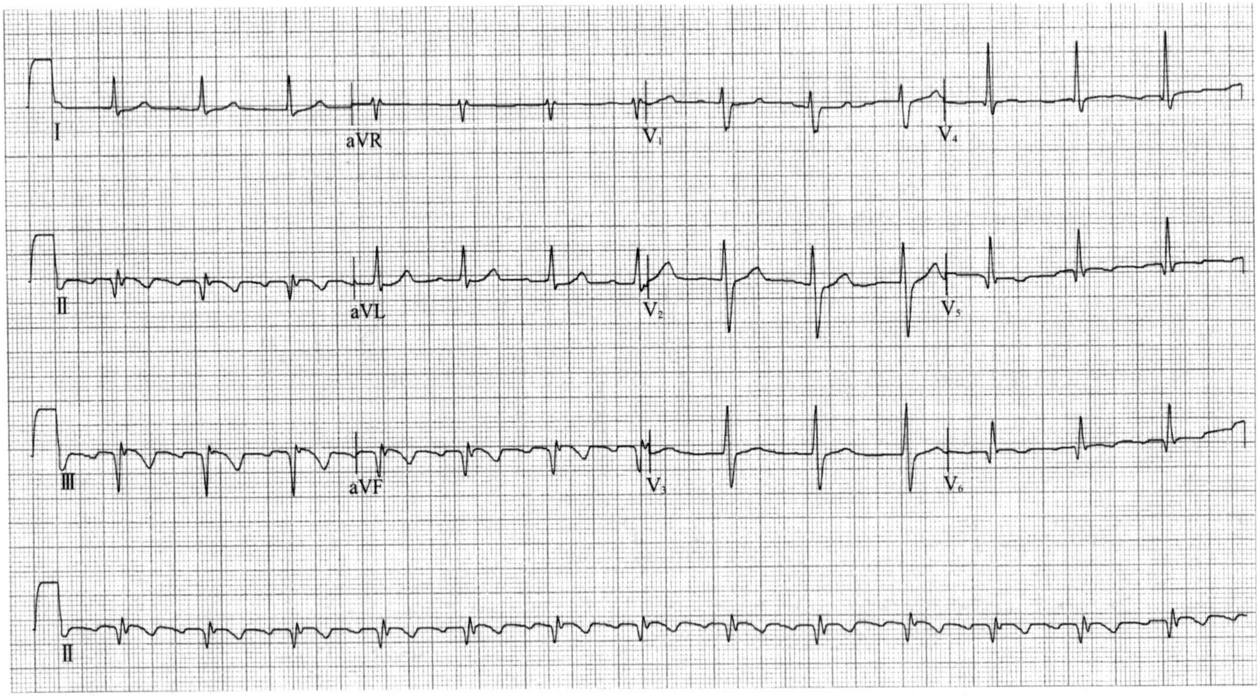

图99-1　例99心电图

心电图特点

1. 基本特点：心室率：81次/分；P′R间期：212ms；QRS波时间：114ms；QT/QTc间期：380/442ms；QRS波电轴：-29°。

2. P′波在Ⅱ、Ⅲ和aVF导联中倒置，QRS波形态正常。

3. Ⅱ、Ⅲ和aVF导联有异常Q波，ST段无移位，T波倒置。

心电图诊断

1. 阵发性房性心动过速（3:1传导）。

2. 陈旧性下壁心肌梗死。

解析

1. 本心电图曾被诊断为窦性心律伴Ⅰ度房室传导阻滞，但是不能解释为何Ⅱ、Ⅲ和aVF导联中P波倒置，因此瞩患者在检查床上做仰卧起坐运动，然后再记录心电图，图99-2是该次记录中Ⅱ导联心电图。由于运动后患者呼吸加速，记录中基线有漂移。在图99-2中有一个长RR间期，在这个长RR间期中可以发现有连续4次P′波，P′P′间期约为247ms，心房率为243次/分，按其频率属于房性心动过速范围。根据此P′P′间期推测，上图为房性心动过速呈3:1传导，1次P′波在QRS波前，1次P′波在QRS波中，还有1次在QRS波后T波中。

2. 瞩患者运动以改变心率对某些心律失常的鉴别诊断很有价值，如阵发性室上性心动过速和心房扑动（2:1传导）的鉴别、Ⅱ度房室传导阻滞呈2:1传导的鉴别等。

3. 患者自觉心率减慢可能与房性心动过速传导比例下降有关。

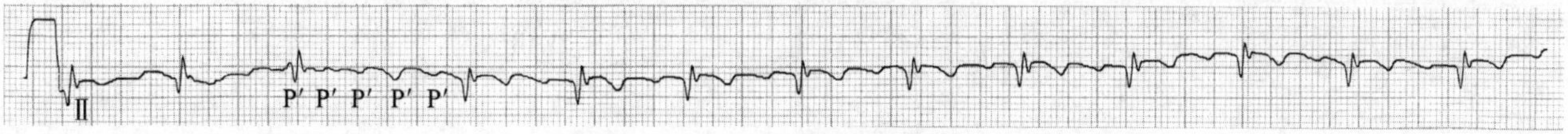

图99-2　房性心动过速（不等比传导）

例100

男性,68岁,自觉心率快慢不等1个月就诊。心电图检查见图100-1。

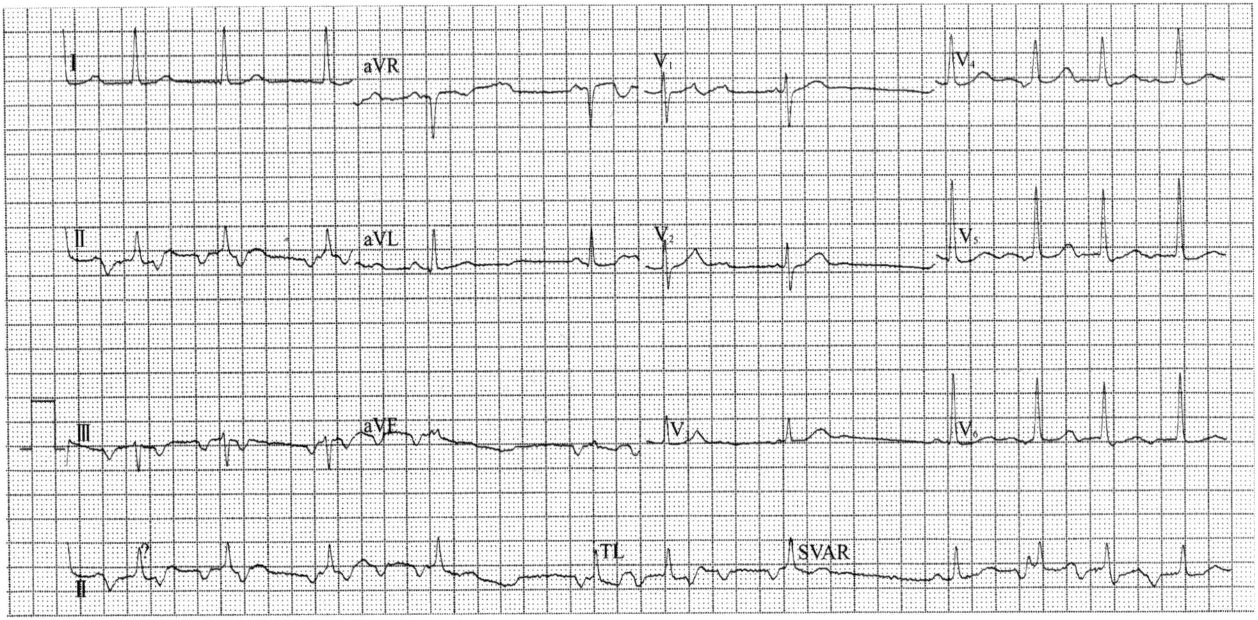

图100-1　例100心电图

心电图特点

1. 基本特点：平均心室率：96次/分；PR间期：160ms；QRS波时间：96ms；QT/QTc间期：424/445ms；QRS波电轴：10°。

2. 连续出现P′波，P′波形态不同，P′P′间期不等。QRS波形态正常，部分P′波后无QRS波。

心电图诊断

紊乱性房性心动过速（不等比传导）。

解析

1. 首先寻找窦性P波，本心电图中仅有1次窦性P波（图100-2）。

2. 本心电图中的特点是P′波形态不同，P′P′间期不等，提示心房激动来自不同异位节律点，因此诊断为紊乱性房性心动过速。这类房性心动过速易被误诊为心房颤动。

3. 出现这类房性心动过速，提示可能进展为心房颤动。

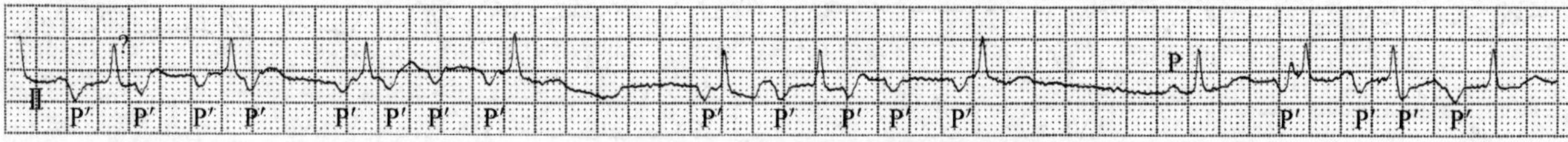

图100-2　紊乱性房性心动过速的P′波形态

图中“P”标注为窦性P波，余为P′波。

例101

女性，22岁，发热1周、心悸2天急诊。心电图检查见图101-1。

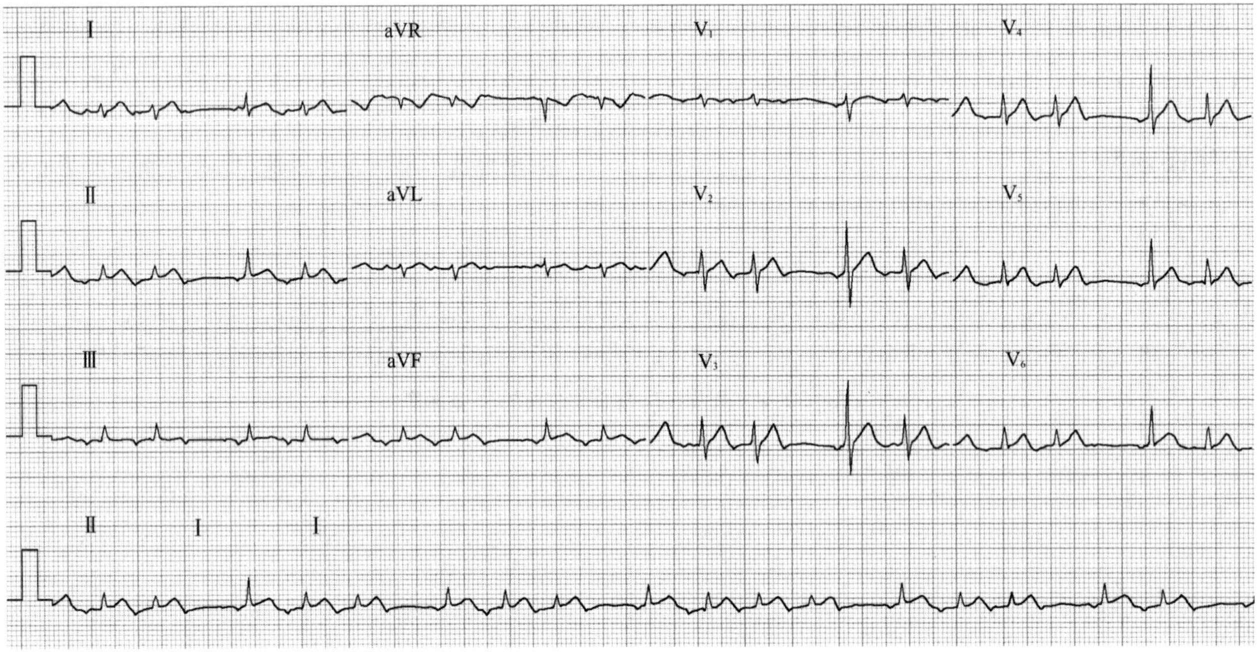

图101-1　例101心电图

心电图特点

1. 基本特点：平均心室率：109次/分；$P^{-}R$间期：不等；QRS波时间：70ms；QT/QTc间期：330/445ms；QRS波电轴：72°。

2. P^{-}波在Ⅱ、Ⅲ和aVF导联中倒置，在aVR导联中直立。

3. $P^{-}R$间期逐一延长，最短$P^{-}R$间期<120ms，部分P^{-}波后无QRS波。QRS波形态正常或宽大畸形。

4. Ⅱ和aVF，V_6导联ST段略有抬高，T波直立。

心电图诊断

非阵发性交界性心动过速伴不等比传导和心室内差异传导。

解析

1. 本心电图第1个特点是P波异常，P波在Ⅱ、Ⅲ和aVF导联中倒置，在aVR导联中直立，因此主导心律并非窦性心律。根据该P波特点推断，异位节律点可能是交界性的，也可能在心房，鉴别的关键是PR间期。本心电图中PR间期逐一延长，但是最短PR间期<120ms，因此异位节律点位于交界区的可能性最大，P波应是来自交界区的逆行P波（P^{-}波）（图101-2）。根据其频率（136次/分）判断其属于非阵发性心动过速，因此本心电图诊断为非阵发性交界性心动过速。非阵发性交界性心动过速是指起源于房室交界区的心动过速，其频率较慢，为70～130次/分，多为约100次/分，发作及终止无突然性。

2. 第2个特点是$P^{-}R$间期逐一延长，这是交界性心动过速前传阻滞呈文氏现象的特点（图101-2）。

3. 第3个特点是部分QRS波形态宽大畸形，最可能的机制是心室内差异传导，但不排除有频率依赖性的室内传导阻滞（图101-2）。

4. 根据患者的病史，结合心电图改变，考虑引起非阵发性交界性心动过速的最可能病因是急性病毒性心肌炎。另外，ST段的改变也提示患者存在急性心肌炎的可能。

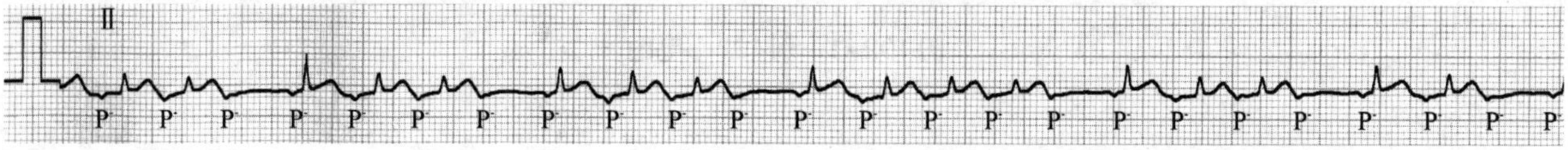

图101-2 交界性心动过速伴不等比传导和心室内差异传导

P^{-}波在Ⅱ导联中倒置；$P^{-}R$间期逐一延长，最短$P^{-}R$间期<120ms，部分P^{-}波后无QRS波；RR间期短，其QRS波宽大畸形。

例102

男性,80岁,突发心悸急诊,原有病史不详。心电图检查见图102-1。

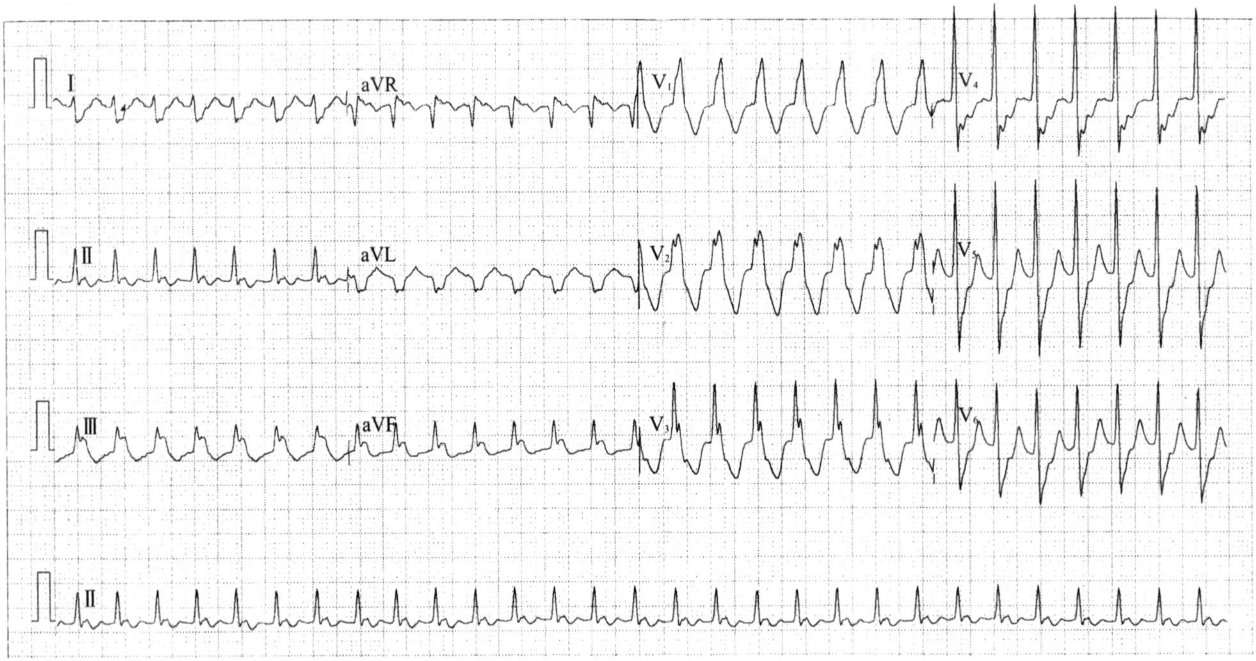

图102-1 例102心电图

心电图特点

1. 基本特点：心率：175次/分；PR间期：无；QRS波时间：120ms；QT/QTc间期：280/478ms；QRS波电轴：100°。

2. 快速而节律规则的心动过速，无法识别P波。

3. QRS波形态宽大畸形，V_1导联呈单向粗钝R波型，V_5导联呈Rs型，aVR导联呈Qr型。

心电图诊断

阵发性房性心动过速伴完全性右束支阻滞。

解析

1. 本心电图的特点是QRS波宽大畸形，涉及宽QRS心动过速的鉴别诊断。对于本心电图，可根据以下几点进行快速鉴别。

（1）QRS波的形态和时间：本心电图中V_1导联呈单向粗钝R波型，V_5导联R/s>1，QRS波时间<140ms，因此最可能是阵发性室上性心动过速伴完全性右束支阻滞。

（2）QRS波电轴：室性心动过速的QRS电轴常位于-90°～-180°之间。本心电图中的电轴是100°，因此最可能的诊断是阵发性室上性心动过速。

（3）aVR导联QRS波形态：若有R波，为室性心动过速。本心电图中aVR导联QRS波呈Qr型，为室上性心动过速。

（4）Vi/Vt比值：Vi指心室初始除极40ms时的振幅，Vt指心室终末除极前40ms时的振幅。Vi/Vt>1为室上性心动过速，Vi/Vt≤1为室性心动过速。本心电图中，V_5和V_6导联能清晰判断QRS波起始和终末，因此选择该两个导联测量Vi/Vt（图102-2）。从图102-2中能清晰观察到Vi/Vt>1，为室上性心动过速。

2. 以上室上性心动过速是广义的室上性心动过速，包括多种不同类型的心动过速，其中常见的类型有房室结内折返性心动过速、经房室旁道的房室折返性心动过速和房性心动过速。通常这两类心动过速可能在幼年或青中年时就有心动过速发作史。患者为老年人，无法提供详细的病史，鉴别存在困难。根据V_5和V_6导联T波顶峰（Tp），同步观察Ⅱ导联，可见ST段中有明显的正向波，与该正向波所对应的aVR导联为负向波，因此房性心动过速可能性最大（图102-2）。

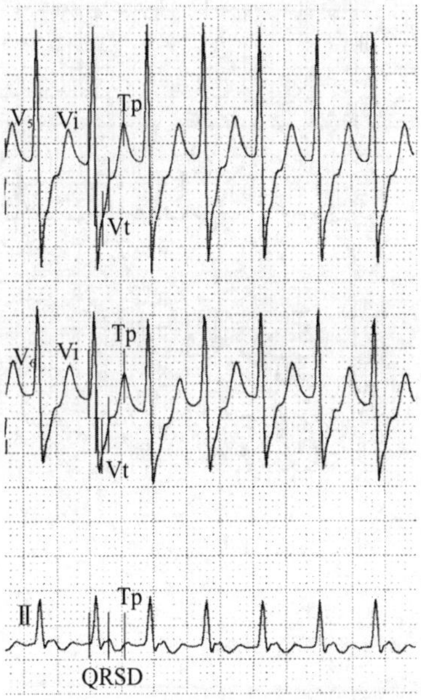

图102-2 Vi和Vt的测量

例 103

女性，30岁，自觉心动过速1周，曾有发热史。心电图检查见图103-1。

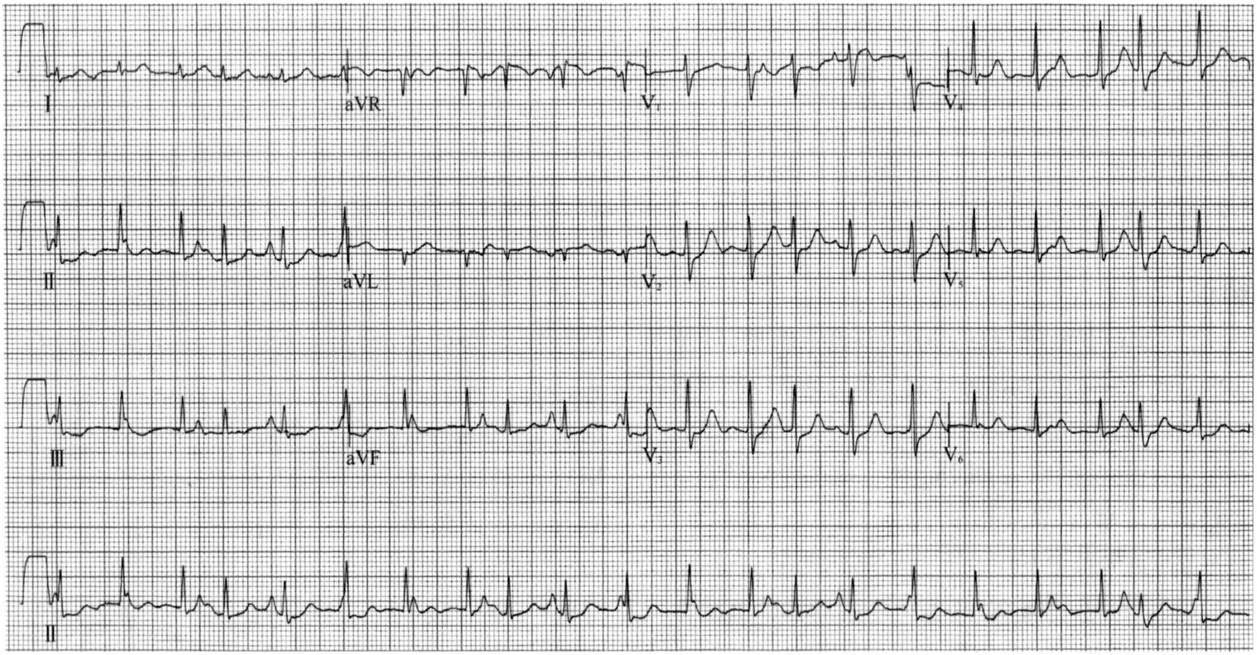

图 103-1　例 103心电图

心电图特点

1. 基本特点：平均心室率：127 次/分；PR 间期：不等；QRS 波时间：72ms；QT/QTc 间期：280/407ms；QRS 波电轴：82°。

2. P 波规则出现，频率 100~103 次/分。大部分 P 波与 QRS 波无关，与 P 波无关的 QRS 波，其 RR 间期规则，频率约为 115 次/分，QRS 波形态正常。

3. 在规则的与 P 波无关的 RR 间期中，可见 4 次提早的 QRS 波，与前 P 波的 PR 间期为 160~260ms，第 4 次提早的 QRS 波形态宽大畸形。

心电图诊断

1. 窦性心动过速。

2. 非阵发性交界性心动过速。

解析

1. 本心电图中一个特点是 P 波规则出现，大部分 P 波与 QRS 波无关，呈现房室分离现象，但是 QRS 波正常（图 103-2）。有房室分离，QRS 波正常，频率大于窦性心律，因此第 1 个诊断是交界性心动过速。由于其心动过速的频率为 115 次/分，故为非阵发性心动过速。

2. 本心电图中第 2 个特点是可见 4 次提早的 QRS 波，与前 P 波的 PR 间期为 160~260ms，这是窦性激动下传夺获心室的心电图表现（图 103-2）。第 4 次提早的 QRS 波形态宽大畸形，与前一个心动的 RR 间期短，是窦性激动下传夺获心室时在心室内遇到不应期而发生心室内差异传导所致（图 103-2）。

3. 根据患者的病史，结合心电图改变，考虑引起双重性心动过速（窦性心动过速和非阵发性交界性心动过速）的病因最可能是急性病毒性心肌炎。

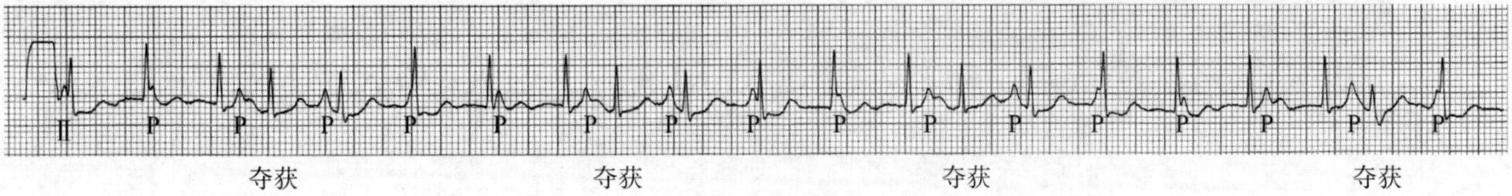

图 103-2 交界性心动过速伴不等比传导和心室内差异传导

例 104

男性,30岁,突发心悸急诊。心电图检查见图104-1。

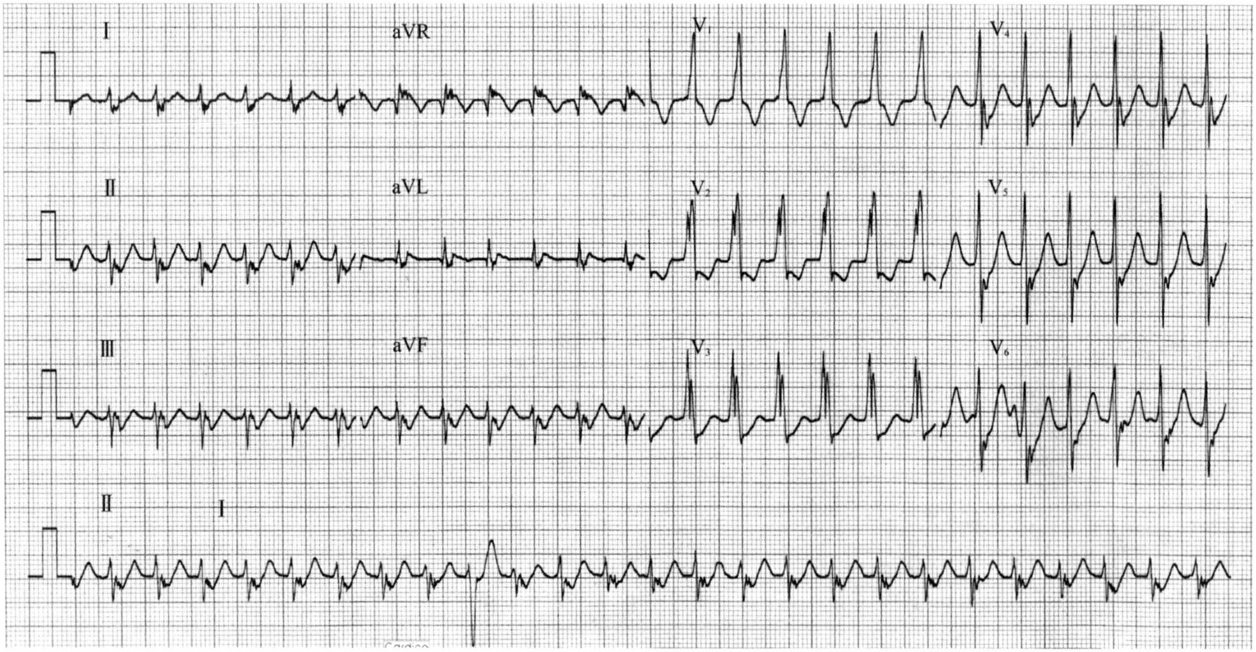

图104-1 例104心电图

心电图特点

1. 基本特点：心率：153 次/分；PR 间期：无；QRS 波时间：120ms；QT/QTc 间期：320/507ms；QRS 波电轴：-94°。

2. 快速而节律规则的心动过速，无法识别 P 波。

3. QRS 波形态宽大畸形，V_1 导联呈单向 R 波型，V_5 导联呈 Rs 型，aVR 导联呈 Qr 型。

4. 可见提早的 QRS-T 波群，QRS 波形态畸形。

5. Ⅱ、Ⅲ和 aVF 导联，QRS 波终末可见负向波。

心电图诊断

1. 阵发性室上性心动过速。

2. 室性早搏。

解析

1. 本心电图的特点是 QRS 波宽大畸形，涉及宽 QRS 心动过速的鉴别诊断。本心电图上，室性早搏是最明显的鉴别诊断依据，由于通常室性心动过速中很难再出现室性早搏，故本例心动过速最可能是室上性心动过速。

2. 除此之外还有以下几点有助诊断：①QRS 波的形态和时间：本心电图中 V_1 导联呈单向 R 波型，V_5 导联 R/s>1，QRS 波时间<140ms，故最可能的诊断是阵发性室上性心动过速伴完全性右束支阻滞。②aVR 导联 QRS 波形态：若有 R 波，为室性心动过速，本心电图中 aVR 导联 QRS 波呈 Qr 型，为室上性心动过速。鉴于以上几点，本心电图最可能的诊断是室上性心动过速伴完全性右束支阻滞。

3. 进一步应在房室结内折返性心动过速和房室折返性心动过速之间进行鉴别。尽管在常规心电图上不能完全鉴别两者，但能有倾向性的诊断，对于治疗的选择仍是有价值的。本心电图上Ⅱ、Ⅲ和 aVF 导联 QRS 波终末可见负向波，可能性最大的是逆行 P 波，慢－快型房室结内折返性心动过速和前传型房室折返性心动过速都有可能出现这种情况，但本心电图心动过速的频率较低，故房室结内折返性心动过速的可能性大。

例 105

女性，64 岁，先天性心脏病术前准备，心电图检查见图 105-1。

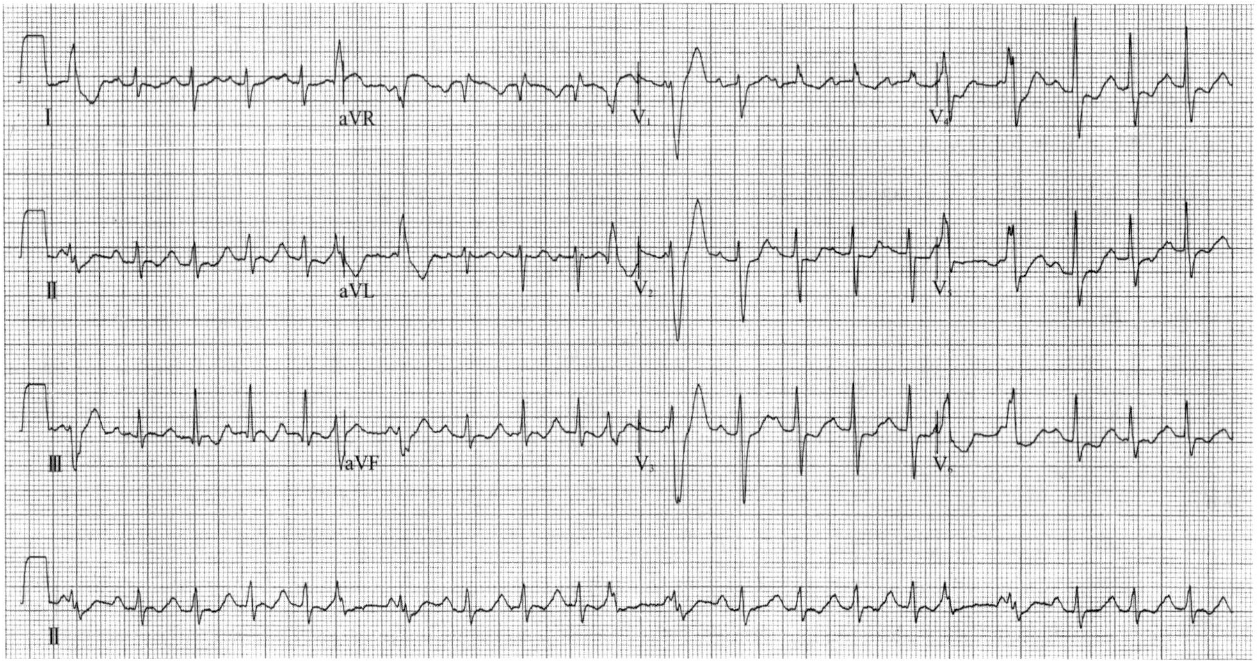

图 105-1　例 105 心电图

心电图特点

1. 基本特点：心率：128 次/分；PR 间期：180ms；QRS 波时间：110ms；QT/QTc 间期：300/438ms；QRS 波电轴：117°。

2. 可见连续提早的 QRS-T 波群，QRS 波宽大畸形。

3. QRS 波增宽，V_1 导联 QRS 波呈单向粗钝 R 型，V_5 导联 QRS 波呈 RS 型，S 波粗钝。

心电图诊断

1. 短阵室性心动过速。

2. 完全性右束支阻滞。

解析

本心电图诊断难点是心室融合波不易被发现。本心电图短阵室性心动过速都是由3个心动组成(图105-2)。第1个心动提早明显,QRS波宽大畸形,易被识别。第2个心动的QRS波也宽大畸形,起始部重叠有P波(房室分离),一般也易被识别。第3个心动前有窦性P波,但是PR间期短于其他窦性下传的PR间期,应为心室融合波。由于右束支阻滞,窦性下传的QRS波形态也宽大畸形,影响了对心室融合波的观察,仅在V_1导联中能清晰观察心室融合波的QRS波主波,与右束支阻滞的QRS波主波相反,其他导联仅能观察到QRS波振幅的改变(图105-3)。

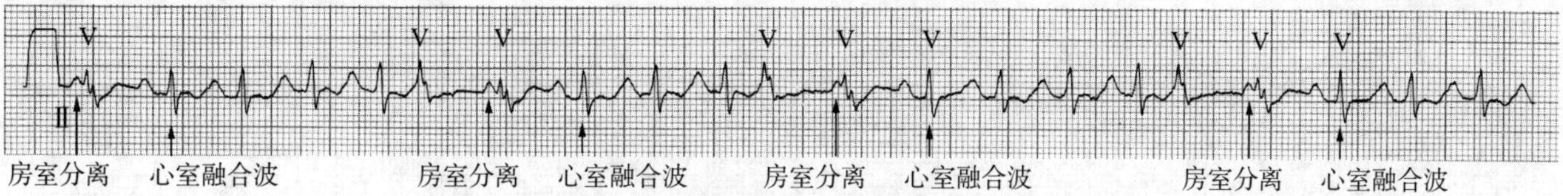

图105-2　短阵室性心动过速的识别

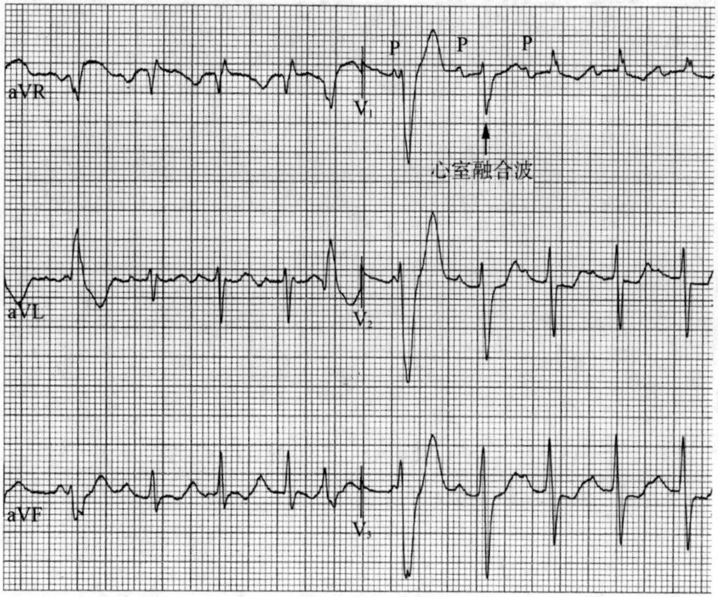

图105-3　心室融合波的识别

例106

女性，29岁，晚餐后突发心动过速急诊。心电图检查见图106-1，经治疗后心动过速终止，心电图记录见图106-2。

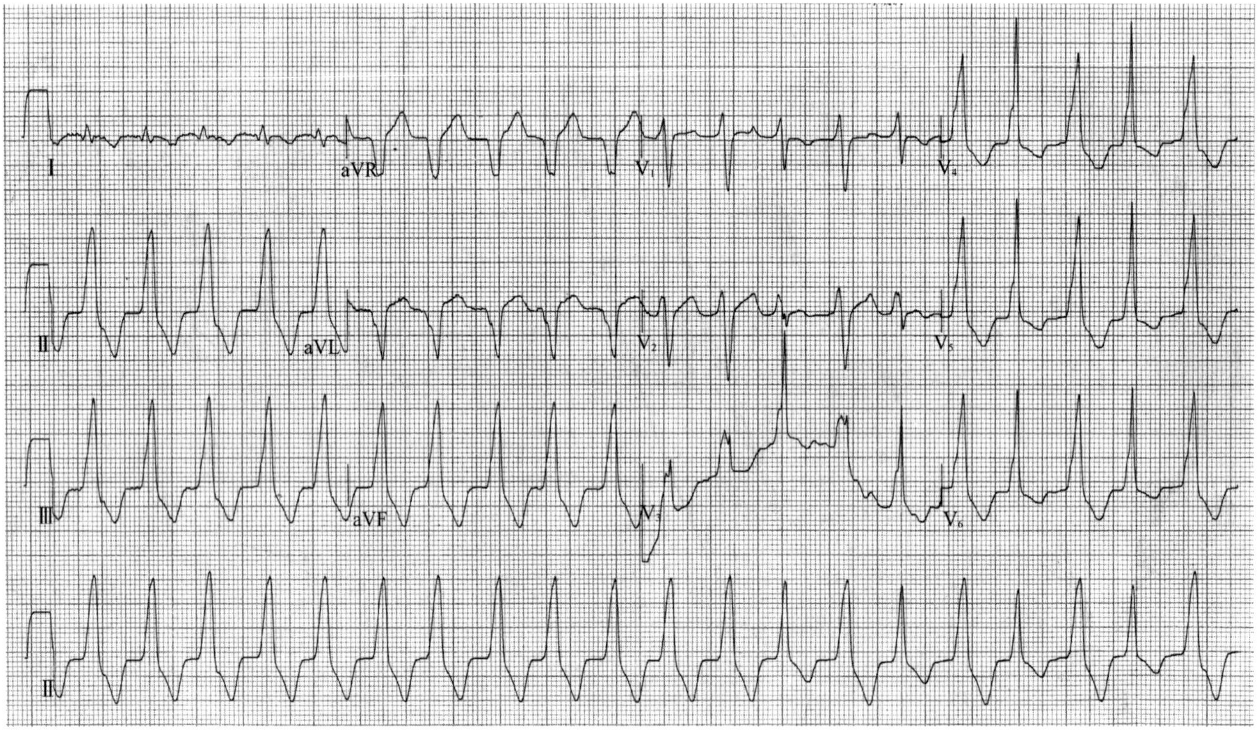

图106-1　心动过速时心电图(1月6日21时42分)

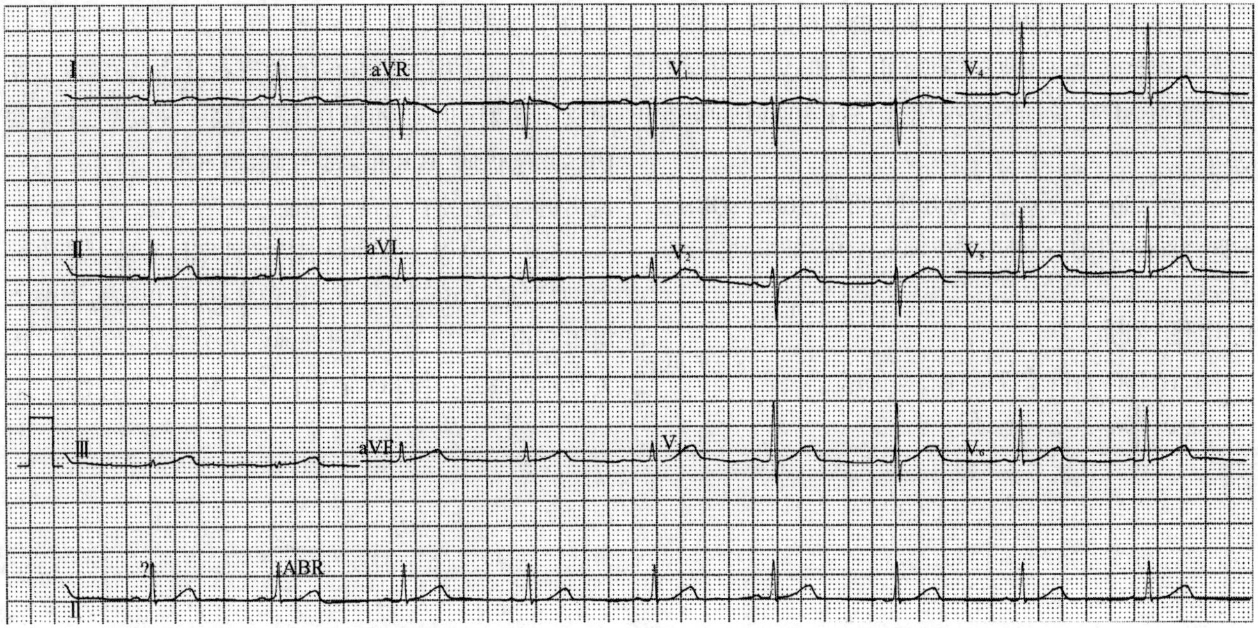

图 106-2　心动过速终止后心电图(1月6日22时13分)

心电图特点

1. 图 106–1

(1)基本特点:心室率:123次/分;PR间期:无;QRS波时间:158ms;QT/QTc间期:400/572ms;QRS波电轴:92°。

(2)连续出现QRS波宽大畸形的心动过速,QRS波形态在胸导联呈左束支阻滞型,Ⅱ、Ⅲ和aVF导联呈高大R波型,Ⅰ导联QRS波振幅低,aVR和aVL导联呈QS型。

2. 图106–2:心率:57次/分;PR间期:160ms;QRS波时间:88ms;QT/QTc间期:450/440ms;QRS波电轴:30°。

心电图诊断

1. 图106–1:阵发性室性心动过速。

2. 图106–2:窦性心动过缓。

解析

1. 本心电图中心动过速的频率较慢,能清晰观察到宽大畸形的QRS波前无P波,因此第一诊断是室性心动过速。临床上经治疗后心动过速在短时间内终止,复查心电图,将前后两次心电图比较,进一步肯定室性心动过速的诊断。

2. 本心电图中宽QRS波的形态是:在胸导联呈左束支阻滞型,Ⅱ、Ⅲ和aVF导联呈高大R波型,Ⅰ导联QRS波振幅低,aVR和aVL导联呈QS型。这是右心室流出道特发性室性心动过速的心电图特点。

3. 在心电图上准确识别特发性室性心动过速很重要,原因是这类室性心动过速较常见,可以通过射频消融得到根治。这类心动过速通常分为右心室流出道特发性室性心动过速和左心室特发性室性心动过速。

例 107

男性，27 岁，2007 年 11 月 17 日午后突发心动过速(图 107-1)，急诊治疗后心动过速终止。2007 年 11 月 19 日再次发生心动过速(图 107-2)，急诊治疗后心动过速终止。为此在 2007 年 11 月 20 日就诊，复查心电图见图 107-3。

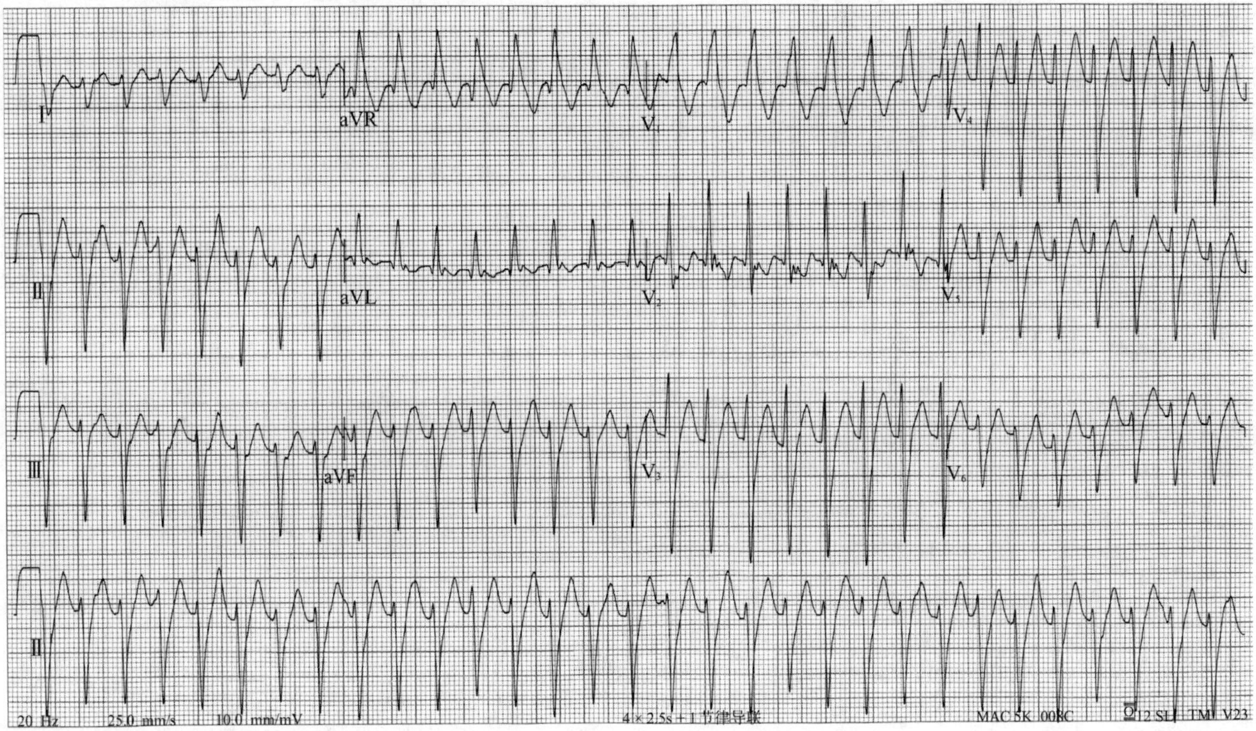

图 107-1　2007 年 11 月 17 日心电图

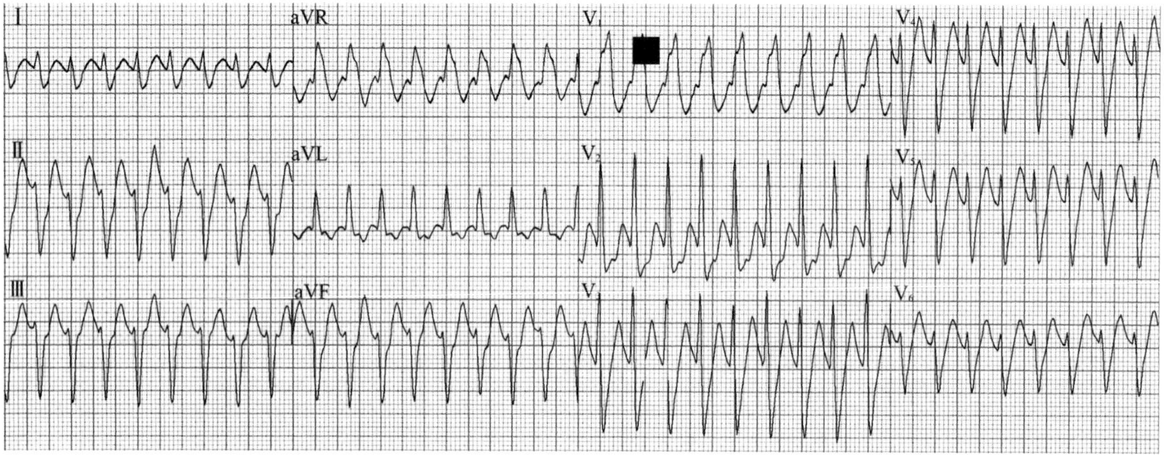

图107-2　2007年11月19日心电图

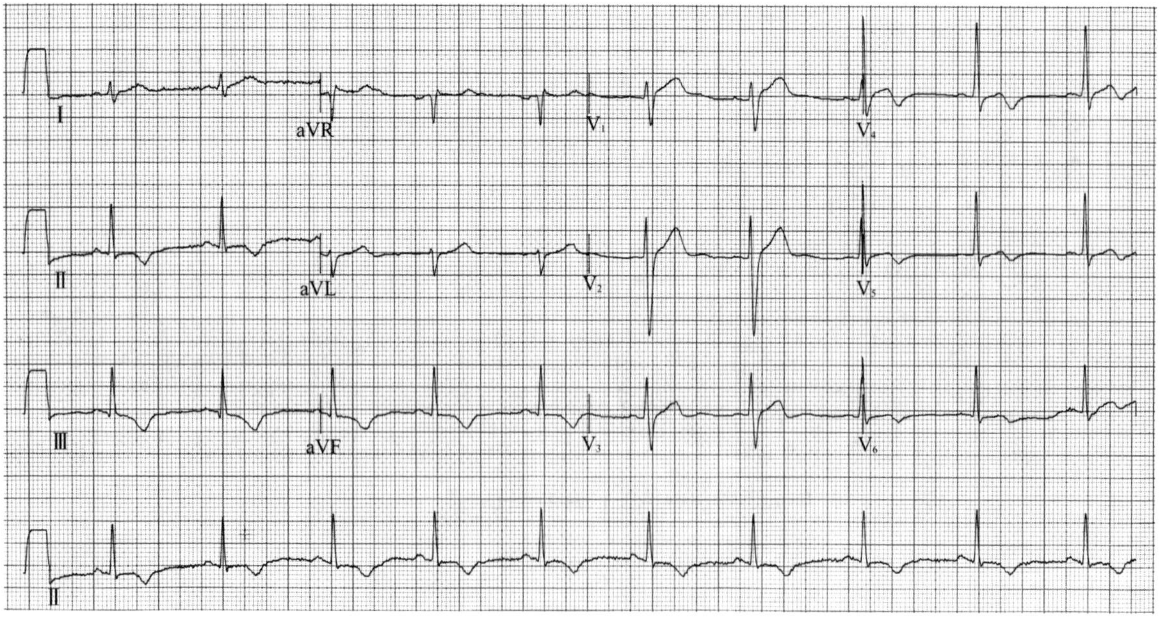

图107-3　2007年11月20日心电图

心电图特点

1. 两次心动过速的共同特点是:①心室率快,分别为186次/分和198次/分;QRS波宽大畸形,约122ms,第2次心动过速中的QRS波时间略有增加;QRS波电轴极度右偏,>260°;②在V_1导联QRS波形态呈右束支阻滞型,V_6导联QRS波形态呈rS型(R/S<1),肢体导联QRS波呈左前分支阻滞型(Ⅱ、Ⅲ和aVF导联QRS波呈rS型)。

2. 心动过速终止后,Ⅱ、Ⅲ、aVF、V_4~V_6导联T波倒置。

心电图诊断

1. 图107-1和107-2:阵发性室性心动过速(左心室特发性室性心动过速可能)。

2. 图107-3:T波电张调整性改变。

解析

1. 两次心动过速诊断为室性心动过速的依据包括:QRS波电轴极度右偏和V_1和V_6导联中QRS波的形态。

2. 室性心动过速时,V_1导联QRS波形态呈右束支阻滞型,V_6导联QRS波形态呈rS型(R/S<1),肢体导联QRS波呈左前分支阻滞型,则最可能是左心室特发性室性心动过速。这是一类常见的室性心动过速,可以反复发作。本患者两次发作仅间隔2天,在QRS波形态上,两次心动过速的心电图几乎相同,提示两次心动过速起源于同一部位。这类室性心动过速通常起源于左心室间隔面的左后分支分布区域,可以通过射频消融得到根治。

3. 心动过速终止后,心电图上Ⅱ、Ⅲ、aVF、V_4~V_6导联T波倒置,为室性心动过速终止后T波电张调整性改变。所谓电张调整性T波改变,是在除极异常时,心肌为了适应异常的心室内激动顺序,通过电张调整机制使T波与QRS波群主波同向,具有电张调整作用、心脏记忆现象和累积作用等特征。"记忆"是指电张调整的结果,能保持到原来心室激动顺序不复存在以后的一段时间中;"累积"是指某种心室激动顺序要反复进行一定次数(时间)后,T波方向才被调整。由于心室除极顺序改变引起的继发性T波改变掩盖了电张调整性T波改变,当心室除极顺序恢复、继发性T波改变消失时,原来被掩盖的电张调整性T波即显现出来,并延续一段时间(记忆)。恢复正常传导顺序后,心脏进行着新的电张调整,T波又逐渐恢复正常。由于除极顺序在电张力上调整了复极顺序,故称之为电张调整性T波。室性心动过速终止后T波电张性调整改变是常见的类型,多发生在除极异常时主波向下的导联,且无ST段的改变,并非病理现象。本患者室性心动过速时,Ⅱ、Ⅲ、aVF、V_4~V_6导联主波向下,室性心动过速终止后,T波电张性调整改变就发生在这些导联上。

4. 室性心动过速终止后,T波电张性调整改变可消失,但何时消失,有待心电图复查。

例108

男性,16岁,突发心动过速2天,曾在外院治疗。治疗后心动过速未终止而转来就诊。外院心电图(图略)和本院就诊时心电图基本相同,本院心电图记录见图108-1。入院后经药物治疗(胺碘酮静脉用药)后,心动过速终止,此后复查2次心电图,分别见图108-2和图108-3。

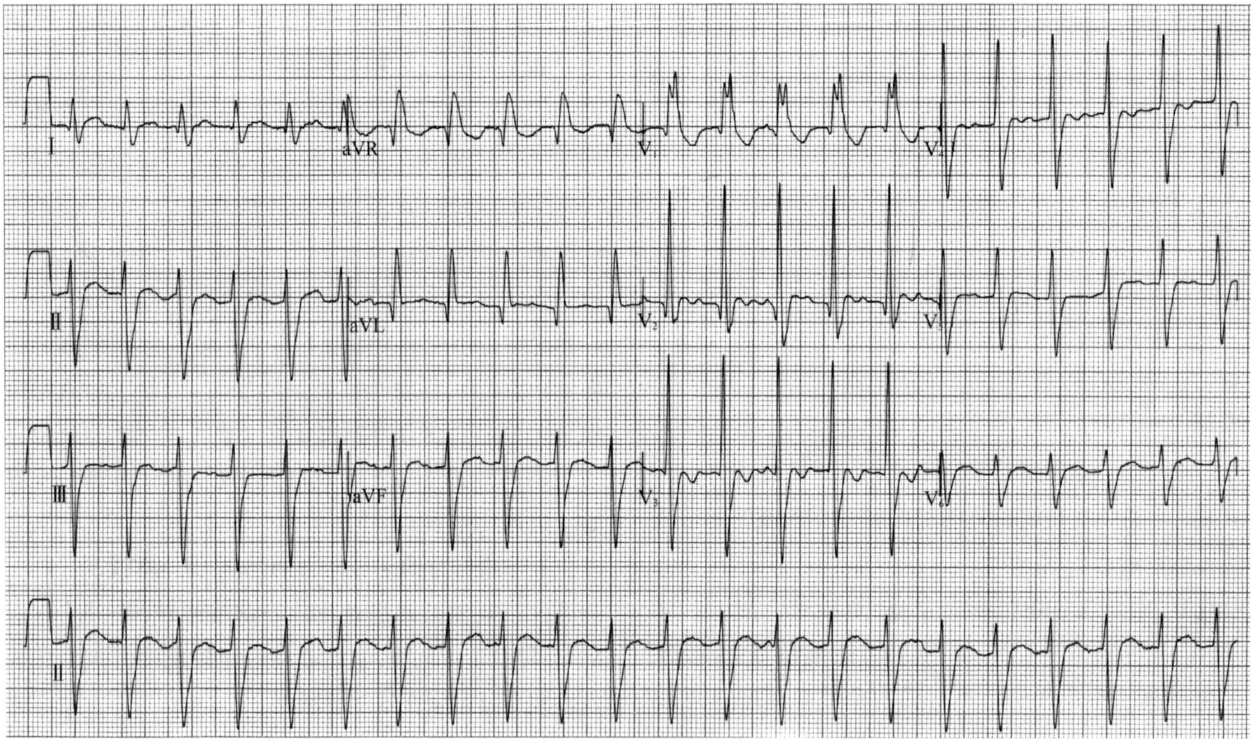

图108-1　本院第1次心电图

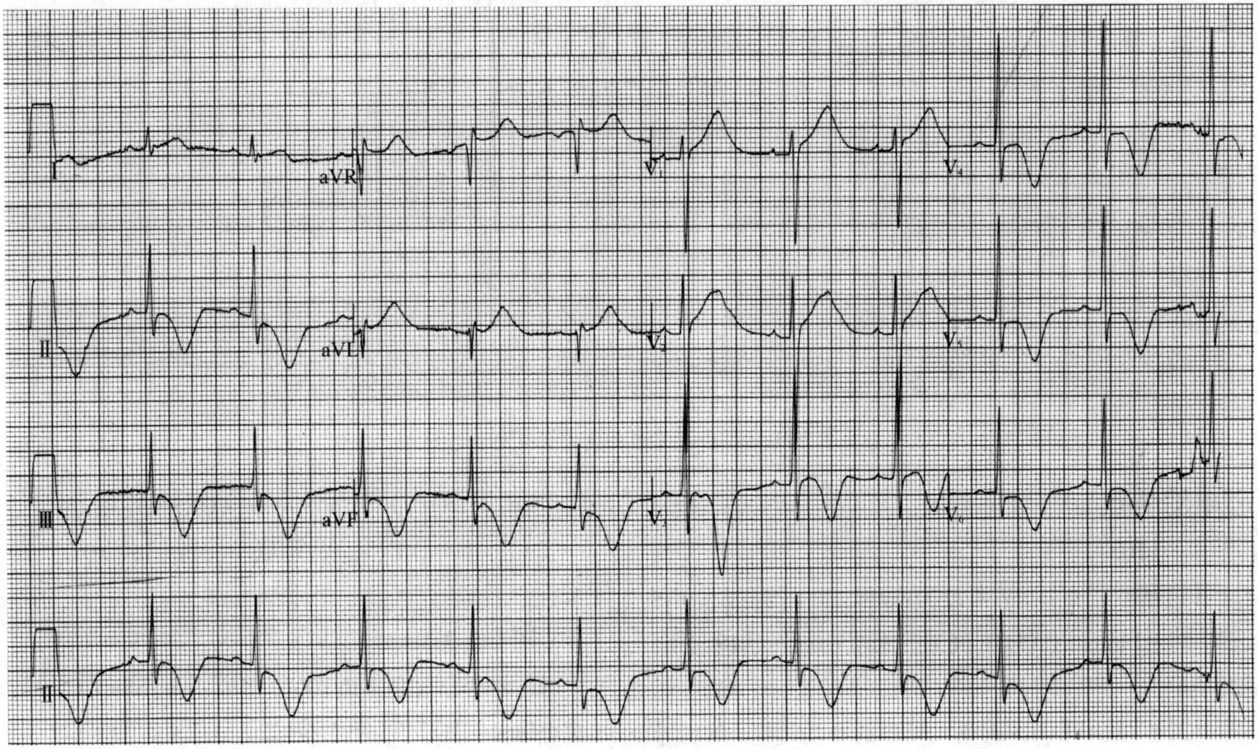

图 108-2　心动过速终止后第 2 天心电图

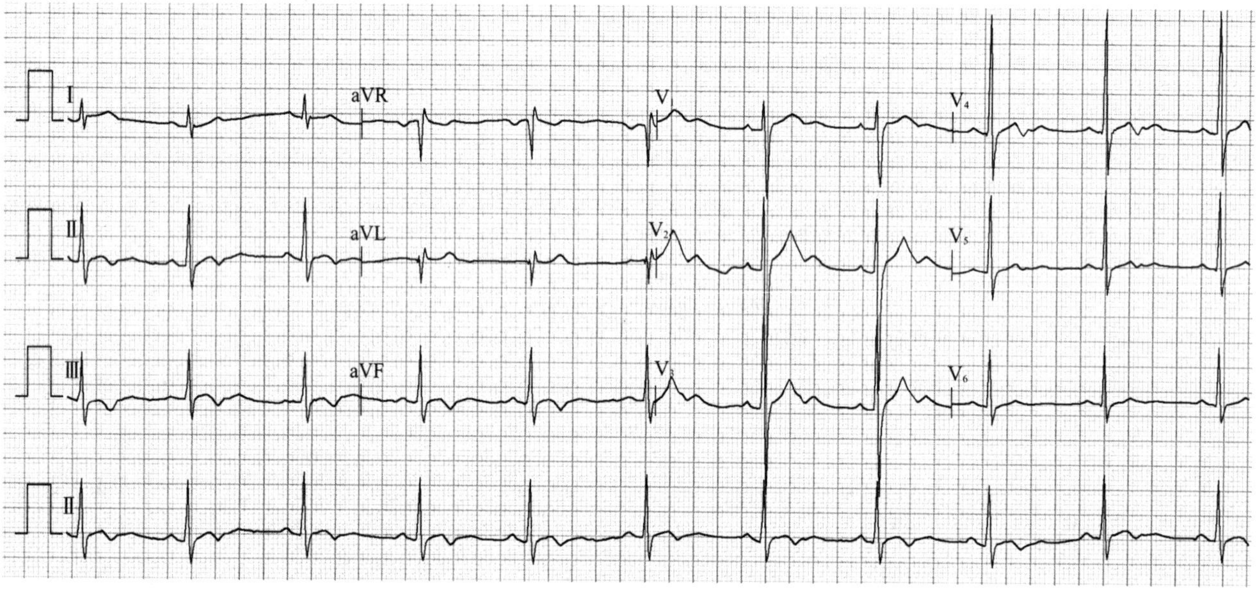

图 108-3　心动过速终止后第 4 天心电图

心电图特点

1. 图 108-1

（1）基本特点：心室率：130 次/分；PR 间期：无；QRS 波时间：148ms；QT/QTc 间期：354/520ms；QRS 波电轴：-76°。

（2）连续出现 QRS 波宽大畸形的心动过速，在 V_1 导联 QRS 波形态呈右束支阻滞型，V_6 导联 QRS 波形态呈 rS 型（R/S<1），肢体导联 QRS 波呈左前分支阻滞型（Ⅱ、Ⅲ和 aVF 导联 QRS 波呈 rS 型）。

2. 图 108-2

（1）基本特点：心率：67 次/分；PR 间期：172ms；QRS 波时间：96ms；QT/QTc 间期：468/494ms；QRS 波电轴：76°。

（2）Ⅱ、Ⅲ、aVF、V_4~V_6 导联 T 波深倒置，QT 间期延长。

3. 图 108-3

（1）基本特点：心率：62 次/分；PR 间期：158ms；QRS 波时间：94ms；QT/QTc 间期：416/422ms；QRS 波电轴：67°。

（2）Ⅱ、Ⅲ和 aVF 导联 T 波倒置，V_5 和 V_6 导联 T 波低平，V_1~V_4 导联 U 波明显。

心电图诊断

1. 图 108-1：阵发性室性心动过速。

2. 图108-2:T波电张性调整改变,QT间期延长。

3. 图108-3:T波电张调整性改变。

解析

1. 本心电图诊断室性心动过速的主要依据是房室分离现象。尽管12导联心电图中已经发现有房室分离现象,但为了进一步肯定,又附加记录Ⅱ导联心电图(图108-4),图中箭头标记处为房室分离现象。

2. 室性心动过速时,V_1导联QRS波形态呈右束支阻滞型,V_6导联QRS波形态呈rS型(R/S<1),肢体导联QRS波呈左前分支阻滞型,则最可能是左心室特发性室性心动过速。

3. 心动过速终止后第2天,心电图上Ⅱ、Ⅲ、aVF、V_4~V_6导联T波深倒置,为室性心动过速终止后T波电张调整性改变。电张调整性T波改变在心动过速终止后可延续一段时间。恢复正常传导顺序后,心脏进行着新的电张调整,T波又逐渐恢复正常。心动过速终止后第4天,在心电图上述导联上,虽仍有T波改变,但与图108-2比较,已有明显的恢复。通过比较两次心电图,能了解T波电张性调整改变的恢复过程。

4. 临床资料:超声心电图:未见心脏结构和功能异常。

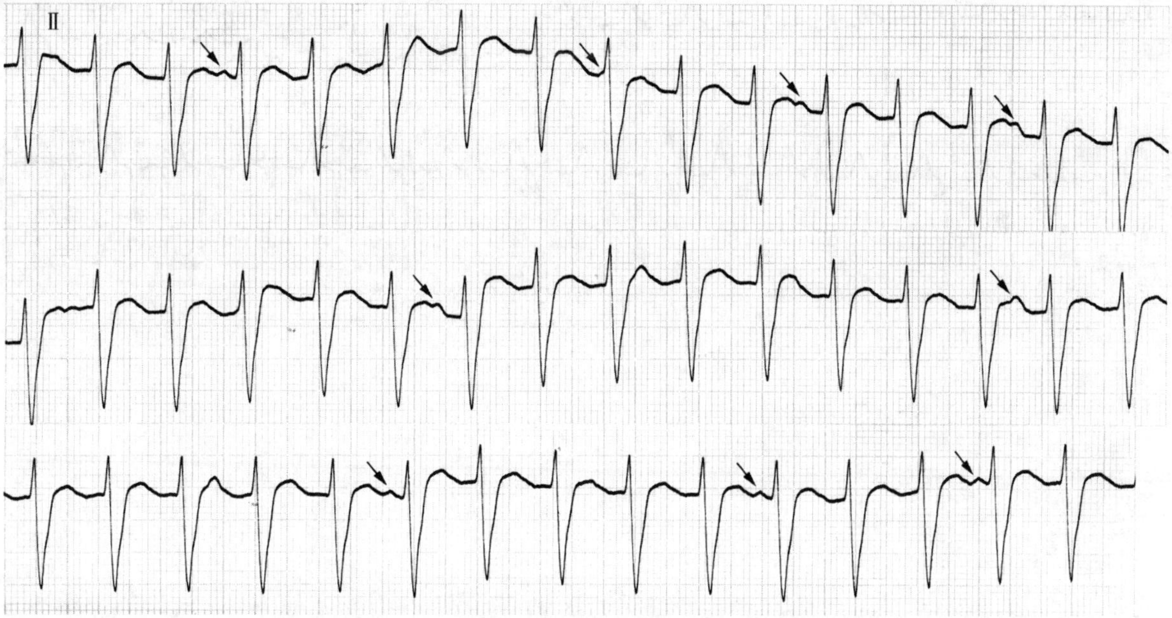

图108-4 房室分离现象

例 109

男性,8 岁,阵发性心悸就诊。心电图记录见图 109-1。

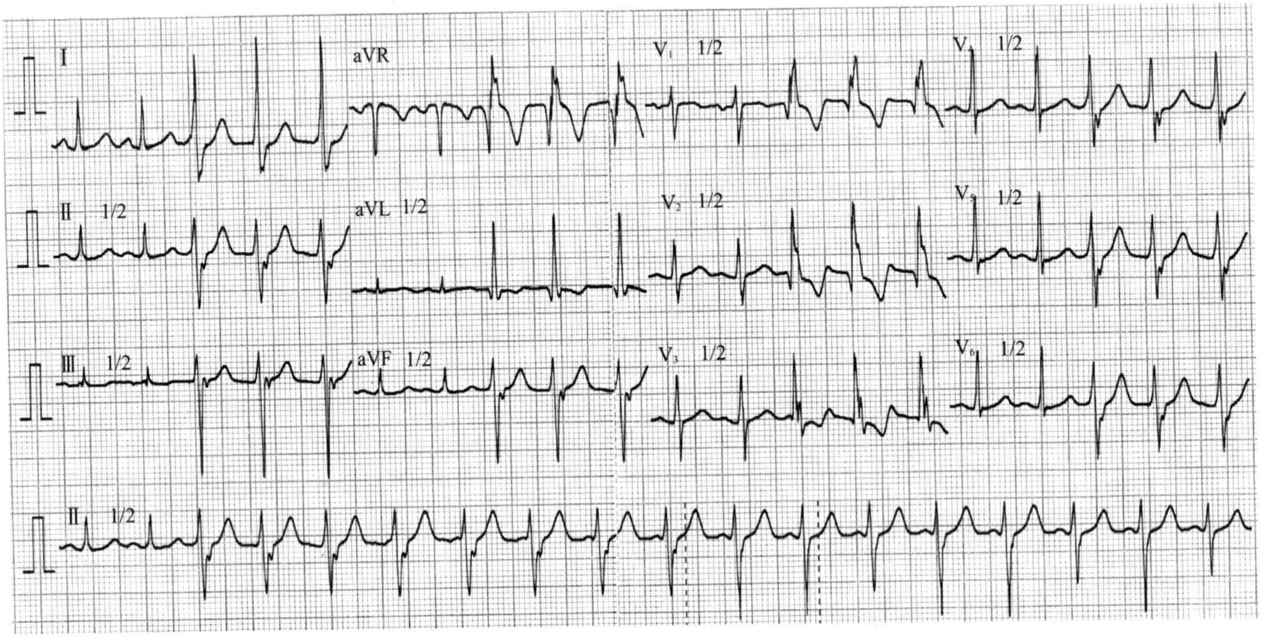

图 109-1 例 109 心电图

心电图特点

1. 基本特点：平均心室率：120 次/分；PR 间期：140ms；QRS 波时间：134ms；QT/QTc 间期：374/528ms；QRS 波电轴：76/−65°。

2. 连续出现 QRS 波宽大畸形的心动过速，V_1 导联 QRS 波形态呈右束支阻滞型，V_6 导联 QRS 波形态呈 rS 型(R/S<1)，肢体导联 QRS 波呈左前分支阻滞型(Ⅱ、Ⅲ和 aVF 导联 QRS 波呈 rS 型)。

3. 有房室分离现象。

心电图诊断

阵发性室性心动过速。

解析

1. 本心电图所采用的描记方法是 12 导联同步加单导联节律图，由于节律图是单导联，不能多导联同步观察，有时不便于心律失常分析。本心电图诊断室性心动过速，可靠的依据是房室分离现象。由于本心电图中房室分离现象的形式是 P 波在 QRS 波前(图 109−2)，因此被误认为 QRS 波是由 P 波下传所致，同时，由于宽大畸形的 QRS 波在 V_1 导联呈右束支阻滞型，因此本心电图曾被误诊为间歇性完全性右束支阻滞。

2. 通常心房激动经房室结下传心室所需时间≥120ms，幼儿可短于成人。在图 109−2 中仔细观察，P 波距 QRS 波的时间是不等的。P 波距 QRS 波时间长(约 110ms)，则 QRS 波振幅高；P 波距 QRS 波时间短或 P 波与 QRS 波重叠，则 QRS 波振幅低。根据 QRS 波振幅改变与前 P 波之间的关系推断，最可能的解释是发生了心室融合现象。若本心电图不是采用单导联节律图，就能从同步多导联中发现明显的心室融合现象。心室融合波是室性心动过速最有价值的诊断依据。

3. 室性心动过速时 V_1 导联 QRS 波形态呈右束支阻滞型，V_6 导联 QRS 波形态呈 rS 型(R/S<1)，肢体导联 QRS 波呈左前分支阻滞型，则最可能是左心室特发性室性心动过速。

4. 为了进一步确诊，随后再记录了一次心电图，见图 109−3。图中室性心动过速仅有连续 3 次心动，诊断并不难。图 109−3 中，室性心动过速的 QRS 波形态和上心电图的 QRS 波形态相同，室性心动过速的诊断明确。

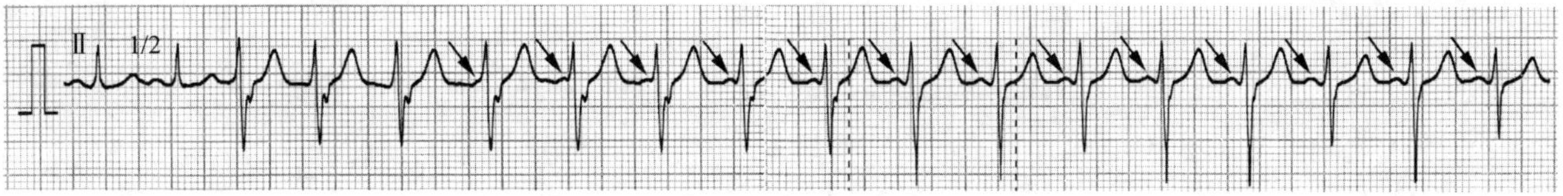

图 109−2 Ⅱ导联节律图

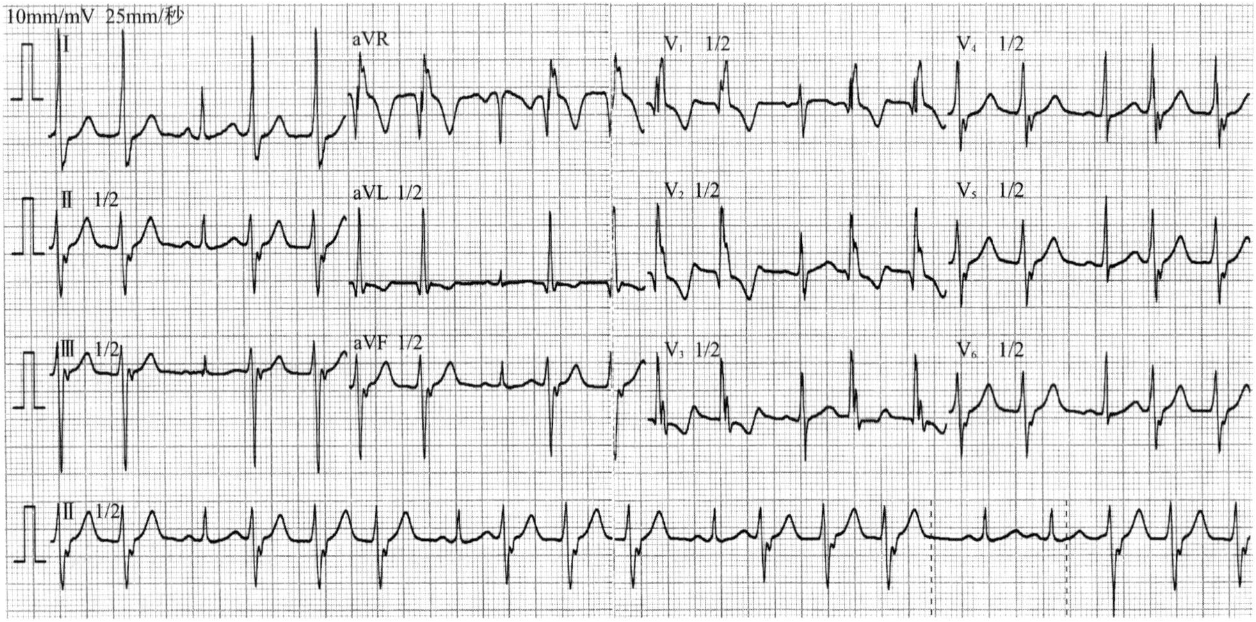

图109-3 第2次记录的心电图

例 110

男性,45 岁,因突发心动过速急诊,曾有类似发病,被诊断为“室上性心动过速”。急诊心电图记录见图 110-1~110-3。

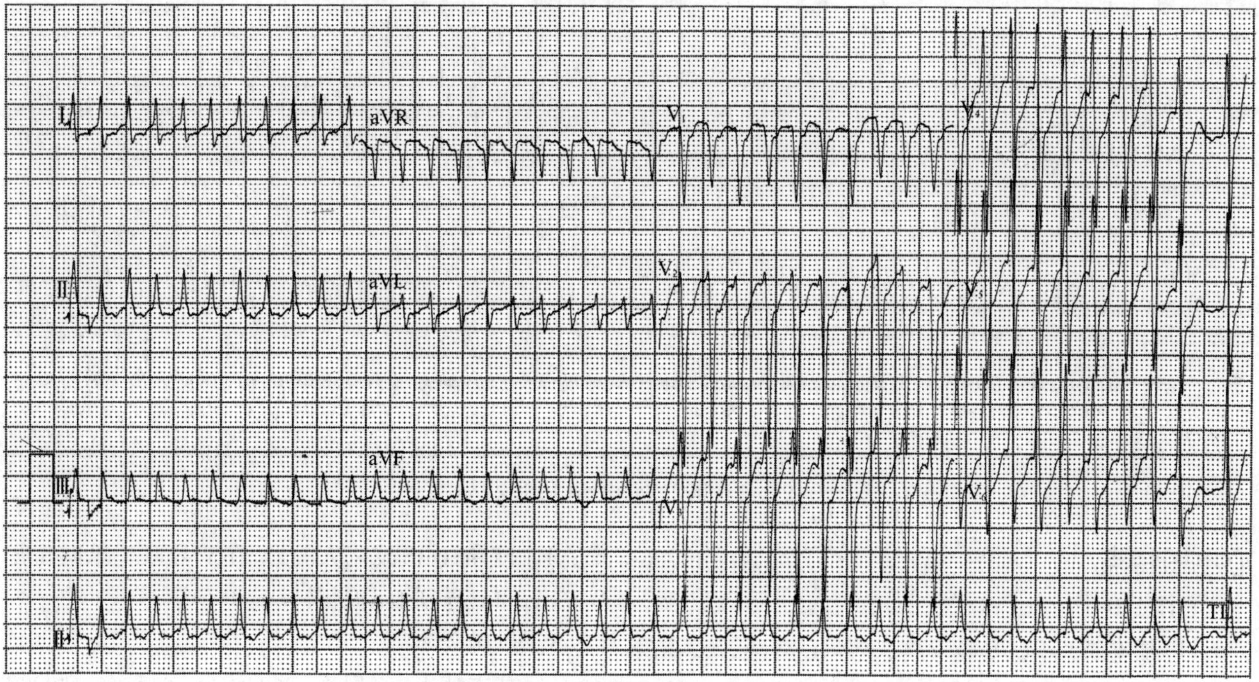

图 110-1　急诊第 1 次心电图(19 时 21 分 09 秒)

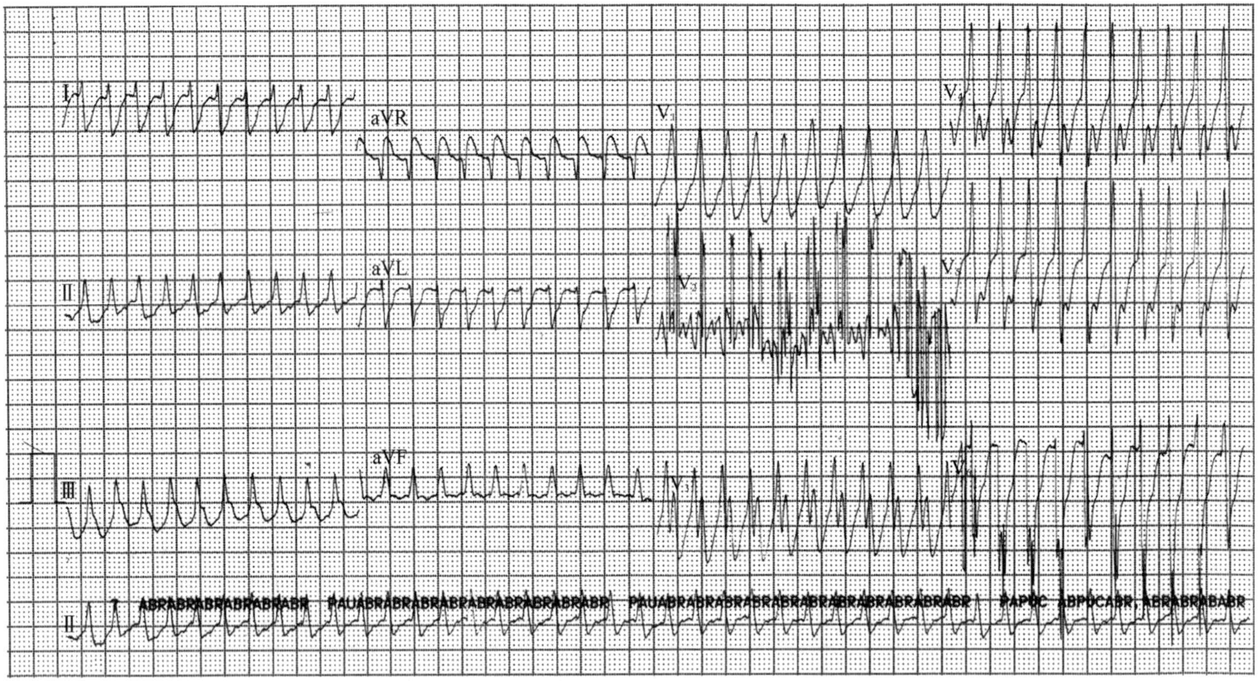

图110-2 急诊第2次心电图(19时21分38秒)

心电图特点

1. 图110-1

(1)基本特点:心房率:273次/分;心室率:252次/分;PR间期:无;QRS波时间:96ms。

(2)P波消失,代之以节律规则的F波。除最后一心动外,与心动F波与QRS波呈1:1传导。

2. 图110-2

(1)基本特点:心房率:258次/分;心室率:258次/分;PR间期:无;QRS波时间:148ms。

(2)P波消失,代之以节律规则的F波。F波与QRS波呈1:1传导,QRS波宽大畸形,在V_1导联呈单向R波型,在V_5和V_6导联上S波粗钝。

3. 图110-2

(1)基本特点:心房率:260次/分;心室率:130次/分;PR间期:无;QRS波时间:76ms。

(2)P波消失,代之以节律规则的F波。F波与QRS波呈2:1传导。

心电图诊断

心房扑动。

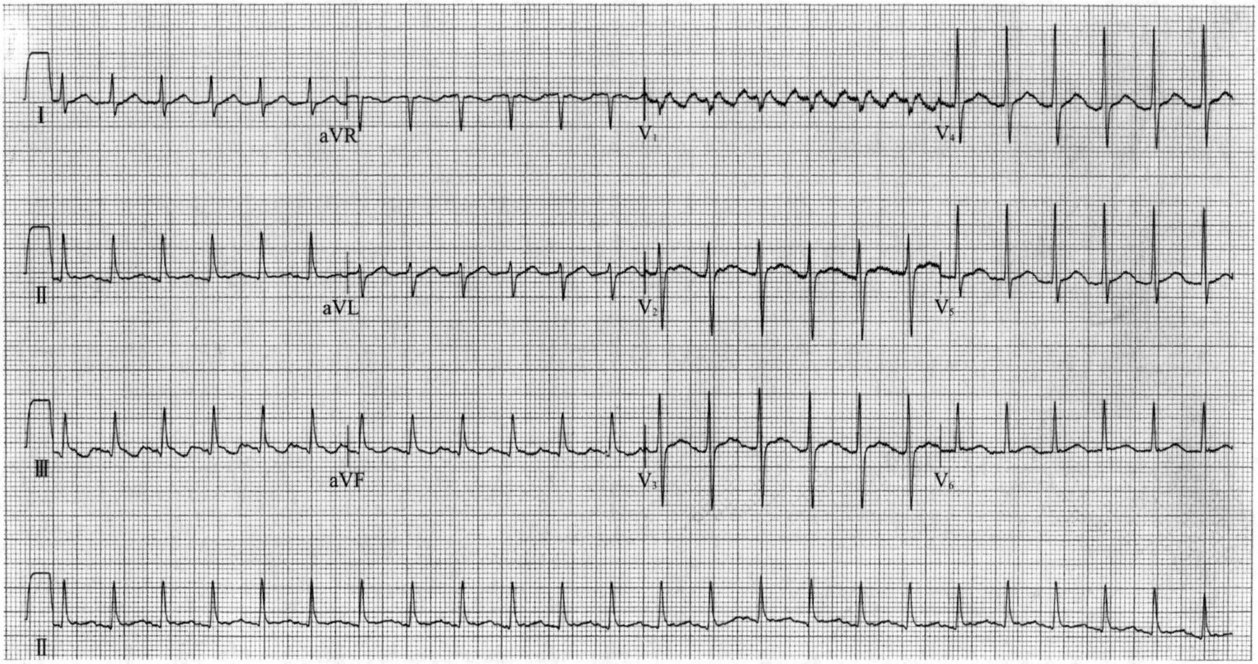

图110-3　治疗后第2天心电图

解析

1. 从理论上来说F波的形态是锯齿状，但是由于QRS-T波群重叠在F波上，使得F波不易被识别。本心电图中由于心室率极快，在所有导联上都无法观察到清晰的F波。在图110-1记录终末，发现有RR间期突然延长，在此RR间期中，似乎发现有P波或F波，但由于记录已终止，无法鉴别，为此再次记录心电图(图110-2)。在图110-2中，从Ⅱ导联上观察，在QRS波的终末似乎有锯齿状改变，因此诊断为心房扑动伴1:1下传心室。图110-1中RR间期的突然延长，可能是2:1下传所致。

2. 与图110-1不同的是，图110-2中QRS波宽大畸形，在V_1导联呈单向R波型，在V_5和V_6导联上S波粗钝，形态近似右束支阻滞型，考虑为功能性右束支阻滞可能，但也可能是心室内差异传导或心室预激。

3. 经治疗后，心房扑动下传比例由1:1降至2:1，QRS波形态正常，因此心室预激的可能性小。

4. 在成人，心房扑动呈1:1下传心室是不常见的，在诊断时应注意与室上性心动过速鉴别。图110-1中记录终末所发现的RR间期突然延长是排除室上性心动过速最有价值的依据。其次，心室率≥250次/分也是排除室上性心动过速的依据，通常室上性心动过速的频率很少能≥250次/分。

例 111

女性，75岁，心悸1年余，今又发作，心电图记录见图111-1。

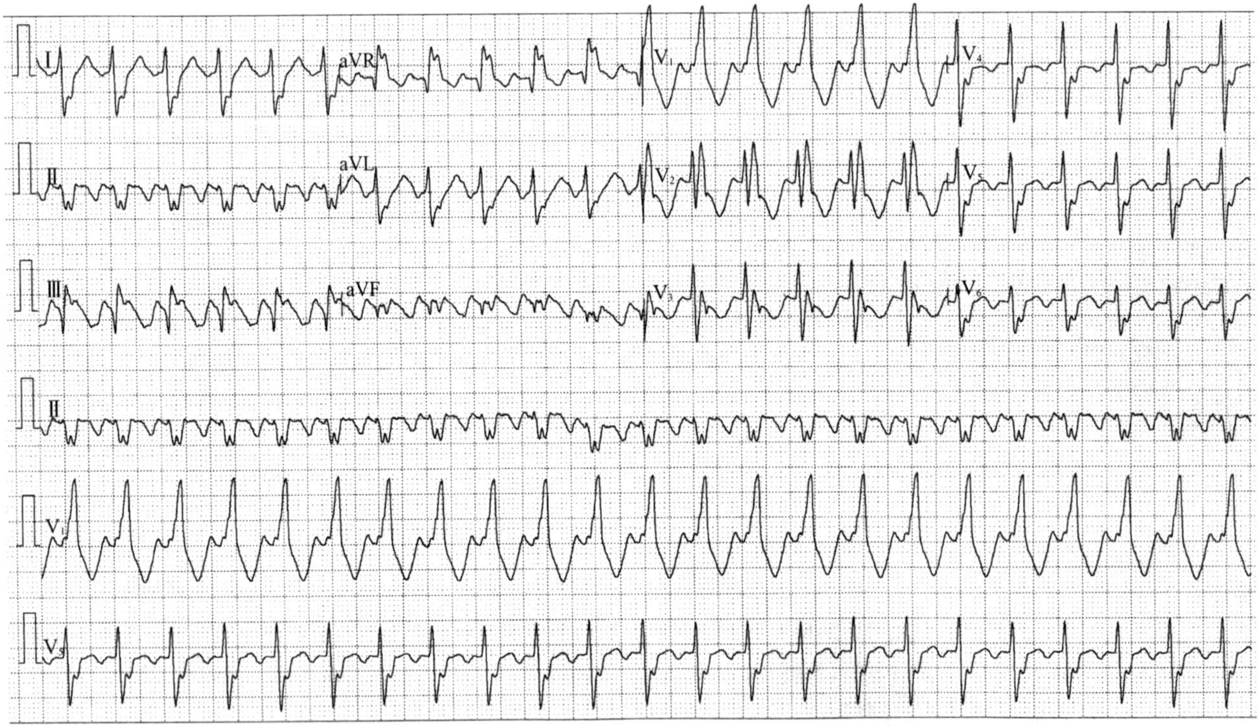

图111-1　例111心电图

心电图特点

1. 基本特点：心房率：276次/分；心室率：138次/分；PR间期：无；QRS波时间：150ms；QT/QTc间期：300/450ms；QRS波电轴：206°。

2. P波消失，代之以节律规则的F波。

3. F波呈2:1比例下传心室，QRS波形态宽大畸形，在V_1导联呈单向R波型，在V_5和V_6导联上S波粗钝。

心电图诊断

1. 心房扑动（2:1等比传导）。

2. 完全性右束支阻滞。

解析

在本心电图上，心房扑动呈2:1下传心室，其中一个F波与QRS波重叠。由于完全性右束支阻滞，QR波宽大畸形显著，使得重叠在其中的F波，除了Ⅲ和aVF导联外，在其他大多数导联上不易被识别。由于F波不易被识别、QRS波宽大畸形及电轴极度右偏，本心电图曾被误诊为室性心动过速。本心电图中F波的识别见图111-2。

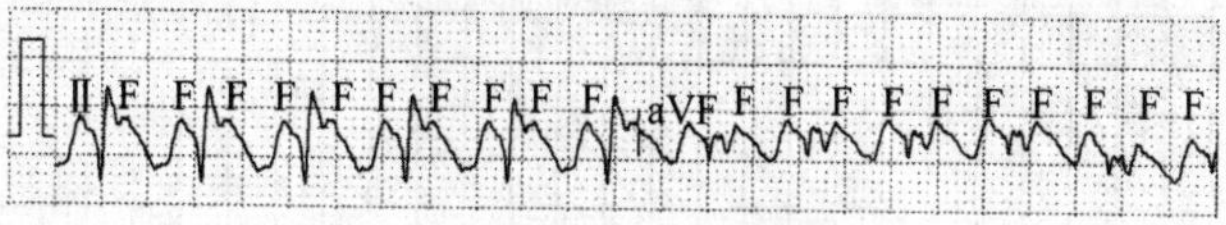

图111-2　F波的识别

例112

女性，77岁，胸闷气急3~4年，近来夜间不能平卧，原有高血压史。急诊期间记录2次心电图，见图112-1和图112-2。

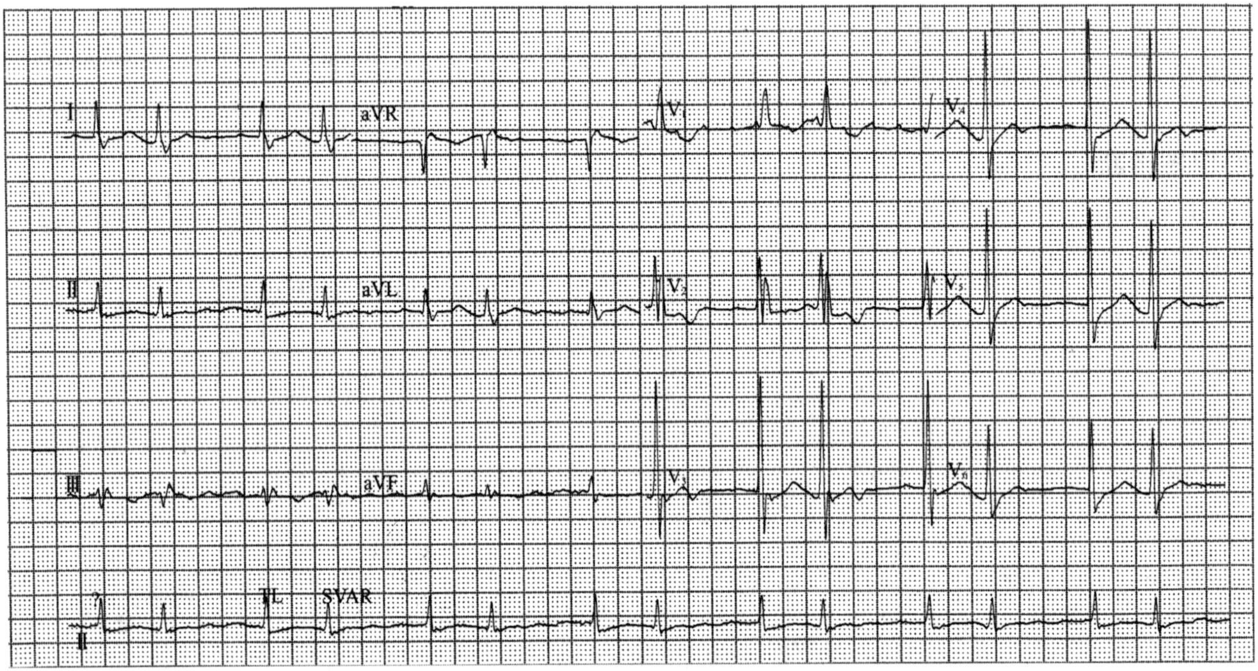

图112-1　入院时心电图

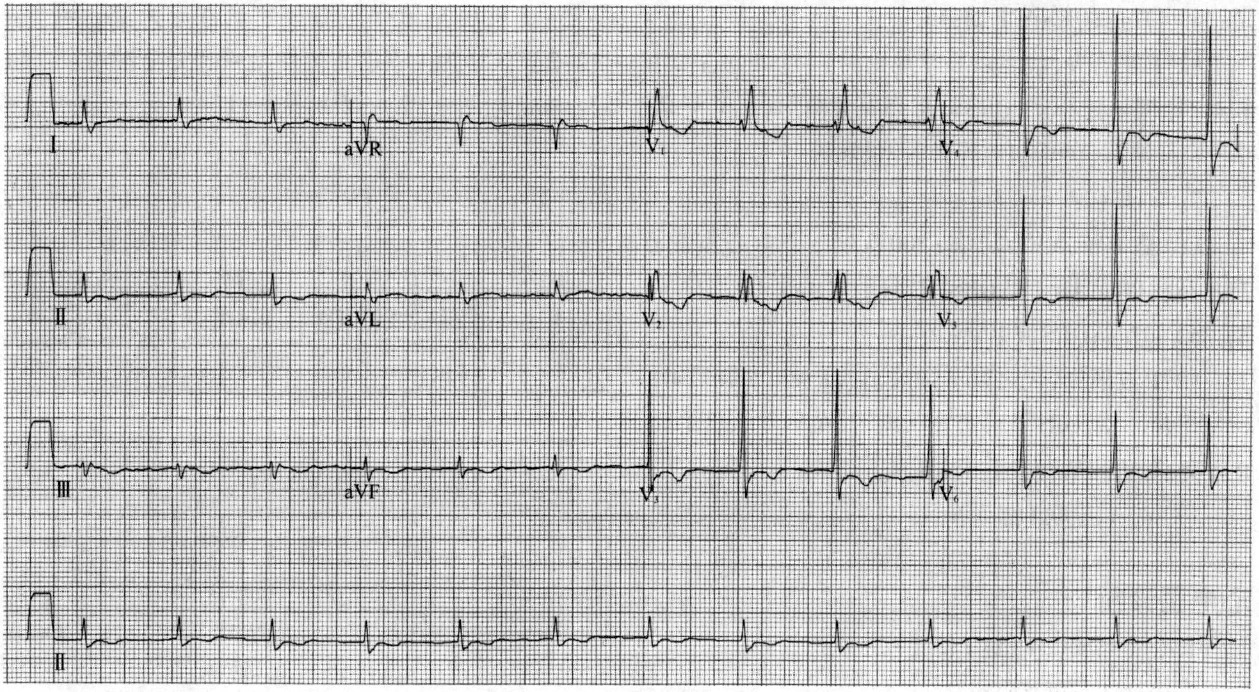

图 112-2　治疗后5天心电图

心电图特点

1. 图112–1

（1）基本特点：心房率：275次/分；平均心室率：86次/分；PR间期：无；QRS波时间：144ms；QT/QTc间期：340/407ms；QRS波电轴：15°。

（2）P波消失，代之以节律规则的F波。F波呈2:1和4:1比例下传心室，QRS波形态宽大畸形，在V_1导联呈单向R波型，在V_5和V_6导联上S波粗钝。

2. 图112–2

（1）基本特点：心房率：300次/分；平均心室率：75次/分；PR间期：无；QRS波时间：124ms；QT/QTc间期：362/407ms；QRS波电轴：20°。

（2）P波消失，代之以节律规则的F波。F波呈4:1比例下传心室，QRS波形态宽大畸形，在V_1导联呈单向R波型，在V_5和V_6导联上S波粗钝。

（3）V_3~V_6导联T波倒置。

心电图诊断

1. 心房扑动（2:1和4:1传导）。

2. 完全性右束支阻滞。

解析

本心电图心房扑动易被漏诊的原因是F波振幅低，除了V_1导联上能观察到极低幅的F波外，余导联无法发现F波。由于没能发现F波，图112–1被误诊为房性早搏、Ⅰ度房室传导阻滞和完全性右束支阻滞，图112–2被误诊为Ⅰ度房室传导阻滞和完全性右束支阻滞。本心电图中F波的识别见图112–3。

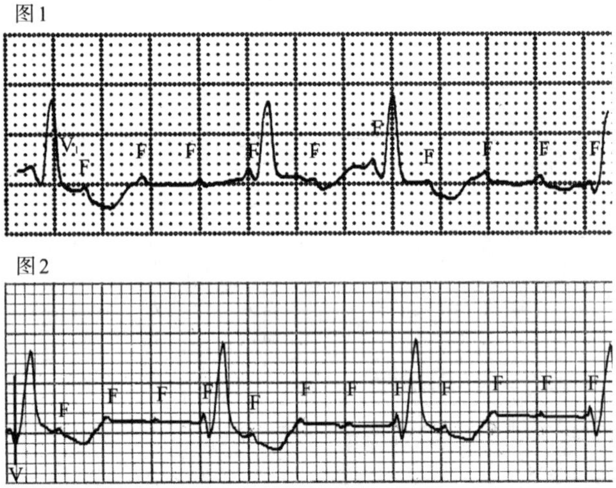

图112–3 F波的识别

例 113

女性,56岁,先天性心脏病术前准备。心电图记录见图113-1。

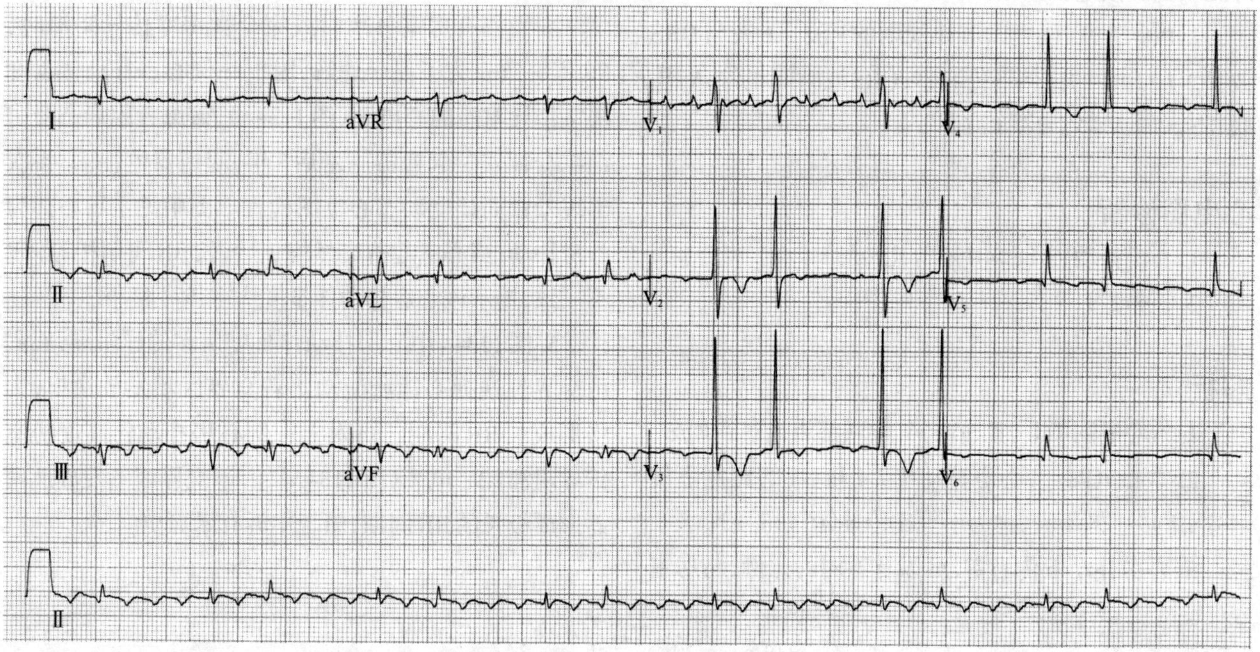

图113-1　例113心电图

心电图特点

1. 基本特点：心房率：227次/分；平均心室率：83次/分；PR间期：无；QRS波时间：84ms；QT/QTc间期：318/373ms；QRS波电轴：20°。

2. P波消失，代之以节律规则的F波。F波与QRS波呈2:1和4:1的比例下传心室，QRS波时间正常，V_1导联R/S≥1。V_2~V_6导联T波倒置。

心电图诊断

1. 心房扑动（2:1和4:1不等比传导）。

2. T波改变。

解析

1. 本心电图中Ⅱ、Ⅲ、aVF、V_1导联都能观察到F波。

2. 本心电图上，心房扑动按2:1和4:1的比例下传心室，下传比例不同，称为不等比传导（图113-2）。

3. 心房扑动下传心室，可以有不同的比例，与房室交界区的传导性和隐匿性房室传导有关。无论以哪种比例下传，心房扑动下传心室的心电图特征是FR基本一致。本病例随后再次记录心电图（图113-3），图中有一次以6:1的比例下传，但是FR仍与4:1下传时相同。

4. 当伴有房室分离时或完全性房室传导阻滞时，FR不一致。为了便于理解，附上一例心房扑动伴Ⅲ度房室传导阻滞的心电图（图113-4），该患者因病态窦房结综合征安装起搏器。术后8年，起搏器电耗竭，再次出现晕厥而接受动态心电图检查。图中见主导心律为心房扑动，当心室起搏突然终止后，长RR间期相等，FR不一致，提示该心房扑动伴Ⅲ度房室传导阻滞。

5. 图113-4中心房扑动伴Ⅲ度房室传导阻滞，心室由交界性逸搏心律所激动。若交界区不发放逸搏，则将形成长RR间期。再附上一例心房扑动伴高度房室传导阻滞的心电图（图113-5），由于交界区不发放逸搏而形成极长的RR间期，患者主诉有晕厥史。

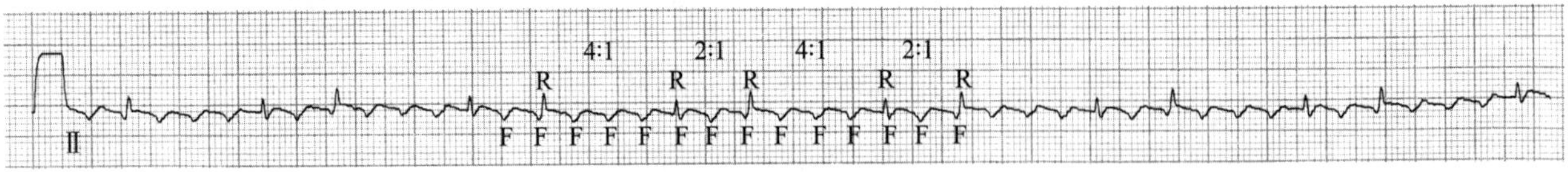

图113-2　F波和下传比例的识别

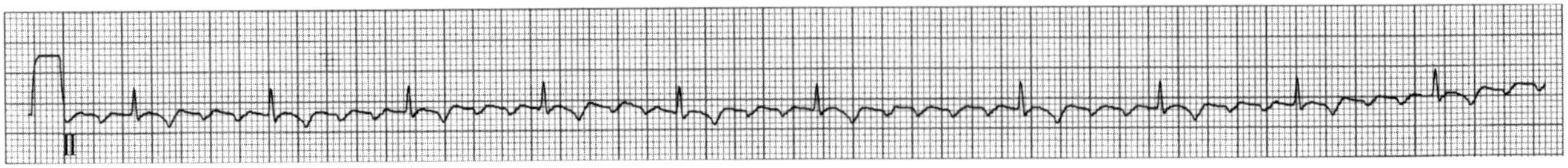

图113-3　F波和下传比例的识别

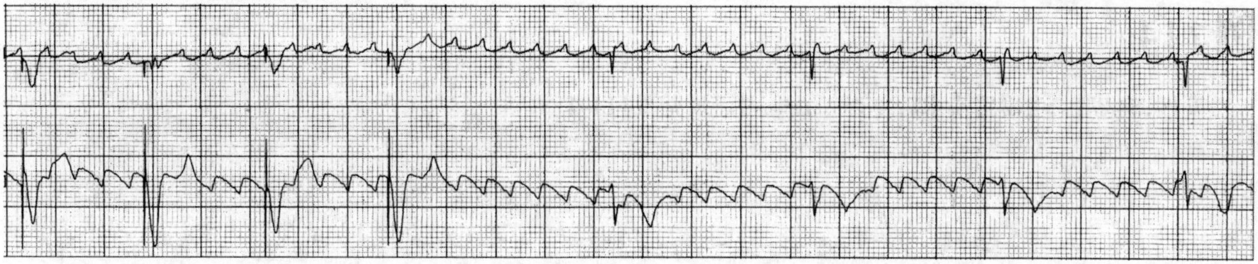

图 113-4　心房扑动伴Ⅲ度房室传导阻滞

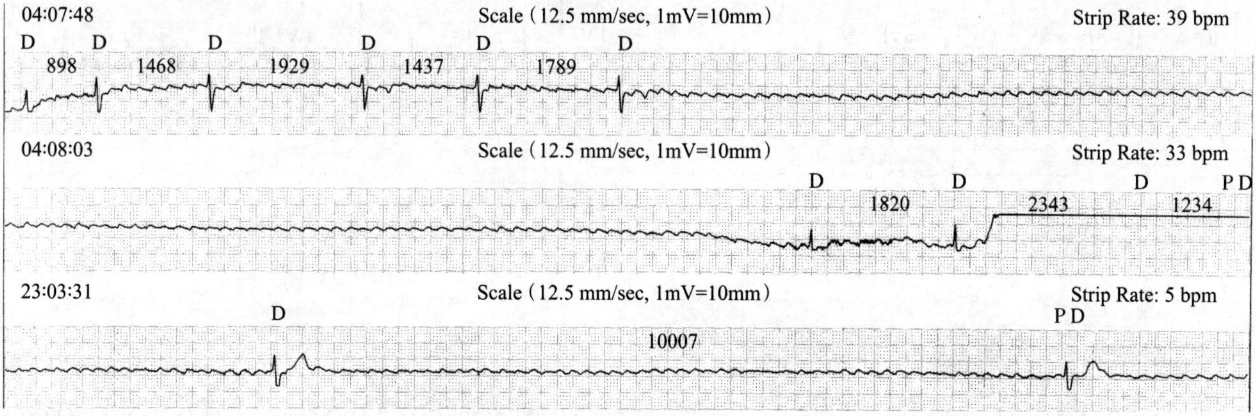

图 113-5　心房扑动伴高房室传导阻滞

例114

女性，54岁，二尖瓣置换术后复查。心电图记录见图114-1。

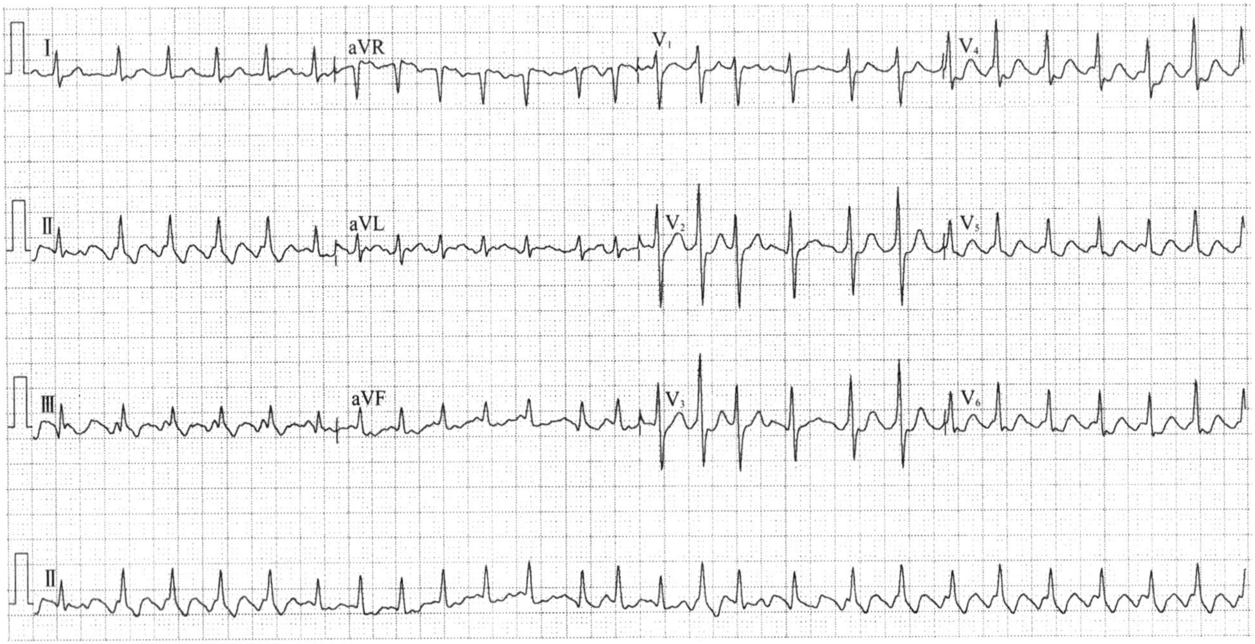

图114-1　例114心电图

心电图特点

1. 基本特点：心房率：280~500次/分；平均心室率：153次/分；PR间期：无；QRS波时间：90ms；QT/QTc间期：300/480ms；QRS波电轴：34°。

2. P波消失，代之以节律相对规则的F波和节律绝对不规则的f波，QRS波形态正常。

心电图诊断

心房扑动与心房颤动。

解析

1. 本心电图中的特点是心房扑动与心房颤动互换，以往将这类心房扑动称为“不纯心房扑动”，现将这类心房扑动定为Ⅱ型心房扑动（不典型心房扑动）。

2. 本心电图上，F波和f波的识别见图114-2。

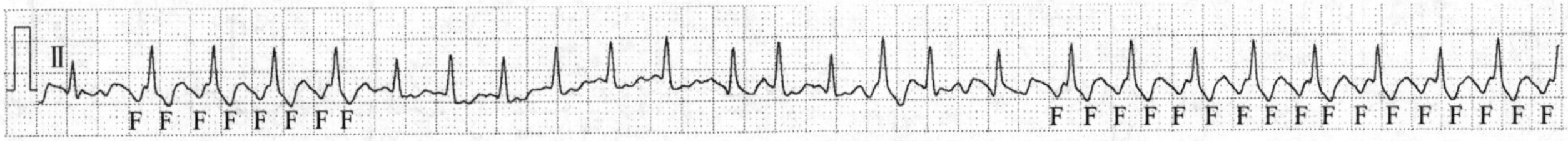

图114-2　F波和f波的识别

例115

男性，74岁，原有慢性心功能不全史，今突发心悸、气急急诊。急诊连续记录两次心电图，见图115-1和图115-2。

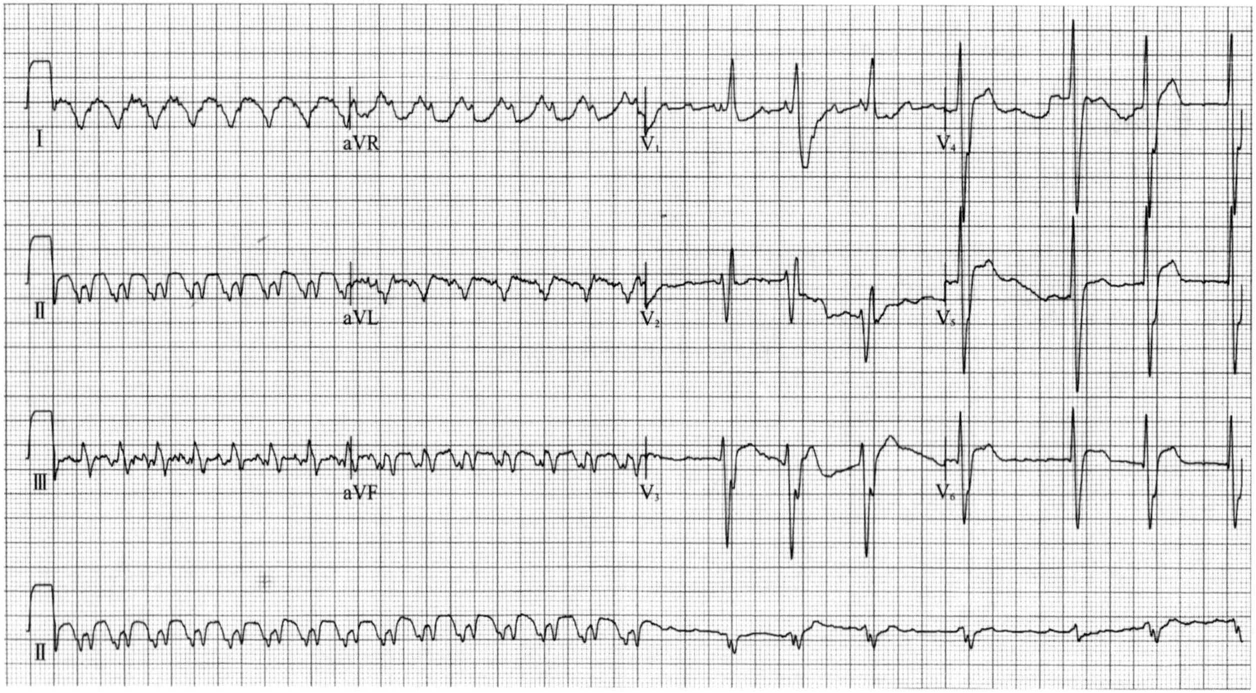

图115-1　第1次心电图(8时44分)

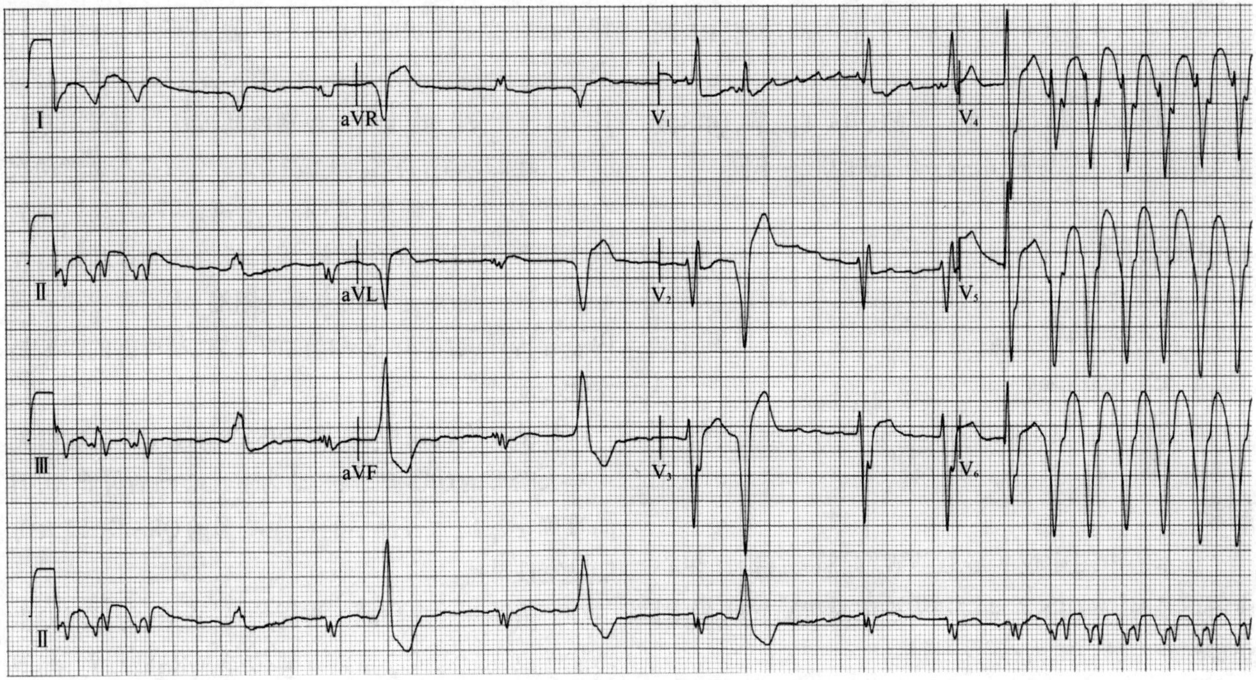

图 115-2　第 2 次心电图（8 时 45 分）

心电图特点

1. 共同特点：

（1）P波消失，代之以节律规则的F波，仅V_1导联能观察到F波。F波下传心室的QRS波宽大畸形，在V_1导联呈单向R波型，在V_5导联上S波粗顿。

（2）连续出现QRS波宽大畸形的心动过速，RR间期规则。

2. 不同点：图115-2有提早的QRS-T波群，QRS波宽大畸形，但形态与宽QRS心动过速的形态不同。

心电图诊断

1. 心房扑动。

2. 阵发性室性心动过速。

3. 多源室性早搏。

4. 完全性右束支阻滞。

解析

1. 本心电图中仅V_1导联能观察到F波，恰逢在心电图记录时，宽QRS心动过速未被记录在V_1导联，否则很难判断主导心律为心房扑动。

2. 心房扑动下传心室，若无束支阻滞、心室内差异传导或心室预激，QRS波是正常的。本心电图中F波下传心室的QRS波宽大畸形，呈右束支阻滞图型，因此诊断为心房扑动伴右束支阻滞。

3. 心房扑动心室率快，尤其是1:1下传时，易发生功能性束支阻滞或心室内差异传导，使得QRS波增宽，此时应注意与室性心动过速鉴别。但是本心电图另一特点是在心室率快时，QRS波增宽，其形态与F波下传心室的QRS波形态不同。是室性心动过速？还是心房扑动1:1下传？最简易的鉴别诊断方法是测量宽QRS心动过速的频率，将之与F波的频率比较。本患者两次心电图中均记录到宽QRS心动过速，两次心动过速的频率相等，低于F波的频率，因此最可能的诊断是室性心动过速。其次，通常已有束支阻滞，将不再出现心室内差异传导，也少有心室预激的可能，最可能的诊断是室性心动过。

4. 第二次记录中，在宽QRS心动过速终止后可见一宽大畸形的QRS波，该心动为室性心动的可能大，但尚难确定。随后有提早的宽大畸形的QRS波，最大可能是室性早搏。

5. 附一例心房扑动不等比传导，在1:1传导时发生功能性束支阻滞或心室内差异传导，QRS波增宽，酷似室性心动过速。诊断心房扑动1:1传导的依据是宽QRS心动过速的频率等于F波的频率（图115-3）。

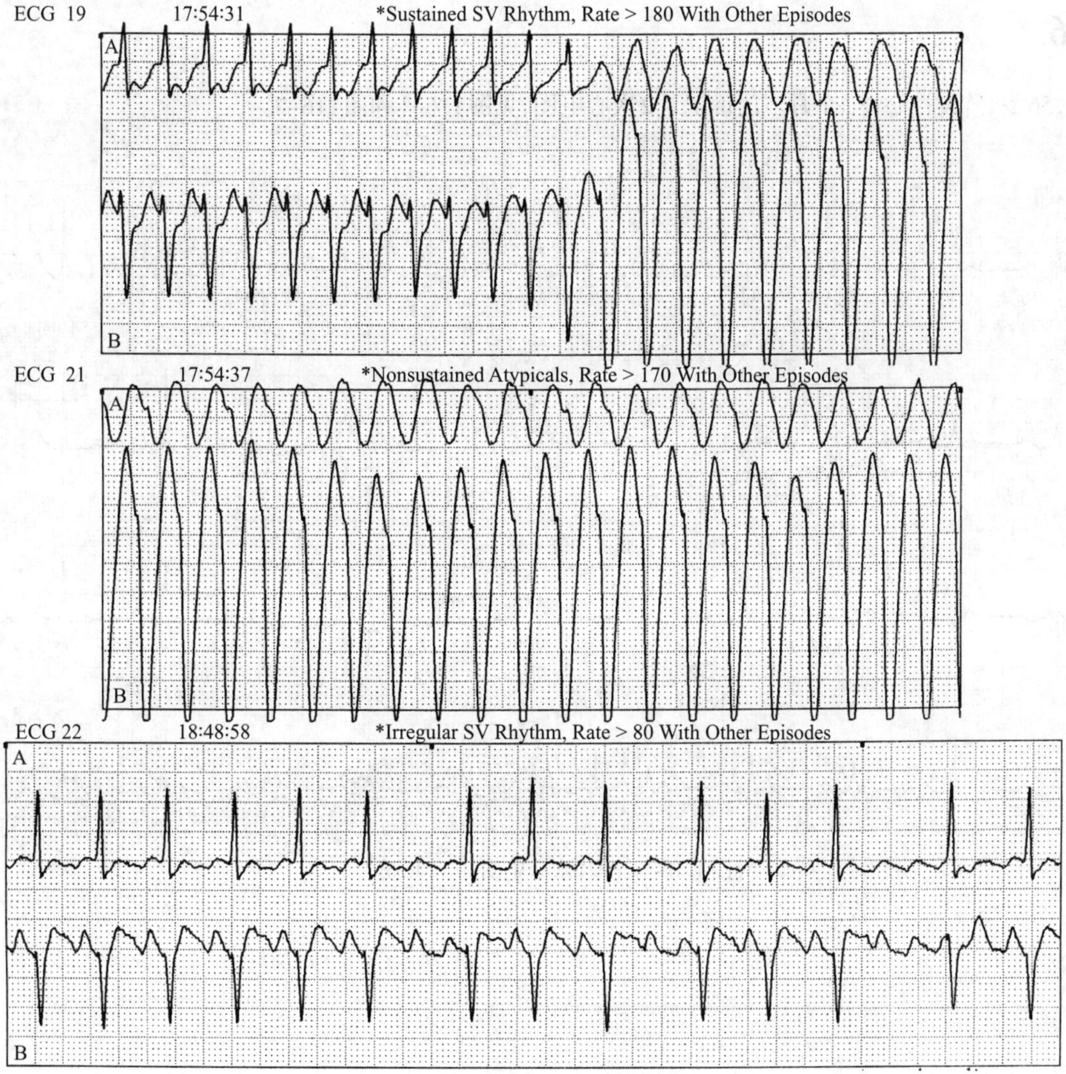

图 115-3　心房扑动不等比传导

宽QRS心动过速的频率等于F波的频率。

例116

男性,56岁,阵发性心悸3个月。门诊记录2次心电图,见图116-1和图116-2。

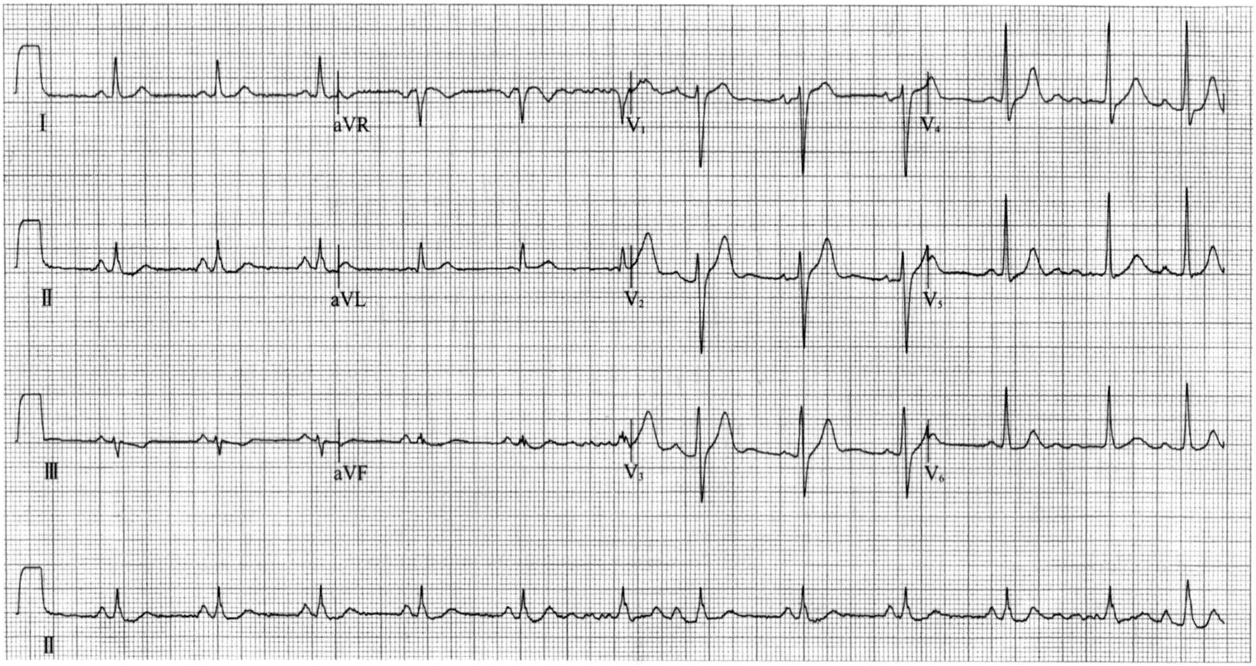

图116-1 第1次心电图(9时15分)

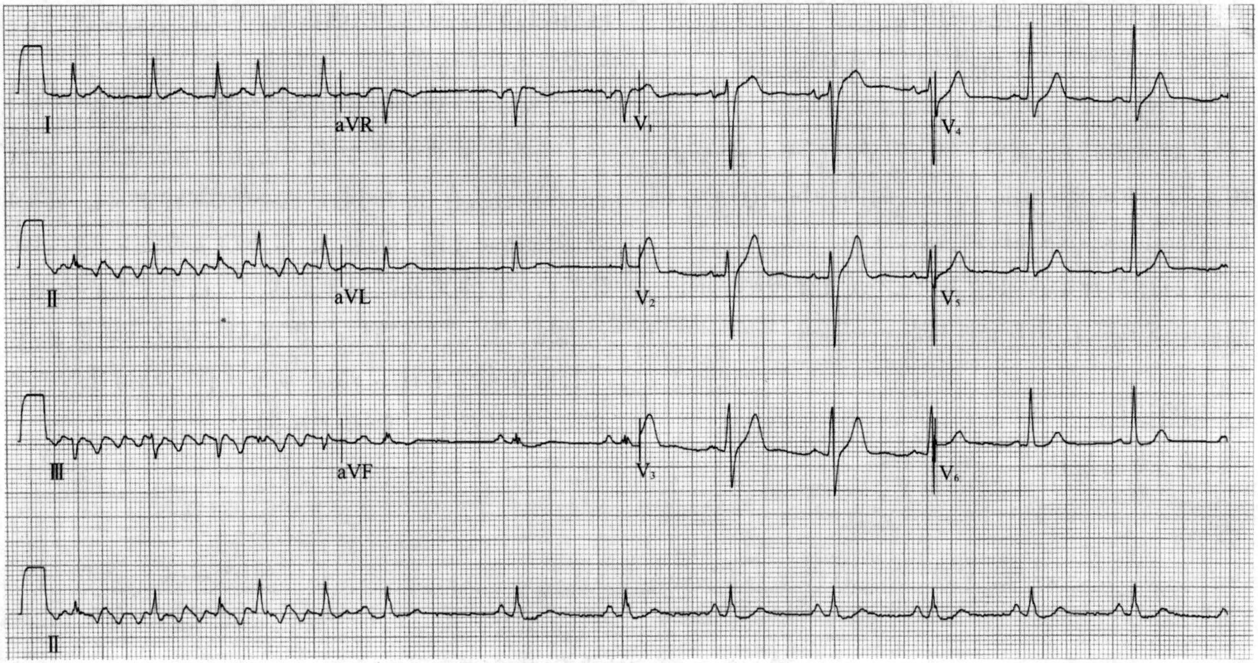

图116-2　第2次心电图(9时16分)

心电图特点

1. 图116-1

（1）基本特点：窦性心率：68次/分；平均心室率：73次/分；PR间期：142ms；QRS波时间：92ms；QT/QTc间期：368/405ms；QRS波电轴：19°。

（2）可见两阵连续出现的P′波或F波。

2. 图116-2

（1）基本特点：窦性心率：71次/分；平均心室率：80次/分；PR间期：144ms；QRS波时间：94ms；QT/QTc间期：358/412ms；QRS波电轴：18°。

（2）记录开始：P波消失，代之以节律规则的F波。记录中：F波终止，出现窦性P波。

心电图诊断

阵发性心房扑动。

解析

1. 本病例第1次记录心电图时，记录到2阵连续的快速的心房异位激动，每阵异位激动由4个心房异位激动波组成，但异位激动波有2种形态：形似F波，或呈双峰（图116-2）。为了明确诊断，再次记录心电图，恰逢阵发性心房扑动终止。

2. 心房扑动可以表现为阵发性，也可表现为持续性。与心房颤动不同，大部分心房扑动表现为阵发性，若为持续性，存在时间通常也不长，常转变成心房颤动或房性心动过速。因此，心房扑动常被认为是窦性心律与心房颤动之间的过渡形式。本病例两次心电图记录可见主导心律在窦性心律、心房扑动之间转换，但也不排除在窦性心律、心房扑动或房性心动过速等三种心律之间转换的可能（图116-3）。

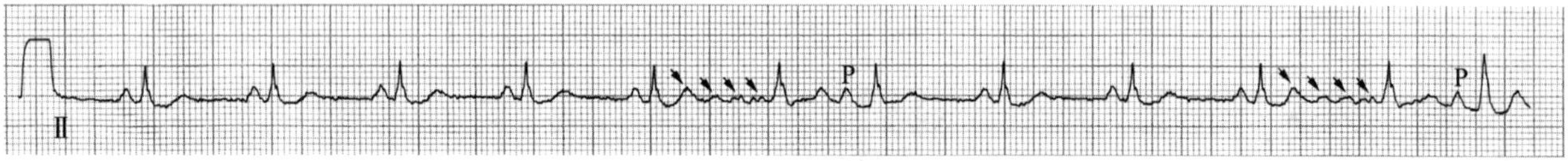

图116-3　心房扑动F波的识别

箭头所指为F波。

例 117

男性，54 岁，因阵发性心悸就诊。心电图检查见图 117-1。

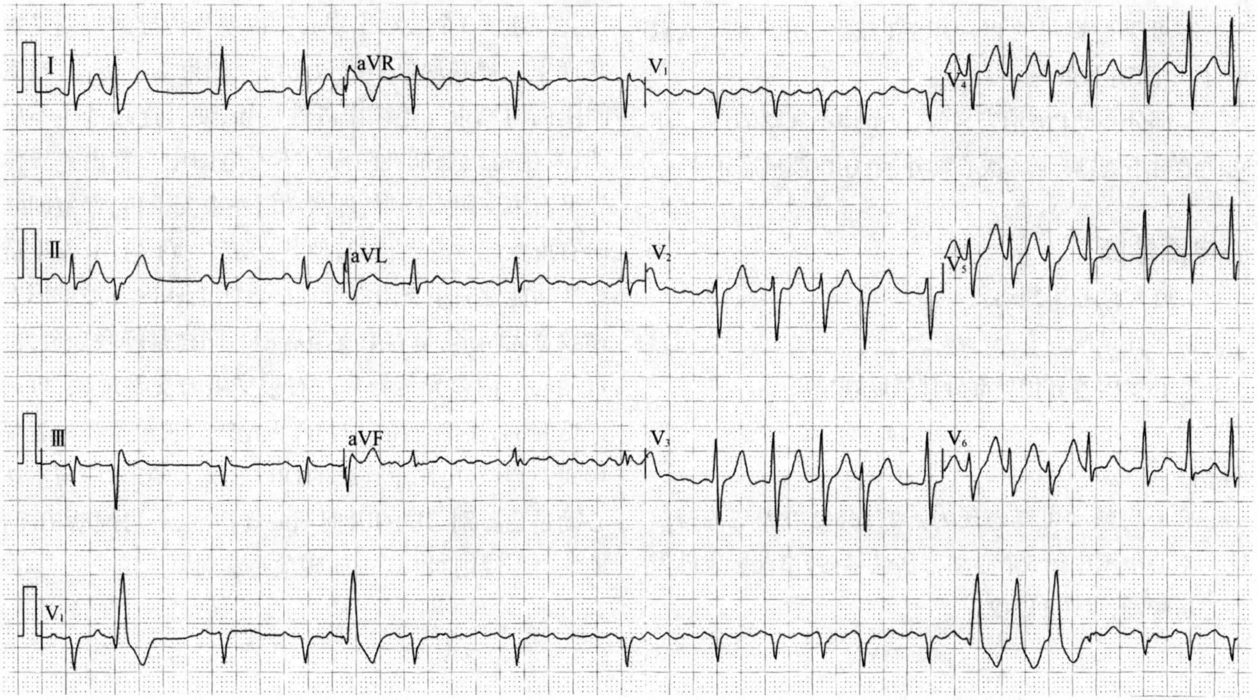

图 117-1　例 117 心电图

心电图特点

1. 基本特点：平均心室率：114次/分；PR间期：160ms；QRS波时间：100ms；QT/QTc间期：340/412ms；QRS波电轴：13°。

2. 可见一提早的P′-QRS-T波群，QRS波宽大畸形，代偿间期不完全。

3. 部分心动P波消失，代之以节律不规则的f波，RR间期绝对不规则。除5次心动外，余QRS波形态正常。

心电图诊断

1. 阵发性心房颤动。

2. 房性早搏。

3. 心室内差异传导部分伴蝉联现象。

解析

1. 心房颤动可以表现为阵发性，也可表现为持续性。本心电图中第5个心动为房性早搏，由此触发阵发性心房颤动，见图117-2。

2. 两次房性早搏均见心室内差异传导。在阵发性心房颤动中可见连续3次心动的QRS波宽大畸形，其形态与房性早搏伴心室内差异传导的QRS波形态一致，因此考虑QRS波宽大畸形同样是心室内差异传导。

3. 连续3个心动出现心室内差异传导的机制是蝉联现象。蝉联现象是指激动沿一侧束支下传，并经室间隔向对侧束支连续隐匿性传导，使其连续产生不应期，发生持续功能性阻滞。本心电图中心室内差异传导呈右束支阻滞图形，即激动沿左束支下传，经室间隔向右束支连续隐匿传导，使其连续产生不应期，发生持续性功能性右束支阻滞。在心电图上QRS-T波群形态连续宽大畸形，呈右束支阻滞型。同样是蝉联现象，也可使心室内差异传导呈左右束支阻滞交替现象，机制详见例84，实例见图117-3。无论蝉联现象呈哪种表现形式，对其心电图上连续的QRS波宽大畸形，应与室性心动过速鉴别，其中RR间期的规则性（心房颤动RR间期绝对不规则）和Ashman现象是鉴别要点。

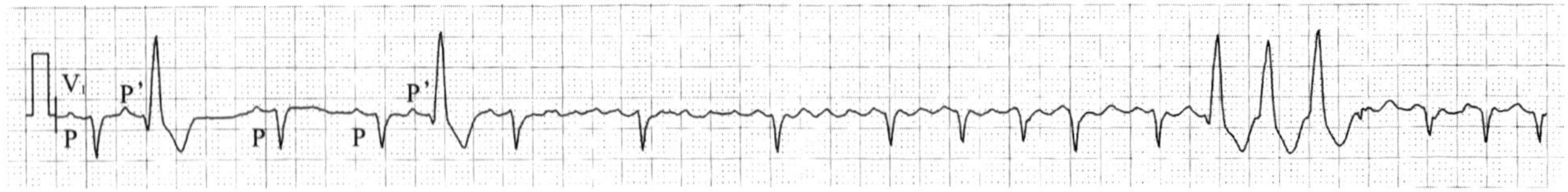

图117-2　心室内差异传导和蝉联现象

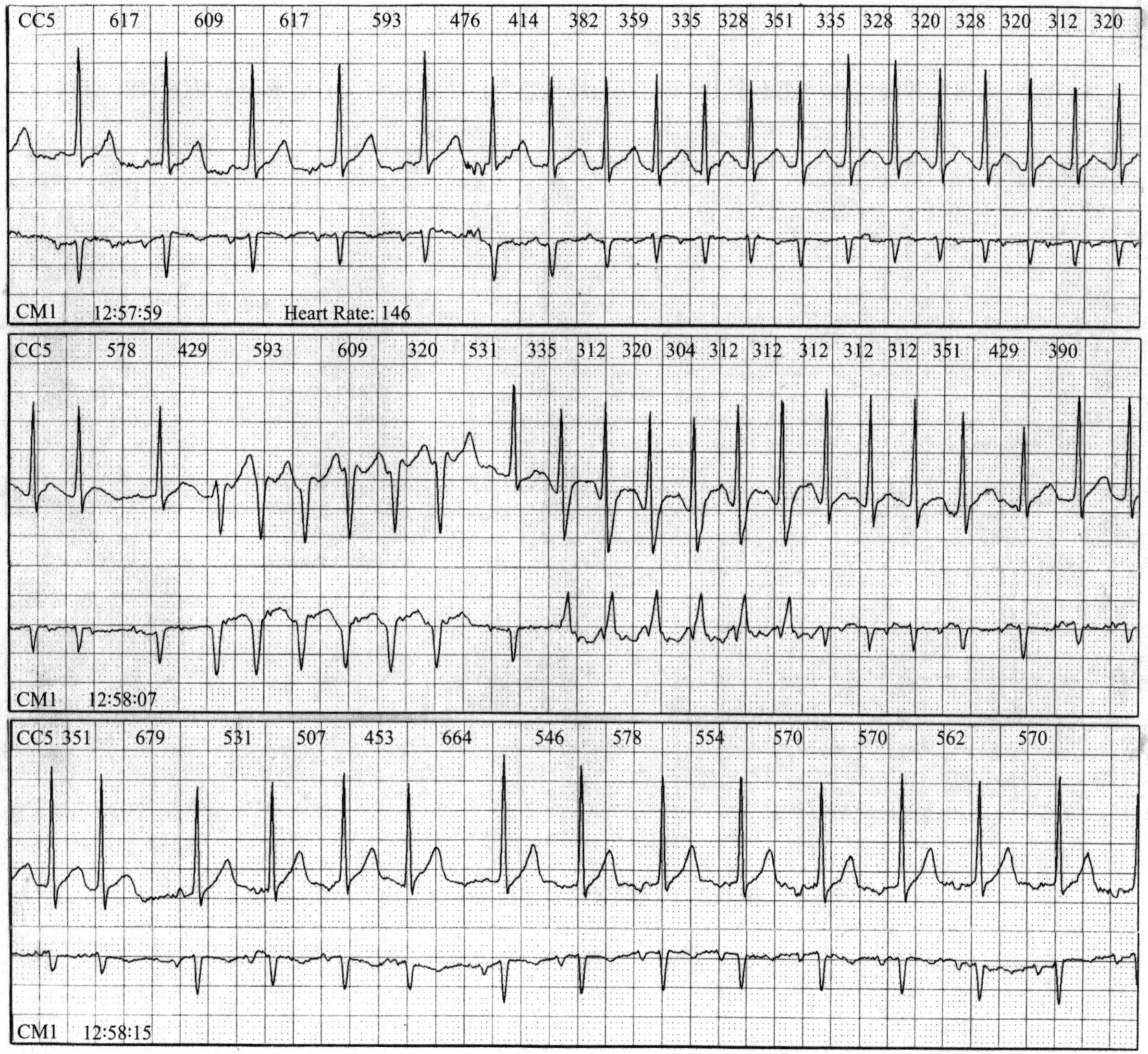

图 117-3　心室内差异传导呈左右束支阻滞交替现象

例118

男性,74岁,高血压和慢性心功能不全史,今突发心悸气急急诊。连续两次心电图记录见图118-1和118-2。

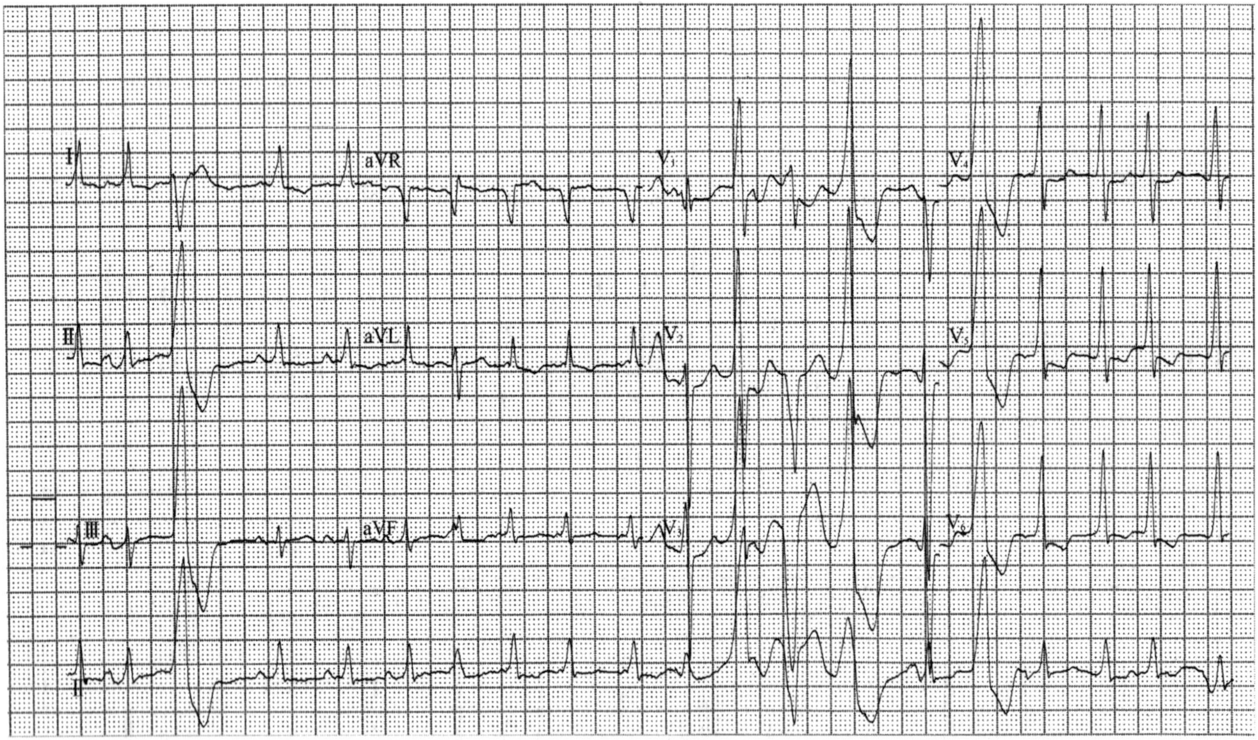

图118-1　第1次心电图(15时12分)

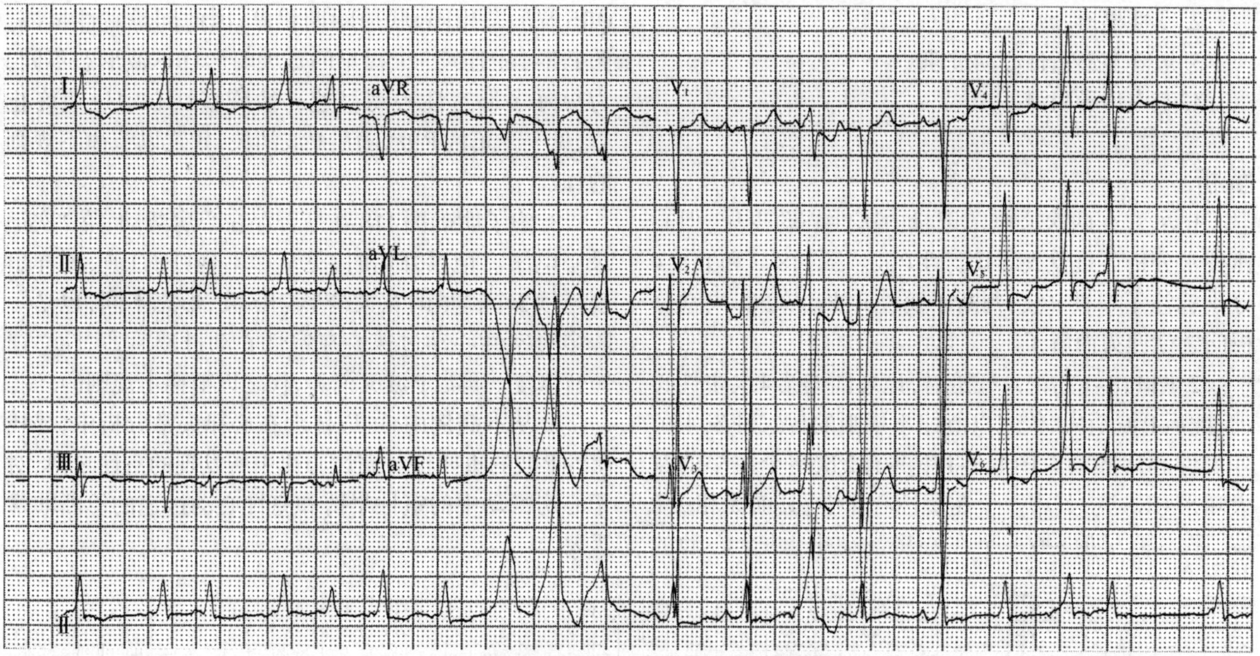

图118-2　第2次心电图(15时12分)

心电图特点

1. 图118-1

(1)基本特点:平均心室率:116次/分;PR间期:140ms;QRS波时间:116ms;QT/QTc间期:354/484ms;QRS波电轴:0°。

(2)可见单个提早的宽大畸形QRS波和连续3个提早的宽大畸形QRS波,宽大畸形的QRS波形态不同。

(3)部分心动P波消失,代之以节律不规则的f波,RR间期绝对不规则。

2. 图118-2

(1)基本特点:平均心室率:114次/分;PR间期:140ms;QRS波时间:120ms;QT/QTc间期:356/464ms;QRS波电轴0°。

(2)可见单个提早的宽大畸形QRS波和连续3个提早的宽大畸形QRS波,宽大畸形的QRS波形态不同。

(3)部分心动P波消失,代之以节律不规则的f波,RR间期绝对不规则。

心电图诊断

1. 阵发性心房颤动。

2. 室性早搏。
3. 短阵多形室性心动过速。
4. 室内传导阻滞。

解析

1. 尽管在两次心电图记录中窦性心动少见，但心律失常分析还是首先寻找窦性P波。图118-3和118-4分别标注了窦性P波，判断了窦性P波后，心律失常分析问题就迎刃而解了。

2. 图118-1在记录开始时，记录到连续4次窦性心动，此后P波消失，代之以节律不规则的f波，即发生了阵发性心房颤动。图118-1中共有2次单个提早的宽大畸形QRS波，其中一个在窦性心律中，其前无相关P波，是室性早搏；另一个在心房颤动中，两个心动的QRS波形态相同，联律间期相等，因此同是室性早搏。图118-1中连续3个提早的宽大畸形QRS波形态不同，为短阵多形室性心动过速。短阵室性心动过速终止后，见一个窦性P波，随后P波消失，代之以节律不规则的f波。

3. 为了明确图118-1是否存在心房颤动，第2次记录心电图。记录开始时，见节律不规则的f波，同样出现连续3个提早的宽大畸形QRS波，形态不同，也是短阵多形室性心动过速。在室性心动过速后，窦性心律短暂恢复。再后P波又消失，代之以节律不规则的f波。

4. 从本病例中，可以体会在心律失常分析中，寻找窦性P波的重要性。窦性心律中所发现的室性早搏，对于心房颤动中的室性早搏和室性心动过速的诊断非常重要。

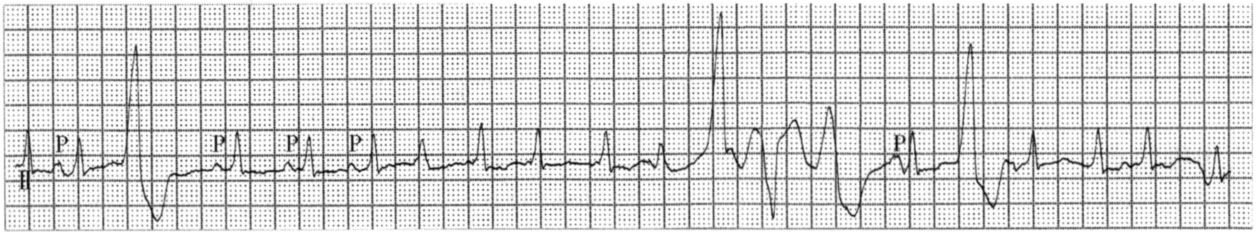

图118-3　图118-1中的P波

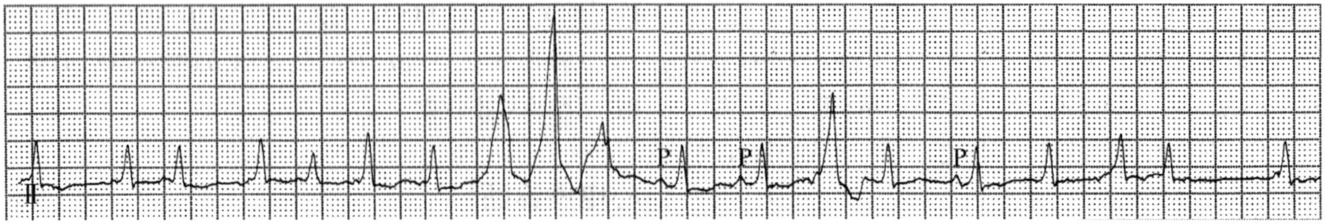

图118-4　图118-2中的P波

例119

女性,57岁,胸闷气急10余年,加重伴心动过缓1个月入院。有风湿性心脏病史10余年。入院后心电图见图119-1。

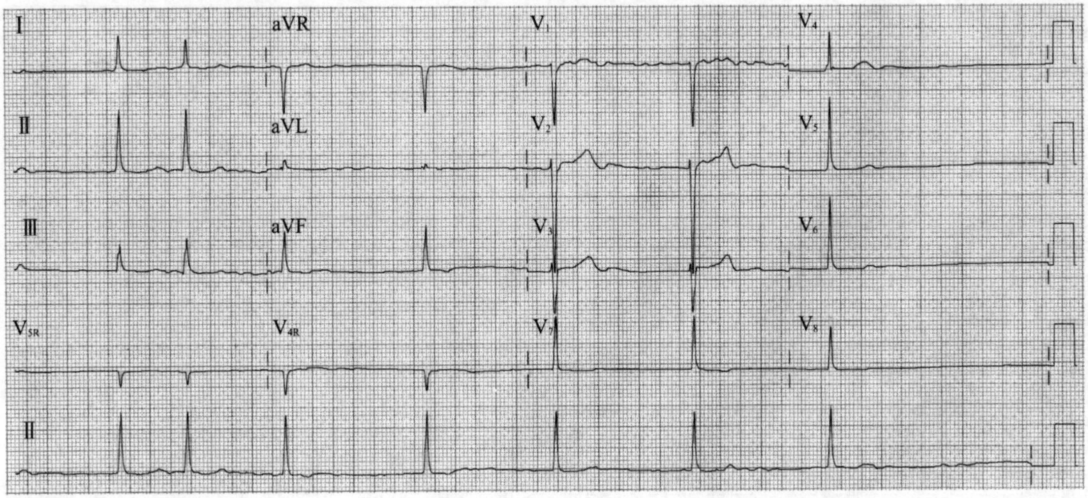

图119-1 例119心电图

心电图特点

1. 基本特点:心房率:400~500次/分;心室率:56次/分;PR间期:无;QRS波时间:83ms;QT/QTc间期:485/468ms;QRS波电轴:56°。

2. P波消失,代之以节律不规则的f波。RR间期绝对不规则且缓慢,可见一长RR间期。QRS波形态正常。

心电图诊断

心房颤动伴长RR间期。

解析

1. 由于心房率快而不规则,房室交界区无法将心房激动全部下传心室,因此RR间期绝对不规则,且心室率变化大。造成心房颤动中长RR间期的原因之一是房室交界区传导功能不全,原因之二是快速的心房激动连续隐匿激动房室交界区,使其连续产生不应期。因此在心房颤动中出现长RR间期,不能轻易诊断为Ⅱ度或高度房室传导阻滞,必须综合长RR间期的长度、发生频度以及平均心室率等因素来分析房室交界区的传导功能。

2. 本心电图中长RR间期没能记录完整,从现有的心电图上就能发现该RR间期>2s。除了有长RR间期外,本病例的心室率缓慢,其中另有3次RR间期>1s。综合长RR间期和缓慢的心室率,考虑患者房室交界区的传导功能低下。

例120

男性，76岁，心房颤动史近10年，自觉心率逐渐降低，自测心率时快时慢。心电图检查见图120-1。

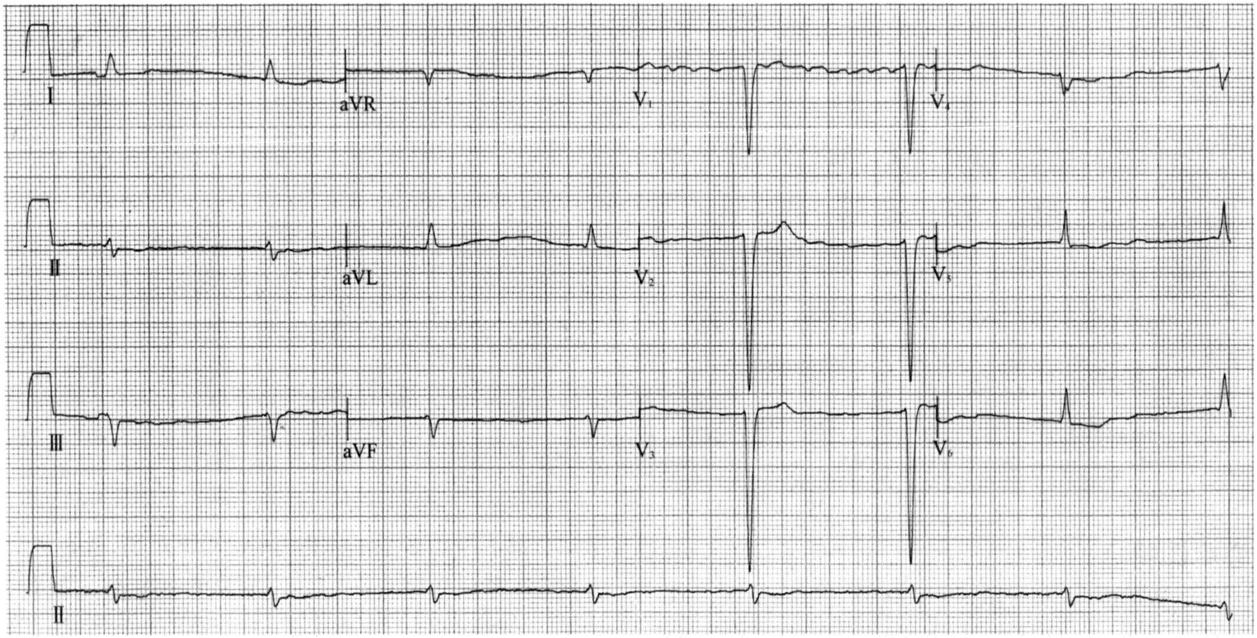

图120-1　例120心电图

心电图特点

1. 基本特点：心房率：约375次/分；心室率：44次/分；PR间期：无；QRS波时间：124ms；QT/QTc间期：462/395ms；QRS波电轴：-43°。

2. P波消失，代之以节律不规则的f波。RR间期绝对规则，QRS波形态宽大。

心电图诊断

1. 心房颤动伴Ⅲ度房室传导阻滞。

2. 室性逸搏心律。

解析

1. 本心电图的特点是，心房颤动，RR间期绝对规则,且心室率缓慢,应诊断为心房颤动伴Ⅲ度房室传导阻滞。

2. Ⅲ度房室传导阻滞时,心房激动无法下传心室,阻滞远端的潜在起搏点发放激动,激动心室,形成逸搏心律。本例心电图根据QRS波的时间,诊断为室性逸搏心律。

3. 为了进一步明确诊断,又附加12导联同步长节律图,图中RR间期的绝对规则,为室性逸搏心律。在终止结束时见一次室性早搏(图120-2),为此再记录12导联同步长节律图(图120-3),发现患者的心电图呈逸搏-室性早搏二联律。

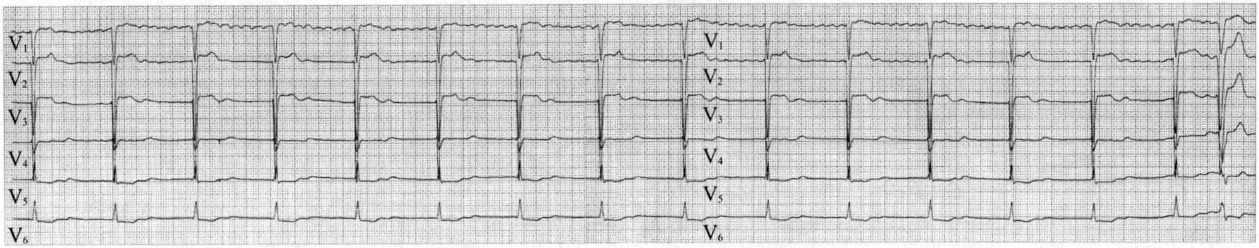

图120-2 心房颤动伴Ⅲ度房室传导阻滞(截取胸导联心电图)

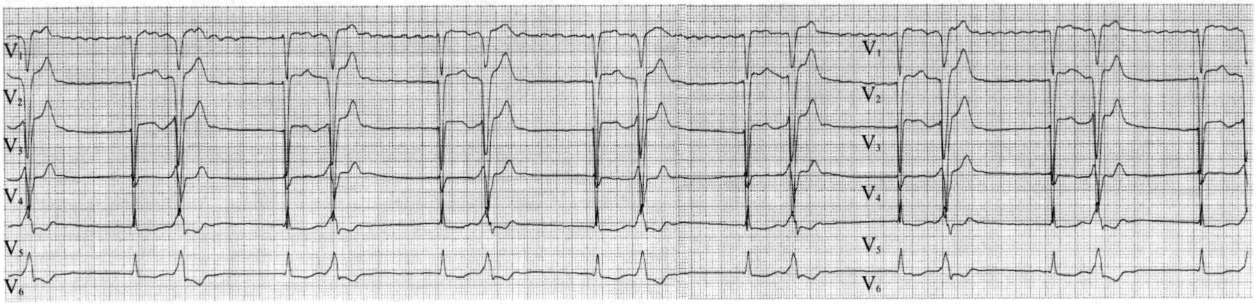

图120-3 心房颤动伴Ⅲ度房室传导阻滞,逸搏-室性早搏二联律(截取胸导联心电图)

例121

男性，54岁，原有先天性心脏病史，具体不详。今突发气急心悸急诊。急诊连续记录7次心电图，节选其中4次心电图，见图121-1~121-4。

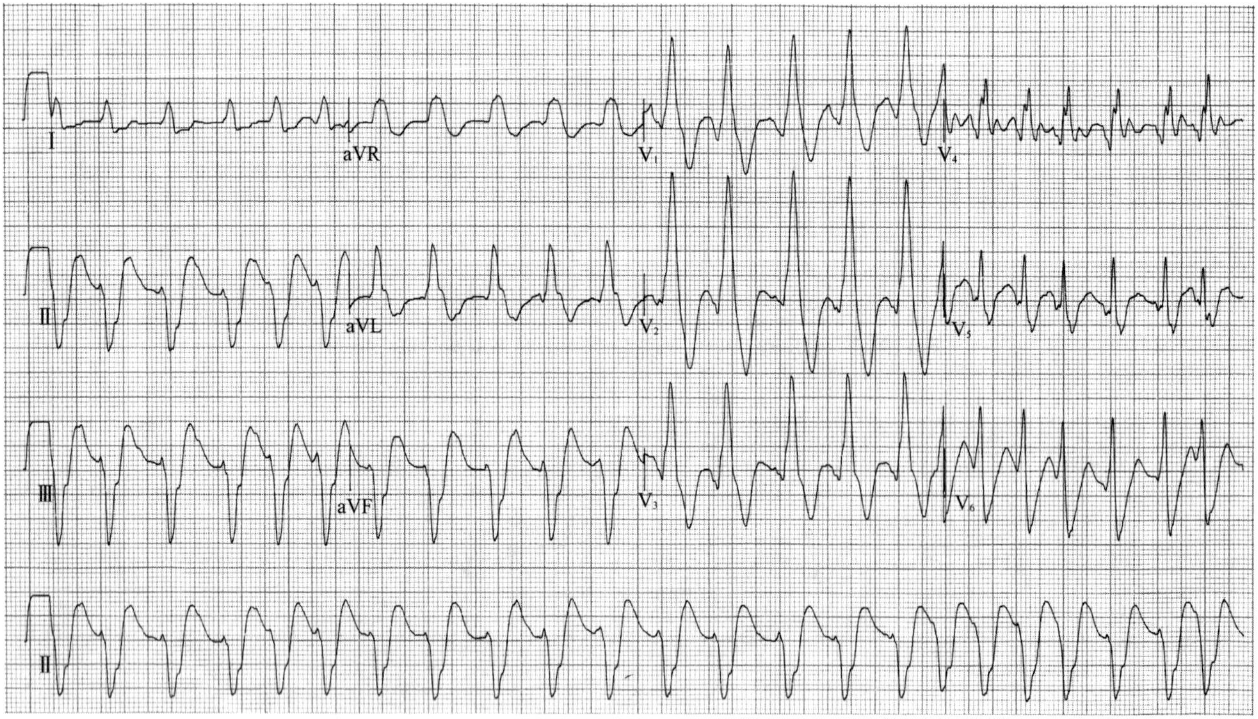

图121-1　第1次心电图（12时32分）

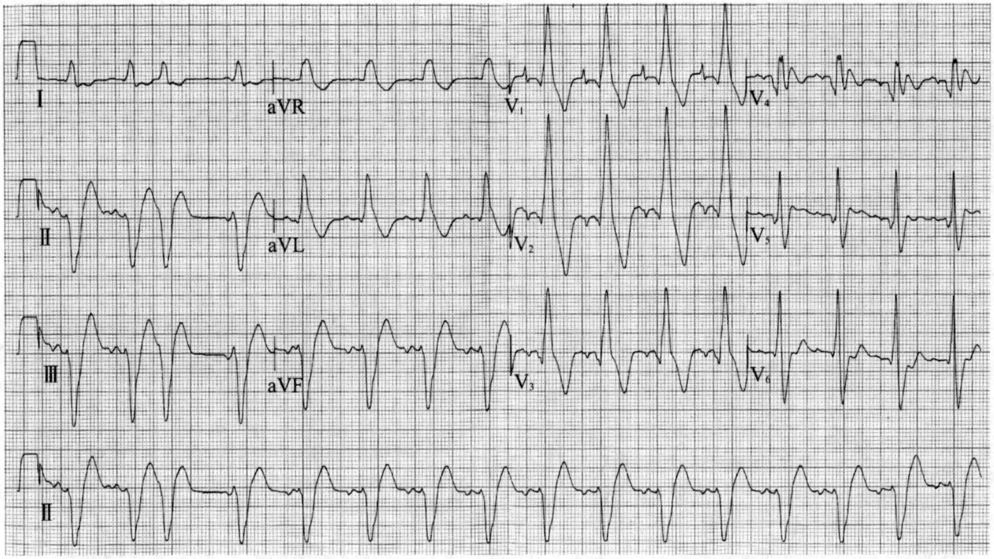

图 121-2　第 2 次心电图(12 时 56 分)

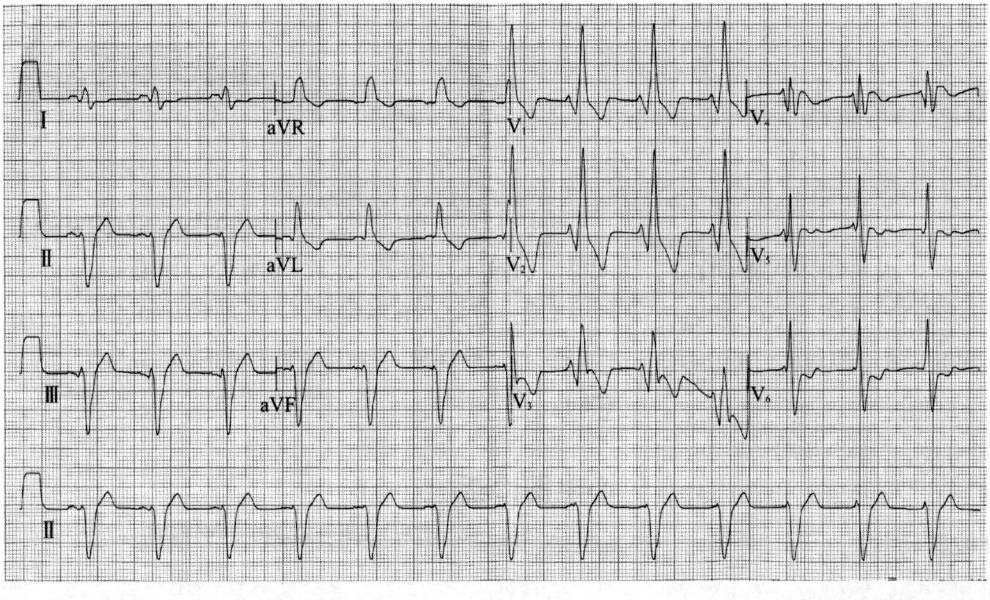

图 121-3　第 3 次心电图(17 时 27 分)

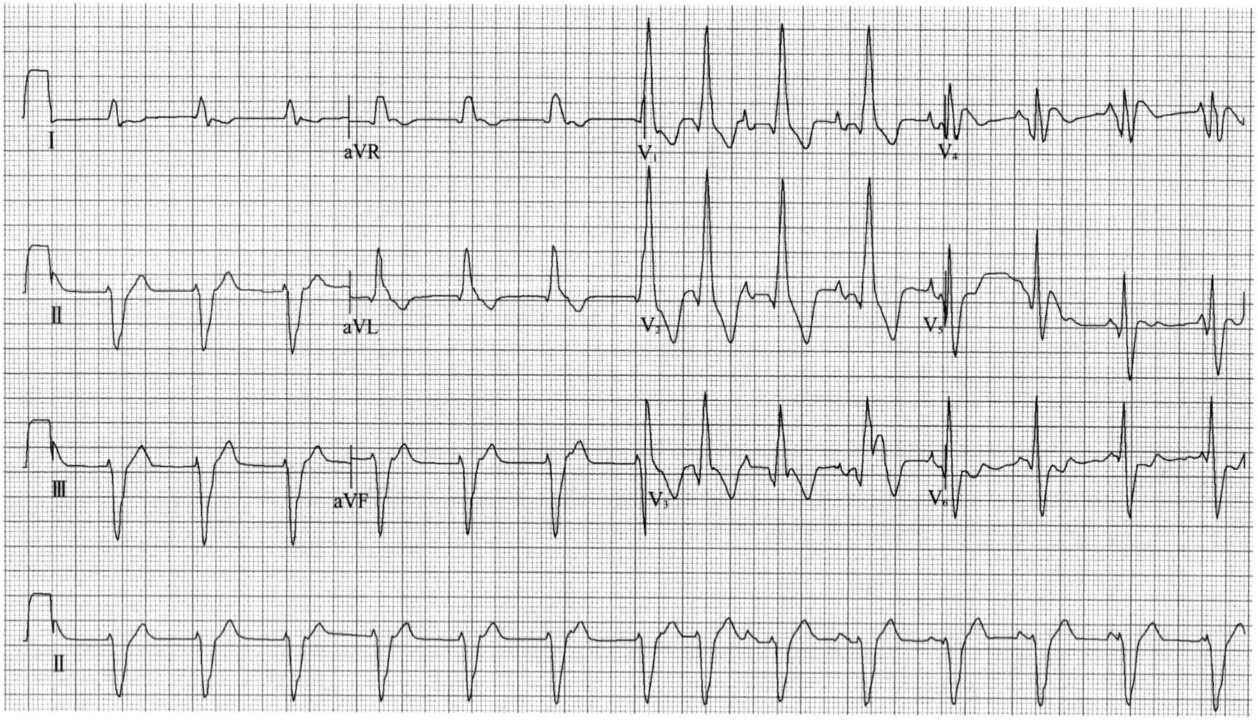

图121-4　第4次心电图(17时28分)

心电图特点

1. 图121-1:P波消失,代之以节律不规则的f波,RR间期绝对不规则,心室率为137次/分。QRS波宽大畸形,V_1导联呈qR型,V_5导联S波增深粗钝,但R/S>1。Ⅱ、Ⅲ和aVF导联QRS波呈rS型。

2. 图121-2:P波规则出现,频率为96次/分,PR间期为170ms。QRS波宽大畸形,形态与图121-1相同。可见一提早的P′-QRS-T波群。

3. 图121-3:RR规则,频率为80次/分,有房室分离现象。QRS波宽大畸形,形态与图121-1相同。

4. 图121-4:RR不规则,平均频率为80次/分,有窦性夺获心室的现象。QRS波宽大畸形,形态与图121-1相同。

心电图诊断

1. 图121-1主导心律:阵发性心房颤动。

2. 图121–2主导心律：窦性心律。

3. 图121–3主导心律：窦性心律+非阵发性交界性心动过速。

4. 图121–4主导心律：窦性心律+非阵发性交界性心动过速。

5. 共有的诊断：完全性右束支阻滞，左前分支阻滞，提示右心室肥厚，右心房异常。

解析

1. 图121–1的诊断和鉴别诊断涉及宽QRS心动过速的鉴别诊断。由于QRS波宽大畸形，QRS波形态在胸导联呈右束支阻滞型，在肢体导联呈左前分支阻滞型，酷似起源于左心室的特发性室性心动过速。但是RR间期绝对不等，故室性心动过速的可能较小。

2. 图121–2中有窦性心律，在窦性心律中，QRS波仍宽大畸形，且与图121–1中的形态相同，从而排除图121–1为室性心动过速的可能。

3. 图121–3中RR间期规则，QRS波形态与窦性心律中的形态相同，有房室分离现象(见图121–5)，根据频率应诊断为非阵发性交界性心动过速。

4. 图121–4中可见3次窦性夺获心室，在窦性夺获心室时，QRS波形态未改变(见图121–6)，进一步排除室性心动过速，确诊为非阵发性交界性心动过速。

5. 本病例给人的启示是：正常人的主导心律是窦性心律，在某些病理情况下，主导心律可以发生改变，可以在几种异位主导心律中变换不定。

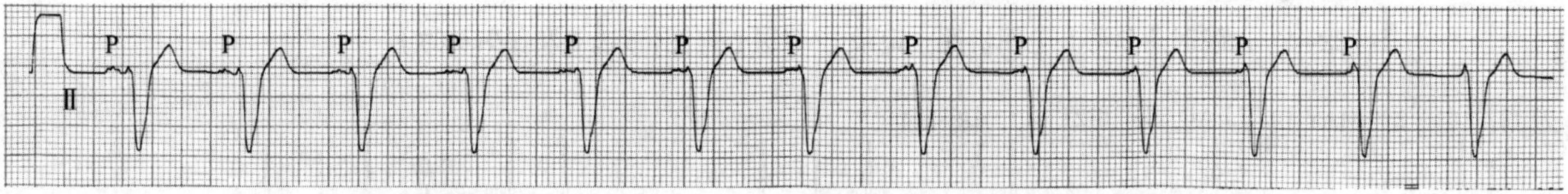

图121–5 图3中的房室分离现象

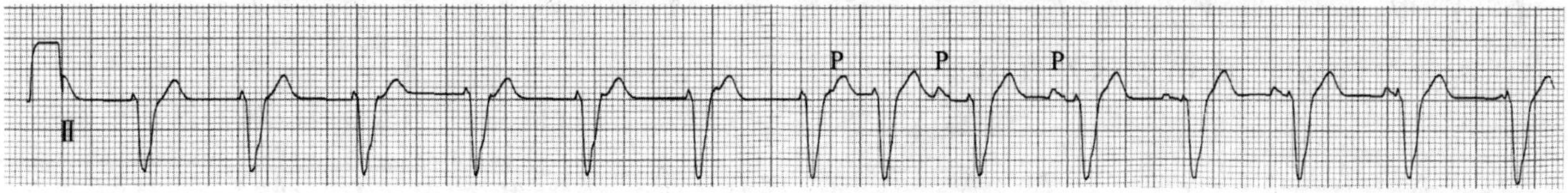

图121–6 中的窦性夺获心室现象

例 122

男性，20岁，原有肥胖症，晨起觉四肢无力，软瘫，随即去外院急诊，外院拟诊“低钾血症”转来本院。上午入院时急查血钾为“1.2mmol/L”。经下午的补钾治疗，下午6时许复查血钾为“1.8mmol/L”。除了四肢软瘫外，患者又出现了极度的呼吸困难和躁动不安。下午7时许患者神志欠清，心电监护上出现了一系列的异常心电图，见图122-1~122-12。

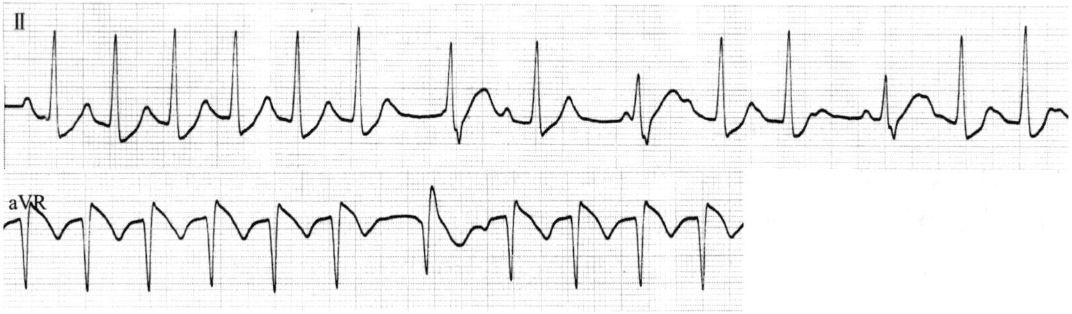

图 122-1　入院时用单导心电图机逐一记录12导联心电图（节选Ⅱ和aVR导联）

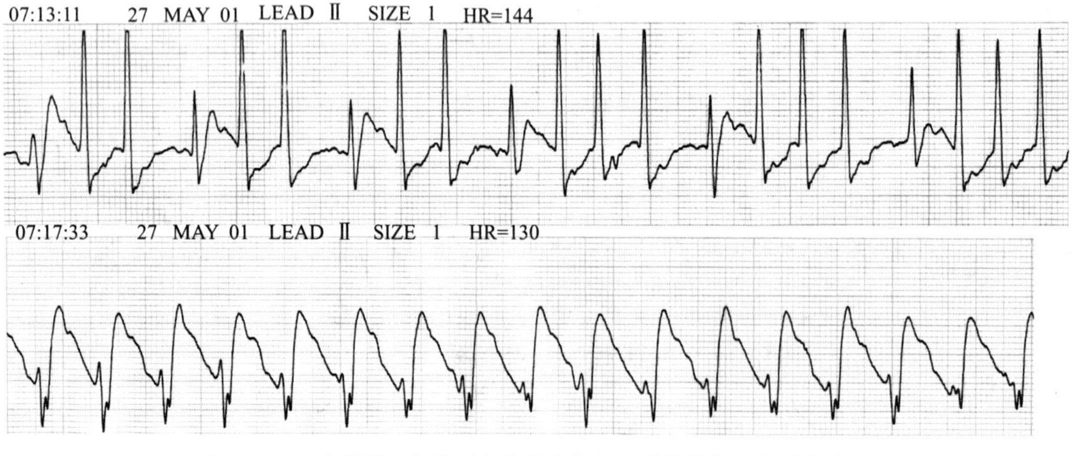

图 122-2　出现神志欠清时心电监护仪所记录的模拟Ⅱ导联心电图

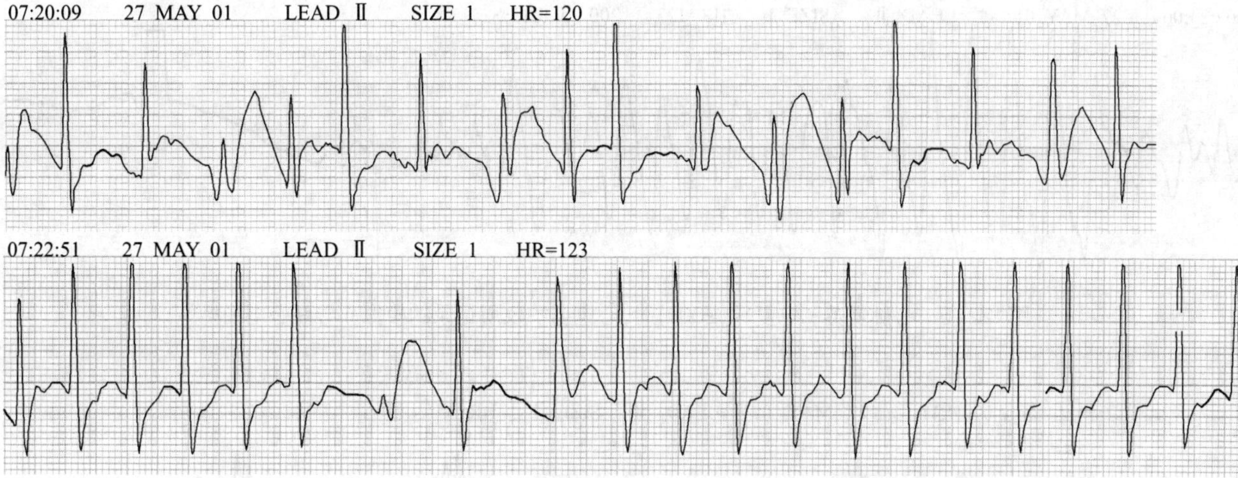

图 122-3 推注“利多卡因”和“硫酸镁”后，心电监护仪所记录的模拟Ⅱ导联心电图

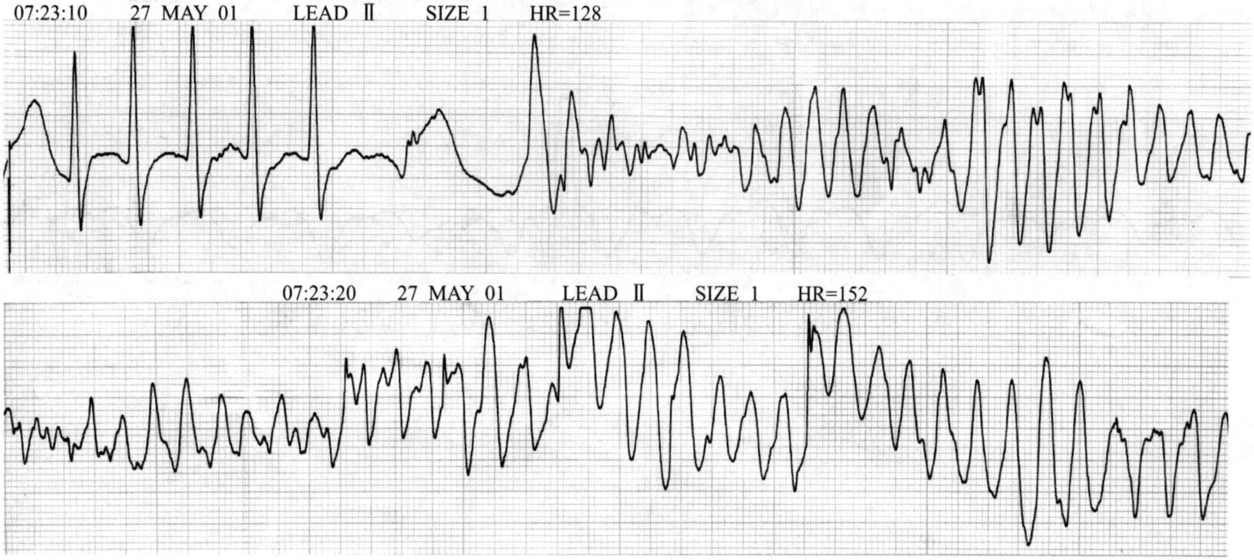

图 122-4 开始推注“普罗帕酮”时，心电监护仪所记录的模拟Ⅱ导联心电图

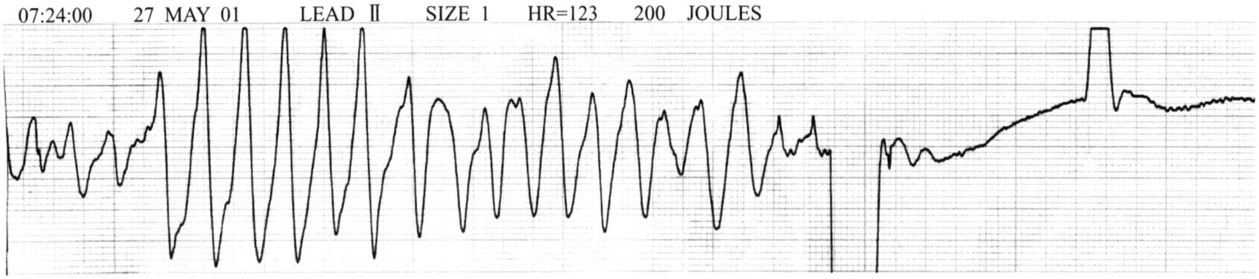

图 122-5　心肺复苏和电复律(200J)时，心电监护仪所记录的模拟 Ⅱ 导联心电图

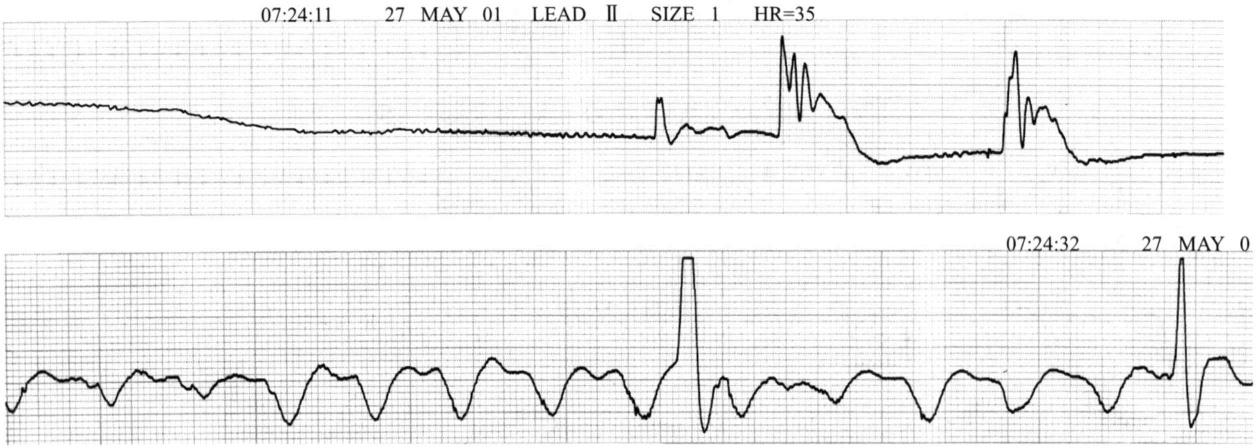

图 122-6　心外按摩时，心电监护仪所记录的模拟 Ⅱ 导联心电图

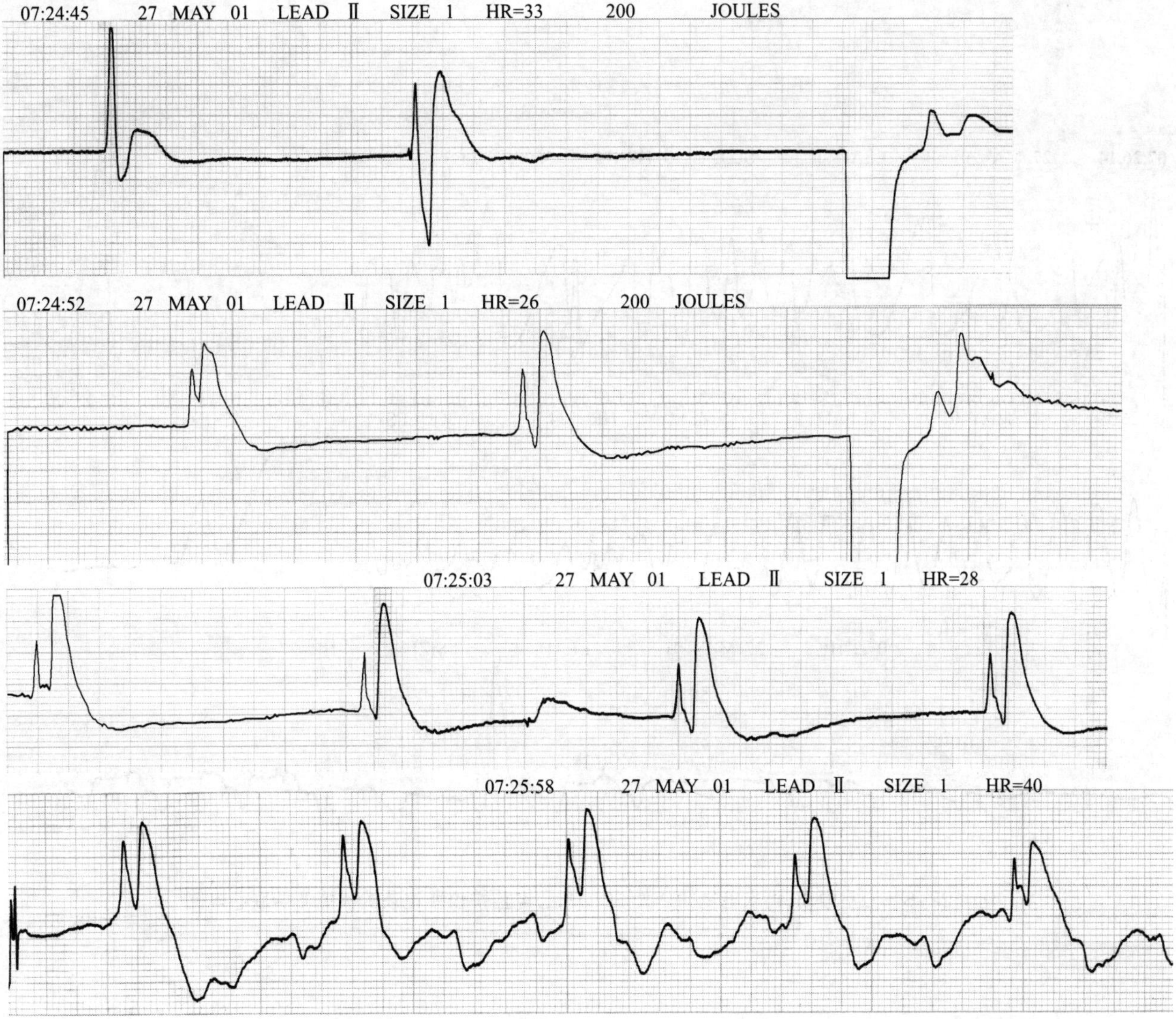

图 122-7 心外按摩中未见自主心律，再次电复律 2 次(200J)，心电监护仪所记录的模拟Ⅱ导联心电图

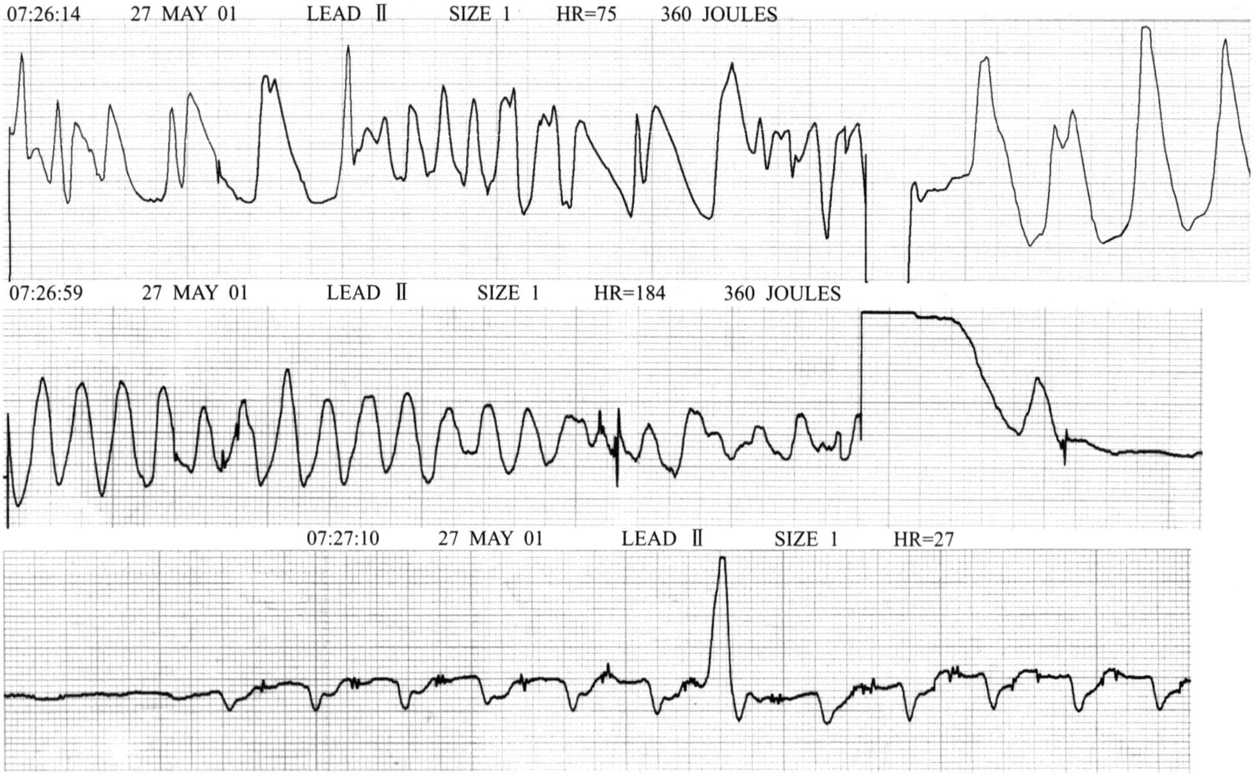

图 122-8 心室颤动，再次电复律 2 次(360J)，心电监护仪所记录的模拟 Ⅱ 导联心电图

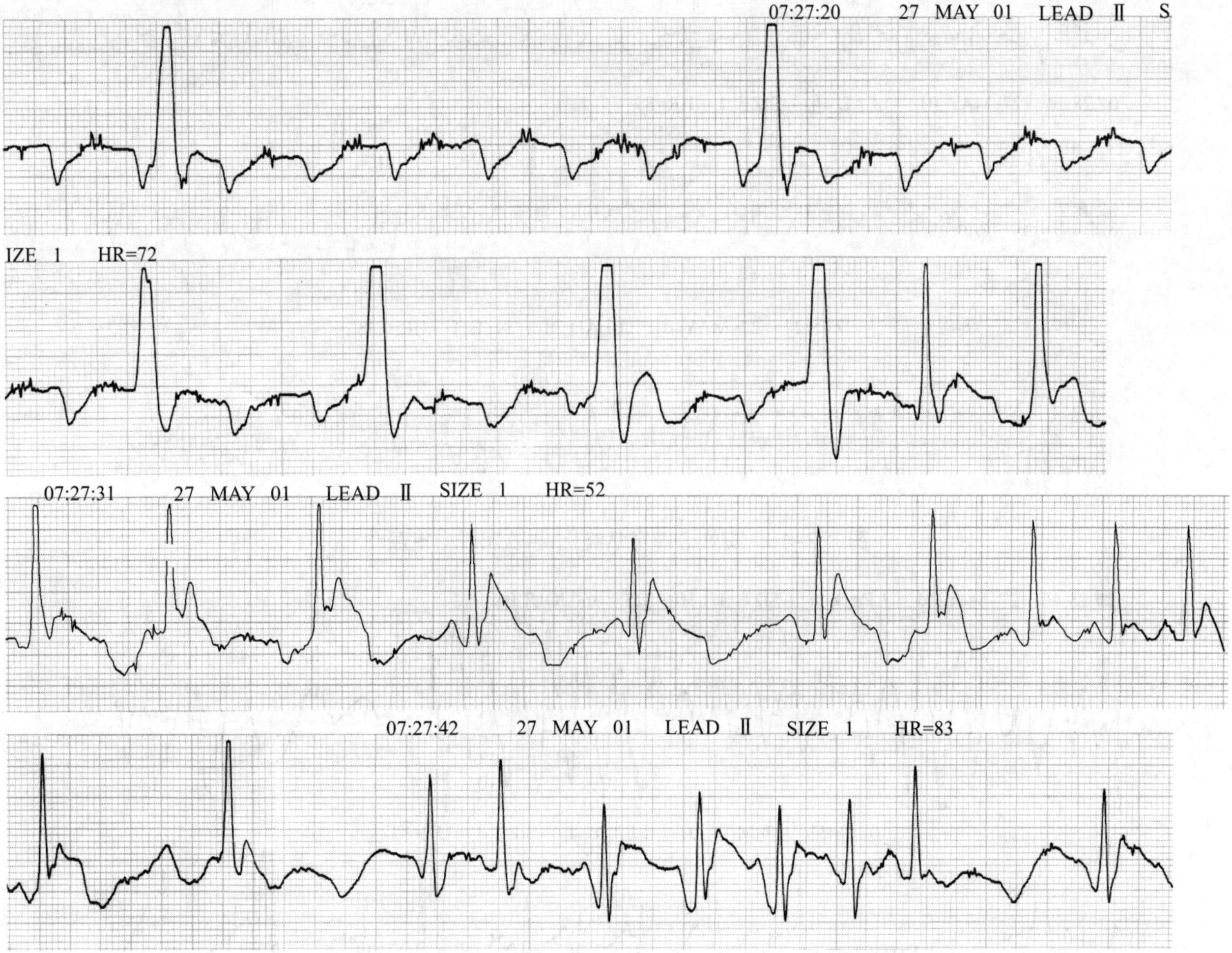

图122-9 5次电复律后,心电监护仪所记录的模拟Ⅱ导联心电图

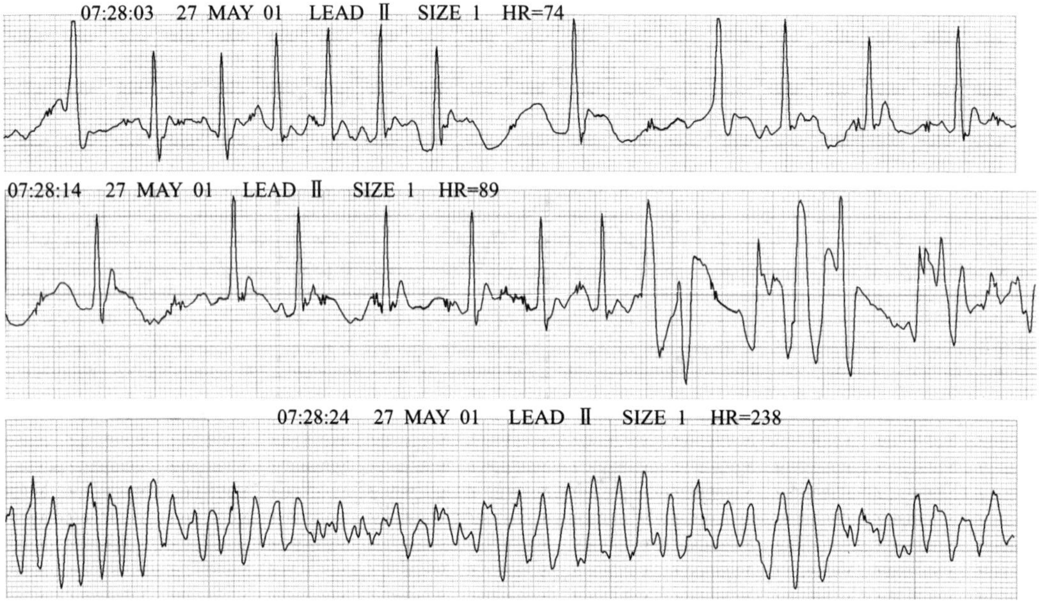

图122-10 窦性心律突然终止，再次出现心室颤动

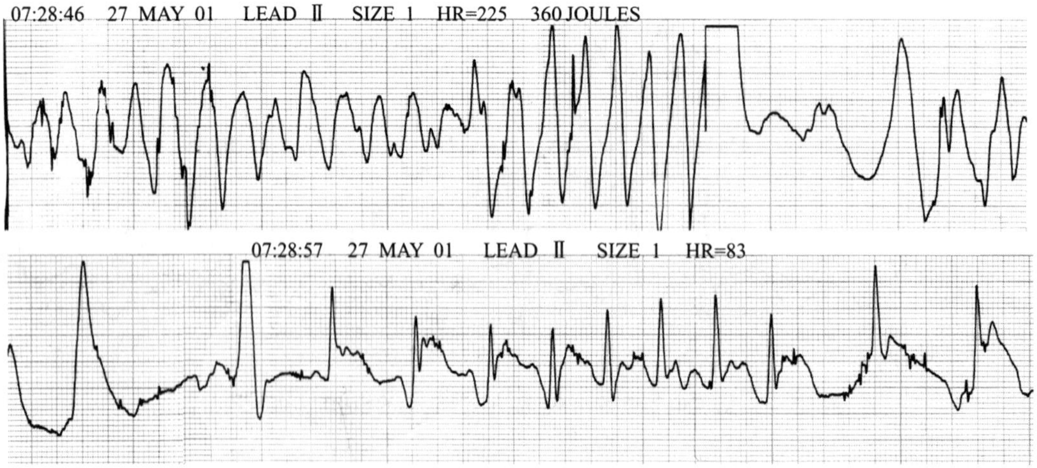

图122-11 第6次电复律(360J)，心电监护仪所记录的模拟Ⅱ导联心电图

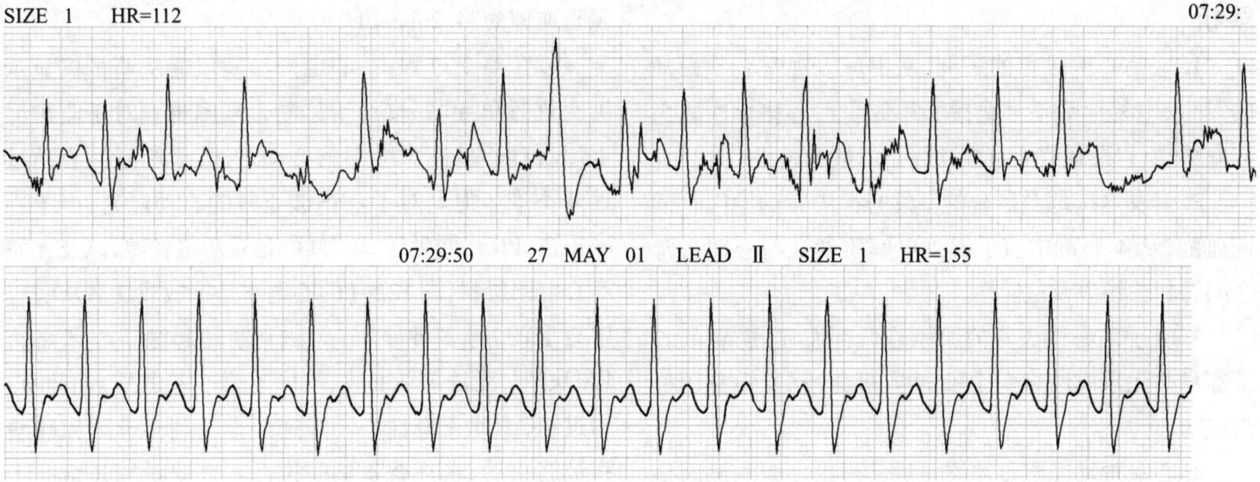

图 122-12 6 次电复律后,心电监护仪所记录的模拟 Ⅱ 导联心电图

心电图诊断

1. 图 122-1:窦性心动过速,Ⅱ度Ⅰ型房室传导阻滞,室性逸搏(不排除室性早搏)。

2. 图 122-2:上图:Ⅱ度Ⅰ型房室传导阻滞,室性逸搏(不排除室性早搏);下图:持续性室性心动过速。

3. 图 122-3:窦性心动过速,Ⅱ度Ⅰ型房室传导阻滞,室性逸搏(不排除室性早搏),但上图不排除阵发性心房颤动可能。

4. 图 122-4:突然窦性心律终止,出现心室颤动。

5. 图 122-5:心室颤动,给予电复律(200J)。

6. 图 122-6:电复律后自主心律不能恢复,图中除 2 次高振幅的宽大畸形的 QRS 波为室性逸搏外,余为心外按摩所致的波。

7. 图 122-7:再次给予 2 次电复律,后见缓慢的室性逸搏心律,并逐渐加速。

8. 图 122-8:室性逸搏心律快速转为心室颤动,给予 1 次电复律(360J),心室颤动不能终止,再次给予 1 次电复律(360J),电复律后偶见 1 次室性逸搏。

9. 图 122-9:室性逸搏心律逐渐加速,在第 3 条图中出现窦性心律。

10. 图 122-10:窦性心律再次突然终止,出现心室颤动。

11. 图 122-11:第 6 次电复律后,恢复窦性心律。

12. 图 122-12:上图:窦性心动过速,Ⅱ度Ⅰ型房室传导阻滞;下图:窦性心动过速,Ⅰ度房室传导阻滞。

解析

1. 这是一例难得的病例,从中可以观察心室颤动的发生,电复律后室性逸搏心律或窦性心律再次转为心室颤动,以及最终心室颤动终止的整个过程。

2. 引发这次危及生命的室性心律失常的原因是低钾血症,从本病例中应了解到电解质紊乱与心律失常之间的相关性以及危险性。

3. 由于致心律失常的原因是低钾血症,患者的心脏本身并无器质性病变,因此才有机会经6次电复律抢救成功。

4. 心室颤动经电复律终止后又再次发生的原因是低钾血症一时无法纠正。

5. 患者以往无软瘫发作史,本次发病前也无引起血钾流失的原因,因此低钾血症的原因可能是钾离子在细胞内外分布异常,致细胞内钾离子增高而细胞外钾离子降低。6次电复律,经历了约6分钟,不可避免地出现代谢性和呼吸性酸中毒。在酸中毒时,钾离子将发生再分布,从细胞内转移至细胞外,从而纠正了患者原有的低钾血症,心室颤动最终被终止。抢救成功后复查血钾为“4. 2mmol/L”。

6. 在整个过程中,心电图诊断仅能从监护仪显示屏上进行单导联分析,给诊断带来困难。对于监护屏上出现QRS波宽大畸形的心动过速,诊断室性心动过速并不难。但是对于QRS波正常的心动过速,由于心率极快、PR间期延长、单导联、记录质量较差,以及无原有心电图资料(图122-1的心电图是抢救成功后从病历中查取的)等多种原因,无法判断其起源。心率高达170次/分,无法辨认P波,临床上第一考虑是室上性心动过速,因此在室性心动过速经推注利多卡因和硫酸镁被终止后,选择普罗帕酮推注。普罗帕酮开始推注几秒钟内,突然发生心室颤动。从时间上和剂量上来推测,心室颤动的原因并非是由于普罗帕酮,而是低钾血症所致。

7. 在图122-1的心电图中,能发现有窦性P波,能发现有PR间期的逐渐延长,若抢救医生在第一时间内获取图122-1的心电图资料,对于判断QRS波正常心动过速的起源无疑有极大的帮助。临床上抢救危及生命的心律失常,离不开从心电图上认识心律失常。

例123

男性,30岁,原有高血压史,近1个月出现心悸就诊。心电图检查见图123-1和123-2。

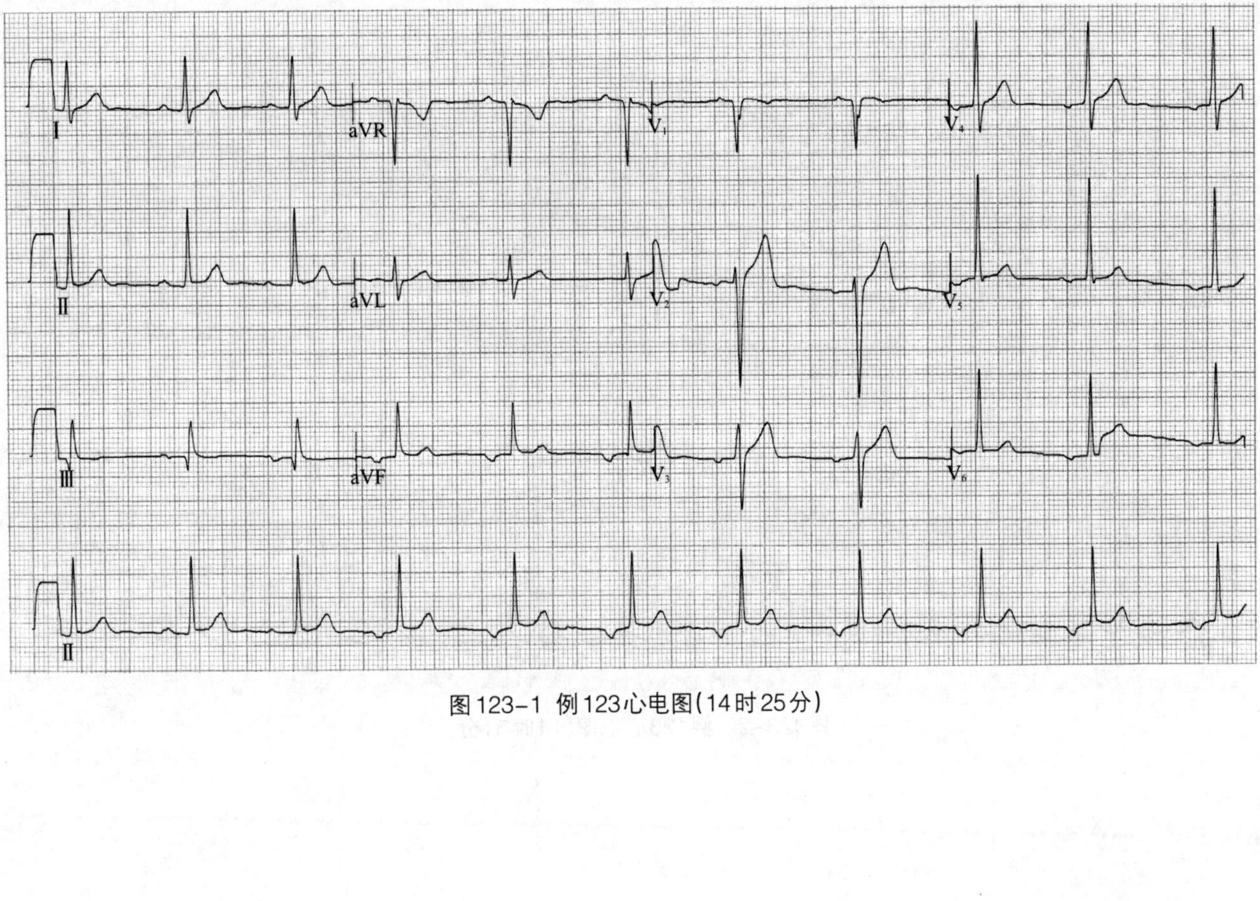

图123-1 例123心电图(14时25分)

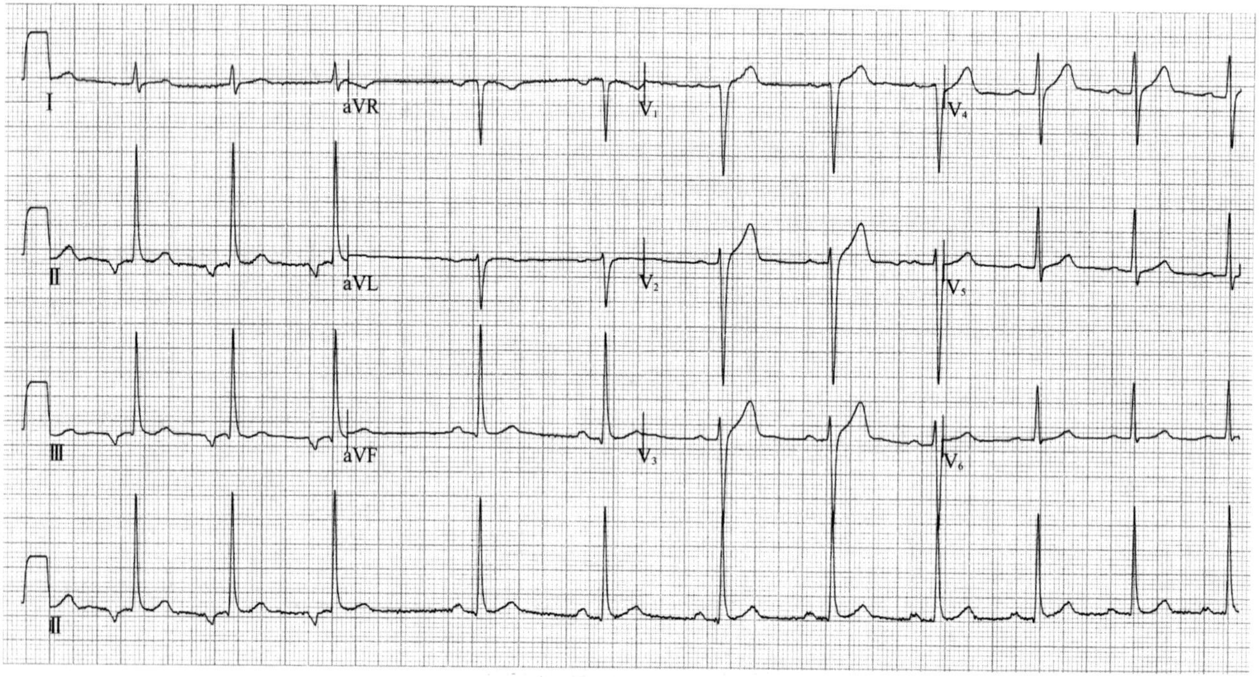

图 123-2　例 123心电图(14时31分)

心电图特点

1. 图 123-1

（1）基本特点：心率：62次/分；PR间期：178ms；QRS波时间：93ms；QT/QTc间期：378/384ms；QRS波电轴：56°。

（2）第1个P波在Ⅱ导联上直立，振幅高。第2个P波在Ⅱ导联上直立，振幅低。自第3个P波起，P波在Ⅱ导联上倒置，在aVR导联中直立。

2. 图 123-2

（1）基本特点：心率：65次/分；PR间期：190ms；QRS波时间：92ms；QT/QTc间期：378/393ms；QRS波电轴：86°。

（2）第1~3个P波在Ⅱ导联上倒置，之后P波在Ⅱ导联上直立，aVR导联中倒置。

心电图诊断

非阵发性房性心动过速。

解析

1. 图 123-1 自第3个P波起，P波在Ⅱ导联上倒置，在aVR导联上直立，从P波的方向上判断，异位节律点可以在心房，也可以在交界区，但是根据PR间期>120ms推断异位节律点位于心房的可能性大。第2个P波在Ⅱ导联上直立，振幅低，P波改变的原因是窦性激动和心房异位激动在心房发生融合，形成心房融合波（图 123-3）。

2. 图 123-2 上自第4个P波起，P波在Ⅱ导联上直立，在aVR导联上倒置，窦性心律恢复。

3. 心动过速有阵发性和非阵发性之分，两者之间区别之一是非阵发性心动过速发作开始与终止时心率呈逐渐变化，而阵发性心动过速是突然发作、突然终止；区别之二是频率，通常非阵发性心动过速的频率较慢，约70～130次/分，多为100次/分左右，发作及终止无突然性。本病例有前后两次心电图记录，可以观察心动过速的开始和终止。心动过速时开始没有心率突然增加的特点，心动过速终止时也没有心率突然降低的特点，这是非阵发性心动过速的特点。

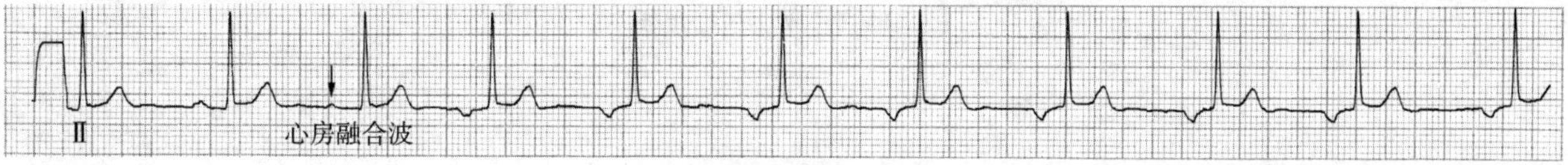

图 123-3　非阵发性房性心动过速的开始与心房融合波

例 124

女性,63岁,原有高血压史,近来自觉心率减慢就诊。心电图检查见图124-1。

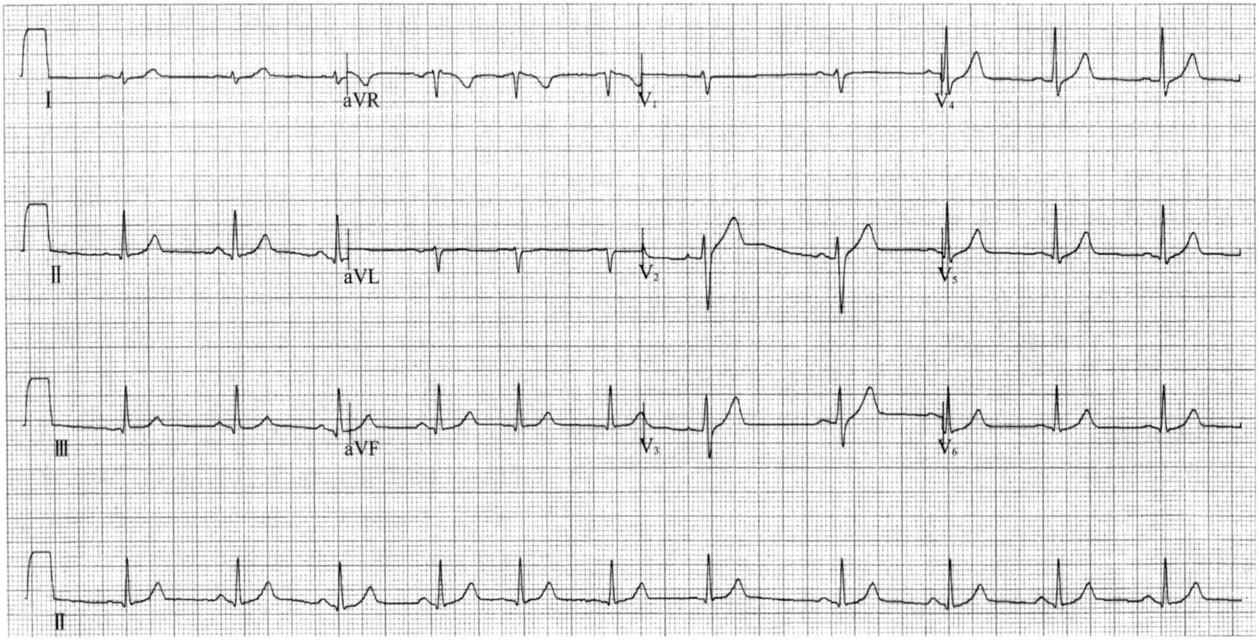

图124-1　例124心电图

心电图特点

1. 基本特点:心率:69次/分;PR间期:152ms;QRS波时间:86ms;QT/QTc间期:382/409ms;QRS波电轴:89°。

2. 第1个QRS波前有低平P波,P波在Ⅱ导联上直立,PR间期较短;第2~4个和第8~11个QRS波前有P波,P波在Ⅱ导联上直立,在aVR导联倒置。第5~7个QRS波前无P波。

3. QRS波形态正常。

心电图诊断

非阵发性交界性心动过速。

解析

1. 第1个QRS波前有低平P波,第5~7个QRS波前无P波,用一元论来解释,则异位节律点在交界区。第1个P波低平的原因是窦性激动和交界性异位激动在心房发生融合,形成心房融合波。

2. 本心电图上心动过速没有开始时心率突然增加、终止时心率突然降低的特点,因此是非阵发性心动过速。

例125

男性,51岁,原有高血压史,近1个月出现心悸。心电图检查见图125-1。

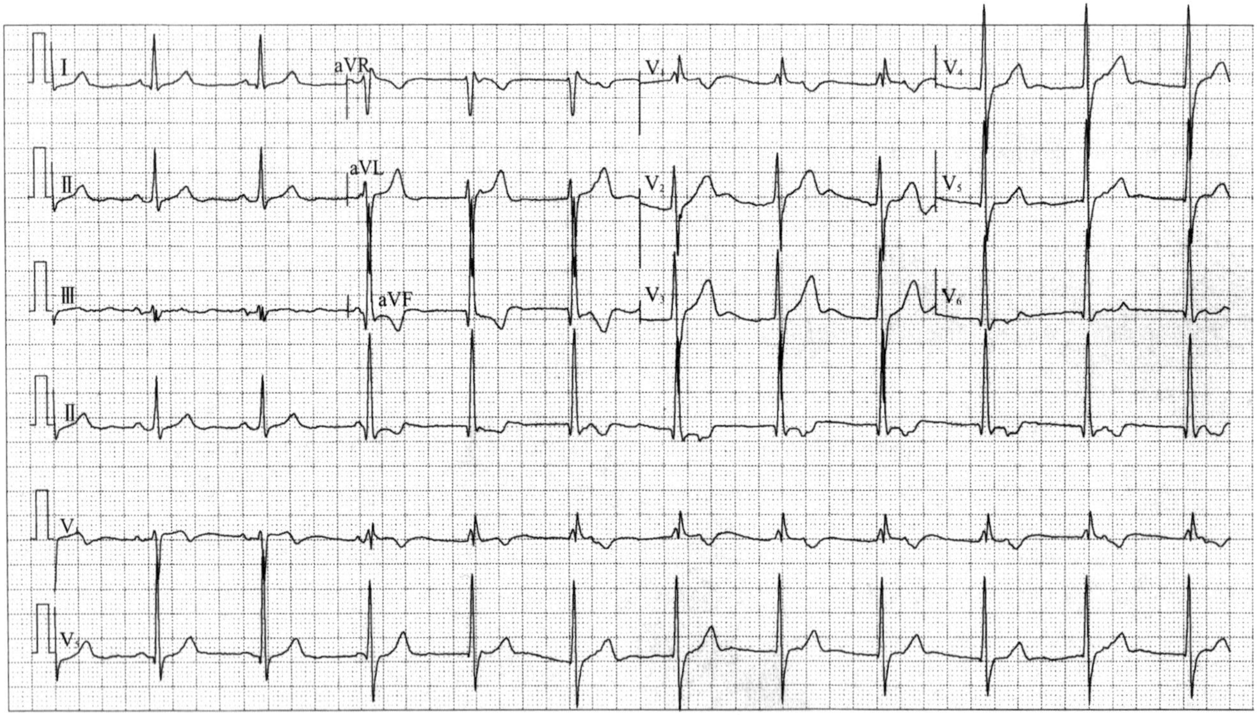

图125-1　例125心电图

心电图特点

1. 基本特点：心率：68次/分；PR间期：165ms；QRS波时间：85ms；QT/QTc间期：420/450ms；QRS波电轴：96°。

2. 第3个心动起，QRS波宽大畸形，该心动QRS波前可见P波重叠其中。

心电图诊断

非阵发性室性心动过速。

解析

1. 自第3个心动起，QRS波宽大畸形，并可见房室分离现象，因此这是非阵发性室性心动过速的开始。心动过速的开始没有心率突然增加的特点，同时频率低，因此属于非阵发性室性心动过速。

2. 本病例未再次记录心电图，无法观察非阵发性心动过速的终止。从理论上讲，非阵发性室性心动过速终止时也没有心率突然降低的特点。此处附上另一例病例的心电图，以便更好地观察心动过速的开始与终止（图125-2）。

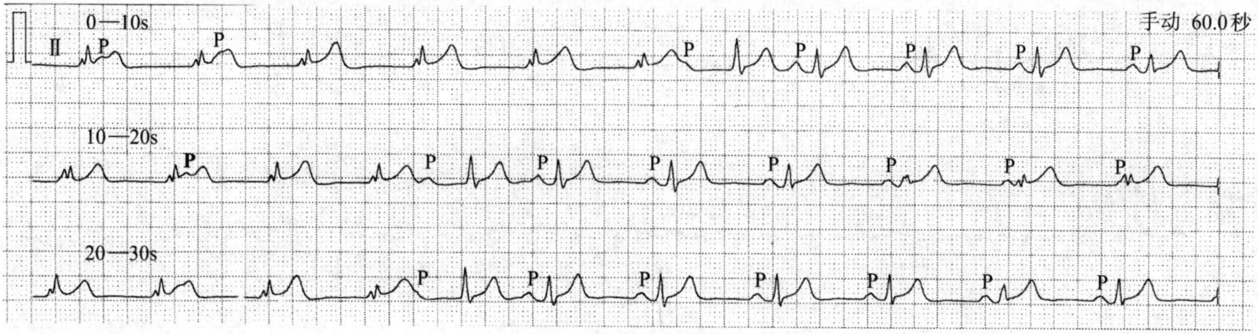

图125-2 非阵发性室性心动过速的开始与终止

第三节 缓慢型心律失常

例126

女性，75岁，心悸、气急3个月，因心悸加重而急诊就诊，原有高血压史。心电图检查见图126-1。

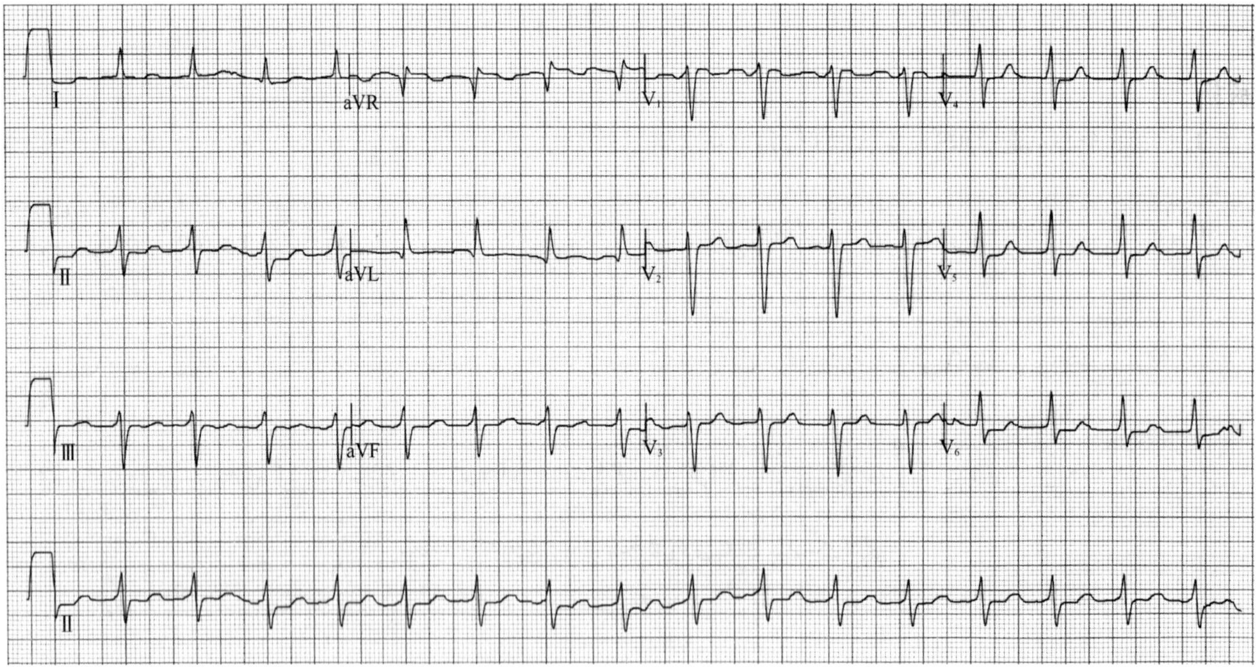

图126-1 例126心电图

心电图特点

1. 基本特点：心率：99次/分；PR间期：280ms；QRS波时间：104ms；QT/QTc间期：360/462ms；QRS波电轴：-40°。

2. 各导联中未见明确的P波，RR间期规则，QRS波形态正常。

心电图诊断

Ⅰ度房室传导阻滞。

解析

1. 心律失常分析的第一步是寻找P波，但是本心电图上所有导联均未见明确的P波，因此无法判断主导心律。根据QRS波形态正常推断，主导心律起源于心室以上。根据心率，可以排除阵发性心动过速的可能。因此主导心律有3种可能：窦性心律、非阵发性房性心动过速、非阵发性交界性心动过速。这三种心律之间的鉴别关键在于P波以及P波与QRS波之间的关系。因此，诊断思路重新又回到寻找P波上。

2. 仔细观察V_4~V_6导联T波的终末可以发现有一个小波，同步观察Ⅱ导联，难以确定该小波是否是P波。此时唯一能使P波显露的方法是等待心率下降。

3. 在等待了约1小时后再次记录心电图，图中心率降至90次/分，取Ⅱ、V_4~V_6导联比较（图126-2）。两次心电图中，V_4~V_6导联T波的终末均可发现有一个小波。在第2次心电图中同步观察Ⅱ和V_4~V_6导联，发现Ⅱ导联T波终末也有一高尖的小波。根据这两次心电图，初步诊断Ⅰ度房室传导阻滞。当然，若能多次复查心电图，在不同的心率下再寻找P波，将最终明确诊断。

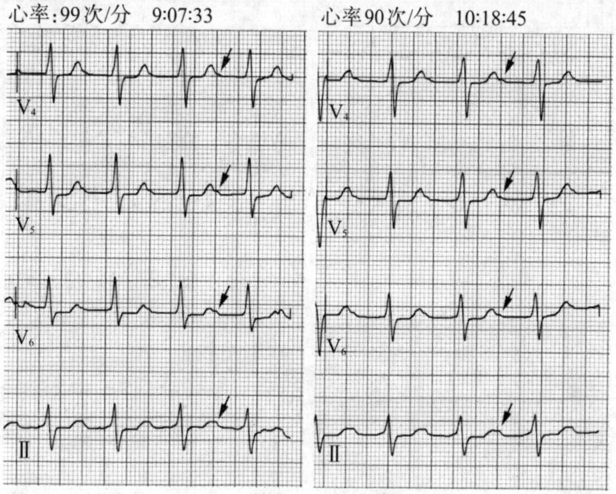

图126-2　两次心电图的比较

例 127

女性，78岁，有慢性心功能不全史，夜间睡眠中突发气急，不能平卧急诊。急诊时和治疗后心电图检查见图127-1和127-2。

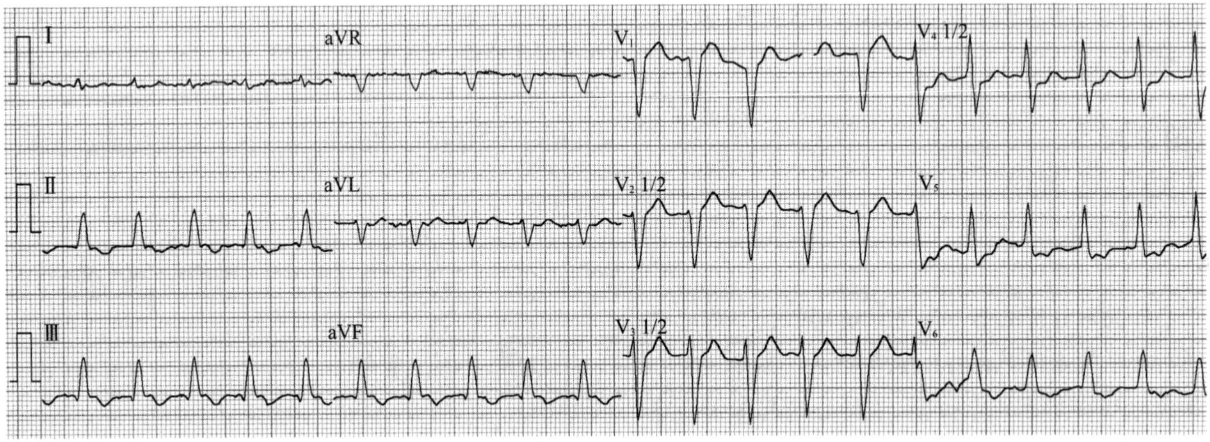

图127-1　急诊时心电图(3时25分)

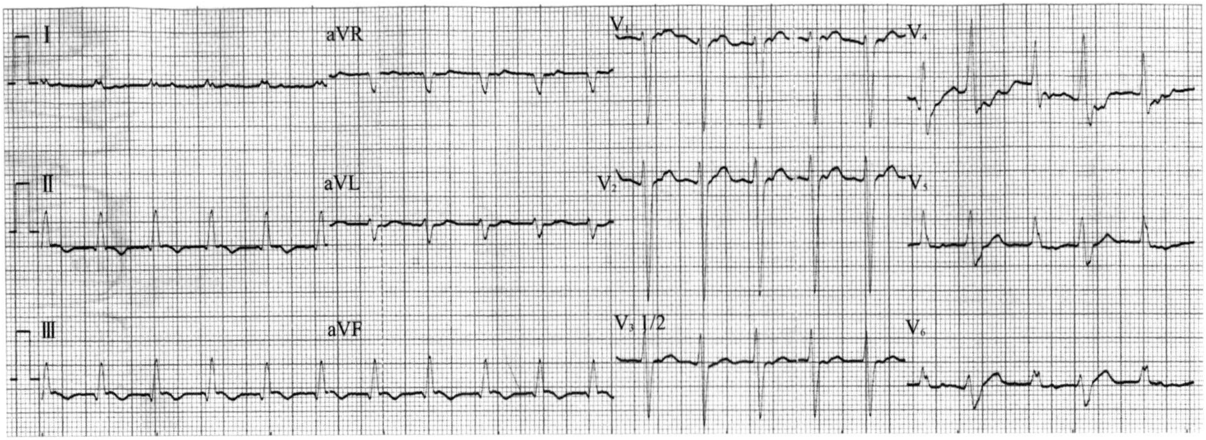

图127-2　治疗后心电图(8时49分)

心电图特点

1. 两次心电图中的共同特点是：心率快，约为125次/分；所有导联无法识别P波；QRS波增宽，分别为140ms和118ms，第1次记录中QRS波时间明显大于第2次记录中QRS波时间。

2. 两次心电图中的不同点是：第2次记录中可见提早的QRS-T波群，QRS波宽大畸形。

心电图诊断

1. 图127-1：窦性心动过速，Ⅰ度房室传导阻滞，完全性左束支阻滞。

2. 图127-2：窦性心动过速，Ⅰ度房室传导阻滞，不完全性左束支阻滞，室性早搏。

解析

1. 两份心电图的共同特点是所有导联无法识别P波，即无法明确主导心律。最终明确诊断是依赖第3次单导联长心电图记录，其所选择的导联是V_1和Ⅱ导联，因Ⅱ导联波幅较低，记录中用2倍增益，截选部分见图127-3。图中可见在室性早搏的代偿中有窦性P波，PR间期延长，约为320ms。依据此PR间期推测，所有的P波都重叠在前T波的终末，无法被识别。

2. 在第2次记录心电图后再附加单导联长心电图记录，其诊断思路是第2次心电图记录中发现有室性早搏，室性早搏代偿中的较长间期是发现P波的机会。当然，此时患者经治疗后一般情况有所改善，为延长心电图记录时间创造了条件。

3. 在心律失常分析中，非常重要的是选择P波清楚的导联来记录长心电图。通常首选Ⅱ导联，原因是Ⅱ导联不仅P波清晰，而且可以判断P波的起源；其次选择V_1导联。若所选择的导联波幅均较低，则采用2倍增益记录心电图，以便于发现P波。

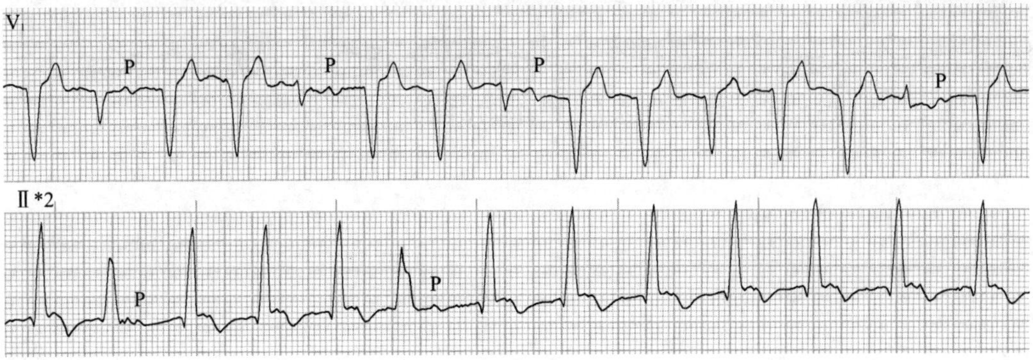

图127-3　单导联长心电图记录

例 128

男性，80岁，原有心动过缓史，今觉心悸头晕急诊。急诊时共记录3次心电图，见图128-1、128-2和128-3。

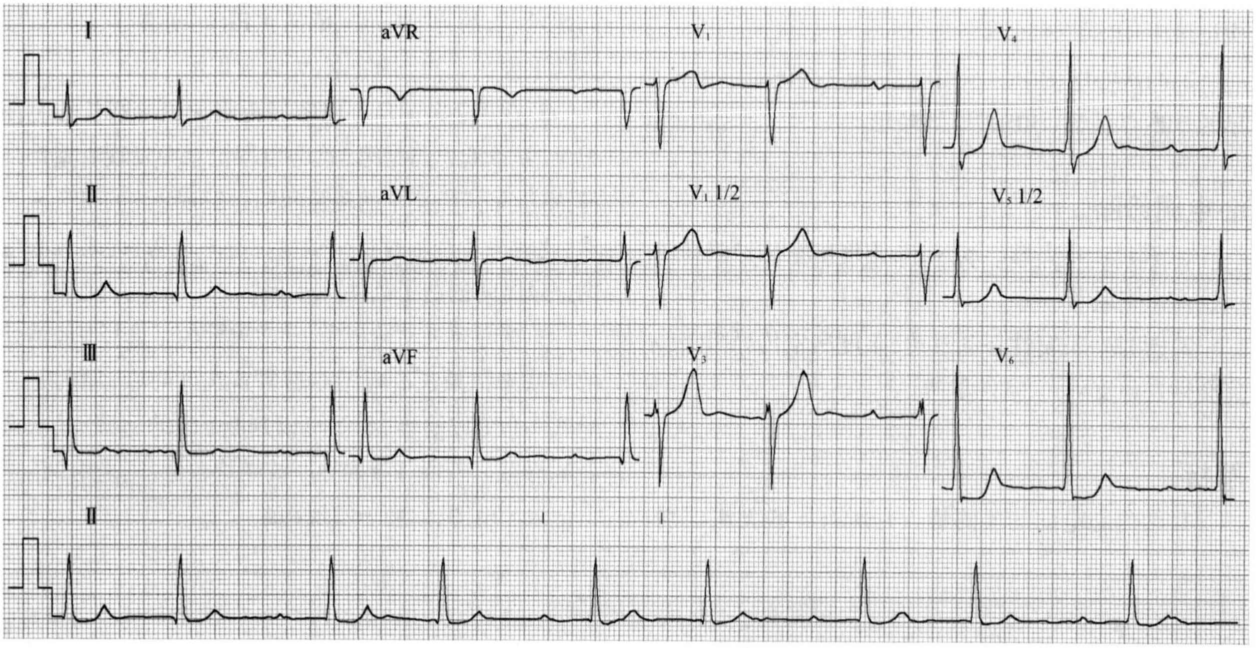

图128-1　急诊第1次心电图(18时21分)

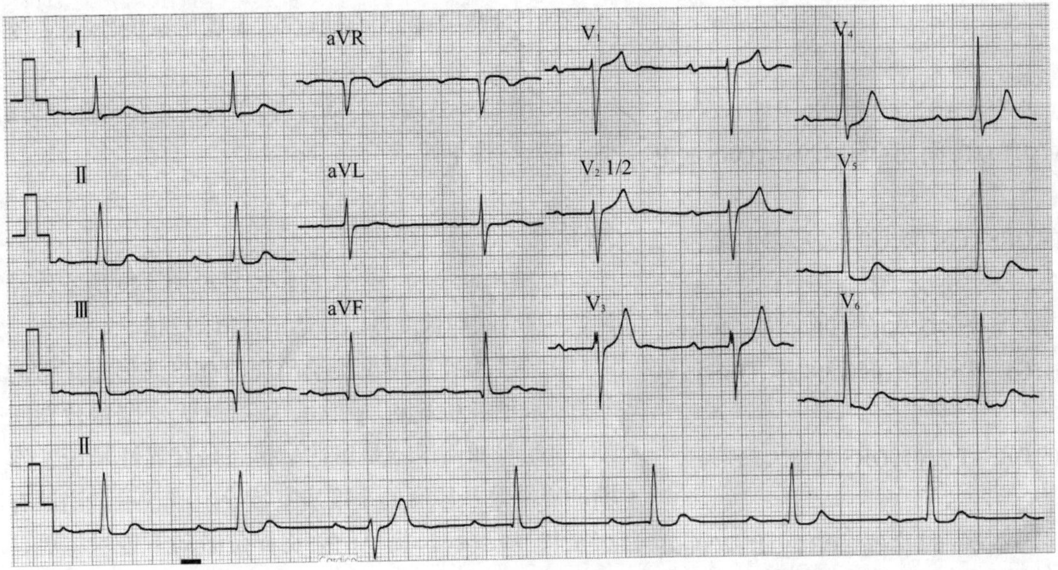

图128-2　急诊
第2次心电图
(20时27分)

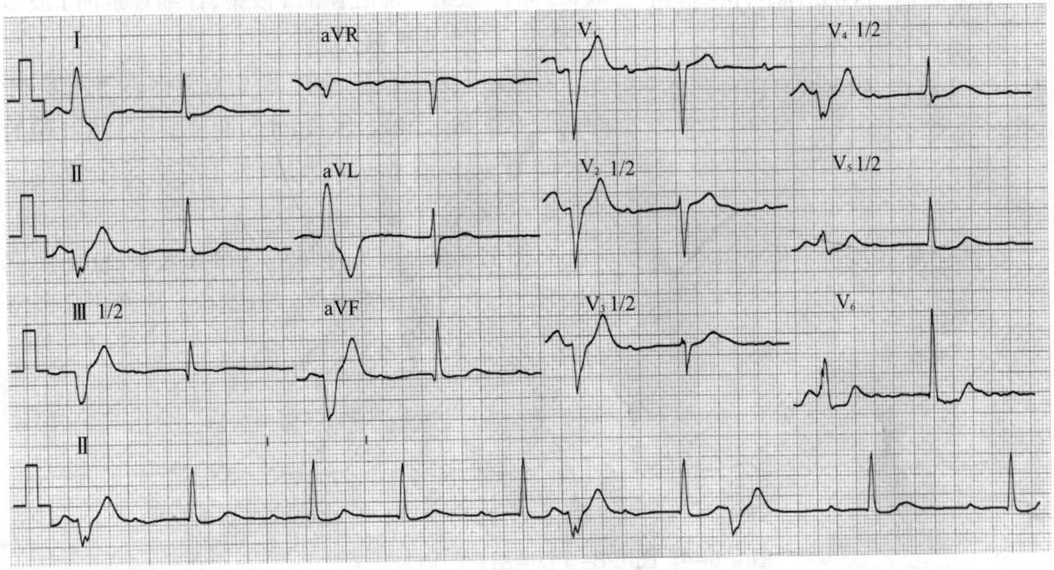

图128-3　急诊
第2次心电图
(20时28分)

心电图特点

1. 图128–1

（1）基本特点：心室率：52次/分；PR间期：400ms；QRS波时间：100ms；QT/QTc间期：460/429ms；QRS波电轴：64°。

（2）可见提早的QRS–T波群，QRS波形态正常。

2. 图128–2

（1）基本特点：心室率：43次/分；PR间期：400ms；QRS波时间：104ms；QT/QTc间期：460/390ms；QRS波电轴：64°。

（2）可见提早的QRS–T波群，QRS波宽大畸形。

3. 图128–3

（1）基本特点：心室率：57次/分；PR间期：400ms；QRS波时间：95ms；QT/QTc间期：455/441ms；QRS波电轴：64°。

（2）可见提早的QRS–T波群，QRS波有两种形态：正常和宽大畸形。

心电图诊断

1. 图128–1：窦性心动过缓，I度房室传导阻滞，房性早搏。

2. 图128–2：窦性心动过缓，I度房室传导阻滞，室性早搏。

3. 图128–2：窦性心动过缓，I度房室传导阻滞，房性早搏，室性早搏。

解析

1. 给出此三份心电图的目的是说明I度房室传导阻滞中PR间期长度可以长达正常值的2倍。

2. 图128–1中可见提早出现的QRS波形态正常的早搏，未见异位P波，早搏呈二联律（无法测量代偿间期）。此时如何区分是房性早搏还是交界性早搏？诊断的思路是从原有的I度房室传导阻滞着手。当原有房室传导延缓时，提早的心房异位激动下传时将更延缓，因此P′波最可能叠在前T波中，仔细观察前T波形态，能发现其形态略高尖。

3. 从图128–2中首先可以肯定有窦性心动过缓，PP间期长达1.36~1.40s。用该PP间期测量图128–1中的代偿间期，发现该早搏的代偿间期不完全，因此能确立为房性早搏。

4. 图128–3中可见提早的QRS–T波群，QRS波宽大畸形，其中一次呈插入性（图128–4），应考虑诊断室

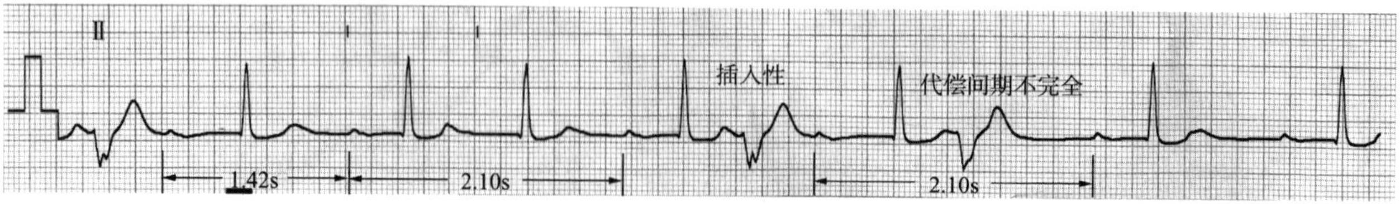

图128–4 图128–3心电图

性早搏。但是,需要思考的是为何第3个早搏代偿间期不完全。若将该代偿间期与房性早搏的代偿间期比较,可以发现两者完全相等,因此,第3个早搏代偿间期不完全的原因是在室性早搏时心房异位节律点也发出了早搏,因此该代偿间期看似是室性早搏的代偿间期,其实是房性早搏的代偿间期。

5. 对于图 128-3,还要思考的问题是为何插入性室性早搏后的PR间期更长。其解答是室性早搏对交界区的隐匿传导。

6. 由于房室传导延缓,通常房性早搏将发生未下传现象,这里给出一实例(图 128-5),图中可见房性早搏大多都未下传。

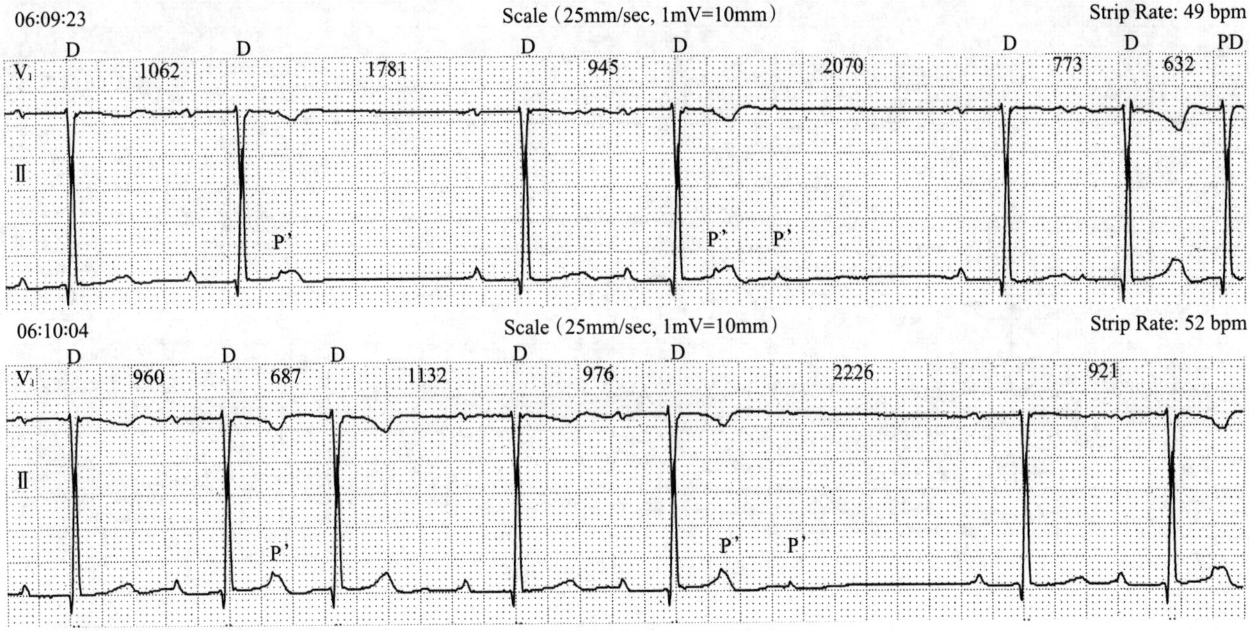

图 128-5 Ⅰ度房室传导阻滞中的房性早搏未下传

例 129

男性，78岁，慢性心功能不全史，定期随访就诊。心电图检查见图 129-1。

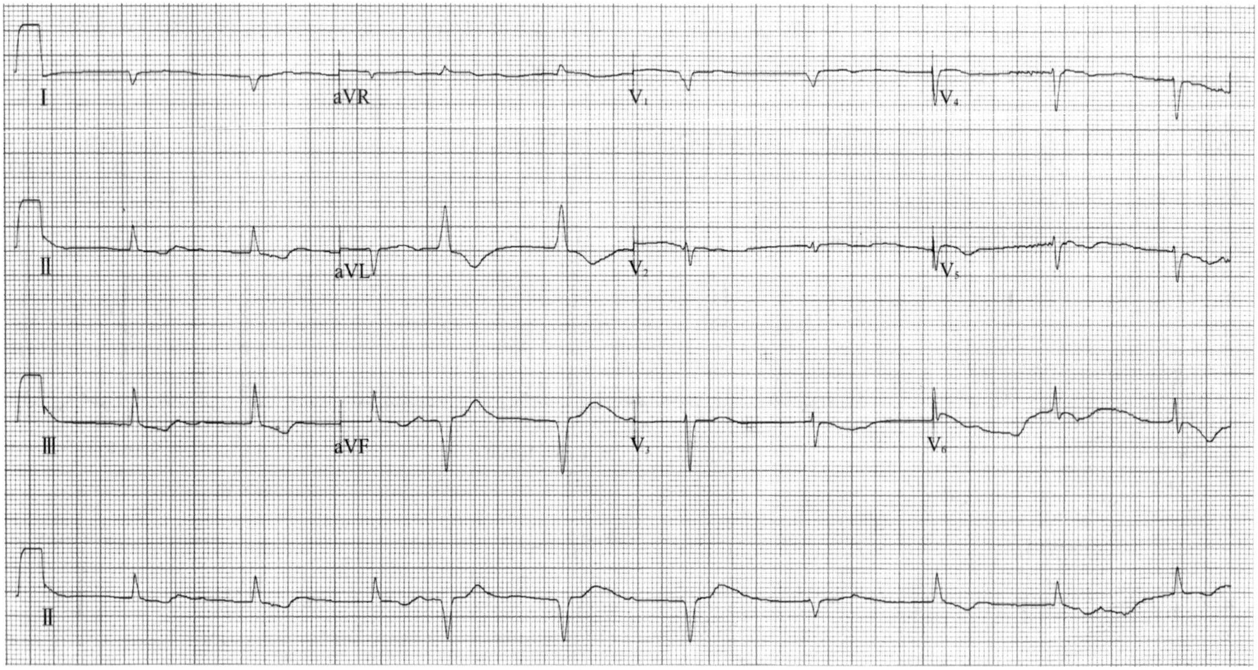

图 129-1　例 129 心电图

心电图特点

1. 基本特点：心室率：61次/分；PR间期：不定；QRS波时间：78ms；QT/QTc间期：406/408ms；QRS波电轴：110°。

2. 可见连续提早的QRS-T波群，QRS波宽大畸形，有心室融合波。

心电图诊断

1. 窦性心动过缓。

2. Ⅰ度房室传导阻滞。

3. 短阵室性心动过速。

解析

1. 本心电图的特点是所有导联中P波振幅低，无法识别。为此用2倍增益记录Ⅱ导联长心电图（图129-2）。

2. 记录开始时就能明确有P波，而且能明确P波与宽大畸形的QRS波无关，QRS波宽大畸形的心动过速是室性心动过速。

3. 共记录有2阵室性心动过速，在室性心动过速终止后，可见窦性心律中PR间期明显延长，P波重叠在前T波终末，因此Ⅰ度房室传导阻滞诊断确立。

4. 在心电图上存在多种心律失常，无疑使得心电图分析复杂化。但是掌握各心律失常的特点后会发现，一种心律失常的出现也许有助于另一种心律失常的诊断和鉴别诊断。

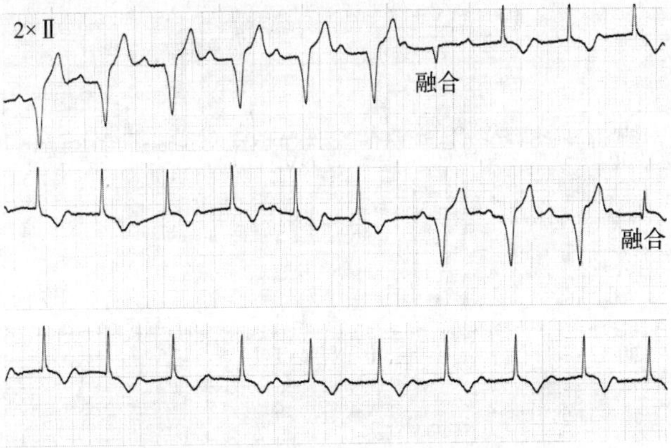

图129-2 二倍增益的Ⅱ导联长心电图

例 130

男性，76岁，有心动过缓史5年，定期随访就诊，心电图检查见图130-1。

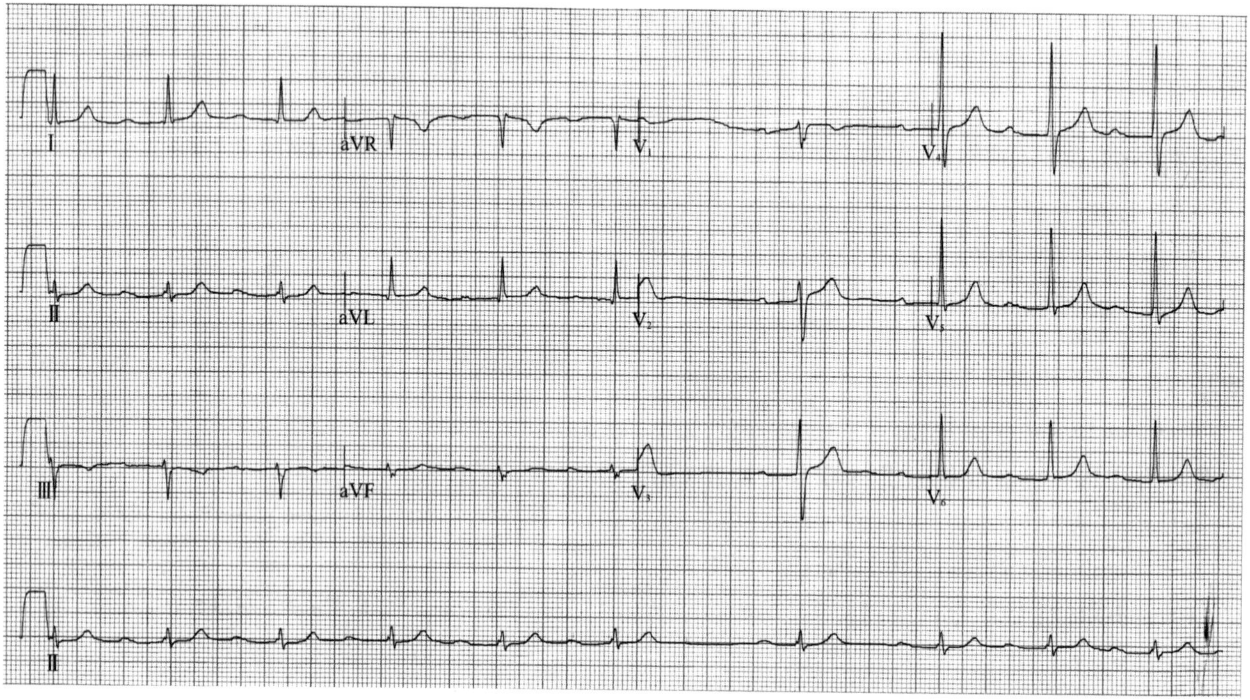

图130-1　例130心电图

心电图特点

1. 基本特点：平均心率：61次/分；PR间期：370~390ms；QRS波时间：104ms；QT/QTc间期：420/412ms；QRS波电轴：-18°。

2. PP间期逐渐缩短，直至出现一长PP间期，长PP间期<最短PP间期的2倍。

3. PR间期逐渐延长，未见P波后脱落QRS-T波群。

心电图诊断

1. 窦性心动过缓。

2. Ⅱ度Ⅰ型窦房阻滞。

3. 提示Ⅱ度Ⅰ型房室传导阻滞。

解析

1. 由于12导联心电图记录时间有限，因此难以确定本心电图中是否存在Ⅱ度Ⅰ型窦房阻滞和Ⅱ度Ⅰ型房室传导阻滞，为此记录12导联同步长节律图，截选V_1导联见图130-2。

2. 在图130-2上，首先测量PP间期，PP间期逐渐缩短，直至出现一长PP间期，长PP间期<最短PP间期的2倍，因此首先确立Ⅱ度Ⅰ型窦房阻滞的诊断。

3. 其次测量PR间期，在整个窦房文氏周期中，PR间期逐渐延长，但无QRS-T波群脱落。从理论上来讲，诊断Ⅱ度Ⅰ型房室传导阻滞必须P波后有QRS-T波群脱落，但是从本心电图的特点上不难看出，由于窦房文氏周期短于房室文氏周期，因此未发生P波后QRS-T波群脱落。因此，在现有的心电图记录上，只能提示Ⅱ度Ⅰ型房室传导阻滞的可能。

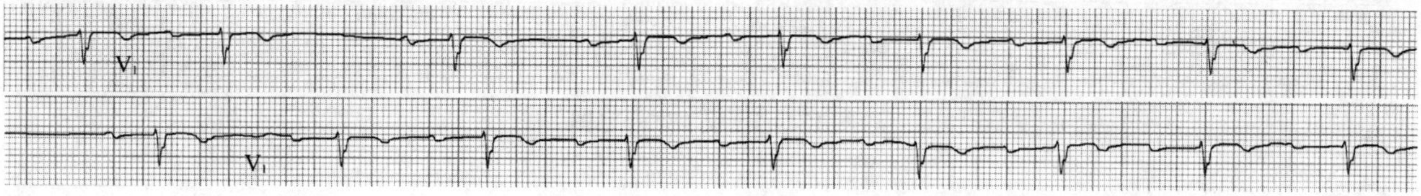

图130-2 V_1导联长心电图

例 131

男性，48岁，胸痛12小时，拟诊“急性心肌梗死”而入院。入院后第3天复查心电图见图131-1。

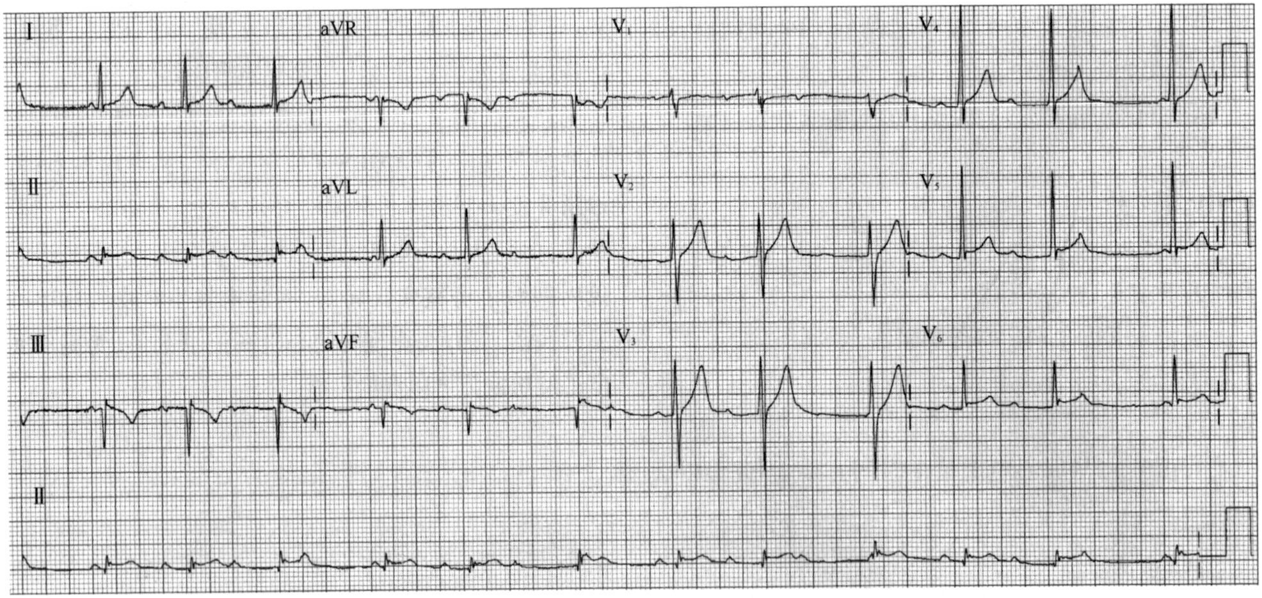

图131-1　例131心电图

心电图特点

1. 基本特点：心房率：100次/分；心室率：74次/分；PR间期：190~440ms；QRS波时间：75ms；QT/QTc间期：444/401ms；QRS波电轴：-17°。

2. PP间期规则，PR间期逐一延长，直到P波后脱落QRS-T波群。QRS波形态正常。

3. P波后脱落QRS-T波群后，部分第1个QRS波前无P波。

4. Ⅱ、Ⅲ和aVF导联ST段抬高，有异常Q波。

心电图诊断

1. Ⅱ度Ⅰ型房室传导阻滞。

2. 交界性逸搏。

3. 急性下壁心肌梗死。

解析

1. Ⅱ度Ⅰ型房室传导阻滞中，QRS-T波群脱落后PR间期最短。本心电图中部分QRS-T波群脱落后PR间期短（≤120ms，见图131-2中标有“*”的PR间期）。该P波能否下传心室？由于通常情况下QRS-T波群脱落后的P-R间期正常或接近正常，也即应≥120ms，因此初步判断本心电图中上述P波没有下传至心室。

2. 将本心电图PR间期与以往心电图中的PR间期比较，将有助于确诊。本患者在本心电图前一天曾记录心电图，此处截选其Ⅱ导联心电图（图131-3）。在未发生Ⅱ度Ⅰ型房室传导阻滞前，患者的PR间期是161ms，因此可以进一步确定上述P波没有下传至心室，标注有“*”的心动是交界性逸搏。

3. 在本心电图中，对于上述P波能否下传心室的判断，并不影响对传导阻滞类型的判断。但是在某些心电图上，判断某些P波能否下传心室，可能是判断传导阻滞类型的主要依据。

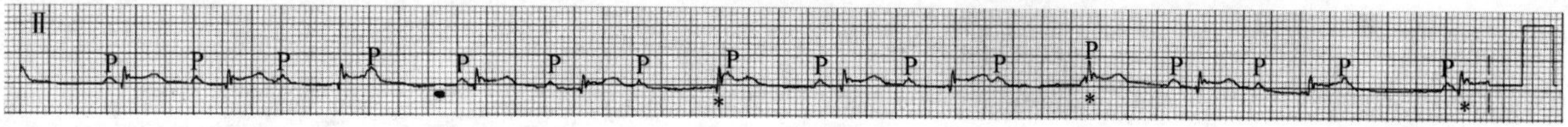

图131-2 Ⅱ度Ⅰ型房室传导阻滞

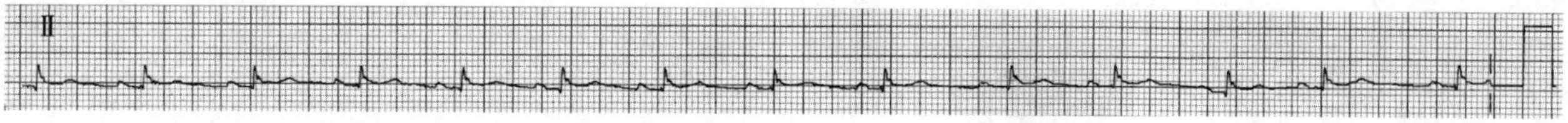

图131-3 前一天所记录的心电图

例132

女性，4岁，先天性心脏病（室间隔缺损）。图132-1为手术后当天所记录的心电图。

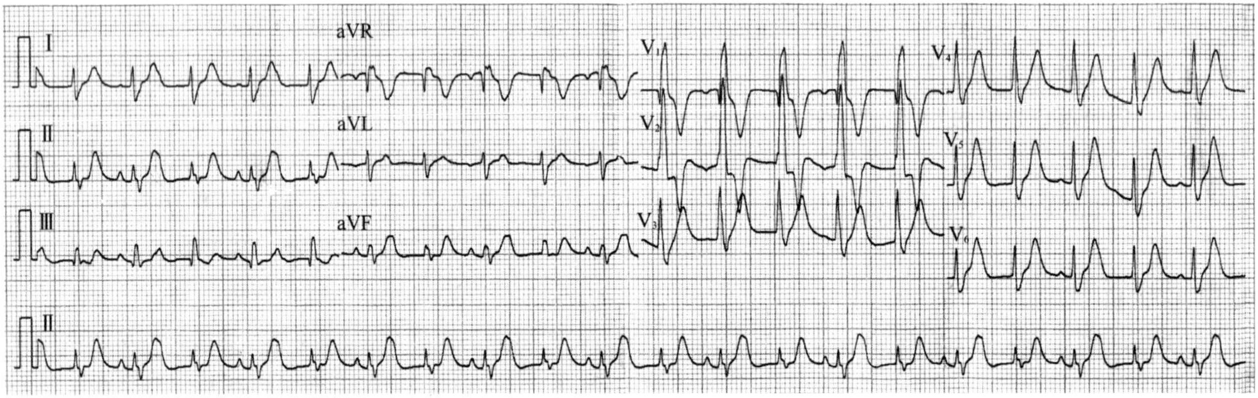

图132-1　例132心电图

心电图特点

1. 基本特点：心室率：123次/分；PR间期：117ms；QRS波时间：112ms；QT/QTc间期：306/439ms；QRS波电轴：90°。

2. PP间期规则，PR间期逐一延长，房室传导呈3:2。

3. V_1导联R/S≥1，呈qR型，aVR导联R/q≥1；R_{V1}+S_{V5}>1.05mV；V_{1H}和V_2导联ST段压低，T波倒置。

心电图诊断

1. 窦性心动过速。

2. Ⅱ度Ⅰ型房室传导阻滞（呈3:2传导）。

3. 右心室肥厚。

4. ST-T改变。

解析

1. 由于窦性心律极快（约200次/分），发生Ⅱ度Ⅰ型房室传导阻滞时，P波重叠在前T波上或QRS波中，因而难以识别。

2. 从寻找P波开始分析心电图，会发现PP之间有2个QRS-T波群。再观察T波形态，发现T波交替呈"尖锐"和"钝而有切迹"的改变。在"钝而有切迹"的T波后，QRS波前未见P波，不难理解，该P波重叠在前T波上，是造成T波呈"钝而有切迹"改变的原因。根据该PP间期推测在QRS波中重叠有P波，但是这个P波未能下传心室，因此房室传导呈3:2（图132-2）。

3. 在发现T波上重叠有P波后，Ⅱ度Ⅰ型房室传导阻滞的诊断不难。本心电图诊断的关键是细致观察心电图上各个波和段的细微改变，并分析其前后的关联关系。

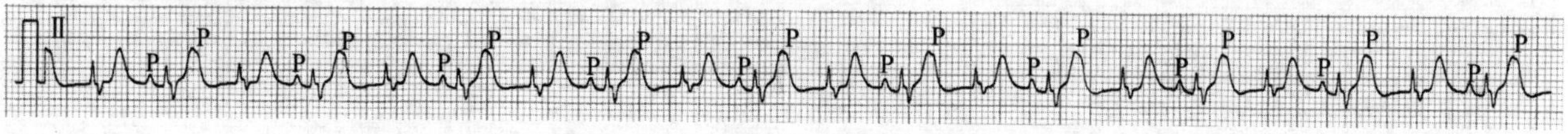

图132-2 Ⅱ度Ⅰ型房室传导阻滞

例 133

男性，68岁，有心悸和心跳停顿感半年就诊。心电图检查见图133-1。

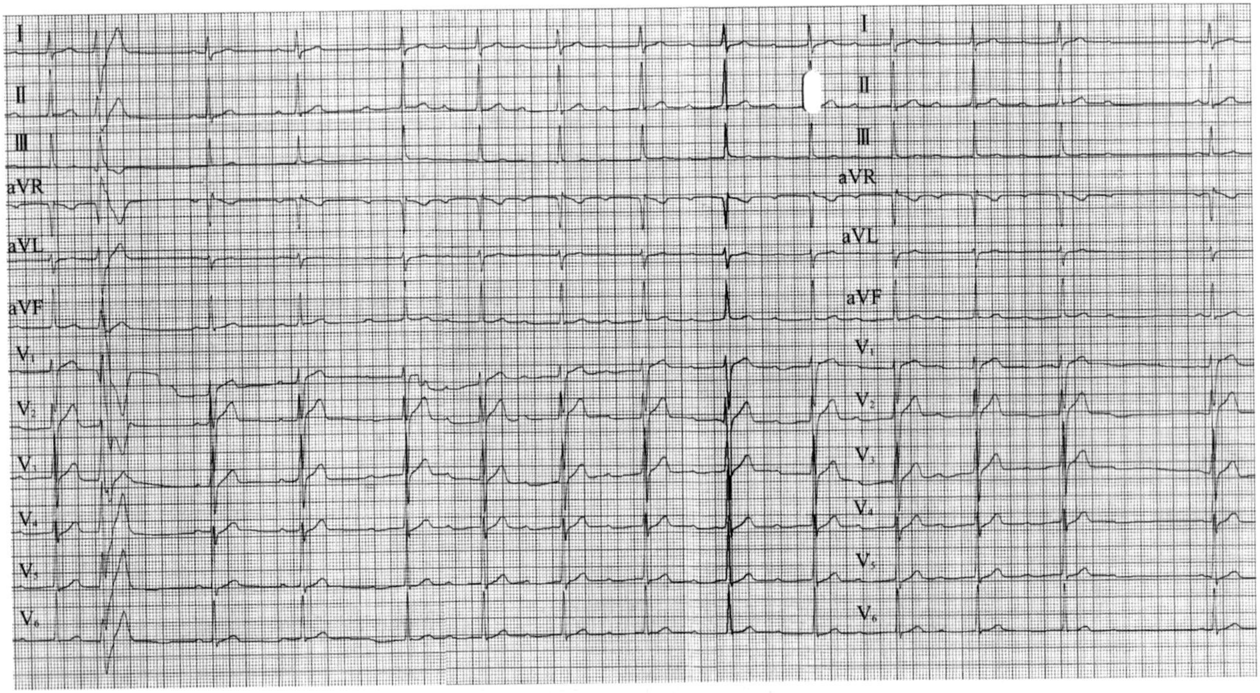

图 133-1 例 133 心电图

心电图特点

1. 基本特点：平均心率：60 次/分；PR 间期：不等；QRS 波时间：112ms；QT/QTc 间期：340/340ms；QRS 波电轴：70°。

2. PP 间期规则，PR 间期逐一延长。在逐一延长中，PR 间期突然由 240ms 延长至 480ms。PR 间期突然延长后，PR 间期再逐一延长，直至 P 波后脱落 QRS–T 波群。QRS 波形态正常。

3. 可见提早的 QRS–T 波群，其前无相关 P 波，代偿间期完全。

心电图诊断

1. Ⅱ度Ⅰ型房室传导阻滞（双径道双文氏阻滞）。

2. 室性早搏。

解析

1. Ⅱ度Ⅰ型房室传导阻滞又称文氏型房室传导阻滞，典型的文氏型房室传导阻滞是 PR 间期逐一延长。房室结功能性纵向分离所形成的快慢径道，常使文氏型房室传导阻滞成为不典型文氏型房室传导阻滞。

2. 通常快径道不应期长，慢径道不应期短，因此传导阻滞常发生在快径道。当激动突然由快径道改由慢径道向心室传导时，可表现为 PR 间期"突然延长"，差值常超过 60ms。本心电图中 PR 间期在逐一延长过程中，突然由 240ms 延长至 480ms，提示存在一条不应期长、传导快的快径道，另一条为不应期短、传导慢的慢径道（图 133–2）。

3. 本心电图中，在室性早搏的代偿后，PR 间期缩短，此时激动沿快径道下传心室，慢径路传导被掩盖。当第 3 次激动到达时，在快径道遇到不应期而受阻，只能沿慢径道下传，并在下传过程中又逆行隐匿性激动快径道，导致以后的激动只能继续沿慢径道下传，直到遇到慢径道不应期，发生 P 波后脱落 QRS–T 波群，同时经慢径道逆行隐匿性激动快径道也终止。脱落 QRS–T 波群后，快径道恢复传导性，PR 间期缩短。

4. 由于快慢径道都存在文氏型阻滞，所以在激动以较短 PR 间期或较长 PR 间期下传心室时，PR 间期都呈逐一延长的特点。

5. 除了使文氏型房室传导阻滞不典型外，房室结双径道还能引起 PR 间期延长，出现"一过性"或"间歇性"Ⅰ度房室传导阻滞。房室结双径道 PR 间期的延长，是由于房室结内快径道阻滞、激动经慢径道下传所

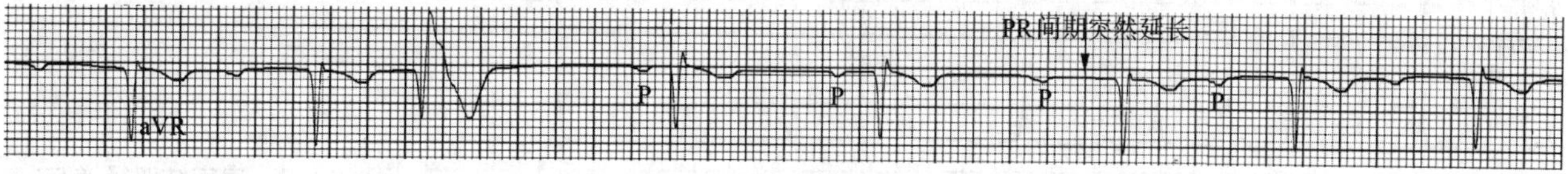

图 133–2　PR间期突然延长

致。为了便于理解，这里给出一实例(图133–3)。

6. 在图133–3中，在一次插入性室性早搏后，PR间期持续延长，直到2次房性早搏的代偿后PR间期缩短。PR间期持续延长的原因是室性早搏逆行隐匿激动房室结，快慢径道同时被激动而产生不应期，但是快径道的不应期长，使得此后的激动只能沿慢径道下传，因此PR间期延长，并在下传过程中又逆行隐匿性激动快径道，导致以后的激动只能继续沿慢径道下传，直到房性早搏代偿后，快径道脱离不应期，恢复传导性，此时PR间期缩短。

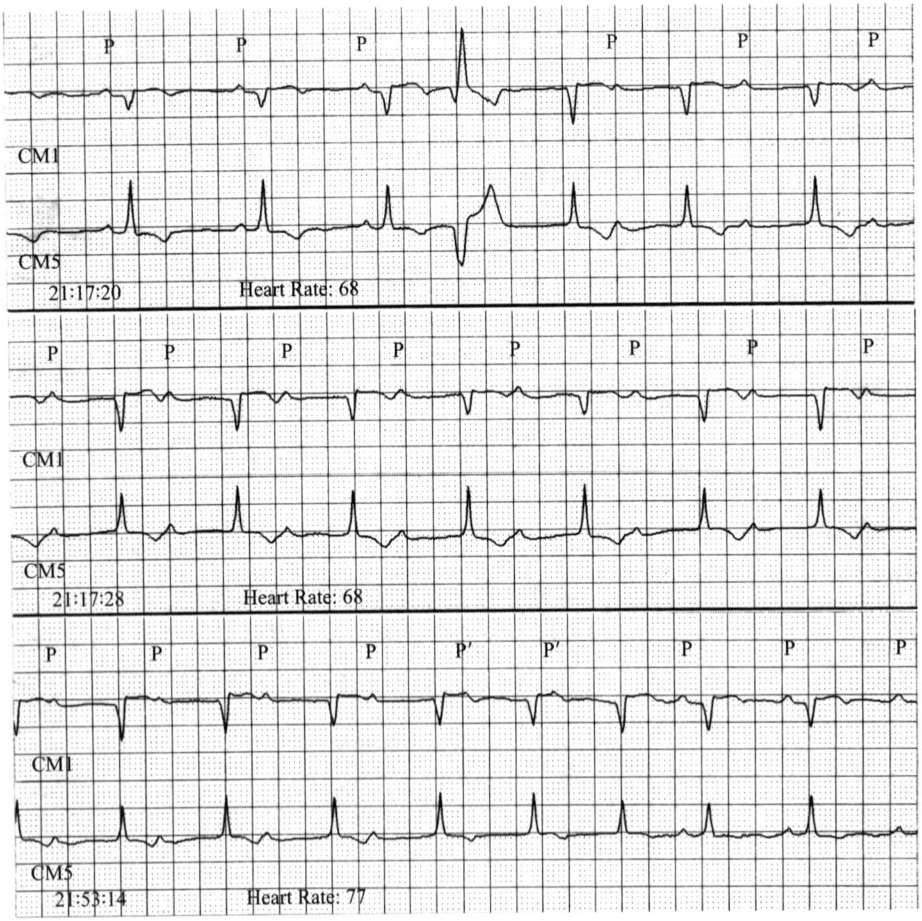

图133–3 房室结双径道与“一过性”Ⅰ度房室传导阻滞

例 134

女性，68 岁，因“房性早搏”接受药物治疗。治疗中心电图检查见图 134-1。

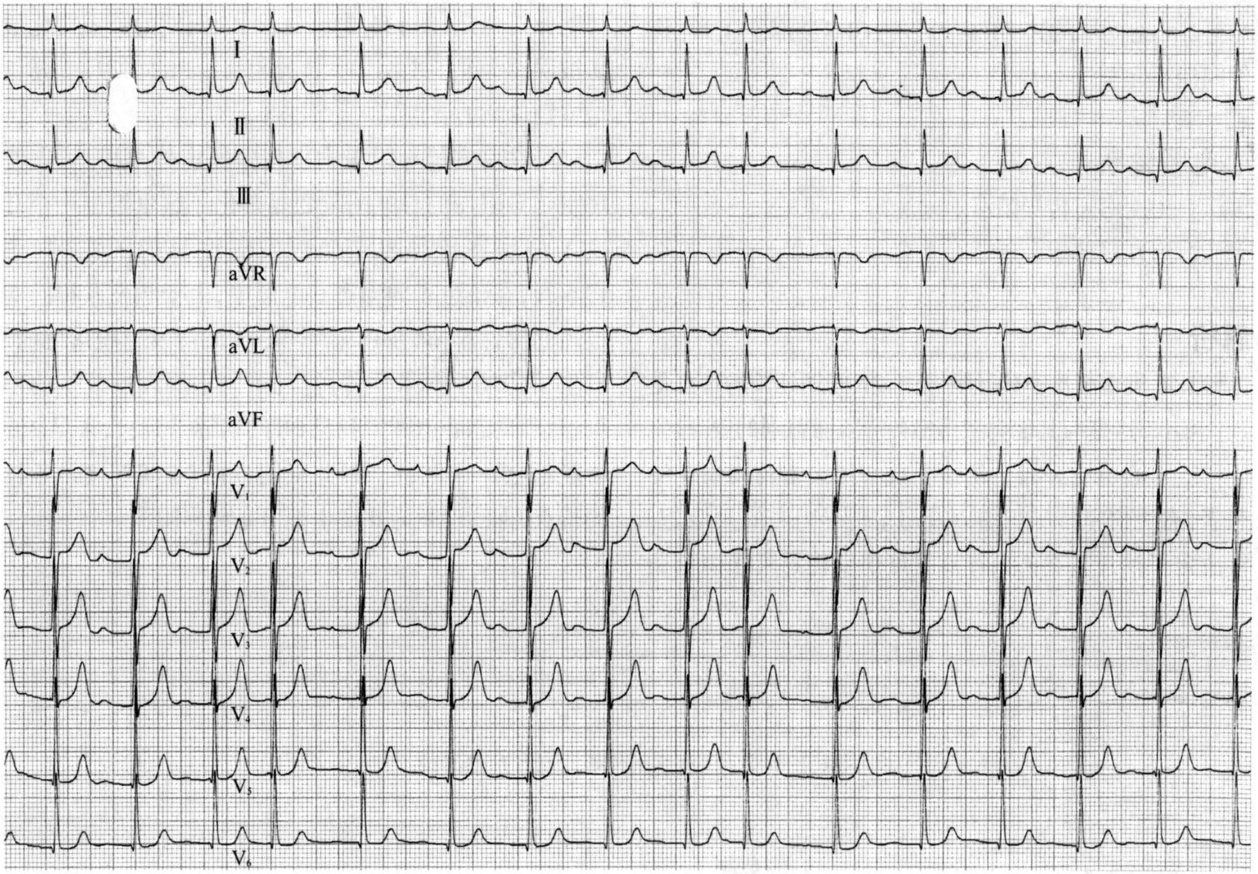

图 134-1　例 134 心电图

心电图特点

1.基本特点：心率：86次/分；PR间期：250ms和280ms；QRS波时间：80ms；QT/QTc间期：360/430ms；QRS波电轴：71°。

2.可见提早的P′ QRS-T波群，QRS波形态正常，代偿间期不完全。

心电图诊断

1. Ⅰ度房室传导阻滞。

2. 房性早搏。

解析

1. Ⅱ度Ⅰ型房室传导阻滞中，PR间期延长的特点是逐一延长，这是与其他类型房室传导阻滞鉴别的要点。

2. 本心电图来自一位接受抗心律失常药物治疗的患者，有无房室传导阻滞以及房室传导阻滞的类型，直接决定了治疗方案的选择。Ⅰ度房室传导阻滞中延长的PR间期并不是一个固定值，在心率变化或前周期长短变化时，PR间期是可变的。本心电图在房性早搏代偿后，第1个窦性PR间期尽管>200ms，但是与其后的PR间期比较有30ms的缩短。自第2个PR间期起，PR间期保持恒定（图134-2）。这种PR间期的长短变化很易被误诊为Ⅱ度Ⅰ型房室传导阻滞。PR间期逐一延长是鉴别诊断的要点。

3. 在房室传导阻滞中出现频发房性早搏，可以使房室传导阻滞的心电图改变复杂化。这里给出一个Ⅱ度Ⅰ型房室传导阻滞伴频发房性早搏的实例（图134-3），在该患者的动态心电图中，由于频发联律间期很短的房性早搏，在P波后QRS-T波群发生脱落之前，发生了房性早搏未下传，打乱了原本周期性改变的特点，全程动态心电图中只见PR间期逐一延长，未见P波后脱落QRS-T波群。因此只能根据PR间期逐一延长的特点，推测诊断为Ⅱ度Ⅰ型房室传导阻滞。

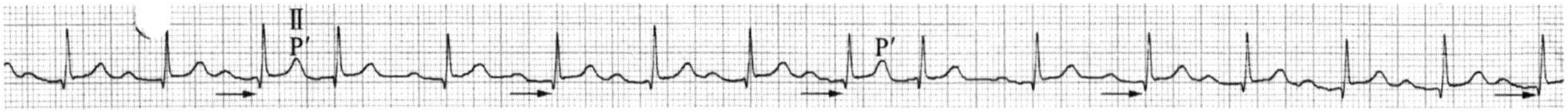

图134-2 Ⅰ度房室传导阻滞和房性早搏

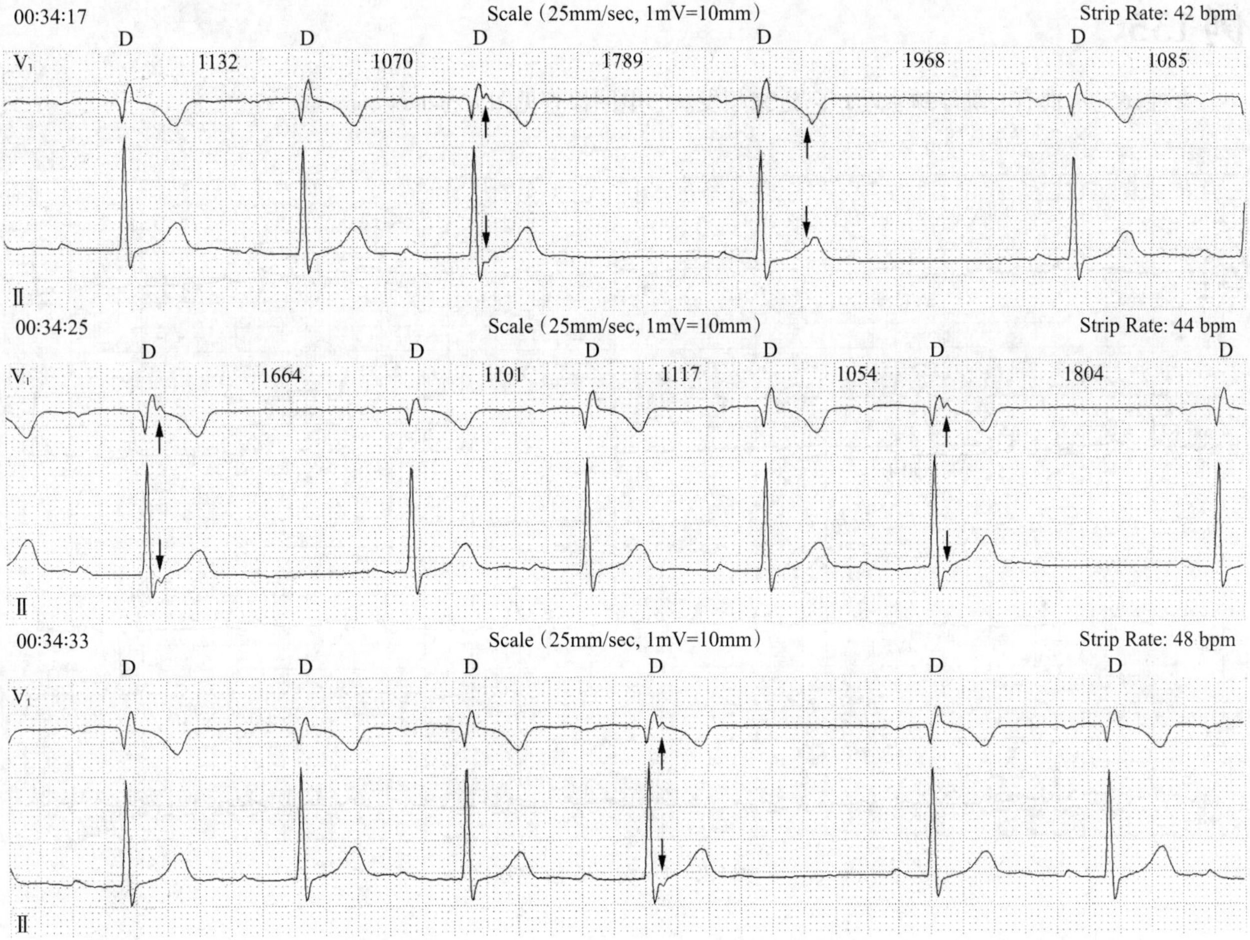

图 134-3 Ⅱ度Ⅰ型房室传导阻滞和房性早搏

例135

女性，65岁，偶有心跳停顿感近1年，近来频发。心电图检查见图135-1。

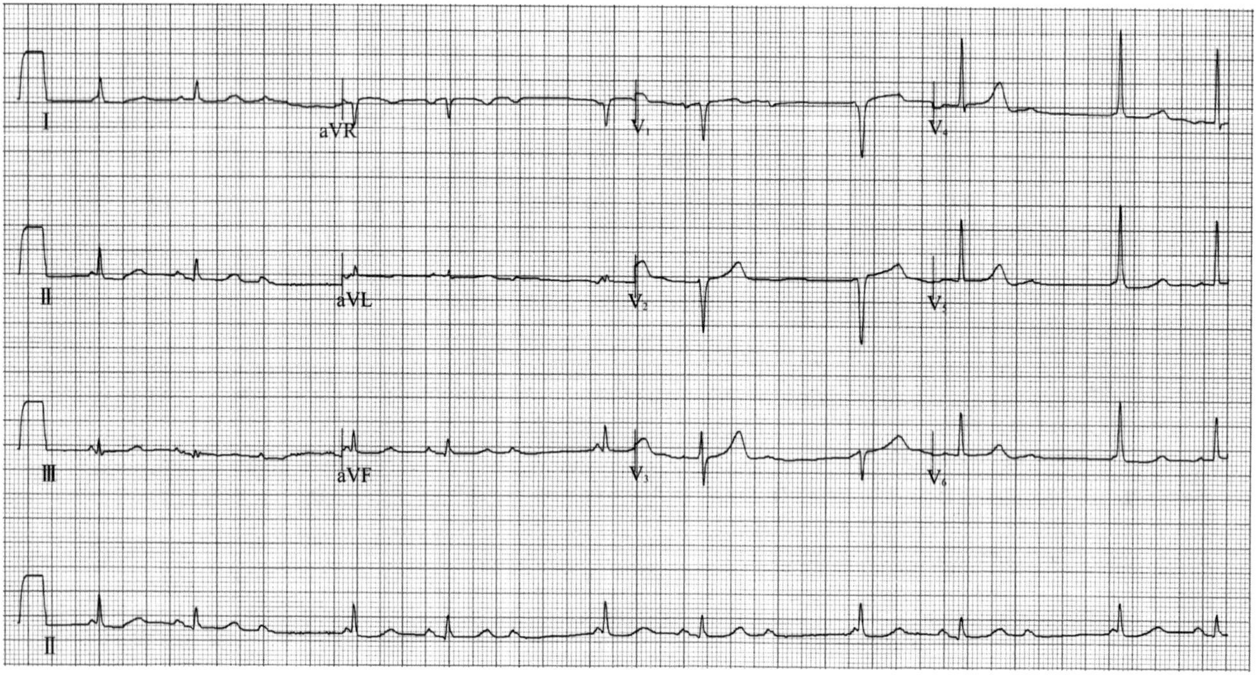

图135-1 例135心电图

心电图特点

1. 基本特点：心房率：83次/分；平均心室率：57次/分；PR间期：150 ms；QRS波时间：78ms；QT/QTc间期：420/409ms；QRS波电轴：52°。

2. PP间期规则，P波与QRS波呈3种关系：①P波在QRS波前，PR间期为150ms；②P波后无QRS波；③P波重叠在QRS波起始部。

3. QRS波形态正常。

心电图诊断

1. Ⅱ度房室传导阻滞。

2. 交界性逸搏。

解析

1. 本心电图的特点是P波与QRS波呈3种关系（图135-2），房室传导的判断就取决于P波与QRS波的关系。第一种关系是P波在QRS波前，PR间期为150ms，P波有条件下传心室。第二种关系是P波后无QRS波，即P波后脱落QRS-T波群。根据以上两种P波与QRS波的关系，首先肯定有Ⅱ度房室传导阻滞。第三种关系是P波重叠在QRS波前，该心动为交界性逸搏。

2. 对于Ⅱ度房室传导阻滞类型的判断，PR间期变化的特点是决定因素，但是本心电图中连续表现为PR间期正常-脱落-逸搏三种关系，无法观察PR间期变化的特点，因此无法判断Ⅱ度房室传导阻滞的类型。明确类型有待更长的心电图记录。

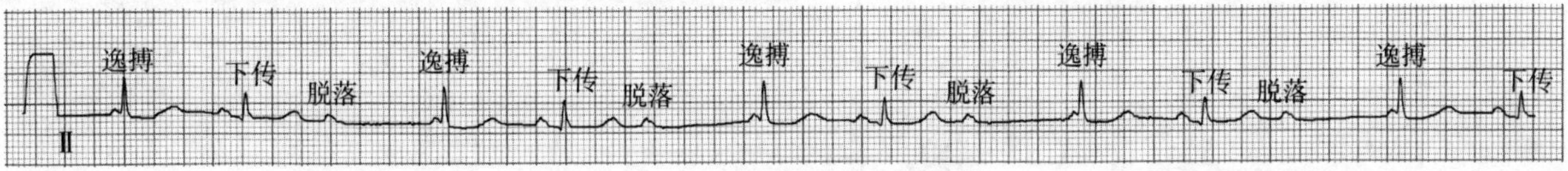

图135-2 P波与QRS波的关系

例 136

男性，48 岁，有心动过速和心跳停顿感 1 周就诊。幼时曾有心脏病史，但具体不详。心电图检查见图 136-1。

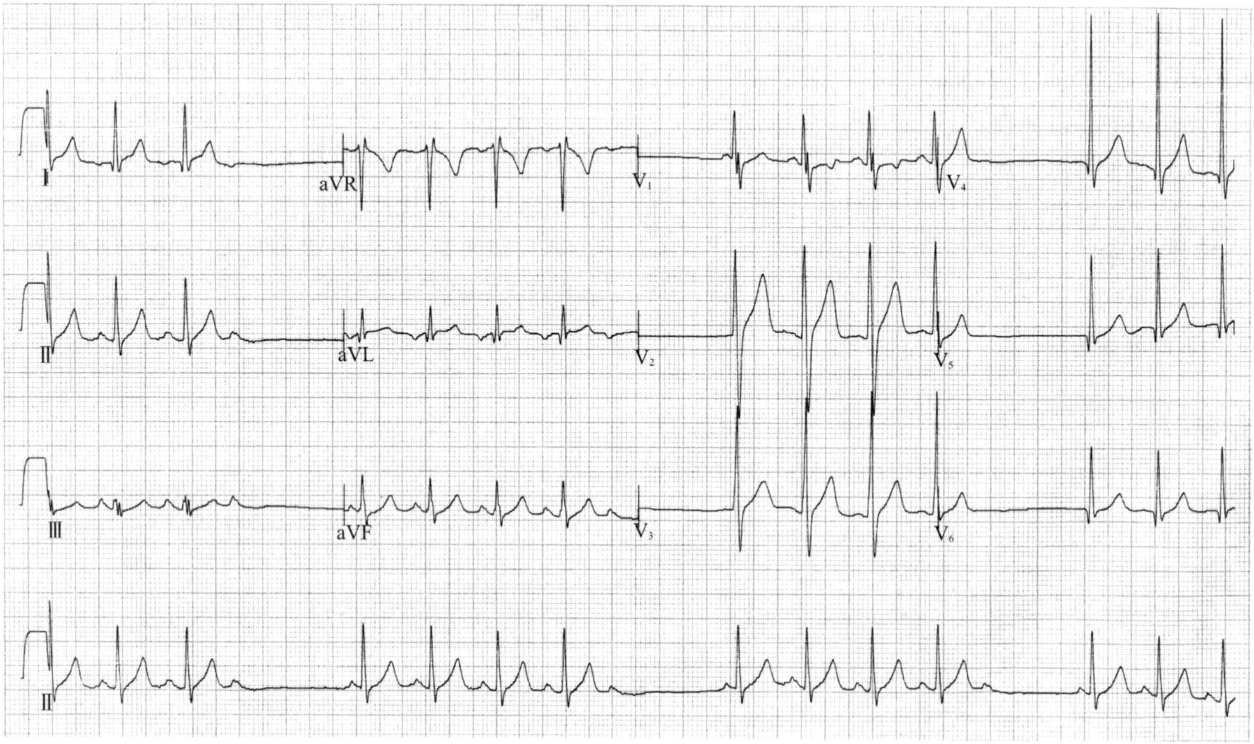

图 136-1　例 136 心电图

心电图特点

1. 基本特点：心房率：103次/分；平均心室率：77次/分；PR间期：128 ms；QRS波时间：86ms；QT/QTc间期：338/382ms；QRS波电轴：36°。

2. P波在Ⅱ导联上直立，在aVR导联上倒置。PP间期逐渐缩短，直至出现一长PP间期，长PP间期<最短PP间期的2倍。

3. 长RR间期后第1个PR间期<120ms，余PR间期基本恒定。

4. 除V_1导联R/S>1外，余导联QRS波形态正常。

心电图诊断

1. 窦性心动过速。

2. Ⅱ度Ⅰ型窦房阻滞。

3. Ⅱ度Ⅱ型房室传导阻滞。

4. 交界性逸搏。

5. V_1导联R/S>1。

解析

1. 对本心电图，首先要在窦性心律和异位房性心律之间进行鉴别。P波在Ⅱ导联和aVR导联上的方向，是判断P波起源的主要依据，本心电图上P波在Ⅱ导联上直立，在aVR导联上倒置，因此初步判断是窦性P波。同时，Ⅰ、Ⅲ和aVF导联也有助于判断P波起源，本心电图上Ⅰ导联上P波低平，似呈正负双向，Ⅲ和aVF导联P波直立，进一步证实是窦性P波。

2. 其次，要考虑脱落QRS-T波群的PP间期为何明显延长？图中共有3次这样的PP间期延长，但3次PP间期不等。长PP间期的长度与前短PP间期有关，前短PP间期长，后长PP间期就长（见第1个长PP间期）；前短PP间期短，后长PP间期就短（见第3个长PP间期）。唯有Ⅱ度Ⅰ型窦房阻滞可以发生这样PP间期的改变。由此判断存在Ⅱ度Ⅰ型窦房阻滞。

3. 第三，要判断Ⅱ度房室传导阻滞的类型。脱落QRS-T波群后，第一个PR间期短，<120ms，P波能下传心室的可能性较小，考虑为交界性逸搏。在其后所有的PR间期基本恒定，因此判断有Ⅱ度Ⅱ型房室传导阻滞。

4. 在一些有传导系统异常的病例中，可以表现为多部位的传导阻滞，两个或多个部位的传导阻滞将使得心电图极其复杂。本病例仅有现有的心电图记录，实属不足，若能再记录单导联长时间心电图，将有助于诊断和鉴别诊断。当然，最佳的诊断方法是动态心电图。

5. 现给出另一窦房阻滞合并房室传导阻滞的实例（图136-2）。由于该病例有单导联长时间心电图，因此诊断能确立。该病例是一例Ⅱ度Ⅰ型窦房阻滞合并Ⅱ度Ⅰ型房室传导阻的病例，窦房阻滞和房室传导阻滞常同时发生，在心电图上形成长RR间期，详细诊断见图上标注。

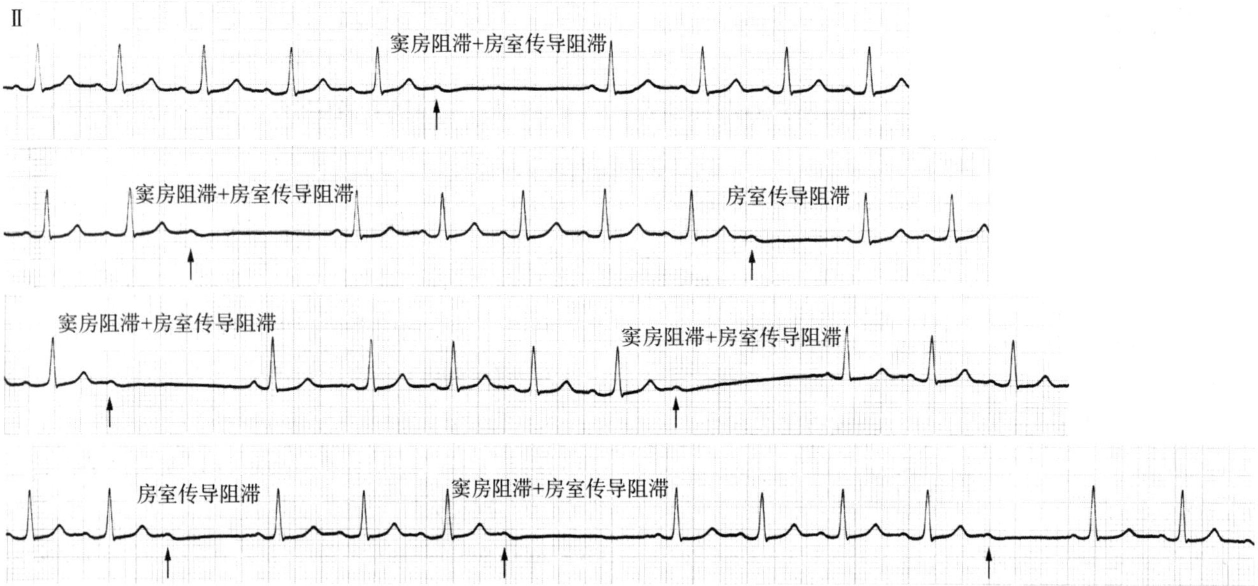

图136-2 P波与QRS波的关系

例 137

女性，70岁，胸痛2周，心电图上发现“心肌梗死”而入院。入院后第2天和第4天分别记录心电图，见图137-1和图137-2。

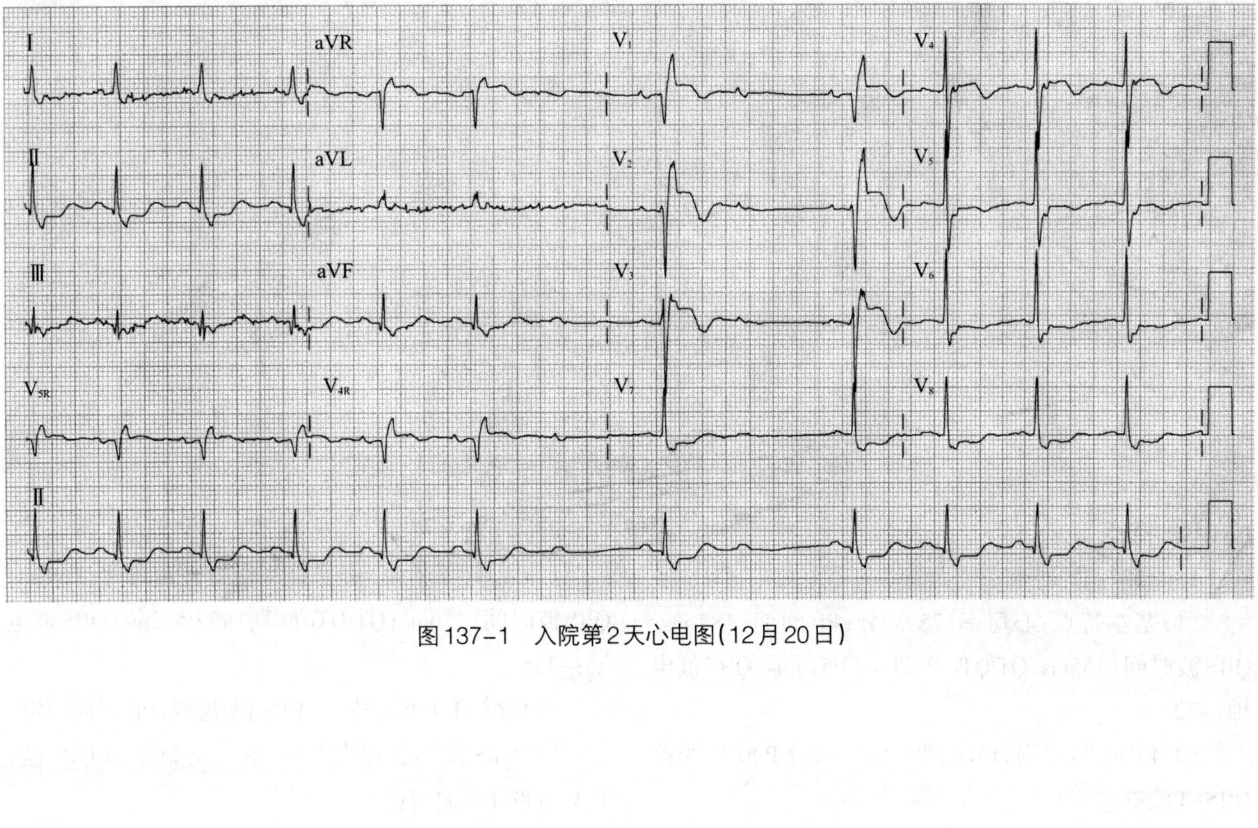

图137-1　入院第2天心电图（12月20日）

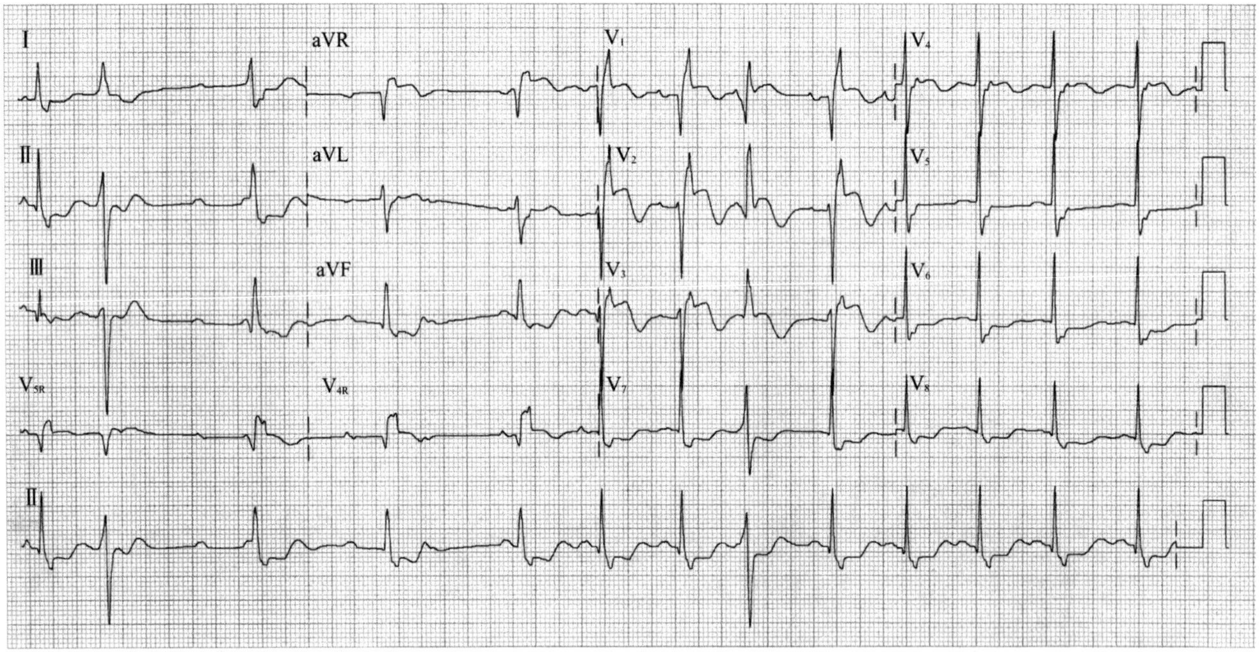

图 137-2 入院第4天心电图(12月22日)

心电图特点

1. 图137-1

(1)基本特点:心房率:75次/分;PR间期:184 ms;QRS波时间:155ms;QT/QTc间期:449/515ms;QRS波电轴:-72°。

(2)PP间期规则,PR间期恒定,部分P波后脱落QRS-T波群。

(3)QRS波增宽,在V_1导联上呈QR型,在V_5导联上S波粗钝。

(4)V_1~V_4导联ST段抬高,T波倒置。

2. 图137-2

(1)基本特点:心房率:83次/分;PR间期:169ms;QRS波时间:156ms;QT/QTc间期:422/522ms;QRS波电轴:-72°。

(2)除第1个P波外,余PP间期规则,PR间期恒定。

(3)QRS波形态宽大畸形,在V_1导联上呈QR′型,在V_5导联上S波粗钝。

(4)可见提早的QRS-T波群,QRS波形态宽大畸形,代偿间期完全。可见连续3次QRS波宽大畸形的缓慢心动。

(5) V_1~V_4导联ST段抬高,T波倒置。

心电图诊断

1. 急性前间壁心肌梗死。

2. Ⅱ度Ⅱ型房室传导阻滞。

3. 右束支阻滞。

4. 室性早搏。

5. 室性逸搏心律。

6. ST-T改变。

解析

1. 本心电图中,能下传心室的QRS波呈典型的右束支阻滞图形,是左束支Ⅱ度阻滞合并右束支Ⅲ度阻滞的心电图表现。

2. 由于房室传导依赖于左束支,若室性早搏或室性逸搏逆向隐匿激动左束支主干,左束支将产生不应期,阻断随后的房室传导。以下逐一分析图137-2中的心动(图137-3)。

(1)第1个心动的P波明显与其他P波不同,这个P波至室性早搏后P波之间的PP间期,明显长于基本PP间期的2倍,因此该心动可能为房性早搏,但不能肯定。

(2)第2个心动为室性早搏(标有"PV")。

(3)在室性早搏后,标有"*"的P波未下传心室。其原因有两个:一是恰逢左束支Ⅱ度阻滞;二是室性早搏逆向隐匿激动左束支主干,使左束支产生不应期所致。

(4)标有"V"的3个心动为室性逸搏,构成室性逸搏心律。在室性逸搏心律中,标有"#"的P波未下传心室,机制同上。

(5)在第3个室性逸搏前的P波尽管未能下传心室,但是从时间上推测,有条件激动左束支主干,因此室性逸搏将不能逆向隐匿激动左束支主干。

(6)此后,激动恢复经左束支下传心室。

(7)第2个室性早搏时,窦性P波在前,由于同样机制,室性早搏将不能逆向隐匿激动左束支主干,因此随后的激动仍能经左束支下传心室。

3. 图137-2的心电图极为复杂,可能有其他解释机制。

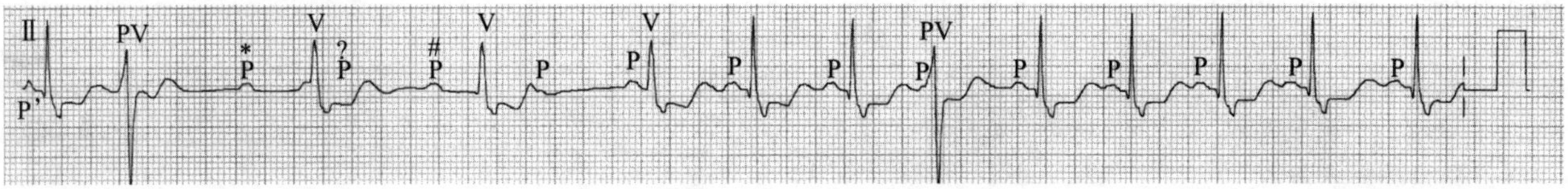

图137-3 图137-2心电图的标注

例 138

女性，62岁，突觉心动过缓3天就诊。心电图检查见图138-1。

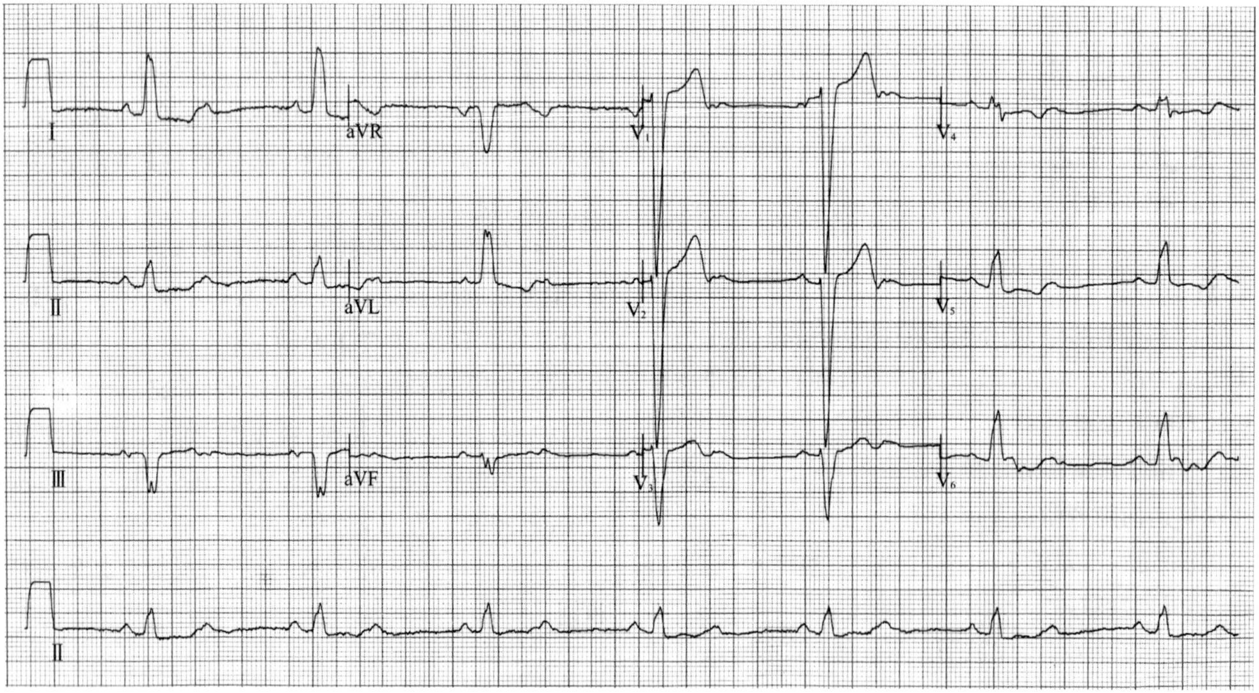

图138-1　例138心电图

心电图特点

1. 基本特点：心房率：84 次/分；心室率：42 次/分；PR 间期：194 ms；QRS 波时间：142ms；QT/QTc 间期：542/452ms；QRS 波电轴：-9°。

2. P 波在Ⅱ导联上直立，在 aVR 导联上倒置。每 2 个 P 波中见一个 QRS-T 波群。

3. QRS 波形态宽大畸形，在 V_1 导联上呈 rS 型，在 V_5 导联上呈单向 R 波型。Ⅰ、aVL、V_4~V_6 导联 ST 段压低，T 波倒置。

心电图诊断

1. Ⅱ度Ⅱ型房室传导阻滞(部分呈 2:1 传导)。

2. 完全性左束支阻滞。

解析

1. 本心电图每 2 个 P 波中见 1 个 QRS-T 波群，由于 P 波重叠在前 T 波后，不易被识别，因此本心电图首先要在窦性心动过缓和 2:1 房室传导之间鉴别。为此记录Ⅱ导联长心电图，截选部分心电图见图 138-2。根据Ⅱ导联长心电图，首先排除窦性心动过缓。

2. 在Ⅱ导联长心电图中，长时间未见 P 波后脱落 QRS-T 波群。在记录中曾尝试仰卧起坐运动和吸气后屏气等方法，试图通过改变心率来诱发传导阻滞发生，但最终未成功。

3. 面对这样 2 份心电图，该如何判断阻滞类型和阻滞部位？在Ⅱ导联长心电图中，P 波清晰可见，PR 间期始终不变(图 138-2)，强烈提示该患者是Ⅱ度Ⅱ型房室传导阻滞。通常，Ⅱ度房室传导阻滞中 QRS 波形态正常，而伴以宽大的 QRS 波时则以希氏束下阻滞的可能性大。本心电图中下传心室的 QRS 波呈典型的左束支阻滞型，即经右束支下传心室，而未能下传心室的原因是左右束支同时阻滞，因此阻滞部位通常发生在双束支的主干。房室传导比例为 2:1，下传心室的 QRS 波呈典型的左束支阻滞型，最可能的阻滞类型是右束支Ⅱ度阻滞(2:1)，合并左束支Ⅲ度阻滞。发生在束支水平的阻滞，在心电图上常表现为Ⅱ度Ⅱ型房室传导阻滞。

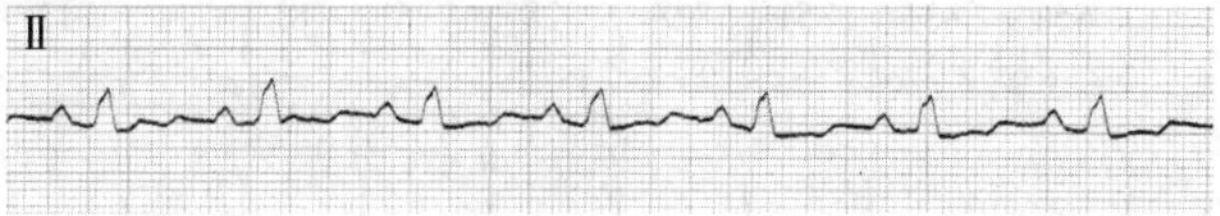

图 138-2　Ⅱ导联长心电图

4. 房室传导阻滞可与心率变化有关，心率增快时出现的房室传导阻滞以Ⅱ度Ⅱ型多见。比较前后两次心电图，第 1 次心电图记录时心率快于第 2 次，也提示Ⅱ度Ⅱ型房室传导阻滞可能性大。为了便于理解，给出另一实例 1，见图 138-3，该患者在不同的时段内发生Ⅱ度Ⅱ型房室传导阻滞，部分呈 2:1 传导，均与心率增快密切有关。

5. Ⅱ度房室传导阻滞呈 2:1 传导时，有时很难判断其类型和阻滞部位。动态心电图是很好的鉴别诊断方法，此处给出实例 2 和 3，分别见图 138-4 和 138-5。实例 2 在全程动态心电图中仅见短暂的房室传导呈非 2:1

传导，余均呈2:1传导，下传心室的QRS波呈左束支阻滞型，PR间期恒定，属于Ⅱ度Ⅱ型房室传导阻滞(图138-4)。实例3在全程动态心电图中仅见3次心动呈4:3和3:2传导，余均呈2:1传导。2:1下传心室的QRS波呈完全性左束支阻滞型，呈4:3和3:2传导的QRS波呈完全性左右束支交替阻滞，提示房室传导阻滞的阻滞部位在双束支主干(图138-5)。

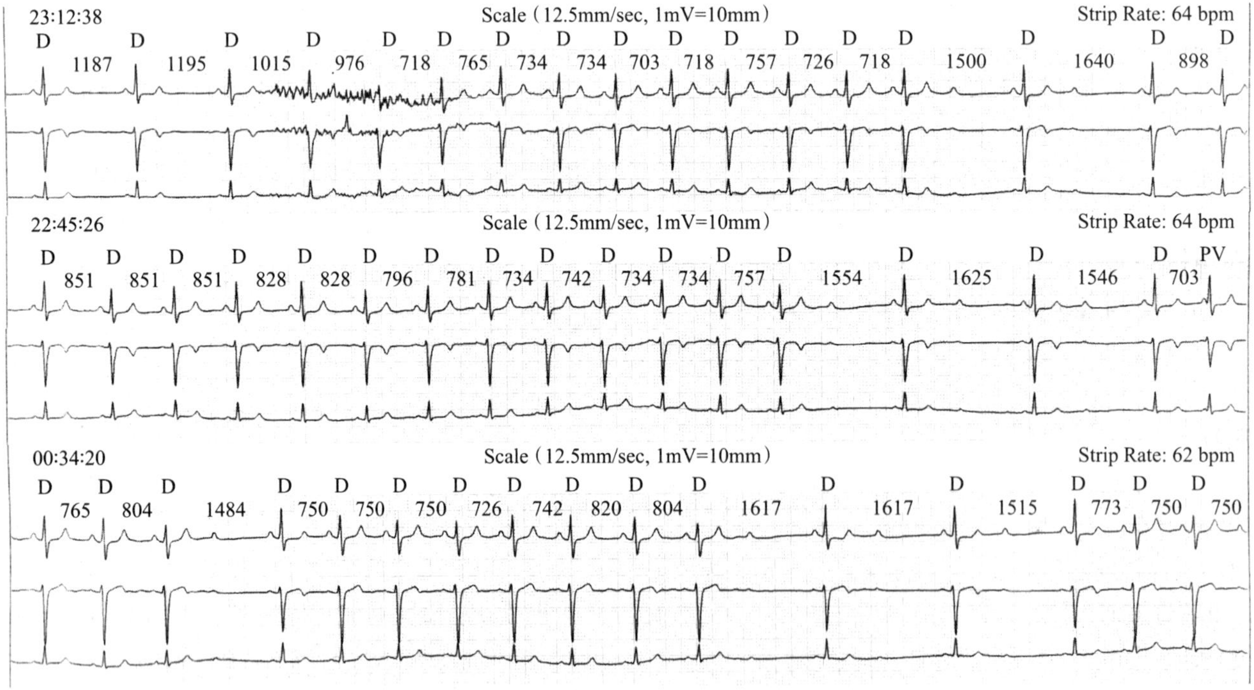

图138-3 快频率依赖性Ⅱ度Ⅱ型房室传导阻滞

记录导联依次为模拟V_5、V_1导联和Ⅱ导联。

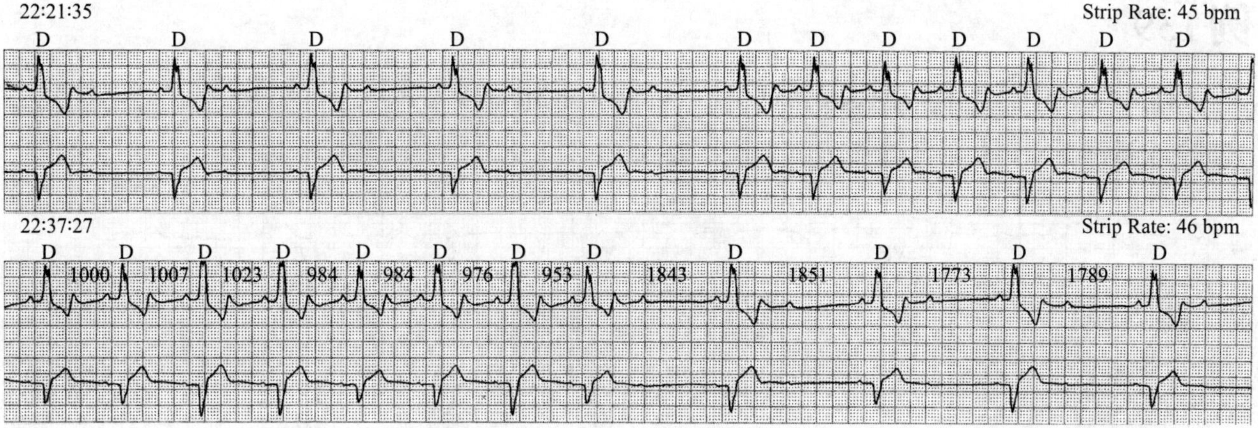

图 138-4　Ⅱ度Ⅱ型房室传导阻滞(大部分呈 2:1 传导)伴完全性左束支阻滞

记录导联依次为模拟 V_5 和 V_1 导联。

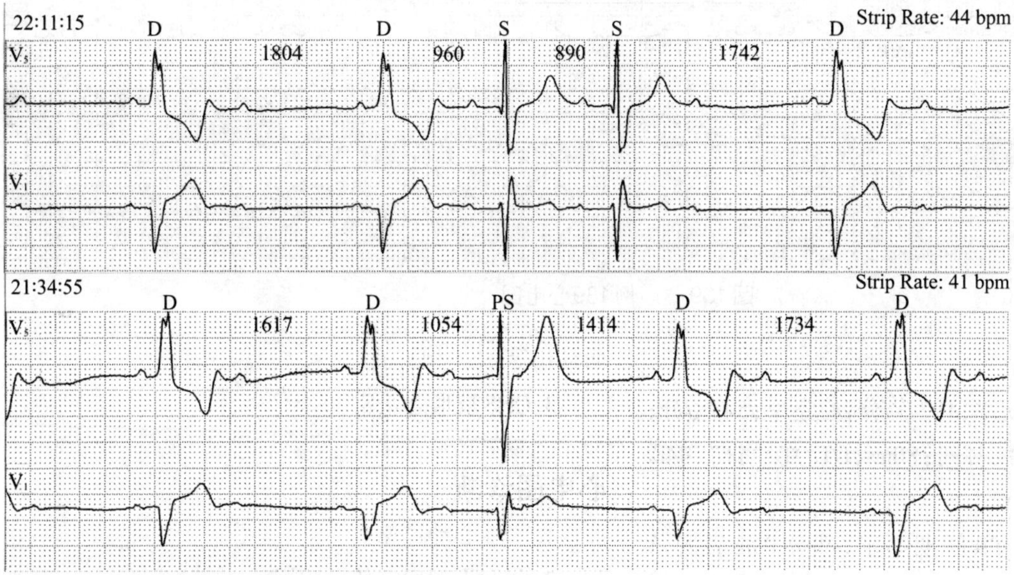

图 138-5　Ⅱ度房室传导阻滞(大部分呈 2:1 传导)伴交替性完全性双束支阻滞

例 139

女性，55 岁，因“传导阻滞”安装起搏器而入院。入院后心电图检查见图 139-1。

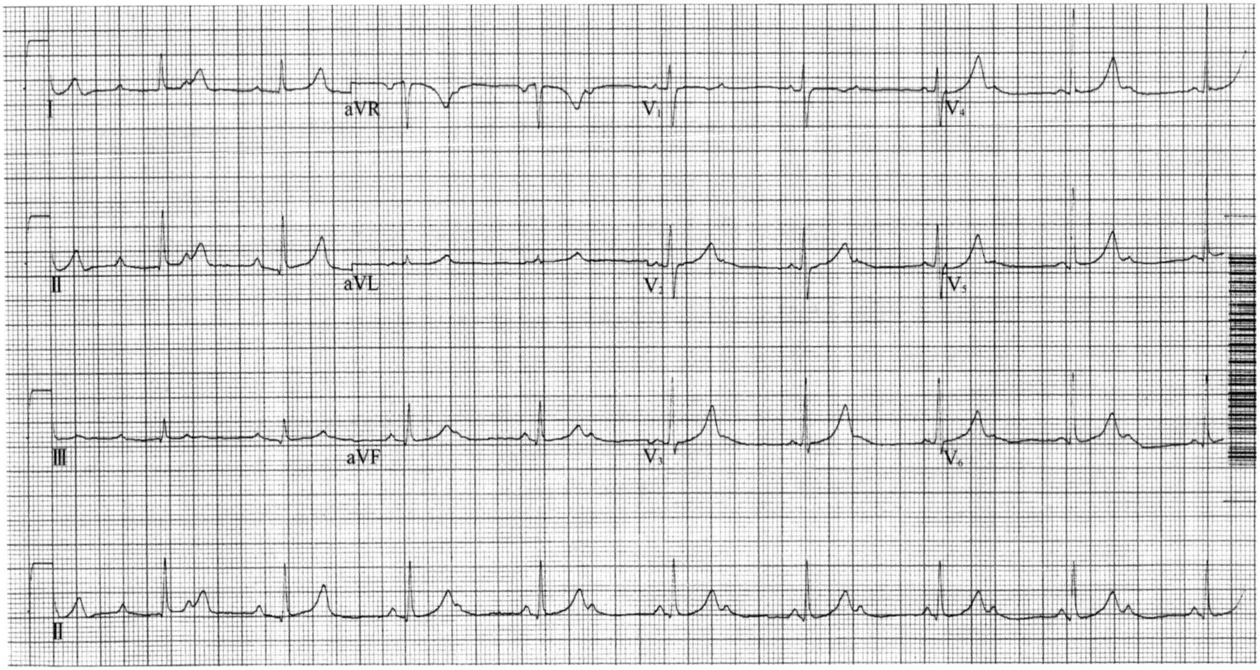

图 139-1 例 139 心电图

心电图特点

1. 基本特点：心房率：107 次/分；心室率：54 次/分；PR 间期：不定；QRS 波时间：80ms；QT/QTc 间期：440/417ms；QRS 波电轴：51°。

2. PP 间期规则，PR 间期不定，部分 P 波后脱落 QRS-T 波群。前两个 RR 间期稍短，此后 RR 间期稍长而且相等。

3. QRS 波形态正常。

心电图诊断

1. 窦性心动过速。

2. Ⅱ度Ⅰ型房室传导阻滞。

3. 交界性逸搏心律。

解析

1. 本心电图似为Ⅱ度房室传导阻滞呈2:1传导，但仔细观察P波与QRS波之间的关系，发现P波与QRS波之间的PR间期是不相等的，即P波与QRS波无固定的关系。再仔细测量RR间期，发现前两个RR间期稍短，此后RR间期稍长且相等。因此，Ⅱ度房室传导阻滞呈2:1传导被排除。

2. 以下逐一分析每个心动：

（1）第1个P波距QRS波时间为360ms，有条件下传心室。第2个P波在前心动的ST段上，未能下传心室。

（2）第3个P波距QRS波时间为220ms，有条件下传心室。第4个P波在前心动的T波上，未能下传心室。

（3）第5个P波距QRS波时间为160ms，有条件下传心室。第6个P波在前心动的T波上，未能下传心室。

（4）第7个P波距QRS波时间为120ms，未能下传心室，该心动为交界性逸搏。该交界性逸搏所形成的不应期，使得第8个P波未能下传心室。

（5）此后第9、11、13、15和17个P波距QRS波时间逐渐<120ms，都未能下传心室，心动为交界性逸搏。而第10、12、14和16个P波，因交界性逸搏所形成的不应期，都未能下传心室。

3. 自第7个P波起，由于交界性逸搏对房室交界区干扰，使得窦性P波连续未能下传心室，形成房室脱节。通常在心电图上测量逸搏间期，若短于2倍PP间期，则P波连续未下传心室是由于逸搏对交界区的干扰所致。本心电图上逸搏间期比2倍PP间期短20~30ms，在心电图上出现房室脱节现象。

4. 由交界性逸搏所致的房室脱节，应与高度或Ⅲ度房室传导阻滞相鉴别。

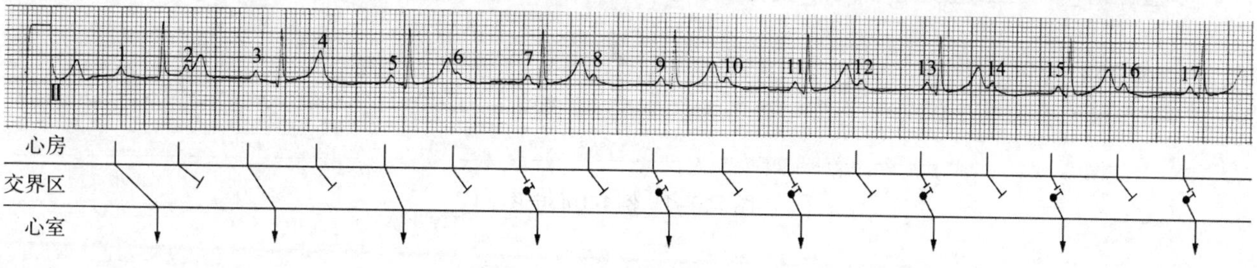

图139-2　交界性逸搏与房室脱节

例140

女性，59岁，原有“传导阻滞”史1年，近来自觉心动过缓就诊。常规心电图记录后附加的1分钟心电图见图140-1。

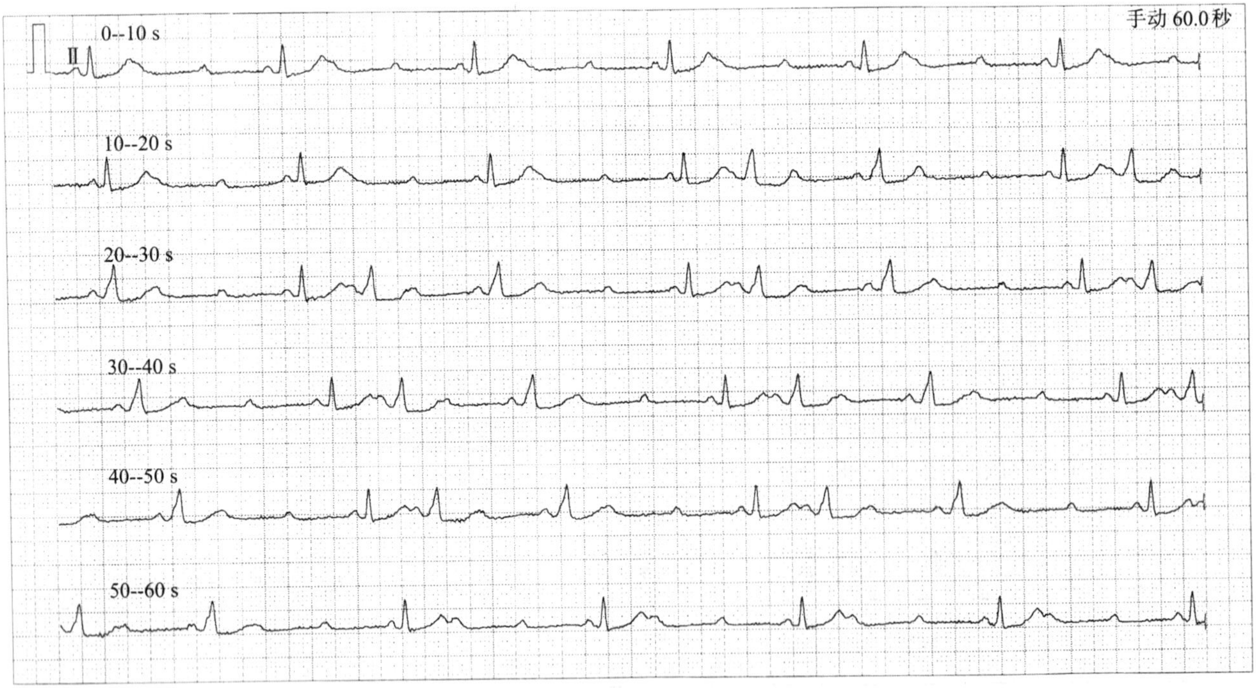

图140-1 例140心电图

心电图特点

1. 基本特点：心房率：106次/分；平均心室率：47次/分；PR间期：140ms；QRS波时间：90ms；QT间期：420ms。

2. PP间期规则，房室传导呈2:1、3:1和3:2。

3. 部分QRS波增宽，呈单向R波型。

心电图诊断

1. 窦性心动过速。

2. 高度房室传导阻滞。

3. 间歇性左束支阻滞。

解析

1. 本心电图一个特点是P波下传心室的PR间期较短，P波能否下传成为第1个疑问。常规心电图记录时间过短，无法通过对PR间期进行连续观察来判断P波能否下传心室，为此附加1分钟心电图记录。从1分钟心电图上连续观察，PR间期恒定在140ms，P波与QRS波保持恒定的关系，提示P波能下传心室。

2. 高度房室传导阻滞的定义是：连续2个或2个以上P波后脱落QRS-T波群，即房室传导阻滞大于2:1 。不难看出，本心电图上大部分激动呈3:1传导，因此诊断为高度房室传导阻滞（图140-2）。

3. 本心电图的另一个特点是部分QRS波增宽（图137-2中标有“*”处），发生在激动3:2和2:1下传时，图形近似左束支阻滞型。根据这个特点判断阻滞部位在双束支主干，阻滞程度是Ⅱ度。当双束支Ⅱ度阻滞呈同步3:1传导时，心电图上房室传导呈3:1，QRS波形态正常。当双束支Ⅱ度阻滞不同步、传导比例不同（右束支传导比例高于左束支）时，心电图上呈房室传导比例不等，部分QRS波形态呈左束支阻滞型。

4. 阻滞部位在束支主干的房室传导阻滞，在心电图上可有复杂的不同的改变，心电图诊断时应注意鉴别。

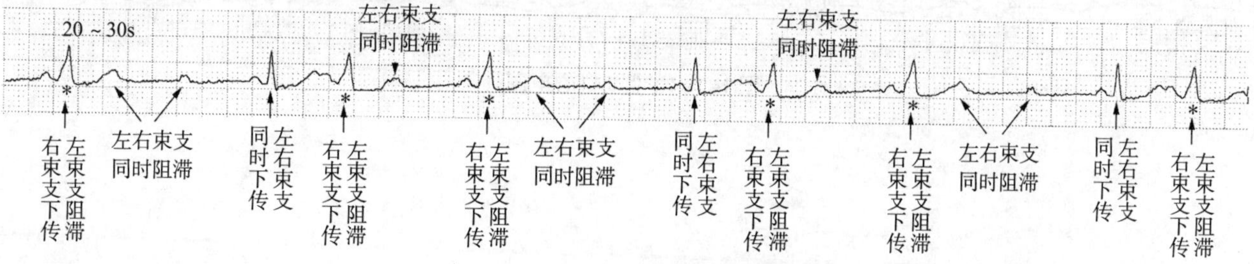

图140-2 高度房室传导阻滞

例 141

女性，75岁，胸闷心悸1个月，加重1天入院，原有“右束支阻滞”史。入院后心电图检查见图141-1。

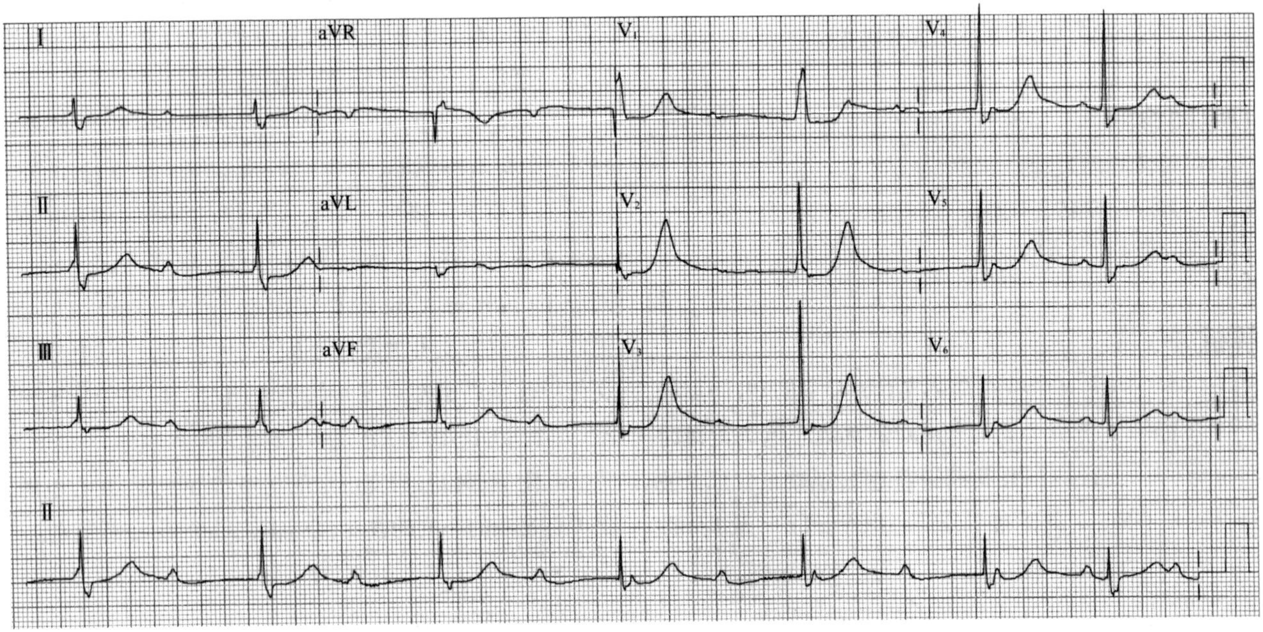

图141-1　例141心电图

心电图特点

1. 基本特点：心房率：77次/分；平均心室率：39次/分；PR间期：无；QRS波时间：130ms；QT/QTc间期：553/445ms；QRS波电轴：154°。

2. PP间期相对规则，除1次心动外，P波与QRS波无关。与P波无关的RR间期绝对规则，PP间期<RR间期。

3. QRS波增宽，在V_1导联上呈单向粗钝R波，在V_5导联上S波粗钝。

心电图诊断

1. 几乎完全房室传导阻滞。

2. 交界性逸搏心律。

3. 完全性右束支阻滞。

解析

1. 首先判断传导阻滞的程度。几乎完全房室传导阻滞是指绝大部分P波不能下传心室，偶有P波能下传心室，在心电图上表现为在规则的RR间期中出现提早的QRS-T波群，其前必须有P波，而且该P波有条件下传心室。本心电图中，RR间期规则，但是标有"↓"的心动为提前的QRS-T波群，其前有P波，PR间期为230ms，有下传心室的条件（图141-2），应诊断为几乎完全房室传导阻滞。

2. 本病例由于逸搏心律的RR间期近似等于2倍PP间期，在短暂的常规心电图记录中，P波与QRS波之间可以呈现相对固定的关系，因此本病例以往心电图曾多次被误诊。以本次心电图记录为例，若无偶然的P波下传心室，本心电图可能发生以下误诊：由于部分P波重叠在QRS波的前、中或后，不易被识别，可能被误诊为"窦性心动过缓和Ⅰ度房室传导阻滞"；若P波被识别，可能被误诊为"Ⅱ度房室传导阻滞呈2:1传导"。

3. 偶然出现的P波下传心室，对于鉴别诊断无疑是至关重要的，对于鉴别逸搏心律也同样是至关重要的。窦性下传心室的QRS波形态与逸搏心律的QRS波形态一致，都呈右束支阻滞型，可以判断逸搏心律为交界性逸搏心律伴右束支阻滞。

4. 逸搏心律来源的判断，对于判断阻滞部位至关重要。表现为交界性逸搏心律，提示阻滞部位在希氏束以上。到此，可以判断患者存在双重的传导阻滞，房室传导阻滞的部位位于希氏束以上，又同时伴有心室内的传导阻滞（右束支阻滞），属于传导系统多重阻滞病变。

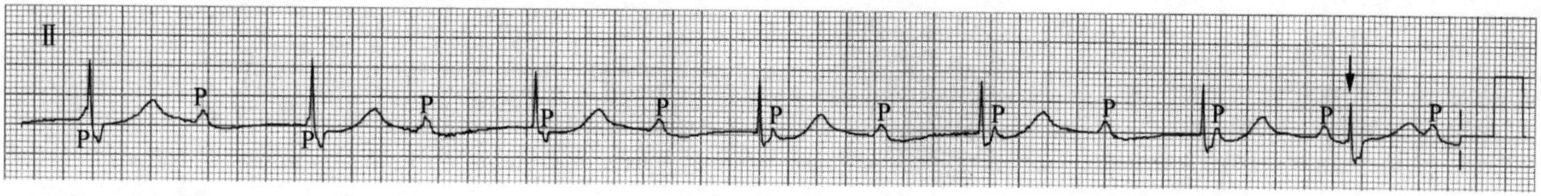

图141-2 几乎完全房室传导阻滞

例142

女性，68岁，胸闷心悸2个月，加重伴头晕1天急诊。心电图检查见图142-1。

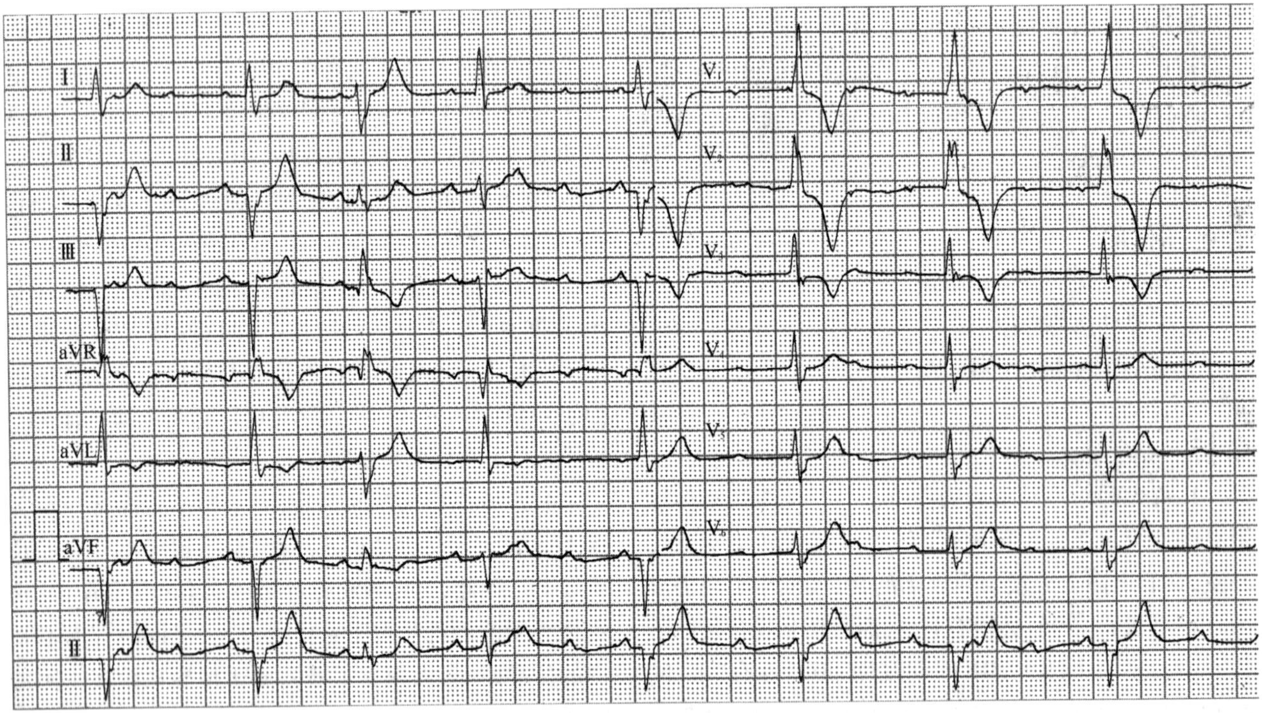

图142-1　例142心电图

心电图特点

1. 基本特点：心房率：125次/分；心室率：49次/分；PR间期：无；QRS波时间：142ms；QT/QTc间期：500/452ms；QRS波电轴：-65°。

2. PP间期相对规则，除2次心动外，P波与QRS波无关。与P波无关的RR间期绝对规则，PP间期<RR间期。

3. 与P波无关的QRS波增宽，在V_1导联上呈单向R波型，在V_5导联上S波粗钝。

4. 提早的QRS波增宽，与RR间期相等的QRS波形态不同。

心电图诊断

1. 几乎完全房室传导阻滞。

2. 室性逸搏心律。

解析

1. 首先应判断传导阻滞的程度。本心电图中绝大部分P波不能下传至心室，偶有P波能下传心室，属于几乎完全房室传导阻滞。

2. 第2步应判断逸搏心律的起源。本心电图中逸搏心律的QRS波形态与下传心室的QRS波形态不同，为室性逸搏心律。

3. 第3步是观察两次下传心室的QRS波形态。该两次QRS波仅在肢体导联上可见，从肢体导联上判断形态，前者呈完全性右束支阻滞型，后者呈完全性右束支阻滞合并左前分支阻滞型（图142-2）。

4. 根据下传QRS波形态，判断阻滞部位在三分支。连续房室传导中断的原因是在右束支阻滞合并左前分支阻滞的同时，左后分支也发生阻滞，即同步三分支阻滞。

5. 由于阻滞部位在三分支，因此逸搏心律只能来自心室，形成室性逸搏心律。

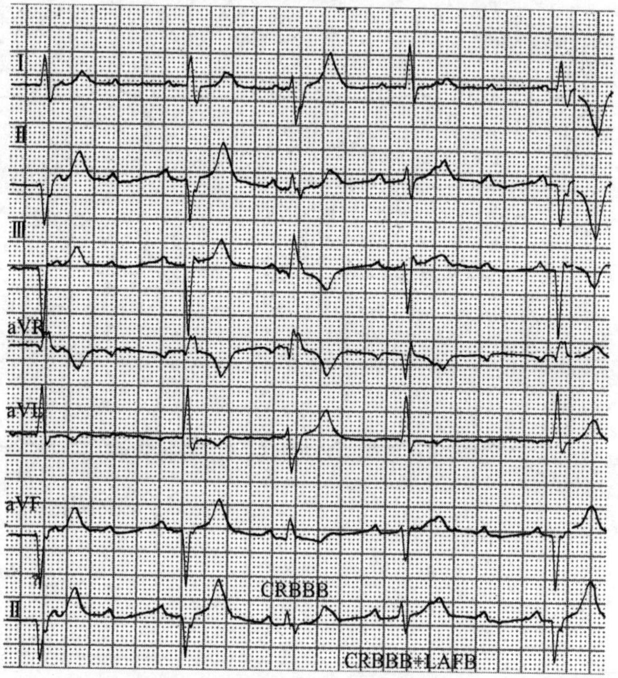

图142-2 几乎完全房室传导阻滞

CRBBB：完全性右束支阻滞；LAFB：左前分支阻滞。

例143

女性,66岁,今突感心动过缓、头晕急诊,但无晕厥。心电图检查见图143-1。

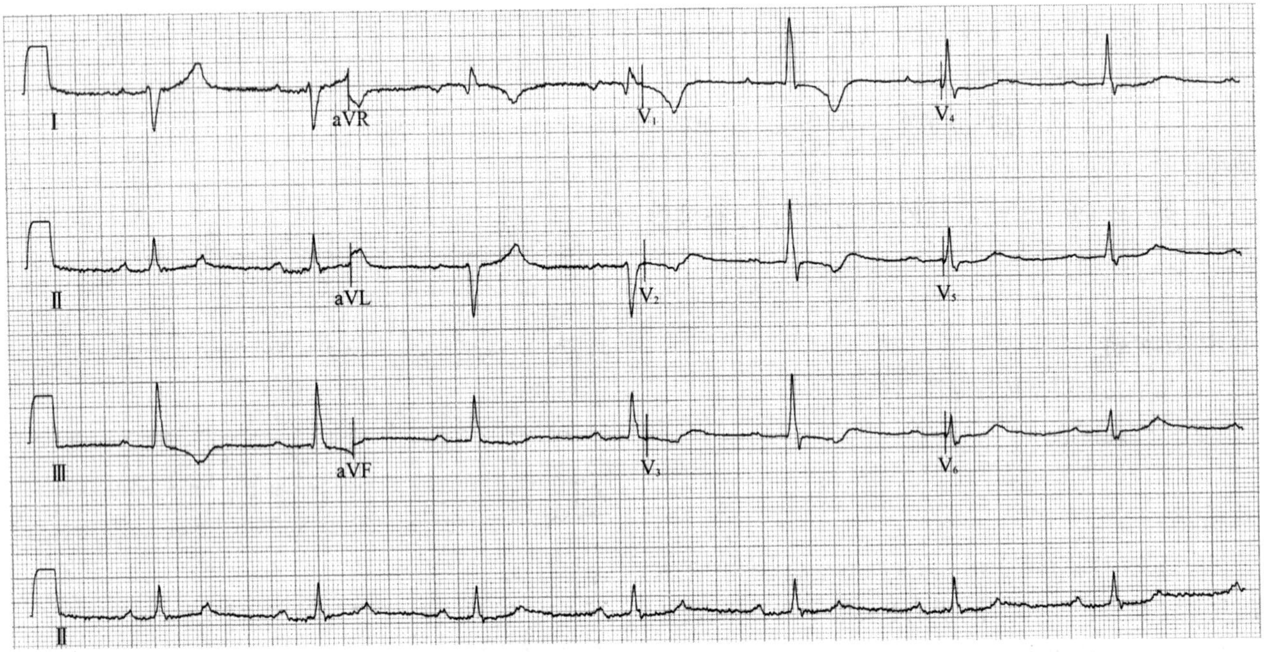

图143-1　例143心电图

心电图特点

1. 基本特点：心房率：90次/分；心室率：45次/分；PR间期：无；QRS波时间：120ms；QT/QTc间期：600/520ms；QRS波电轴：126°。

2. PP间期相对规则，P波与QRS波无关，RR间期绝对规则，PP间期<RR间期。

3. QRS波增宽，在V_1导联上呈单向R波，在V_5导联上S波粗钝。

心电图诊断

1. Ⅲ度房室传导阻滞。

2. 室性逸搏心律。

解析

1. Ⅲ度房室传导阻滞指激动自心房向心室的传导完全中断，因此在心电图上P波与QRS波无关。本心电图上，P波似与QRS波有关。但是仔细测量PR间期，将会发现PR间期呈逐渐延长趋势。为此附加12导联同步节律图，截选Ⅰ、Ⅱ和Ⅲ导联心电图见图143-2。

2. 记录开始时，发现P波重叠在QRS波前（箭头标记处），此后P波与QRS波无恒定关系，RR间期绝对规则，因此Ⅲ度房室传导阻滞诊断确立。

3. Ⅲ度房室传导阻滞，由于阻滞部位的不同，所形成的逸搏心律也不同。发生在希氏束以上的传导阻滞，逸搏节律点可来自房室结远端或希氏束，形成的逸搏心律为交界性逸搏心律，通常频率较高，40~60次/分，QRS波形态正常。发生在希氏束以下的传导阻滞，逸搏节律点来自于束支或心室肌，形成的逸搏心律为室性逸搏心律，通常频率较低，20~40次/分，QRS波宽大畸形。在判断逸搏心律起源时，一是根据频率，但是频率不是绝对的，尤其在药物使用后；二是根据QRS波形态，QRS波增宽者，绝大部分是室性逸搏心律。因此，除非以往有束支阻滞的心电图资料，否则对QRS波增宽的逸搏心律，应诊断为室性逸搏，而不诊断交界性逸搏伴束支阻滞。同时要提醒的是，诊断室性逸搏心律后，不能再诊断束支阻滞。室性逸搏心律的QRS波呈束支阻滞型，提示逸搏节律点位于对侧束支。本心电图上，虽然心室率为45次/分，但QRS波形态呈右束支阻滞型，以往无确切的心电图资料，还应诊断为室性逸搏心律，逸搏节律点可能来自左束支。

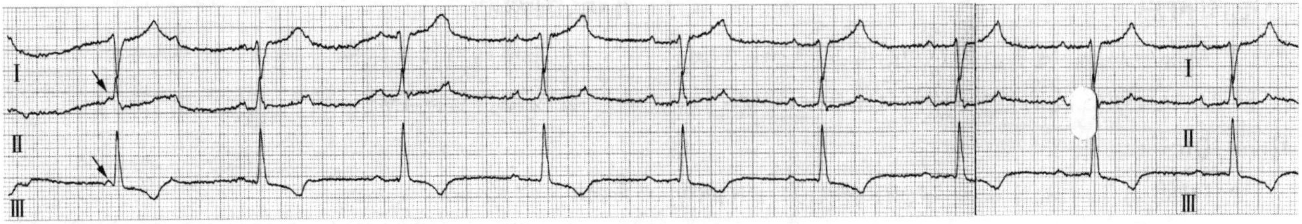

图143-2　12导联同步节律图的截选图

例 144

女性，21岁，体检时发现心电图异常。自幼身体健康，无晕厥史。心电图检查见图143-1。

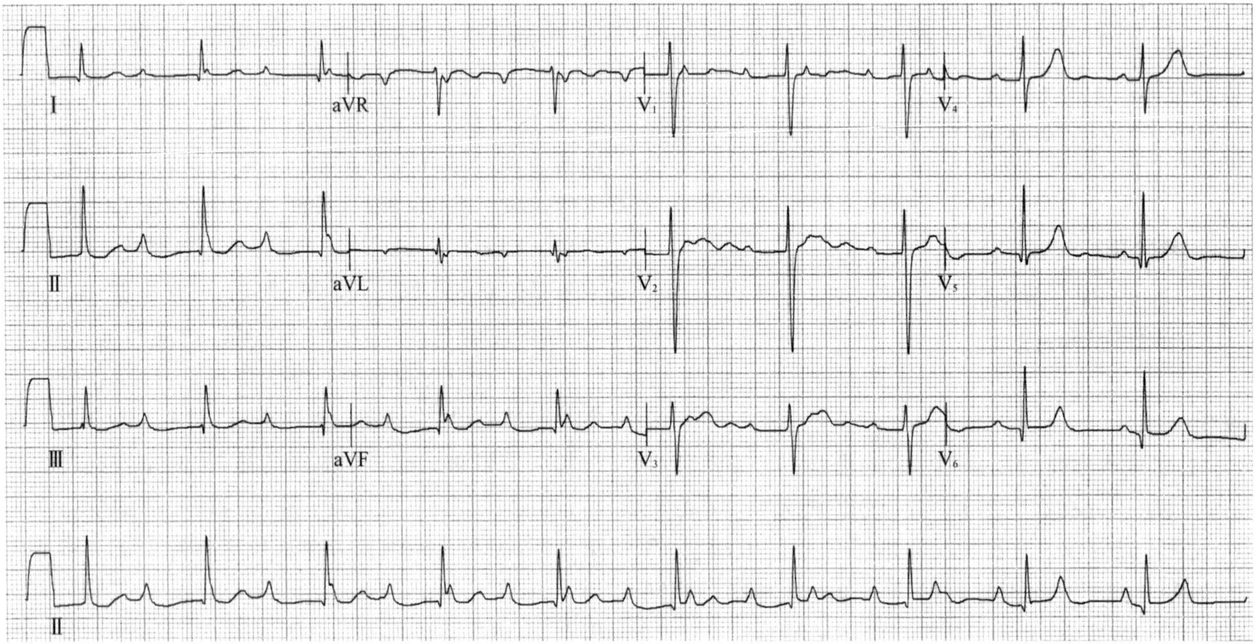

图144-1　例144心电图

心电图特点

1. 基本特点：心房率：120次/分；心室率：61次/分；PR间期：无；QRS波时间：104ms；QT/QTc间期：414/416ms；QRS波电轴：53°。

2. PP间期相对规则，P波与QRS波无关，RR间期绝对规则，PP间期<RR间期。

3. QRS波形态正常。

心电图诊断

1. Ⅲ度房室传导阻滞。

2. 交界性逸搏心律。

解析

1. 根据本心电图上的特点，Ⅲ度房室传导阻滞和交界性逸搏心律的诊断可以确立。

2. 对于引起Ⅲ度房室传导阻滞的病因，根据患者从无症状和逸搏心律的频率，考虑最可能是先天性Ⅲ度房室传导阻滞。与其他Ⅲ度房室传导阻滞不同的是，能存活并能正常成长的先天性Ⅲ度房室传导阻滞者通常有交界性逸搏心律，而且逸搏心律的频率较高，可>60次/分。

3. 为了进一步确诊，又附加了12导联同步长节律图，截取其中部分见图144-2。图中可见患者交界性逸搏心律稳定，频率约为60次/分。

4. 临床资料：体格检查：心率68次/分，律齐，心尖部收缩期杂音Ⅱ级，柔和无传导。动态心电图：平均心率47次/分，最高心率77次/分，最低心率35次/分，Ⅲ度房室传导阻滞，交界性逸搏心律。超声心动图：未见结构和功能异常。

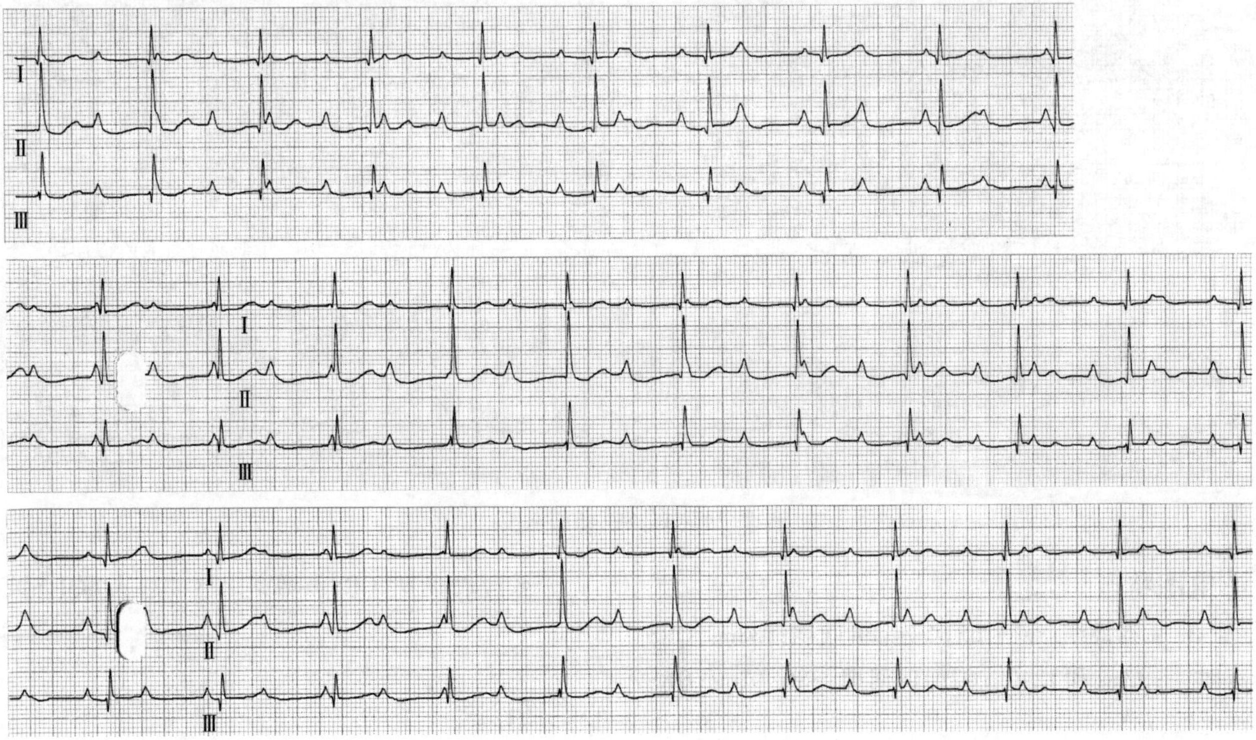

图144-2 12导联同步节律图的截选图

例 145

男性,13岁,扁桃体切除术术前准备。入院后心电图检查见图145-1。

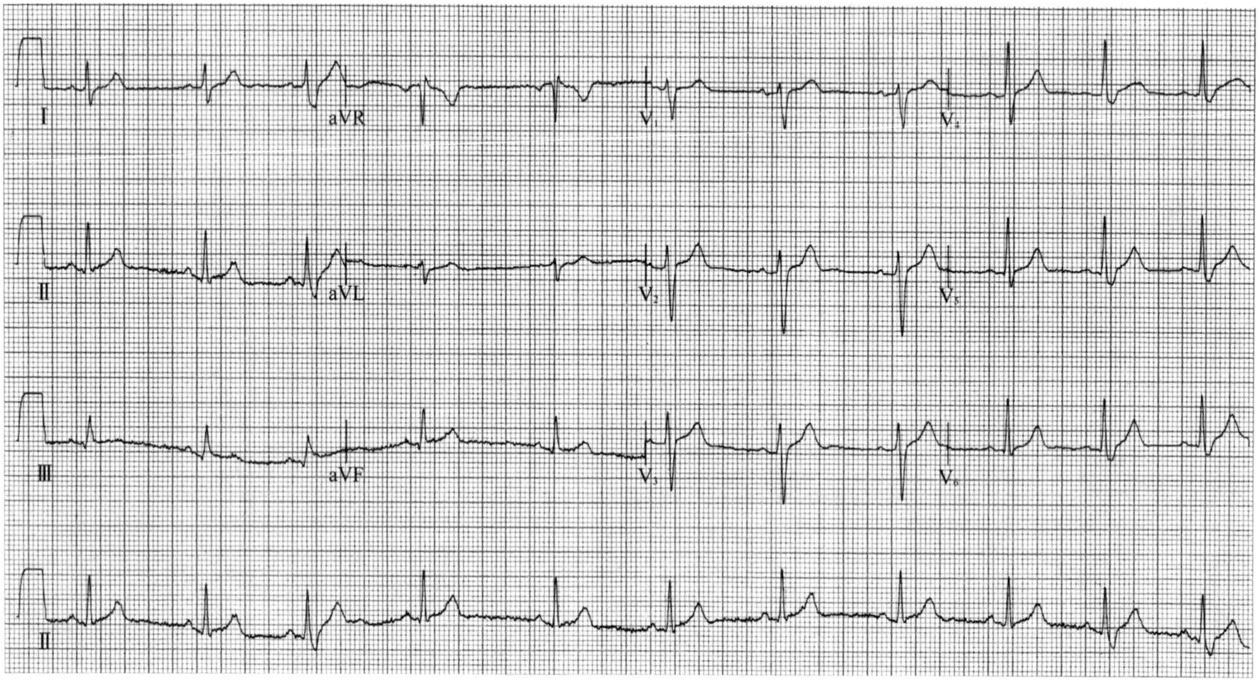

图145-1 例145心电图

心电图特点

1. 基本特点:心率:65次/分;PR间期:138ms;QRS波时间:92ms和124ms;QT/QTc间期:386/401ms;QRS波电轴:73°。

2. P波在Ⅱ导联中直立,在aVR导联中倒置。PP间期不等,差值>0.12s。

3. 较短PP间期,QRS波增宽,在V_5和V_6导联上S波粗钝。

心电图诊断

间歇性快频率依赖性完全性右束支阻滞。

解析

1. 本心电图来自一少儿患者，在心电图上有明显的窦性心律不齐现象。

2. 与窦性心律不齐现象相伴的是QRS波形态改变，PP间期较长时QRS波形态正常，而PP间期较短时QRS波增宽。记录中共有3次较短PP间期，见QRS波增宽。

3. 通常V_1导联是观察右束支阻滞最佳的导联，但是本心电图中间歇性束支阻滞图形仅见于Ⅰ~Ⅲ、V_4~V_6导联。尽管如此，通过这些导联中S波粗钝的特点，仍能识别右束支阻滞(图145-2)。

4. 2007~2009年AHA/ACC/HRS关于心电图标准化的建议中，右束支阻滞的诊断标准为：①成人QRS波时间≥120ms，4~16岁儿童>100ms，4岁以下儿童>90ms；②V_1和V_2导联QRS波群呈rsr′、rsR′或rSR型，R′或r′时限通常比初始R波宽，少数患者可在V_1和或V_2导联出现宽并常有切迹的R波；③成人Ⅰ和V_6导联S波时限>R波时限，或S波时限>40ms；④V_5和V_6导联R峰时限正常，但V_1导联R峰时限>50ms。以上标准，诊断时前3条应具备，当在V_1导上呈显著单向R波有或无切迹时，应该满足第4条标准。

5. 间歇性束支阻滞可以分为两大类：频率依赖性和非频率依赖性。所谓频率依赖性是指束支阻滞发生在心率快或慢变化时，因此有快频率依赖性和慢频率依赖性束支阻滞，通常前者为多见。本心电图中共有3次QRS波增宽，均出现PP间期较短时，因此属于快频率依赖性束支阻滞。

6. 既往一般按QRS波时间是否>120ms，将束支阻滞分为不全性和完全性。实则可分为Ⅰ、Ⅱ、Ⅲ度阻滞。Ⅰ度QRS波时间略延长，相当于不全性束支阻滞；Ⅱ度部分QRS波时间明显延长，相当于间歇性束支传导阻滞；Ⅲ度所有QRS波时间明显延长，相当于持续的完全性束支阻滞。

7. 间歇性束支阻滞应注意与其他心律失常相鉴别，包括与室性早搏、室性心动过速和间歇性心室预激等。P波与QRS波之间的关系是主要的鉴别依据。

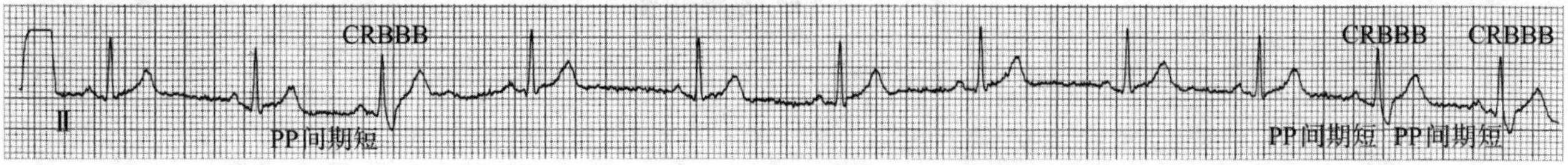

图145-2 间歇性快频率依赖性完全性右束支阻滞

CRBBB：完全性右束支阻滞。

例 146

男性，76岁，因“急性脑梗死”入院。入院后心电图检查见图146-1。

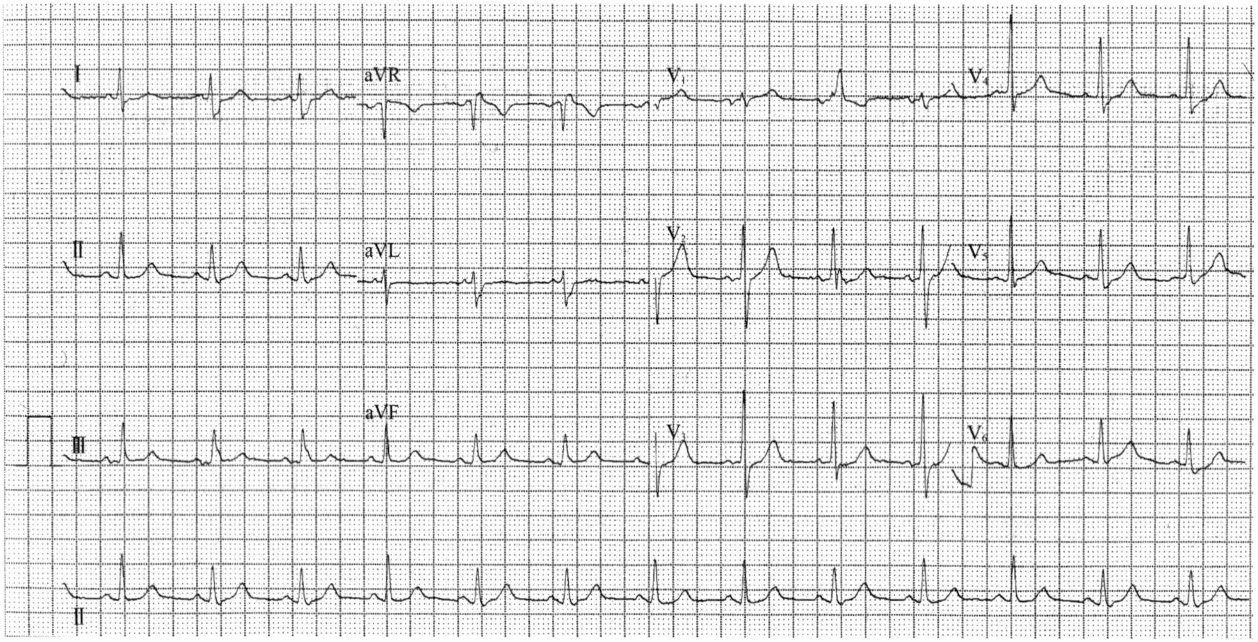

图146-1　例146心电图

心电图特点

1. 基本特点：心率：79次/分；PR间期：134ms；QRS波时间：82ms和124ms；QT/QTc间期：376/434ms；QRS波电轴：75°。

2. PP间期相等，部分QRS波增宽，在V_1导联上呈单向粗钝R波型，在V_5导联上S波粗钝。

心电图诊断

间歇性非频率依赖性完全性右束支阻滞。

解析

1. 通常观察右束支阻滞的最佳导联是V_1导联，其次是V_5和V_6导联，本心电图中间歇性束支阻滞图形恰逢在这些导联上，因此间歇性右束支阻滞的诊断并不难。

2. 与例145不同的是，本心电图在PP间期相等时出现间歇性右束支阻滞，因此属于非频率依赖性束支阻滞（图146-2）。

3. 既往一般按QRS波时间是否>120ms，将束支阻滞分为不完全性和完全性。所谓完全性阻滞，并不意味着该束支不能传导，只是传导的时间比对侧束支长，该侧的心室就会被对侧束支传导而来的激动所激动。束支阻滞实则可分为Ⅰ、Ⅱ和Ⅲ度。Ⅰ度阻滞时QRS波时间略延长，相当于不全性束支传导阻滞。Ⅱ度阻滞是部分QRS波时间明显延长，相当于间歇性束支传导阻滞。Ⅲ度阻滞是所有QRS波时间明显延长，相当于持续的完全性束支传导阻滞。双束支或三分支合并阻滞时，各支阻滞的程度可不相同，冲动一般经阻滞程度较轻的一支传导，而形成的QRS波呈另两支合并阻滞的形态。三分支同时完全阻滞，可造成一次或多次心室脱漏（房室传导阻滞）。若以三度之分来评定，本病例的间歇性右束支阻滞可能属于Ⅱ度Ⅱ型阻滞。

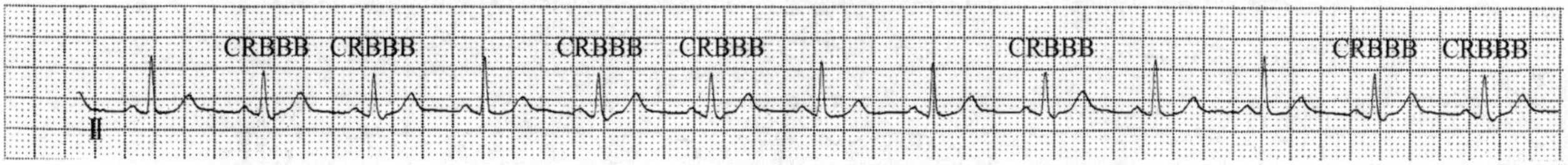

图146-2 间歇性非频率依赖性完全性右束支阻滞

CRBBB：完全性右束支阻滞。

例 147

女性，56岁。原有心悸胸闷史，今夜间出现心悸胸闷加重，伴气急，不能平卧急诊。急诊心电图检查见图147-1。

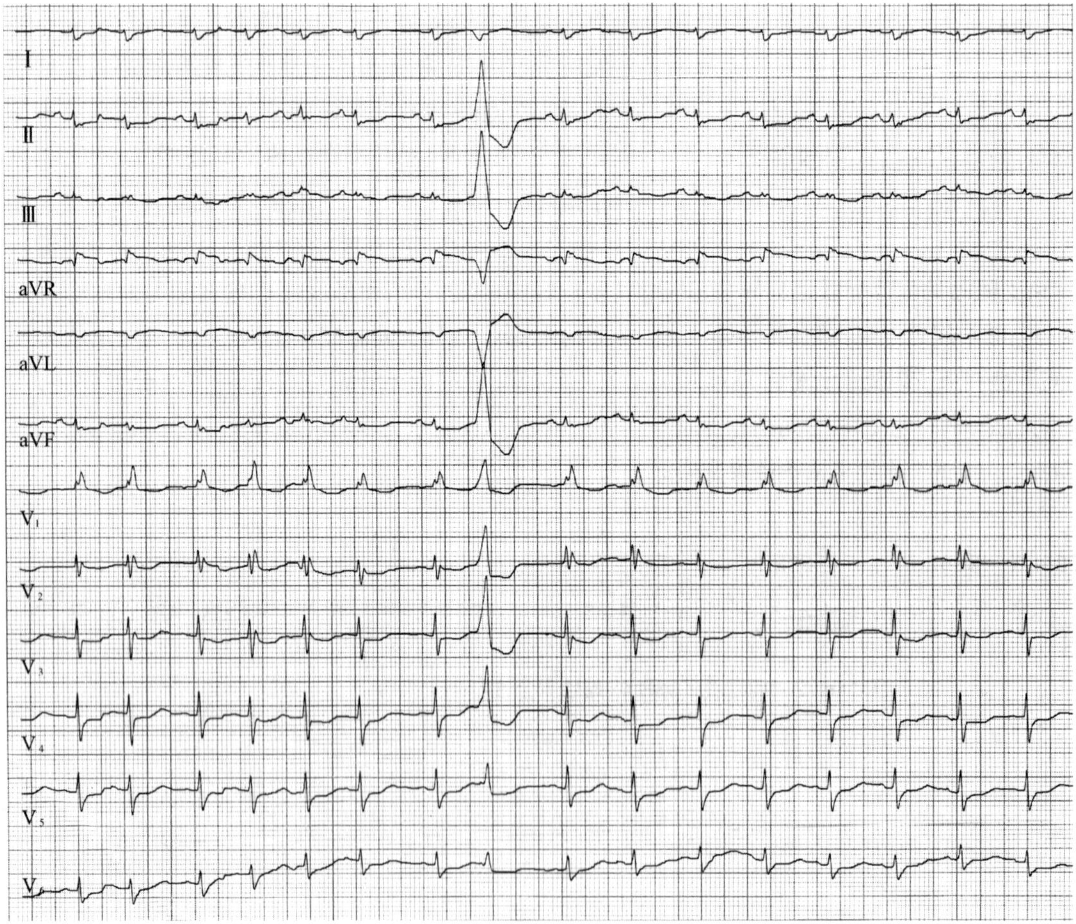

图 147-1 例147心电图

心电图特点

1. 基本特点：平均心率：110次/分；PR间期：160ms；QRS波时间：112ms；QT/QTc间期：320/433ms；QRS波电轴：150°。

2. 6个肢体导联的QRS波振幅均<0.5mV，6个胸导联的QRS波振幅均≤0.8mV。

3. QRS波增宽，V_1导联呈单向粗钝R波型，V_6导联S波粗钝。

4. 可见提早的P′-QRS-T波群，单个或连续3次。

5. 可见提早的QRS-T波群，QRS波宽大畸形，代偿间期完全。

心电图诊断

1. 窦性心动过速。

2. 低电压。

3. 不完全性右束支阻滞。

4. 房性早搏。

5. 短阵房性心动过速。

6. 室性早搏。

解析

1. 这是一份合并有多种异常的心电图，低电压给发现房性早搏、房性心动过速和右束支阻滞带来困难。

2. 本心电图上能清晰观察P波的导联是Ⅱ、Ⅲ、aVF和aVR导联，从这些导联上可以区分P波和P′波（图147-2）。

3. 本心电图上，在V_1导联仍能观察到右束支阻滞的典型图形，但是低电压给判断QRS波时间带来一定困难。

4. 本例心电图图低电压合并有多种心律失常，且患者有心功能不全的症状，强烈提示弥漫的心肌病变，其最可能的疾病是心肌病。

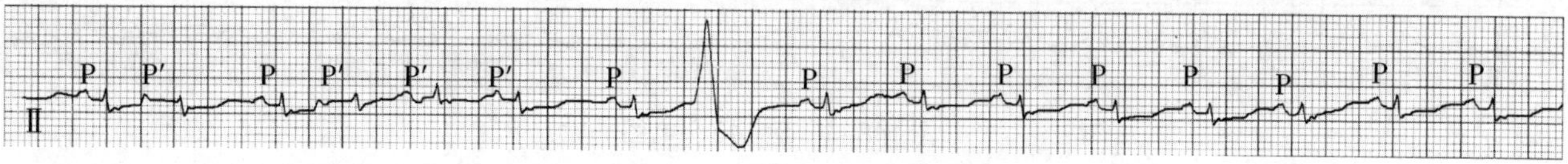

图147-2 P波和P′波的识别

例 148

女性，63岁，心悸近1个月就诊。心电图检查见图148-1。

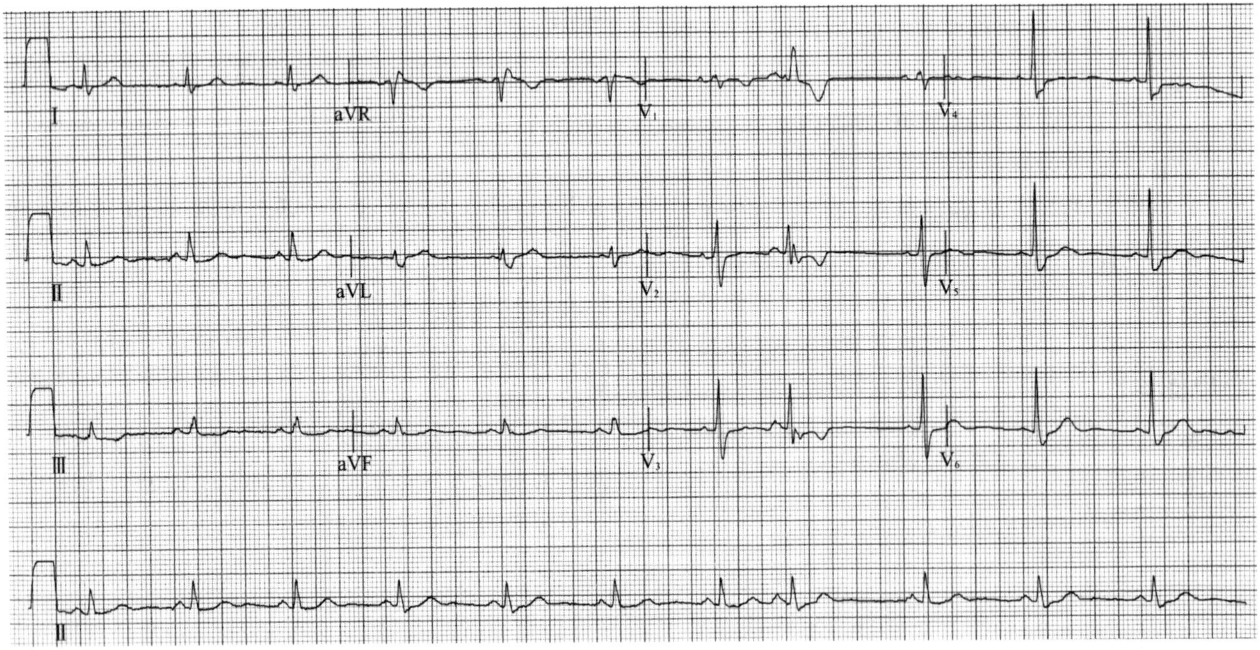

图148-1 例148心电图

心电图特点

1. 基本特点：心率：68 次/分；PR 间期：128ms；QRS 波时间：90ms 和 126ms；QT/QTc 间期：398/423ms；QRS 波电轴：59°。

2. PP 间期相等，部分 QRS 波增宽，在 V_1 导联上呈 rsR′ 型，在 V_5 和 V_6 导联上 S 波粗钝。

3. 可见提早的 P′-QRS-T 波群，QRS 波宽大畸形，代偿间期不完全。

心电图诊断

1. 间歇性完全性右束支阻滞。

2. 房性早搏。

解析

1. 本心电图的特点是间歇性完全性右束支阻滞，在记录 V_1 导联时，窦性心动未发生右束支阻滞，仅见房性早搏的 QRS 波形态呈右束支阻滞形态，因此可能被误诊为房性早搏伴心室内差异传导，而间歇性完全性右束支阻滞被忽略（图 148-2）。

2. 尽管在窦性心律中出现右束支阻滞时未见心率改变，但是房性早搏中出现右束支阻滞，提示间歇性完全性右束支阻滞仍可能与快频率有关。

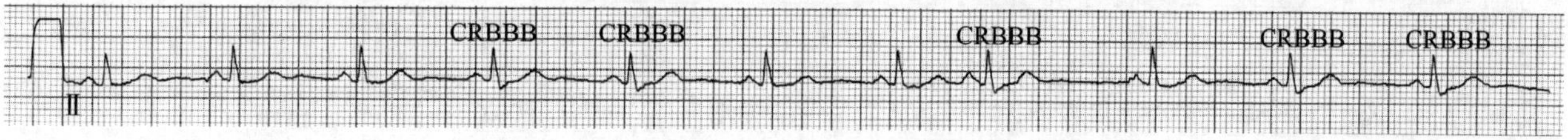

图 148-2　间歇性完全性右束支阻滞与房性早搏

CRBBB：完全性右束支阻滞。

例 149

男性，77岁，胸痛8年，加重2周，为接受冠脉造影入院。原有高血压。入院后心电图检查见图149-1。

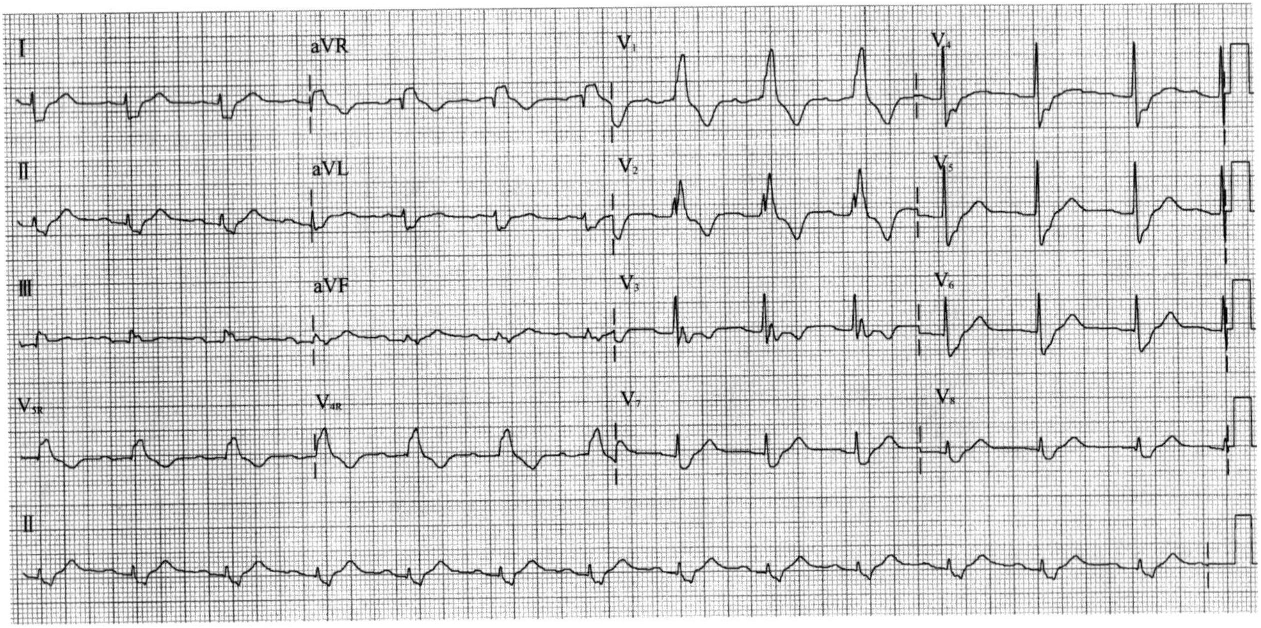

图149-1 例149心电图

心电图特点

1. 基本特点：心率：79次/分；PR间期：237ms；QRS波时间：155ms；QT/QTc间期：379/434ms；QRS波电轴：164°。

2. QRS波增宽，在V_1导联上呈单向粗钝R波型，在V_5导联上S波粗钝。

3. V_1和V_2导联ST段压低，T波倒置。

心电图诊断

1. Ⅰ度房室传导阻滞。

2. 完全性右束支阻滞。

解析

1. 本心电图的特点是除了右束支阻滞外还有Ⅰ度房室传导阻滞。在常规心电图诊断上，Ⅰ度房室传导阻滞和右束支阻滞的诊断明确。但是从心电图上判断阻滞部位，有两种可能：①房室交界区和右束支同时有阻滞，这是一种最为直接的判断；②双侧束支主干阻滞在心电图上可以有不同的表现，若将前后心电图对照能发现有完全性左束支阻滞的图形，则可以肯定有双侧束支阻滞。本患者仅见到右束支阻滞兼有PR间期延长，双侧束支主干阻滞只能作为可疑诊断。

2. 通常，房室传导发生较早的一侧束支是左束支，较晚的一侧束支是右束支。当双侧束支发生阻滞时，激动传导的特点包括：当左右束支传导时间明显不等时，即出现束支阻滞图形。当两侧束支传导速度的差值在25～40ms时，出现不完全束支阻滞的图形；如差值大于40ms时，则出现完全性束支阻滞的图形。所以在两侧束支传导时间不等时，以PR间期代表传导速度较快侧的房室传导时间，而QRS波代表传导较慢的束支阻滞图形。只有双侧束支都发生阻滞才使PR间期延长，并且PR间期代表激动从窦房结下传经阻滞较轻的一侧束支传至心室的时间。如果左右束支的传导时间相同，则激动同时沿左右束支以基本同等速度传导，QRS波形态不变，PR间期取决于左右束支传导时间延长的程度，若左右束支传导时间均有轻度延长，则PR间期也轻度延长；若左右束支的传导时间都有中度延长，则PR间期便呈中度延长。

3. 心电图上表现有Ⅰ度房室传导阻滞伴有束支阻滞，可能有以下阻滞形式：

（1）当双侧束支主干阻滞呈Ⅰ度阻滞，其右束支为轻度、左束支为中度Ⅰ度阻滞时，心电图表现为PR间期轻度延长，QRS波呈完全性左束支阻滞型，房室传导比例为1:1。

（2）当双侧束支主干阻滞呈Ⅰ度阻滞，其右束支为重度、左束支为中度Ⅰ度阻滞时，心电图表现为PR间期中度延长，QRS波呈完全性右束支阻滞图形，房室传导比例为1:1。

（3）当双侧束支主干阻滞呈右束支Ⅰ度阻滞，左束支Ⅱ度阻滞（2:1），左束支传导时间比右束支长时，心电图表现为PR间期轻度延长，QRS呈完全性左束支阻滞，房室传导比例为1:1。

（4）当双侧束支主干阻滞呈右束支Ⅰ度阻滞，左束支呈Ⅲ度阻滞时，心电图表现为PR间期轻度延长，QRS波呈完全性左束支阻滞，房室传导比例为1:1。

本心电图特点符合以上（2）中阻滞形式的心电图表现，因此可能是双侧束支主干Ⅰ度阻滞，其右束支为重度、左束支为中度Ⅰ度阻滞。

4. 临床资料：超声心动图：轻度二尖瓣关闭不全。冠脉造影：未见明显狭窄。

例 150

男性,86岁,突发胸闷气急急诊。连续心电图检查见图150-1~150-4。

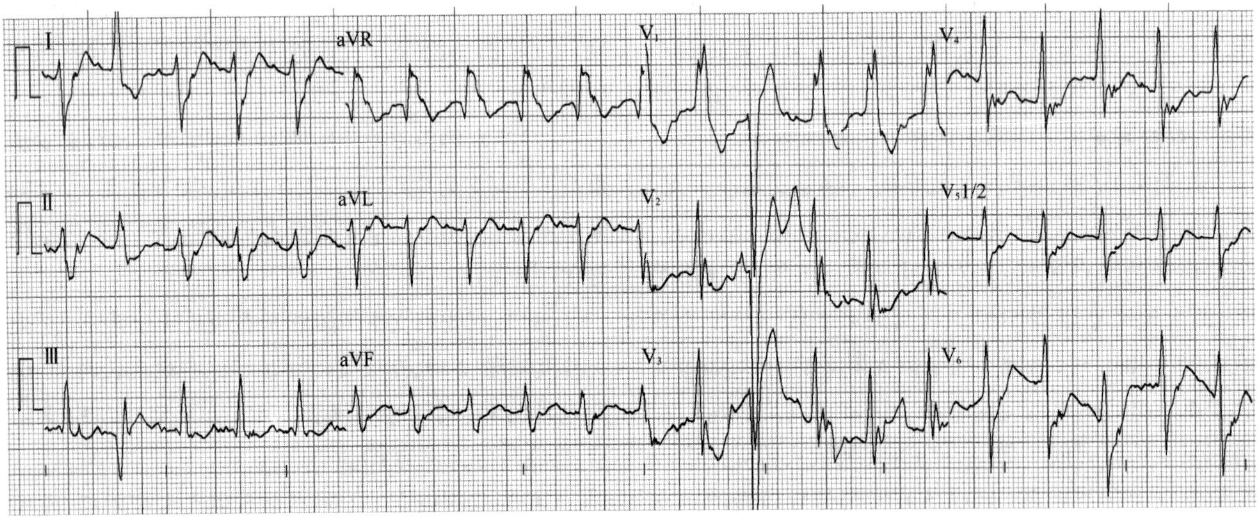

图 150-1　例150心电图(3月15日2时13分)

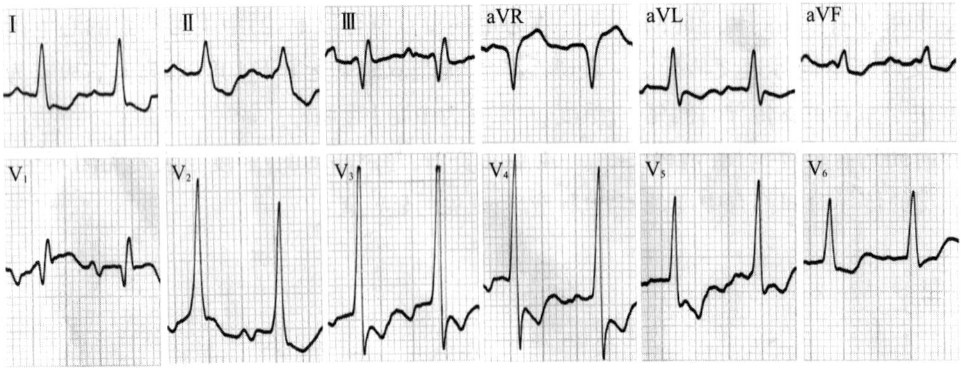

图 150-2　例150心电图(3月15日5时30分)

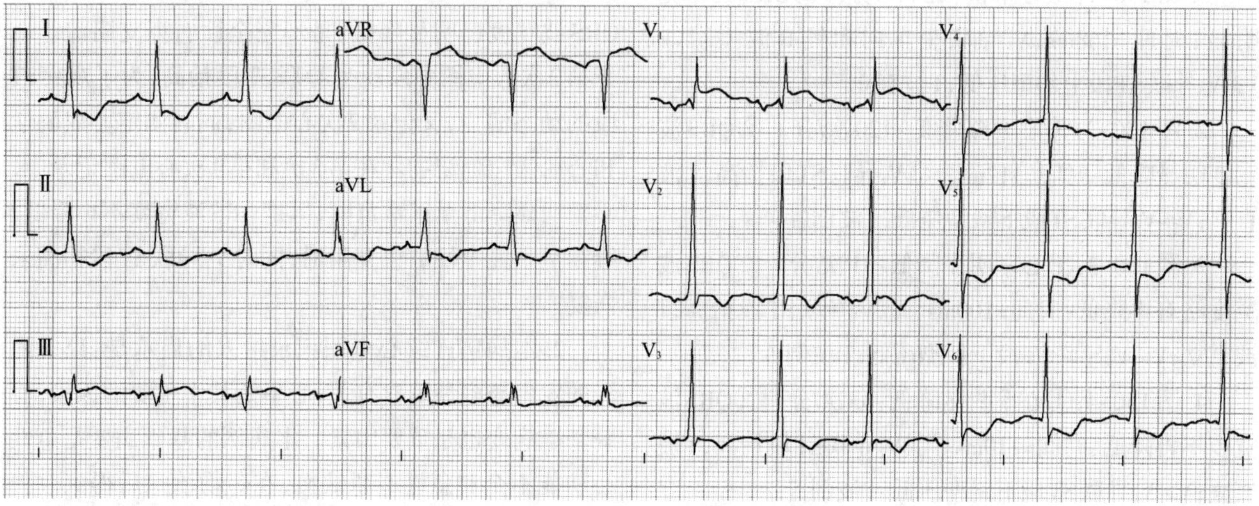

图150-3　例150心电图(3月15日6时54分)

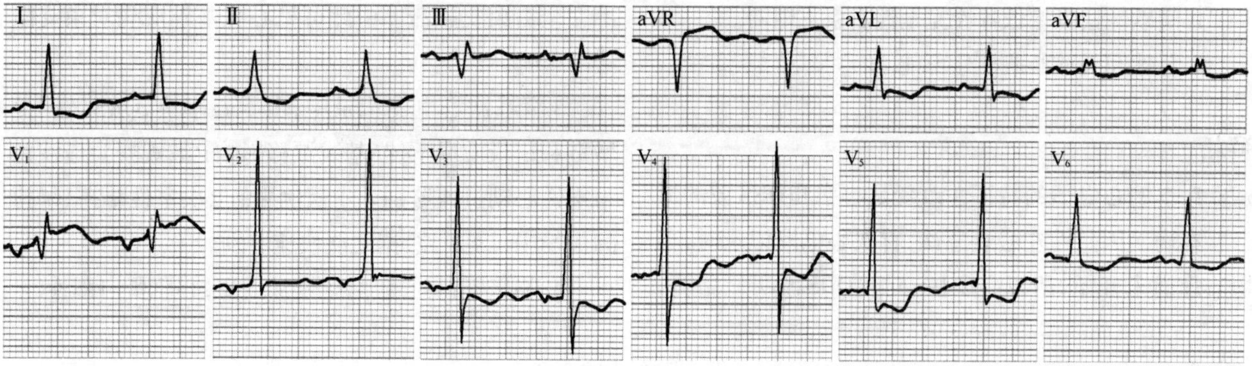

图150-4　例150心电图(3月15日9时50分)

心电图特点

1. 图150–1：①心率快：124次/分。②QRS波增宽明显：时间=168ms，V_1导联呈单向粗钝R波型。③V_4~V_6导联ST段上斜型压低，T波直立。

2. 图150–2：①心率略降低：120次/分。②QRS波宽度明显降低：时间=112ms。③V_1导联ST段抬高，T波直立；V_2~V_6导联ST段下斜型压低，T波倒置。

3. 图150–3：①心率明显降低：81次/分。②QRS波宽度略有再降低：时间=100ms。③V_1导联ST段抬高，T波直立；V_2~V_6导联ST段下斜型压低，T波倒置。

4. 图150–4：①心率明显降低：83次/分。②QRS波宽度不再降低：时间=110ms。③V_1导联ST段抬高，T波直立；V_3~V_6导联ST段下斜型压低，T波倒置。

心电图诊断

1. 间歇性快频率依赖性完全性右束支阻滞。

2. 急性间隔壁心肌梗死可能。

解析

1. 本例心电图的特征性改变是心率和QRS波的形态。本病例因急性左心衰急诊，首次心电图记录时，药物治疗尚未开始，所以心率快，同时QRS波明显增宽，呈完全性右束支阻滞。经3个多小时的药物治疗，急性左心衰得到一定的控制，尽管心率下降不明显，但是QRS波宽度已明显降低，呈不完全性右束支阻滞。由于第2次心电图中发现V_1导联ST段抬高，为了观察ST段的动态演变，又记录2次心电图，同时测定心肌酶学和心肌蛋白标记物。在第3次和第4次心电图记录中，心率明显降低至正常范围，但是QRS波宽度不再降低，继续呈不完全性右束支阻滞，同时V_1导联ST段抬高未恢复。

2. 本病例连续心电图记录给人的启示是：束支阻滞的发生与多种因素有关，心率是其中主要的因素，心脏基础病变也是重要因素。本病例的基础病变是急性心功能不全和急性心肌缺血，在药物治疗后得到改善的主要是心脏的功能状态，尽管心率降低并不显著，但是QRS波的宽度明显降低，完全性右束支阻滞恢复成不完全右束支阻滞。由此可见心脏基础疾病对束支阻滞的影响。

3. 第1次心电图记录中，由于心率快、QRS波明显增宽和记录质量不佳（基线漂移影响P波观察），应注意与室性心动过速鉴别。本病例中有2次室性早搏，早搏的代偿中可见P波，据之能快速鉴别。

4. 临床资料：心肌酶学异常增高，心肌蛋白阳性。

例 151

男性，74岁，胸痛2年，高血压史3年，为接受冠脉造影而入院。入院后心电图检查见图151-1。

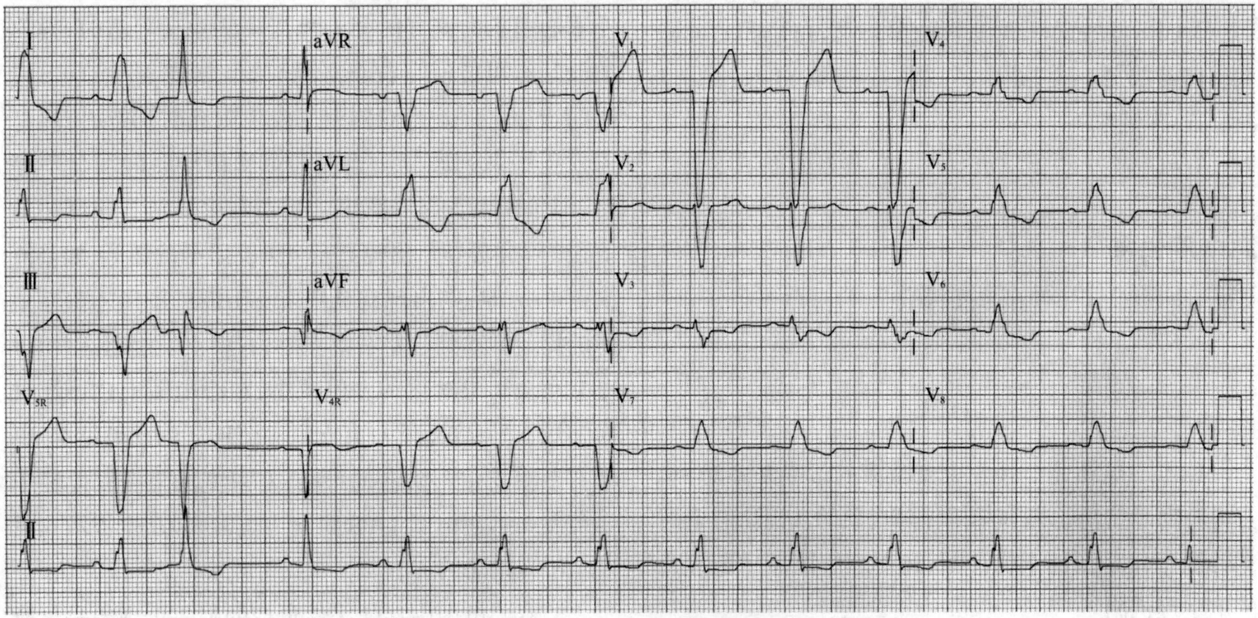

图 151-1　例 151 心电图

心电图特点

1. 基本特点：心率：73次/分；PR间期：199ms；QRS波时间：115ms和154ms；QT/QTc间期：415/457ms；QRS波电轴：-10°。

2. QRS波增宽，在V_1导联上呈rS型，在V_5和V_6导联上单向R波型。Ⅰ、Ⅱ和aVL，V_4~V_6导联ST段压低，T波倒置、粗钝。

3. 可见提早的P′-QRS-T波群，代偿间期不完全。

心电图诊断

1. 间歇性完全性左束支阻滞。

2. 房性早搏。

解析

1. 本心电图完全性左束支阻滞的诊断并不难，难点是在对早搏的诊断和早搏伴随现象的认识。心电图的诊断不仅是图面上的诊断，还要理解图面后所涉及的电生理机制。

2. 该早搏只记录在Ⅰ~Ⅲ导联，在Ⅲ导联中可见倒置的P′，考虑是房性早搏。进一步确诊的方法是测量代偿间期，该早搏的代偿间期不全，因此房性早搏的诊断可以确立（图151-2）。

3. 本心电图中伴随房性早搏的第一个现象是早搏的QRS波形态改变。束支阻滞时，房性早搏的QRS波与窦性QRS波形态通常是相同的，如何解释该房性早搏的QRS波形态改变？仔细观察QRS波形态，房性早搏的QRS波形态主要是宽度的改变，主波的方向未改变。按照其QRS波的时间，属于不完全性左束支阻滞，为何提前的激动发生了传导时间的改变？

4. 心电图上QRS波时间长短取决于双侧束支激动左右心室的时间和时间差。当一侧束支阻滞时，提前的激动有可能使左右心室激动的时间差增大，QRS波时间增加。但是当双侧束支发生阻滞时，激动传导可以发生一系列改变。当左右束支传导时间明显不等时，即出现束支阻滞图形。当左右束支传导速度的差值在25~40ms时，出现不完全束支阻滞的图形；如差值大于40ms时，则出现完全性束支阻滞的图形。房性早搏的提前激动到达左右束支时，右束支发生阻滞，使得左右束支传导速度的差值减小，在心电图上QRS波时间缩短，呈不完全性左束支阻滞图形。由此可见本，患者有双束支主干阻滞的可能，右束支的阻滞程度轻于左束支。本心电图上PR间期为正常高限，也提示双束支主干有阻滞的可能。

5. 本心电图中伴随房性早搏的另一个现象是早搏后窦性心动的QRS波形态改变（图151-2中标有“*”的QRS波）。该QRS波的形态与房性早搏的形态基本相同，属于不完全性左束支阻滞。解释机制是房性早搏的代偿使得窦性激动较晚到达左右束支，左束支的传导速度有所加快，左右束支的传导时间差减小，在心电图上QRS波时间缩短，呈不完全性左束支阻滞图形。由此可见，完全性左束支阻滞与快频率有关。

6. 按照2007~2009年AHA/ACC/HRS关于心电图标

准化的建议，完全性左束支阻滞的诊断标准包括：①QRS 波时间在成人≥120ms，4~16 岁儿童>100ms，4 岁以下儿童>90ms；②Ⅰ、aVL、V_5和V_6导联记录到增宽粗钝的R波，偶有V_5和V_6导联记录到RS型而取代了QRS波的移行；③Ⅰ、V_5和V_6导联无q波，窄q波可出现在无心肌病变区域的导联上；④V_5和V_6导联R峰时间>60ms，但在V_1~V_3导联正常，以上导联上可辨认出初始的小r波；⑤ST段和T波的方向通常与QRS波方向相反，在QRS波直立的导联上出现正向T波也可能是正常的，负向QRS波并ST段压低和/或负向T波为异常；⑥左束支阻滞可使额面电轴向右、向左或向上偏移，在某些患者可表现为心率依赖性。

7. 临床资料：超声心动图：左心室肥厚伴左心室舒张功能降低，左心房增大。冠脉造影：未见明显狭窄。

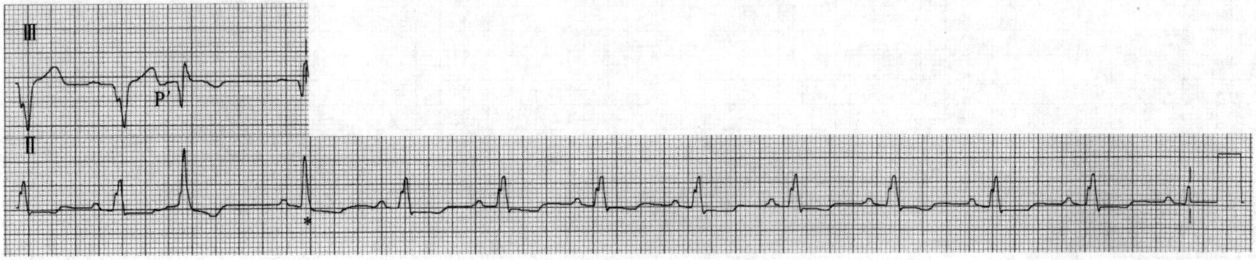

图 151-2　房性早搏与早搏伴随现象

例 152

男性，83岁，夜间畏寒发热，并出现心率显著降低而就诊。急诊连续记录2次心电图，第2次心电图记录见图152–1。

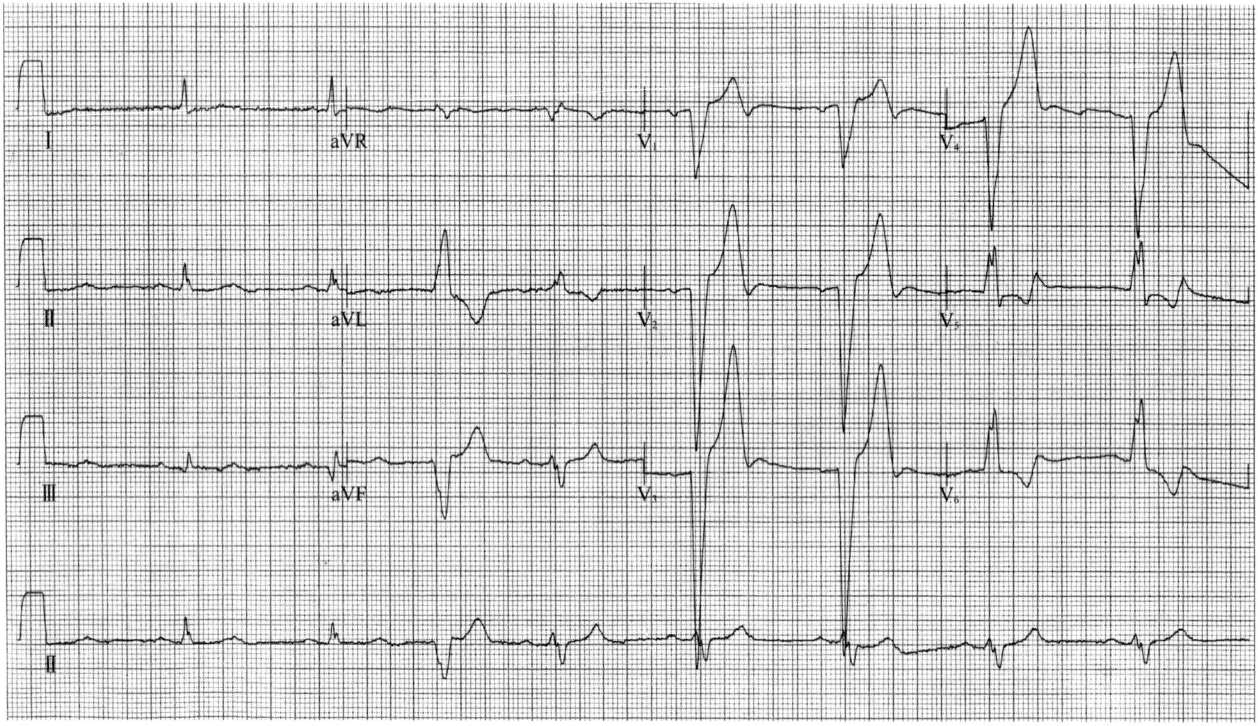

图152–1　急诊心电图

心电图特点

1. 基本特点：平均心率：53次/分；PR间期：194ms；QRS波时间：110ms和154ms；QT/QTc间期：492/461ms；QRS波电轴：–57°。

2. 部分QRS波增宽，在V_1导联上呈rS型，在V_5和V_6导联上单向粗钝R波型。V_5和V_6导联ST段压低，T波负正双向。

3. 可见提早的QRS–T波群，QRS宽大畸形，代偿间期不完全。

4. V_1导联Ptf值增大≥0.04mm·s。

心电图诊断

1. 窦性心动过缓(不排除Ⅱ度窦房阻滞呈2:1传导)。

2. 间歇性完全性左束支阻滞 。

3. 室性早搏。

4. 左心房异常。

5. QT间期延长。

解析

1. 本心电图有两点值得解析之处:一是室性早搏的不完全代偿间期,二是间歇性的完全性左束支阻滞。

2. 本心电图中的早搏,QRS宽大畸形,前无相关P波,室性早搏可以确立。通常室性早搏有完全的代偿间期,只有在显著的窦性心动过缓时,较早的室性早搏才有时间逆行激动窦房结,代偿间期不全。而本病例室性早搏较迟,从时间上推测无逆行激动窦房结的可能(图152-2)。

3. 在测量PP间期时发现,夹有室性早搏的PP间期是基础PP间期的1.5倍。由此引发的思路是,心率为49次/分的基础窦性心率很可能是Ⅱ度窦房阻滞呈2:1传导。夹有室性早搏的PP间期是Ⅱ度窦房阻滞呈3:1传导。(图152-2)。

4. 截选急诊第1次记录的Ⅱ导联心电图见图152-3,图中窦性心律的心率也恒定为49次/分,提示Ⅱ度窦房阻滞呈2:1传导可能性大。

5. 由于室性早搏后第一个窦性心动是提前的,因此患者出现了快频率依赖性完全性左束支阻滞。此后连续的完全性左束支阻滞原因是支阻滞中的蝉联现象。

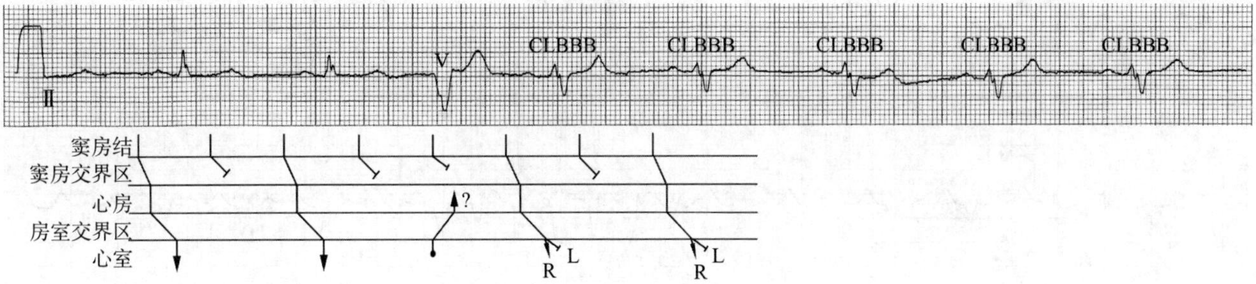

图152-2 室性早搏代偿间期不完全与完全性左束支阻滞

CLBBB:完全性左束支阻滞;L:左束支;R:右束支。

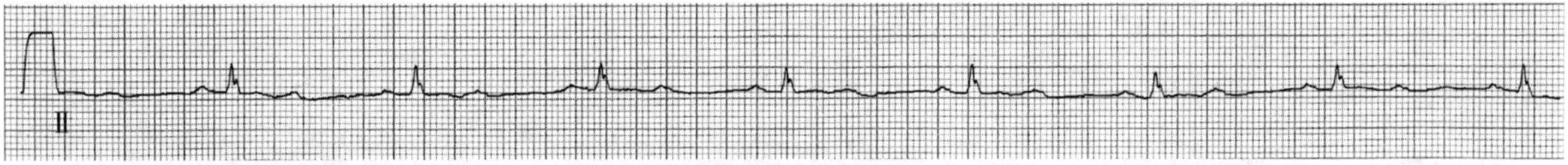

图152-3 第一次记录的Ⅱ导联心电图(记录时间:8时26分36秒)(心率49次/分)

例 153

女性，73 岁，原有高血压史，近来吞咽食物时常出现阵发性心动过速。门诊记录第一次记录心电图时未见心动过速，患者要求吞咽食物时再记录心电图，见图 153-1。

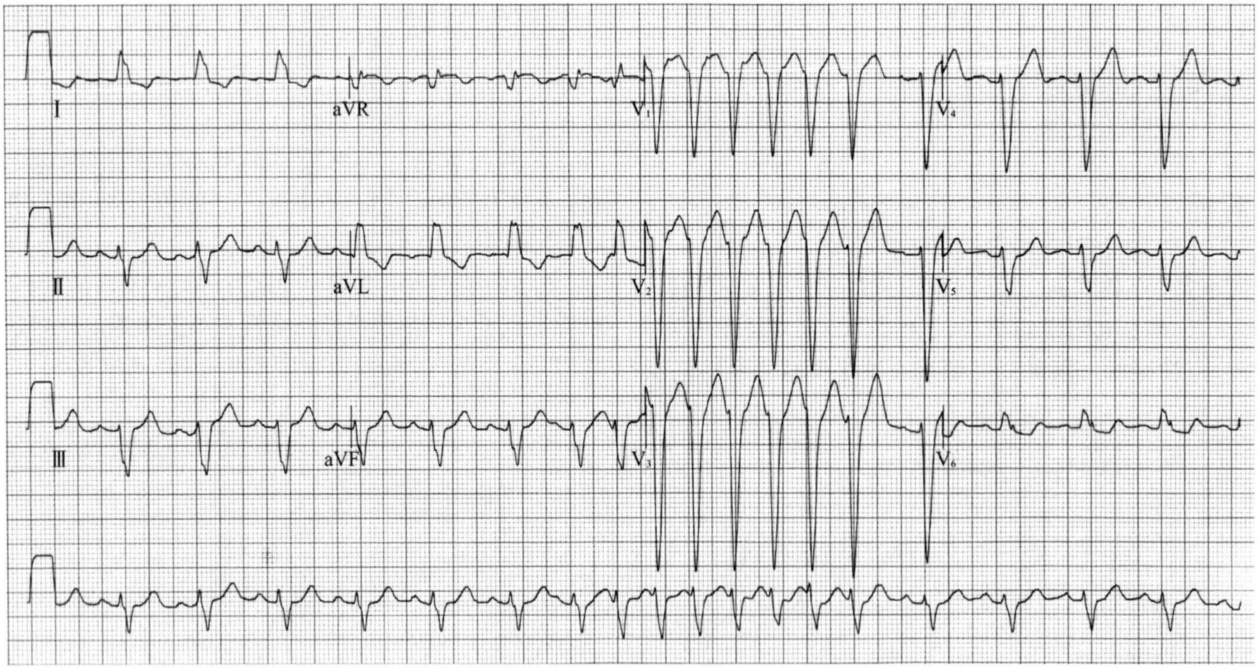

图 153-1 例 153心电图

心电图特点

1. 基本特点：平均心率：116次/分；PR间期：168ms；QRS波时间：140ms；QT/QTc间期：408/567ms，QRS波电轴：-47°。

2. P波增宽，时间=120ms；P波双峰，在Ⅲ和aVF导联中明显。

3. QRS波增宽，在V_1导联上呈rS型，在V_6导联上单向粗钝R波型。V_6导联ST段压低，T波负正双向。

4. 可见连续的快速的QRS-T波群，QRS宽大畸形。

心电图诊断

1. 短阵房性心动过速。

2. 完全性左束支阻滞。

3. 左心房异常。

解析

1. 左心房位于食道前，因此左心房增大可以压迫食道，严重者甚至出现吞咽困难。本患者未接受超声心动图检查，无法明确左心房的实际大小。但是心电图上P波增宽和双峰现象提示患者存在左心房增大。吞咽食物诱发房性心动过速，其机制肯定与食物通过时左心房受压有关。

2. 由于患者原有完全性左束支阻滞，故在房性心动过速时也呈完全性左束支阻滞图形。本例由于记录到房性心动过速的整个过程，能发现房性心动过速第1个P′波，因此诊断很明确（图153-2）。当房性心动过速持续时间长而常规心电图仅能记录发作片段时，若P′波重叠在前T波上，则难以与室性心动过速相鉴别。

3. 本例提示，在记录心电图时应注意与患者沟通，以便记录到更有意义的心电图。

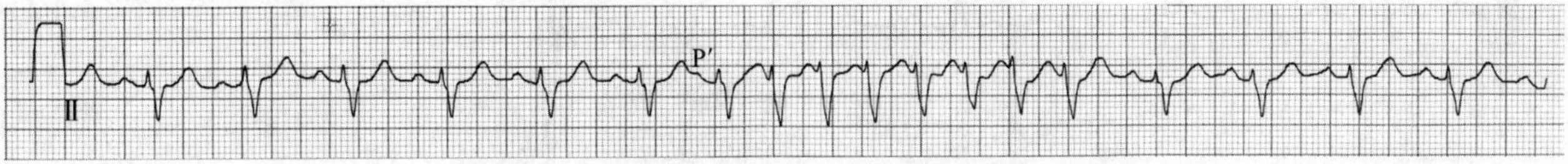

图153-2 短阵房性心动过速与完全性左束支阻滞

例 154

男性，66岁，胸闷1年，胸痛1个月，原有高血压史，为接受冠脉造影而入院。入院后心电图检查见图154-1。

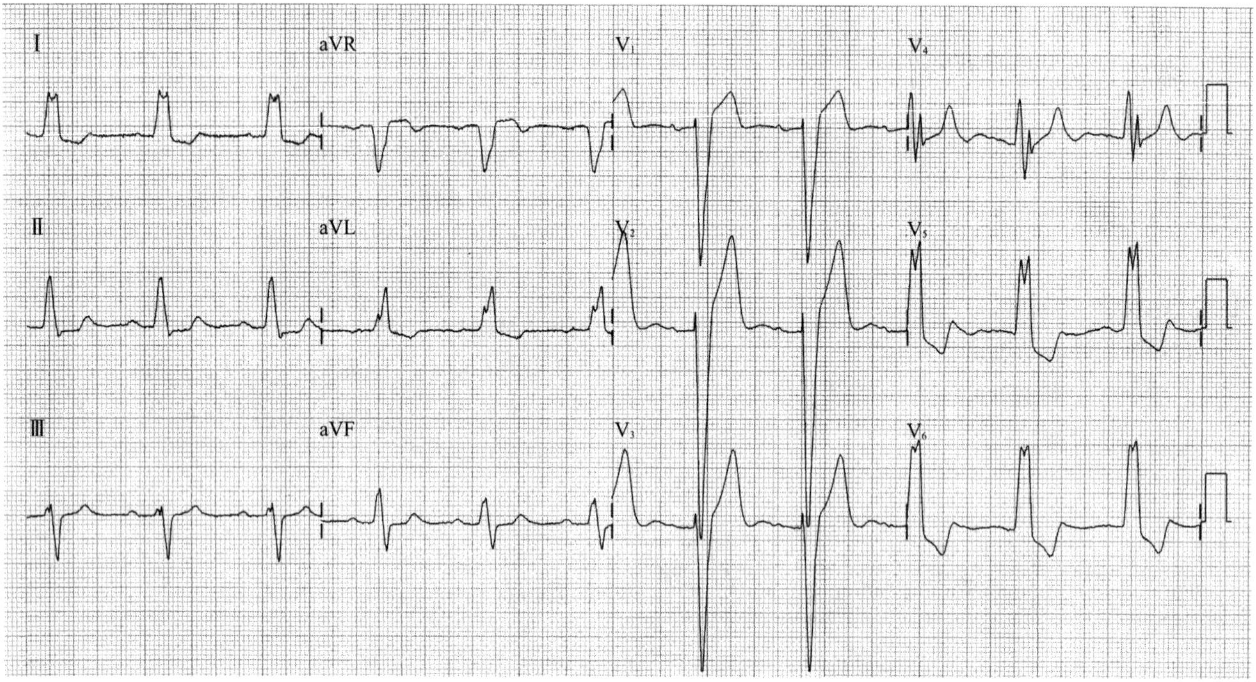

图154-1 例154心电图

心电图特点

1. 基本特点：心率：65次/分；PR间期：224ms；QRS波时间：163ms；QT/QTc间期：504/523ms；QRS波电轴：10°。

2. QRS波增宽，在V_1导联上呈rS型，V_5和V_6导联上呈单向粗钝R波型。Ⅰ、Ⅱ、aVL、V_5和V_6导联ST段压低，T波负正双向。

3. QRS波电压增高：$R_{V5}+S_{V1}>4.0mV$，$R_{aVL}+S_{V3}>2.8mV$。

4. V_1导联Ptf值增大≥0.04mm·s。

心电图诊断

1. Ⅰ度房室传导阻滞。

2. 完全性左束支阻滞。

3. 左心室肥厚。

4. 左心房异常。

解析

1. 本心电图上，QRS波群时限>155ms，左心房P波异常，结合胸前导联QRS电压标准，可以诊断完全性左束支阻滞和左心室肥厚。

2. 除完全性左束支阻滞和左心室肥厚外，还存在Ⅰ度房室传导阻滞。

3. 在常规心电图上，可以诊断为Ⅰ度房室传导阻滞和完全性左束支阻滞。关于阻滞部位，有两种可能，一种是室交界区和右束支同时有阻滞，这是一种最为直接的判断。另一种可能是侧束支主干阻滞，可有多种阻滞形式。

（1）双侧束支主干阻滞呈Ⅰ度阻滞，其右束支为轻度、左束支为中度Ⅰ度阻滞时，心电图表现为PR间期轻度延长，QRS波呈完全性左束支阻滞图形，房室比例为1:1。

（2）双侧束支主干阻滞呈右束支Ⅰ度阻滞，左束支Ⅱ度阻滞（2:1）。左束支传导时间比右束支长时，每次激动均经右束支下传，心电图表现为PR间期轻度延长，QRS波呈完全性左束支阻滞图形，房室传导比例为1:1。

（3）当双侧束支主干阻滞呈右束支Ⅰ度阻滞、左束支呈Ⅲ度阻滞时，心电图表现为PR间期轻度延长，QRS波呈完全性左束支阻滞图形，房室传导比例为1:1。

4. 临床资料：超声心动图：轻度二尖瓣关闭不全。

例 155

男性，51 岁，胸闷气急 5 年，加重 1 个月，为接受冠脉造影入院。原有高血压史 20 余年。入院后心电图检查见图 155-1。

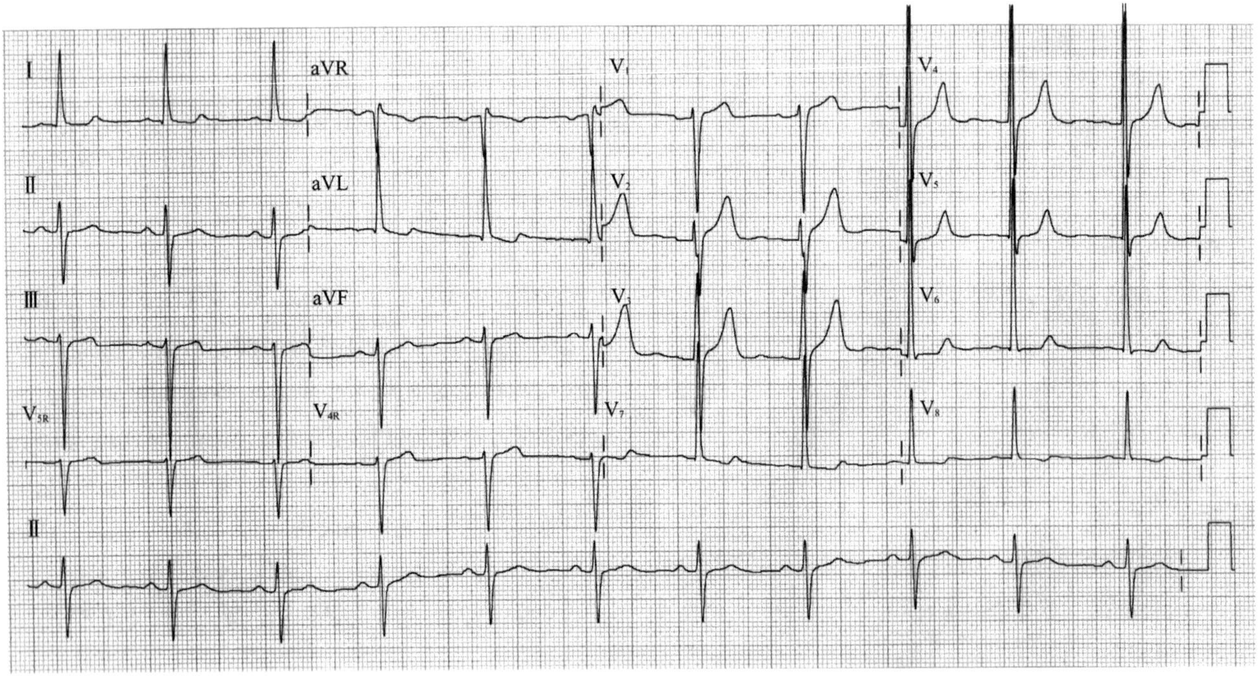

图 155-1 例 155 心电图

心电图特点

1. 基本特点：心率：66次/分；PR间期：196ms；QRS波时间：99ms；QT/QTc间期：401/420ms；QRS波电轴：-45°。

2. Ⅰ和aVL导联QRS波呈qR型，R_{aVL}>$R_{Ⅰ}$。Ⅱ、Ⅲ和aVF导联QRS波呈rS型，$S_{Ⅲ}$>$S_{Ⅱ}$。

3. V_5导联R波电压>2.5mV，R_{V5}+S_{V1}>4.0mV。

心电图诊断

1. 左心室肥厚。

2. 左前分支阻滞。

解析

1. 左束支可分为左前分支、左后分支及室间隔分支三个分支。左前分支和左后分支阻滞是目前公认的两种分支阻滞。当其中的一个分支阻滞时，QRS初始向量指向背离阻滞区的方向，0.02s后QRS的平均向量指向阻滞区。

2. 当左前分支阻滞时，左心室的激动只能沿左后分支下传，首先引起室间隔左后半部以及左心室的后下壁除极，而后通过浦肯野纤维的吻合处迅速扩展到左心室的前侧壁，使左心室激动的方向发生明显的改变，初始向量指向右下方，终末向量指向左上方，使QRS波平均电轴左偏，因此其心电图有以下特点：①QRS波电轴左偏，一般在-45°～-90°；②Ⅰ和aVL导联QRS波呈qR型，R_{aVL}>$R_{Ⅰ}$；③Ⅱ、Ⅲ和aVF导联QRS波呈rS型，$S_{Ⅲ}$>$S_{Ⅱ}$。按照2007~2009年AHA/ACC/HRS关于心电图标准化的建议，左前分支阻滞的诊断标准包括：①额面电轴在-45°～-90°；②aVL导联QRS波呈qR型；③aVL导联R峰时间≥45ms；④QRS波时间<120ms。

3. 本心电图上除了左前分支阻滞的特点外，还具有左心室肥厚的特点，尤其是左心室电压显著增高。左前分支阻滞使QRS电轴偏向后上方，形成Ⅰ和aVL导联的大R波，V_5和V_6导联的小r波和深S波。此时Ⅰ和aVL导联R波振幅的诊断价值有限，而左胸导联S波振幅有助于发现左心室肥厚。本心电图上左胸导联的S波振幅并无增加，仍以R波振幅增加为表现，而且R波振幅显著增加，因此诊断为左心室肥厚和左前分支阻滞。

4. 临床资料：超声心动图：左心房增大，左心室肥厚。冠脉造影：左前降支中段30%狭窄，第一对角支95%狭窄，右冠中段30%狭窄。

例156

男性，48岁，胸痛2年，加重2个月，为接受冠脉造影入院。入院后心电图检查见图156-1。

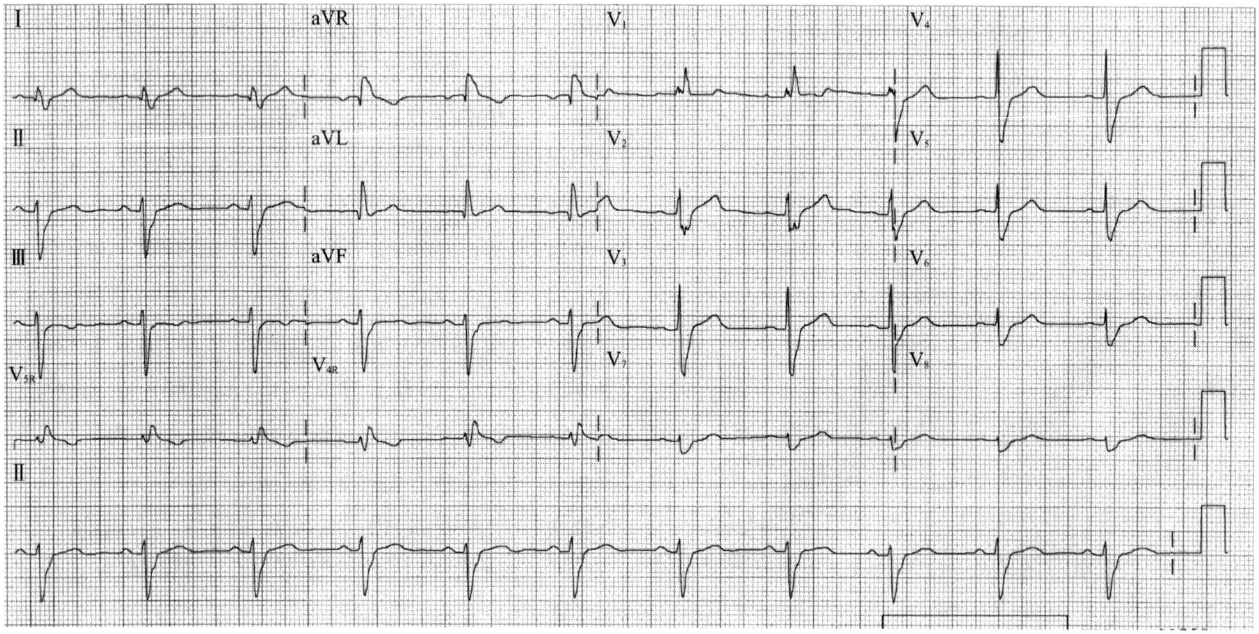

图156-1 例156心电图

心电图特点

1. 基本特点：心率：65次/分；PR间期：185ms；QRS波时间：141ms；QT/QTc间期：398/414ms；QRS波电轴：261°。

2. QRS波增宽，在V_1导联上呈rsR'型，在V_5和V_6导联上S波粗钝。

3. Ⅰ导联QRS波呈Rs型，aVL导联QRS波呈qR型。Ⅱ、Ⅲ和aVF导联QRS波呈rS型，SⅢ>SⅡ。

心电图诊断

1. 完全性右束支阻滞。

2. 左前分支阻滞。

解析

1. 右束支合并左前分支阻滞的心电图表现是：具有右束支阻滞的图形，又具有左前分支阻滞的特点。QRS波电轴左偏是右束支合并左前分支阻滞典型的心电图表现，本心电图上QRS波电轴右偏，属于右束支合并左前分支阻滞特殊类型。

2. 单纯左前分支阻滞在Ⅰ导联上QRS波呈qR型，由于右束支阻滞在Ⅰ导联上QRS波有粗钝的S波，因此左前分支阻滞合并右束支阻滞后，典型的图形是在Ⅰ导联上QRS波有粗钝的S波，但QRS波电轴仍保持左偏。特殊的类型是Ⅰ导联上出现很深的S波，甚至电轴右偏。这种特殊类型可见于右束支阻滞程度重而左前分支阻滞程度轻。QRS波电轴右偏，可能导致合并的左前分支阻滞漏诊。

3. 临床资料：超声心动图：轻度主动脉瓣关闭不全。冠脉造影：未见明显病变。

例157

男性,58岁,为“新心电图机上市测试”而招募的志愿者。图157-1是现有品牌机(对照心电图机)所记录的心电图。

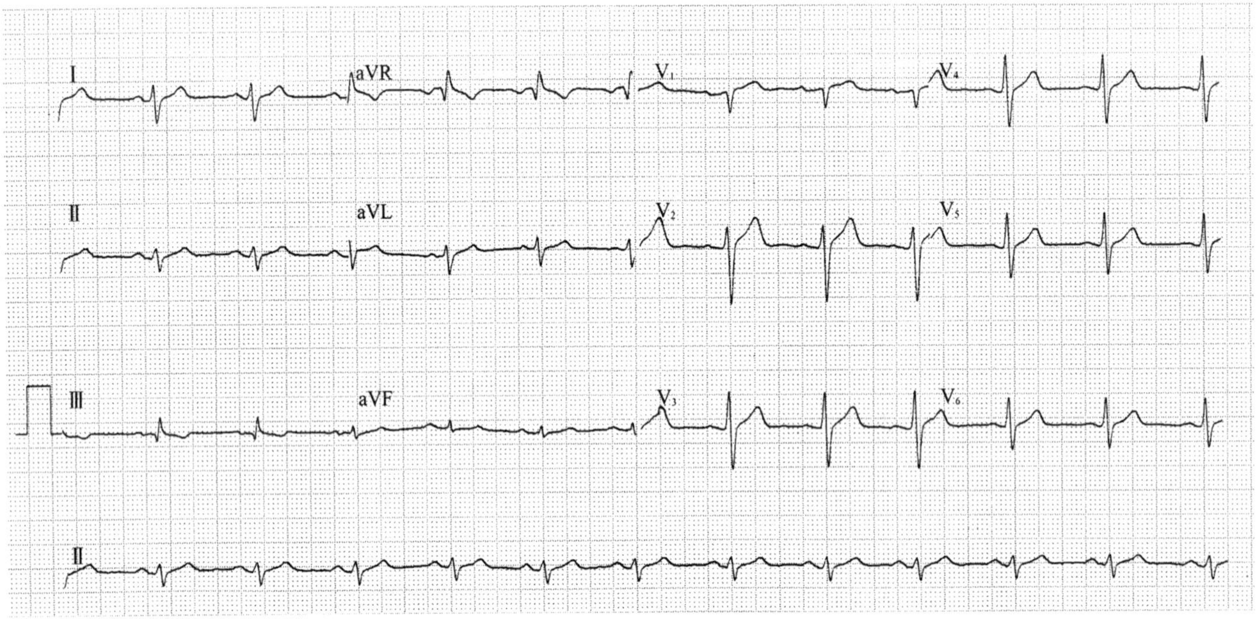

例157-1　例157心电图

心电图特点

1. 基本特点：心率：73次/分；PR间期：162ms；QRS波时间：108ms；QT/QTc间期：368/418ms；QRS波电轴：175°。

2. Ⅰ和aVL导联QRS波呈rS型，Ⅲ导联QRS波呈qR型。

心电图诊断

左后分支阻滞。

解析

1. 按照2007~2009年AHA/ACC/HRS关于心电图标准化的建议，左后分支阻滞的诊断标准包括：①成人QRS波电轴90°～180°，由于≤16岁的儿童额面电轴可以右偏，因此只有当记录到明显的电轴右偏时，此标准才适用于儿童；②Ⅰ和aVL导联QRS波呈rS型；③Ⅲ和aVF导联QRS波呈qR型；④QRS波时间<120ms。本心电图符合以上特点，因此在心电图上能诊断左后分支阻滞。

2. 通常诊断左后分支阻滞应排除其他病因引起的电轴右偏。本心电图上，无右束支阻滞合并右心室肥厚的心电图表现，无代表慢性肺部疾病的P波异常，无前侧壁心肌梗死的心电图表现，因此无其他病因引起的电轴右偏。

3. 孤立的左后分支阻滞少见，本患者不能提供以往的病史，因此病因不详。

例158

男性，72岁，胸闷气急2月，加重1天，为接受冠脉造影入院。原有高血压史30余年。入院后心电图检查见图158-1。

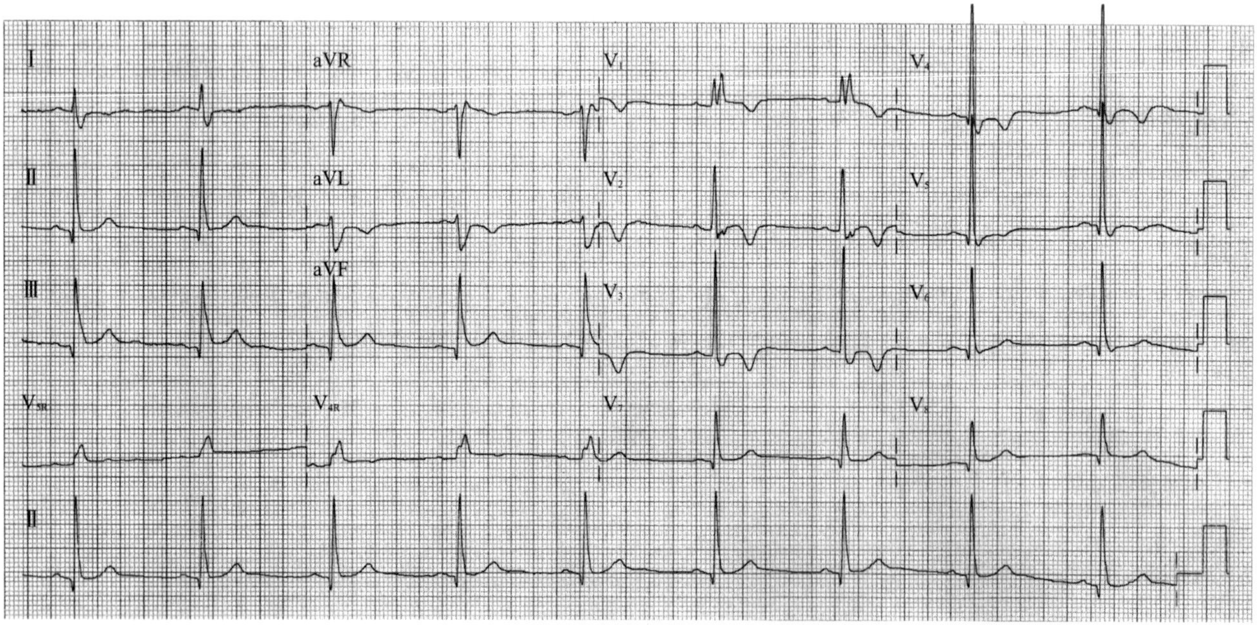

图158-1　例158心电图

心电图特点

1. 基本特点：心率：54次/分；PR间期：172ms；QRS波时间：139ms；QT/QTc间期：450/426ms；QRS波电轴：100°。

2. QRS波增宽，QRS波增宽，在V_1导联上呈rsR′型，在V_5和V_6导联上S波粗顿。

3. aVL导联QRS波呈rS型，S波粗钝，Ⅱ、Ⅲ和aVF导联QRS波呈qR型。

4. V_3~V_5导联T波倒置。

心电图诊断

1. 窦性心动过缓。

2. 完全性右束支阻滞。

3. 左后分支阻滞。

4. T波改变。

解析

1. 左后分支分布在室间隔左后半部以及左心室的后下壁。该分支的纤维束短而粗，血液供应丰富，因此较少发生阻滞。孤立的左后分支阻滞少见，常见与右束支阻滞合并存在。当左后分支与右束支同时阻滞时，在心电图上胸导联呈现右束支阻滞图形，肢体导联呈现近似左后分支阻滞图形。

2. 由于合并有右束支阻滞，肢体导联上左后分支阻滞图形将发生一些改变。①Ⅰ和aVL导联呈rS型，但S波粗钝。②Ⅲ、aVF导联呈qR型或qRs型，但Ⅲ和aVF导联R波振幅高，并且R波粗钝。此系两者同向的QRS波向量相加的表现，表示左后分支阻滞的程度属完全性或高度性。R波振幅高者易发展为Ⅲ度房室传导阻滞。

3. 通常诊断左后分支阻滞时应排除其他病因引起的电轴右偏。本心电图上，无右束支阻滞合并右心室肥厚的心电图表现，无代表慢性肺部疾病的P波异常，无前侧壁心肌梗死的心电图表现，可以排除其他病因引起的电轴右偏。

4. 临床资料：超声心动图：轻度主动脉瓣关闭不全。冠脉造影：在检查过程中突发室性心动过速，后继心脏骤停，紧急起搏治疗。后植入永久起搏器。因此右束支合并左前分支阻滞，R波振幅高者，提示危险性增高。

例159

男性，68岁，胸痛18月，加重1周，为接受冠脉造影入院。入院后心电图检查见图159-1。

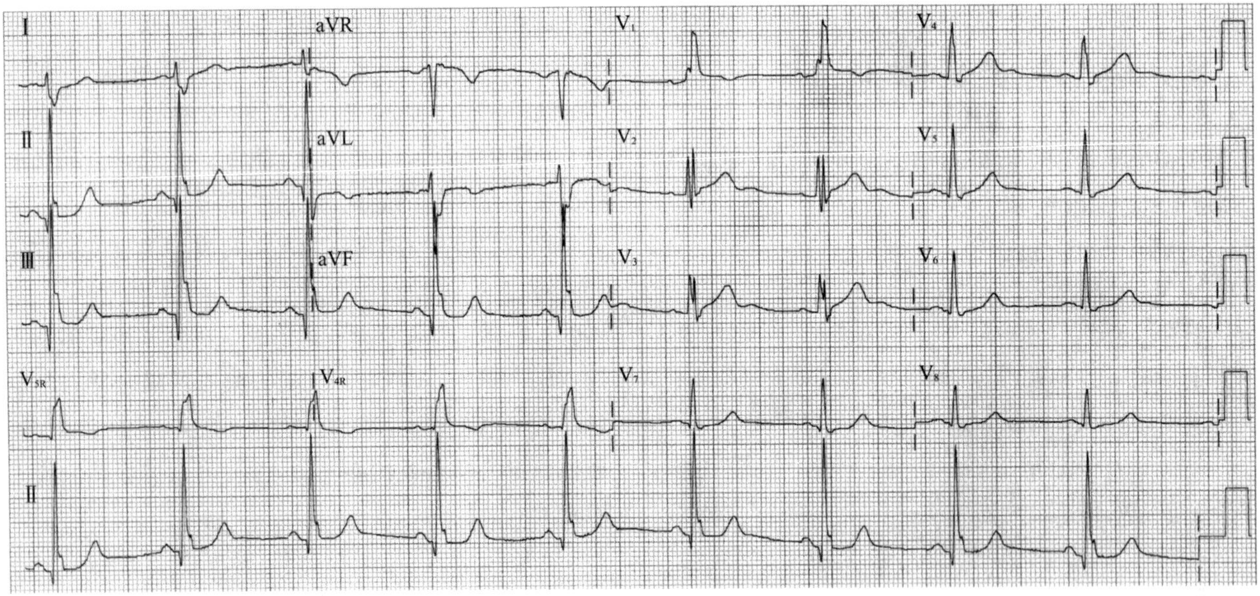

图159-1　例159心电图

心电图特点

1. 基本特点：心率：55次/分；PR间期：156ms；QRS波时间：140ms；QT/QTc间期：460/440ms；QRS波电轴：101°。

2. QRS波增宽，在V_1导联上呈单向粗钝R波型，在V_5和V_6导联上S波粗钝。

3. Ⅰ和aVL导联QRS波呈rS型，S波粗钝，Ⅱ、Ⅲ和aVF导联QRS波呈qR型，Q波时间>25ms。

心电图诊断

1. 窦性心动过缓。

2. 完全性右束支阻滞。

3. 左后分支阻滞。

解析

1. 左后分支阻滞时，Ⅱ、Ⅲ和aVF导联QRS波呈qR型，但通常Q波<25ms。本心电图Ⅱ、Ⅲ和aVF导联上Q波>25ms，因此必须与合并下壁心肌梗死鉴别。

2. 临床资料：超声心动图：左心室舒张功能降低。冠脉造影：左前降支近端60%~80%狭窄，右冠脉近端30%狭窄。

例160

男性,5岁,上呼吸道感染发热5天,体格检查时发现心律不齐。心电图检查见下图160-1和160-2。

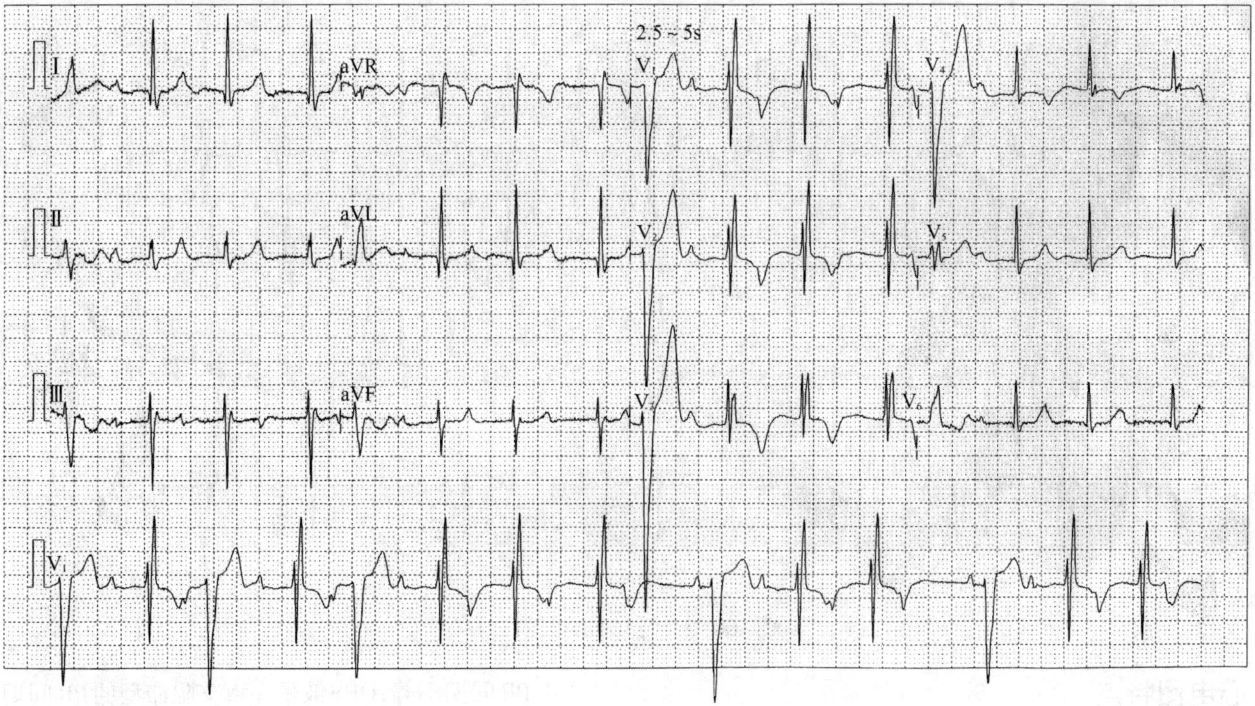

图160-1 例160心电图(一)

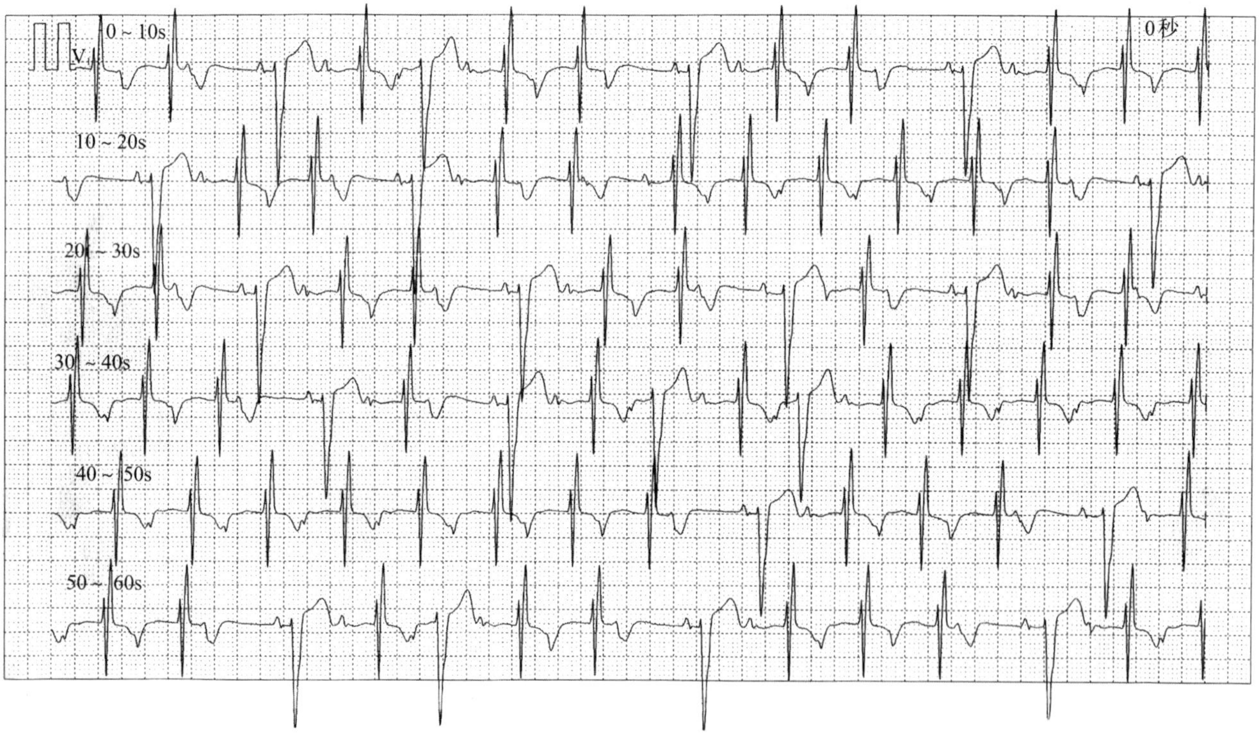

图160-2 例160心电图(二)

心电图特点

1. 基本特点：平均心率：83次/分；PR间期：不定；QRS波时间：120ms；QT/QTc间期：420/490ms；QRS波电轴：不定。

2. PP间期规则。

3. QRS波增宽，交替出现左右束支阻滞图形。

4. PR间期不等，QRS波呈左束支阻滞型的PR间期较短，不呈逐渐延长的趋势；呈右束支阻滞型的PR间期长，呈逐渐延长趋势，直至P波后脱落QRS-T波群。

5. 在一分钟心电图中，在QRS波脱落前，绝大部分呈右束支阻滞型。脱落QRS波后，第一个下传的QRS波均呈左束支阻滞型。

心电图诊断

1. Ⅱ度Ⅰ型房室传导阻滞。

2. 交替性双束支阻滞。

解析

1. Ⅱ度Ⅰ型房室传导阻滞伴交替性双束支阻滞，其阻滞部位可以是房室结合并束支阻滞，也可以束支阻滞本身。本病例中PR间期与束支阻滞部位有关，因此Ⅱ度Ⅰ型房室传导阻滞最可能由束支Ⅱ度文氏型阻滞所致。

2. 双束支阻滞时，窦性激动经阻滞较轻的一侧束支下传至心室，而产生对侧阻滞的图形。一旦双侧同时阻滞，将发生QRS波脱落。在心电图上以PR间期代表传导速度较快侧束支的房室传导时间，而QRS波代表传导较慢的束支阻滞图形，发生QRS波脱落时是双束支同时阻滞。

3. 本心电图上，在QRS波脱落前，绝大部分呈右束支阻滞型，也就是经左束支下传。而且PR间期长并呈逐渐延长，直至QRS波脱落（左束支同时阻滞），由此可见左束支是Ⅱ度文氏型阻滞（由此构成房室传导的文氏周期）（图160-3）。

4. 本心电图上，在QRS波脱落的周期中，呈左束支阻滞型的心动明显少于呈右束支阻滞型的心动，也就是说激动偶尔经右束支下传，右束支的房室比例>2:1，PR间期短，无逐渐延长趋势，由此可见右束支是高度阻滞（图160-3）。

5. 临床资料：超声心电图：未见心脏结构和功能异常。

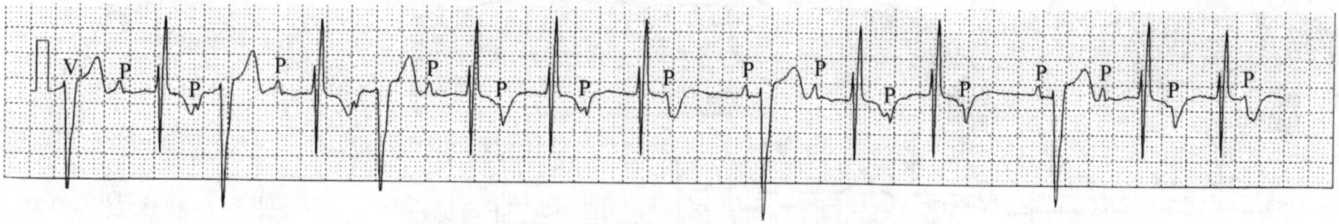

图160-3　交替性双束支阻滞中PR间期变化

例 161

男性，39岁，阵发性胸闷伴黑矇11小时急诊。每次发作持续3~4分钟，其中两次黑矇发作时伴有意识丧失和四肢抽搐，此时所记录的心电图见图161-1（图中为连续记录）。有黑矇但意识清晰时所记录的心电图见图161-2。

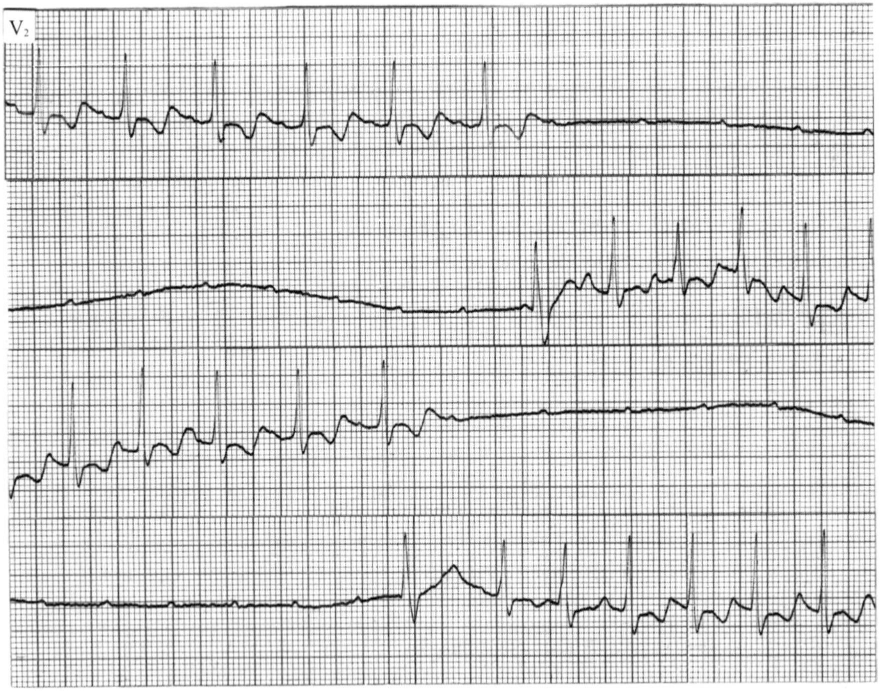

图161-1　黑矇伴意识丧失时心电图

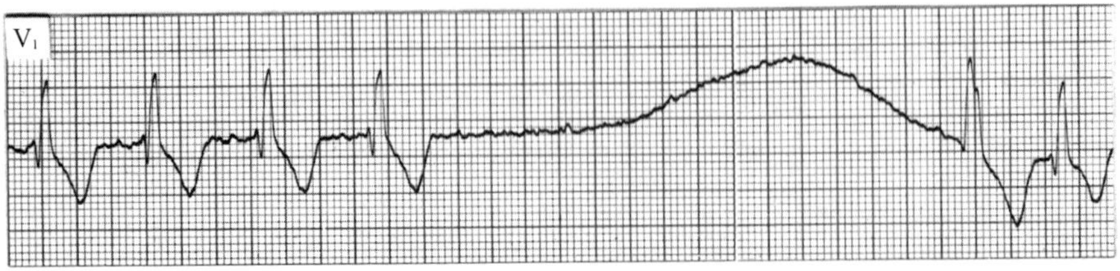

图161-2　黑矇但意识清醒时心电图

心电图特点

1. 基本特点：窦性心率：约125次/分；PR间期：180ms；QRS波时间：120ms。

2. PP间期基本规则，可见P波后连续脱落QRS-T波群，形成长RR间期。在长RR间期后，均可见室性逸搏。

3. QRS波增宽，在V_1导联上呈典型右束支阻滞型。

心电图诊断

1. 阵发性房室传导阻滞。

2. 心室停顿。

3. 双束支阻滞。

解析

1. 急诊时所记录的心电图，所有导联均可见如图161-1和图161-2所示的P波后连续脱落QRS-T波群现象。图161-1是连续发作2次的心电图记录，也是发作最长RR间期的心电图记录。图中见P波后连续脱落QRS-T波群，形成长达6s以上的长RR间期。在长RR间期后的第一个QRS波无固定PR间期，其形态与此后P波下传的QRS波形态不同。在这个QRS波后，P波下传，PR间期正常。图161-2是V_1导联心电图，见P波下传的QRS波呈完全性右束支阻滞型，长RR间期后第1个QRS波也呈完全性右束支阻滞型，但形态有所不同。

2. 从图161-2中可以肯定患者有完全性右束支阻滞，形成阵发性房室传导阻滞的原因是左束支同时发生阻滞。

3. 为何双束支同时发生连续的阻滞？减率性束支传导阻滞(4相传导阻滞)可解释左束支发生阻滞的原因。减率性束支传导阻滞可发生在任何束支与分支，但以左束支为多见。由于神经反射的作用，在图161-1和图161-2中，当出现阵发性房室传导阻滞时，可见反射性窦性心率加速，而当房室传导恢复后，可见反射性窦性心率减慢。由于左束支存在有减率性传导阻滞，当心率由快变慢，达临界心率(PP≥0.64s，即心率≤94次/分)时，便出现阻滞。因原有完全性右束支阻滞，故形成阵发性房室传导阻滞。当第1个P波被阻滞后，由于双束支均完全阻滞，不可能有来自对侧束支的经室间隔的逆向激动，使得束支的激动周期缩短而恢复传导功能，便形成了长达6s以上的心室停顿。只有室性逸搏出现时，方能激动束支，使束支的激动周期缩短而恢复传导功能。从图161-2中室性逸搏的形态来判别，该室性逸搏起源于左心室，恰能激动存在减率性传导阻滞的左束支而使其恢复传导功能。以上心电现象很易被误诊为韦登斯基促进作用。

4. 从病程来判断，引起双侧束支阻滞的病因可能是急性心肌炎。入院后紧急安装临时起搏器，并给予肾上腺皮质激素治疗，次日心电图恢复正常，截选V_1导联见图161-3。

5. 临床资料：心肌酶谱：正常。超声心电图：未见心脏结构和功能异常。

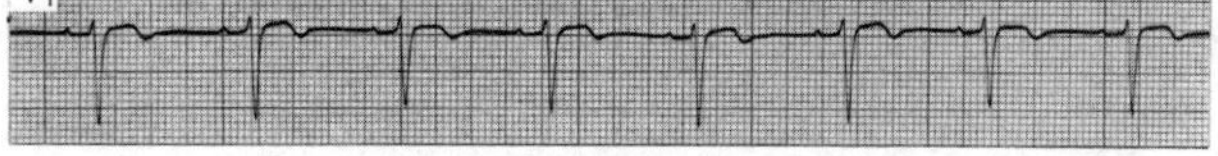

图161-3　治疗后的心电图

例 162

男性，59 岁，起搏器术前准备。原有心肌梗死史，有晕厥史。心电图检查见图 162–1。

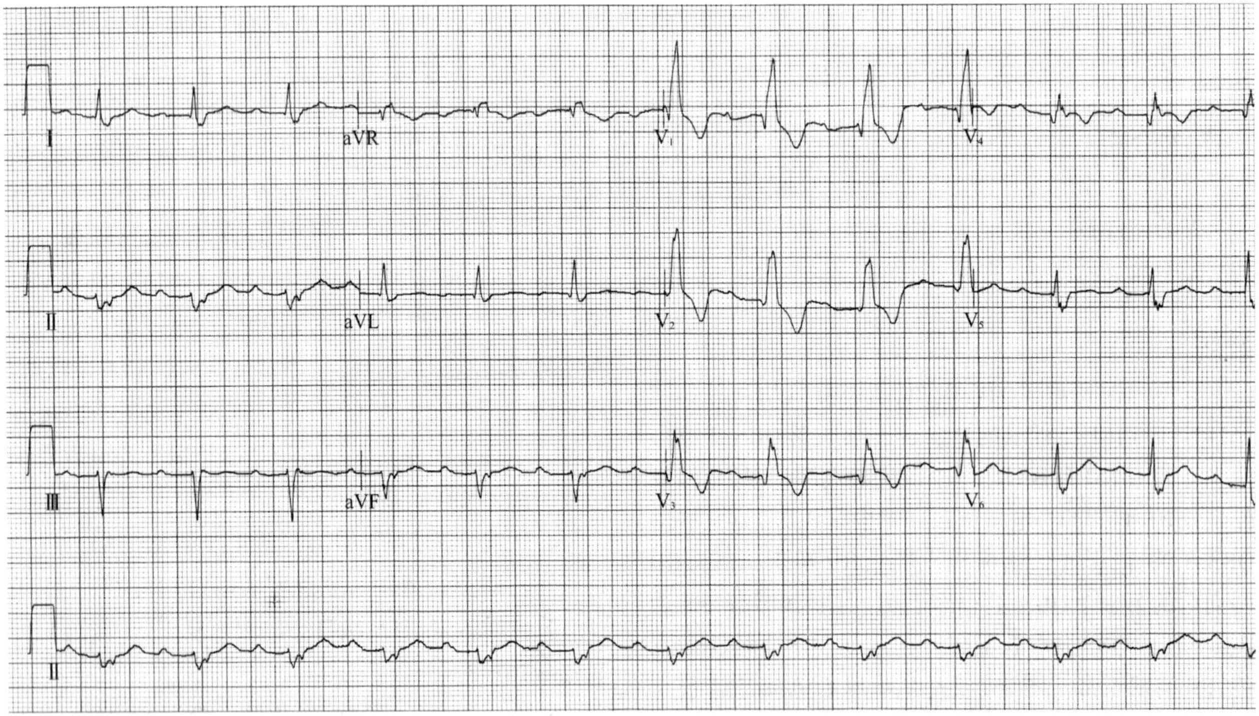

图 162–1　例 162心电图

心电图特点

1. 基本特点：心率：76次/分；PR间期：294ms；QRS波时间：152ms；QT/QTc间期：396/445ms；QRS波电轴：-54°。

2. PP间期规则。

3. QRS波增宽，在V_1导联上呈rsR′型，在V_5和V_6导联上S波粗钝。

4. aVL导联QRS波呈qR型，R_{aVL}>R_{I}。Ⅱ、Ⅲ和aVF导联QRS波呈rS型，S_{III}>S_{II}。

5. V_2~V_4导联上有异常Q波。

心电图诊断

1. 陈旧性前壁心肌梗死。

2. Ⅰ度房室传导阻滞。

3. 完全性右束支阻滞。

4. 左前分支阻滞。

解析

1. 本心电图具有右束支阻滞的图形，又具有左前分支阻滞的特点。因此右束支合并左前分支阻滞可以确立。

2. 结合有心肌梗死史，推测Ⅰ度房室传导阻滞最可能的阻滞部位位于三分支。

3. 三支合并阻滞时，各支阻滞的程度可不相同，激动一般经阻滞程度较轻的分支传导，而形成的QRS波呈另两分支合并阻滞的形态。本心电图上右束支合并左前分支阻滞，即激动经左后分支下传。PR间期明显延长，提示左后分支传导时间明显延长，至少存在Ⅰ度阻滞。

4. 若三支同时完全阻滞，可造成一次或多次P波后脱落QRS-T波群。本患者曾有晕厥时，原因可能就是三支同时完全阻滞，造成一次或多次P波后脱落QRS-T波群。对于这类患者应及时给予起搏治疗。

例163

男性，70岁，晨起胸闷，午后就诊，原有“传导阻滞”史，具体不详。心电图检查见图163-1。

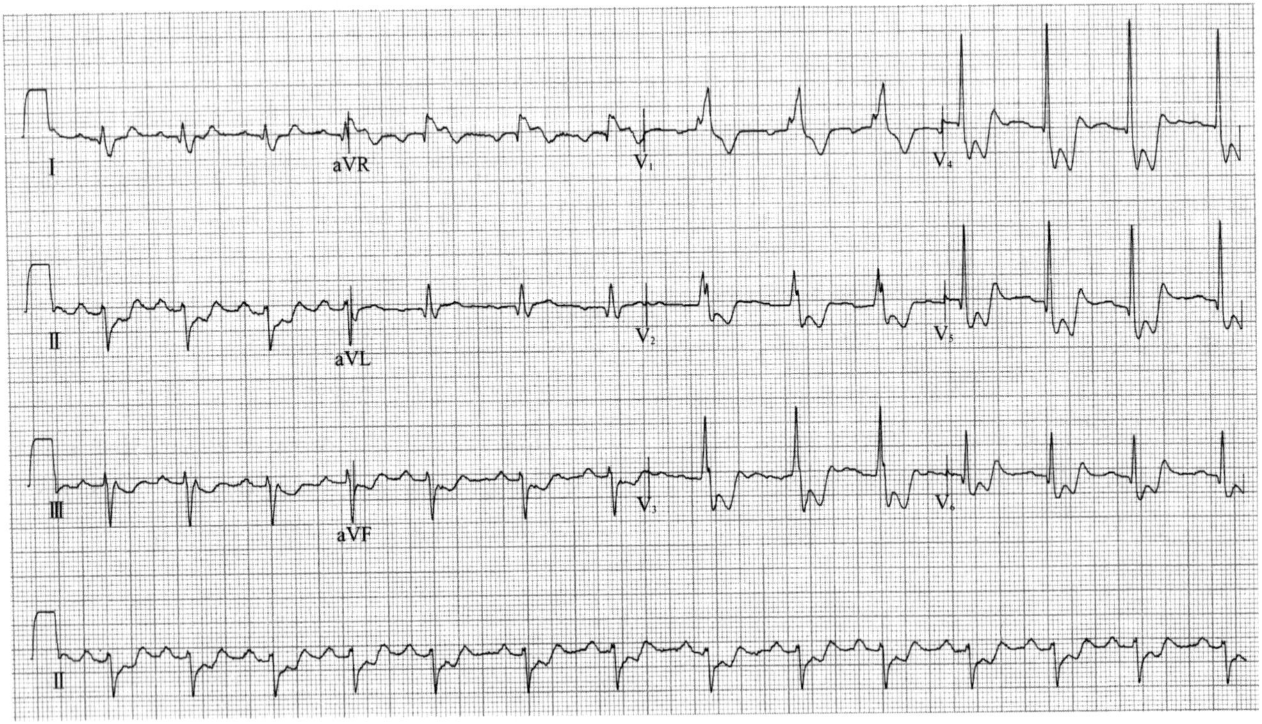

图163-1　例163心电图

心电图特点

1. 基本特点：心率：83次/分；PR间期：206ms；QRS波时间：148ms；QT/QTc间期：392/460ms；QRS波电轴：-88°。

2. PP间期规则。

3. QRS波增宽，在V_1导联上呈单向粗钝R波型，在V_5和V_6导联上S波粗钝。

4. aVL导联QRS波呈qR型，$R_{aVL}>R_{I}$。Ⅱ、Ⅲ和aVF导联QRS波呈rS型，$S_{III}>S_{II}$。

5. Ⅱ、Ⅲ和aVF，V_1~V_6导联ST段压低，T波负正双向。

心电图诊断

1. Ⅰ度房室传导阻滞。
2. 完全性右束支阻滞。
3. 左前分支阻滞。
4. ST-T改变。
5. QT间期延长。

解析

1. 本患者有"传导阻滞"史，但不能提供详细的心电图资料，因此无法判断原有的传导阻滞为何类型。在本心电图中，患者具有3种传导阻滞：Ⅰ度房室传导阻滞、右束支阻滞和左前分支阻滞。关于是否发生新的传导阻滞、何者是新发生的传导阻滞等，不能肯定。

2. 关于束支阻滞中的继发性ST-T改变，右束支阻滞的继发性ST-T改变通常是V_1和V_2导联ST段压低，T波倒置；V_5和V_6导联ST段抬高，T波直立。左前分支阻滞一般无明显继发性ST-T改变。本心电图不符合右束支阻滞继发性ST-T改变的特点，尤其V_4~V_6导联ST段压低明显，伴T波倒置。因此，患者的ST-T改变是继发性改变合并原发性改变，与心肌缺血有关。

3. 关于阻滞部位的判断，结合患者有提示心肌缺血的心电图改变，考虑有三分支阻滞的可能。原因是心肌缺血对于束支的传导性有极大的影响。

4. 三支合并阻滞时，各支阻滞的程度可不相同，激动一般经阻滞程度较轻的分支传导，而形成的QRS波呈另两分支合并阻滞的形态。本心电图上右束支合并左前分支阻滞，即激动经左后分支下传。PR间期轻度延长，提示左后分支传导时间轻度延长，存在Ⅰ度阻滞。

例164

男性，64岁，诊断为扩张性心肌病30余年，有陈旧性心肌梗死史26年，入选心力衰竭临床试验而入院。入院后心电图检查见图164-1。

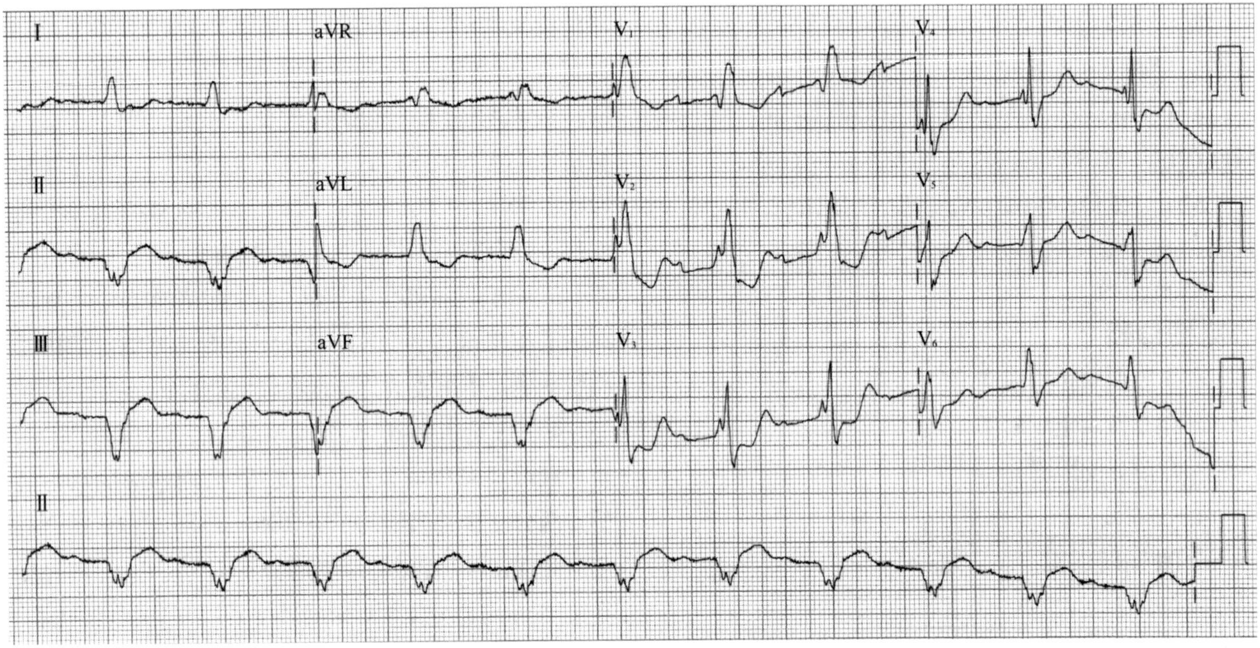

图164-1　例164心电图

心电图特点

1. 基本特点：心率：71次/分；PR间期：308ms；QRS波时间：200ms；QT/QTc间期：464/504ms；QRS波电轴：-76°。

2. PP间期规则。

3. QRS波增宽，在V_1导联上呈rsR′型，在V_5和V_6导联上S波粗钝。

4. aVL导联QRS波呈单向R波型，$R_{aVL}>R_{Ⅰ}$。Ⅱ、Ⅲ和aVF导联QRS波呈QS型，$S_{Ⅲ}>S_{Ⅱ}$。

心电图诊断

1. 陈旧性下壁心肌梗死。

2. Ⅰ度房室传导阻滞。

3. 完全性右束支阻滞。

4. 左前分支阻滞。

5. QT间期延长。

解析

1. 本患者有“心肌梗死”史，梗死的部位位于下壁。与患者提供的病史相同，本心电图上Ⅱ、Ⅲ和aVF导联QRS波呈QS型，符合下壁心肌梗死。当右束支阻滞伴下壁心肌梗死时，心电图中Ⅱ、Ⅲ导联有特别深的Q波，很可能提示同时合并左前分支阻滞。

2. 本心电图的特点是PR间期延长和QRS波时间延长明显。既往一般按QRS波时间是否>120ms，将束支阻滞分为不全性和完全性。实则可分为Ⅰ、Ⅱ和Ⅲ度阻滞。Ⅰ度是QRS波时间略延长，相当于不全性束支阻滞。Ⅱ度是部分QRS波时间明显延长，相当于间歇性束支阻滞。Ⅲ度是所有QRS波时间明显延长，相当于持续的完全性束支阻滞。本病例从QRS波时间来判断，右束支和左前分支存在完全性阻滞，激动仅能经左后分支下传心室，PR间期代表激动从窦房结发出，经心房和交界区，由左后分支下传至心室的时间。PR间期明显延长，提示左后分支存在重度Ⅰ度阻滞。

3. 临床资料：全心明显扩大，二尖瓣和三尖瓣中-重度关闭不全，肺动脉高压，左心室收缩功能明显降低。

例165

男性，65岁，因“室性早搏和短阵室性心动过速”接受抗心律失常药物治疗1年余，近期用“胺碘酮”治疗，症状好转。因自觉好转，重新开始大运动量运动，运动约1周后，心悸症状再次出现，并伴胸闷和胸痛，为此复诊。原有高血压和糖尿病史。在抗心律失常药物治疗前已有“Ⅰ度房室传导阻滞和右束支阻滞”史。心电图检查见图165-1。

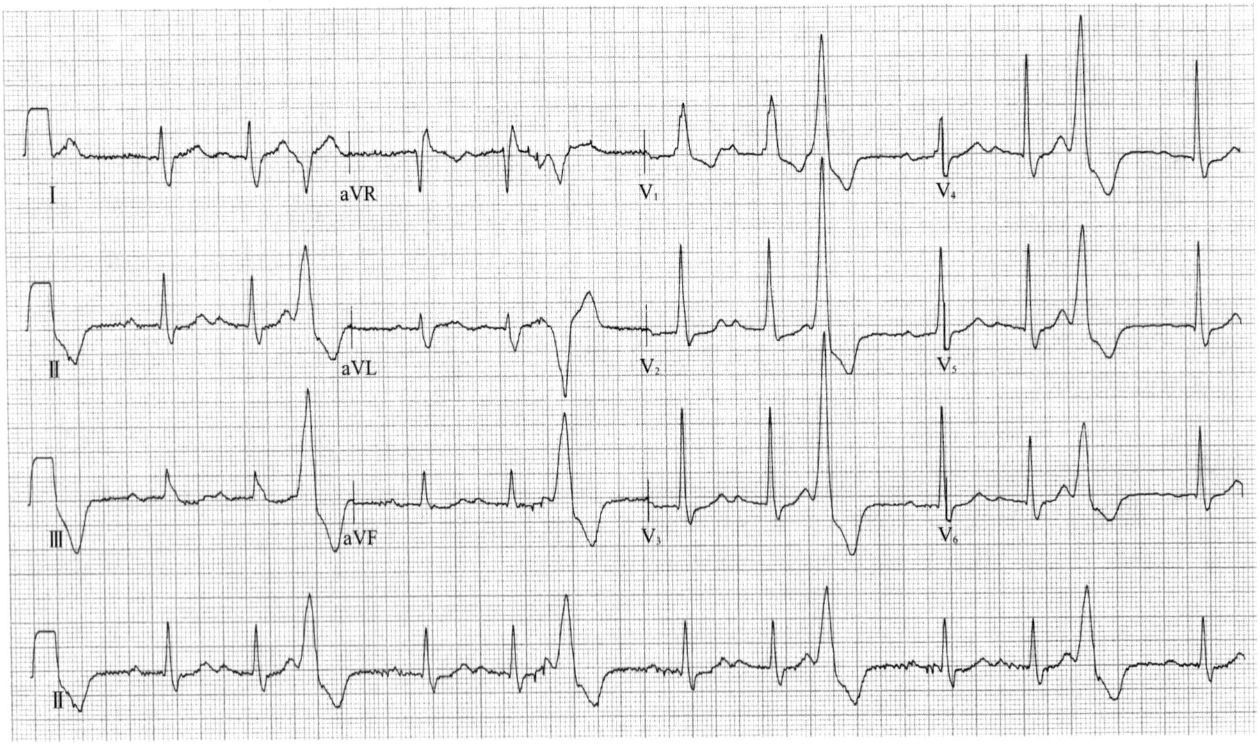

图165-1 例165心电图

心电图特点

1. 基本特点：平均心率：82次/分；PR间期：278ms；QRS波时间：150ms；QT/QTc间期：448/523ms；QRS波电轴：78°。

2. QRS波增宽，在V_1和V_2导联上呈单向粗钝R波型，在V_5和V_6导联上S波粗钝，R_{V5}>1.5mV。

3. aVL导联QRS波呈rS型，Ⅲ和aVF导联QRS波呈R和qR型，Ⅲ导联中R波增宽。

心电图诊断

1. Ⅰ度房室传导阻滞。

2. 完全性右束支阻滞。

3. 提示左后分支阻滞。

4. 提示左心室肥厚。

5. QT间期延长。

解析

1. 在本心电图上，诊断Ⅰ度房室传导阻滞和完全性右束支阻滞，不存在疑问。本心电图有二大疑问：是否存在左心室肥厚？是否存在左后分支阻滞？

2. 左心室肥厚时向左的心电向量使QRS波电轴左偏，而左后分支阻滞重要的诊断依据是QRS波电轴右偏，因此，若左心室肥厚时发生左后分支阻滞，左心室肥厚向左的向量和左后分支阻滞向右的心电向量相互抵消，使左心室肥厚和左后分支阻滞的心电图表现都不典型，或相互掩盖。

3. 按照2007~2009年AHA/ACC/HRS关于心电图标准化的建议，右束支阻滞的情况下，左心室肥厚的诊断标准包括S_{V1}>0.2mV，R_{V5}和R_{V6}>1.5mV，QRS电轴左偏超过−30°，$S_{Ⅲ}$+胸前导联最大R/S波振幅>3.0mV。本心电图上仅有一项特点（R_{V5}>1.5mV）符合左心室肥厚的诊断标准。

4. 在左后分支阻滞诊断中，电轴右偏是判断左后分支阻滞的重要条件，一般在90°~180°，多数在120°左右。本心电图上QRS波电轴<90°，不能满足右束支合并左后分支阻滞的诊断标准。

5. 从本病例的心电图特点可以发现，心电向量的相互抵消可以使心电图表现不典型，给诊断带来困难。本病例的确诊有待动态观察，若发现心电轴逐渐右偏，达到90°，则可确诊左后分支阻滞。由于该患者有引起左心室病变的基础疾病（高血压和糖尿病），又有长期服用抗心律失常药物史，应密切动态观察，警惕发生左后分支阻滞。

6. 右束支合并左后分支阻滞时，引起PR间期延长的原因最可能是再合并左前分支Ⅰ度阻滞，即存在三分支阻滞。

7. 临床资料：超声心电图：左心房增大，左心室肥厚，二尖瓣和主动脉瓣轻度关闭不全。

例166

男性，48岁，陈旧性心肌梗死，冠脉支架术后4年。再发胸痛2周，加重3天入院。入院后心电图检查见图166-1。

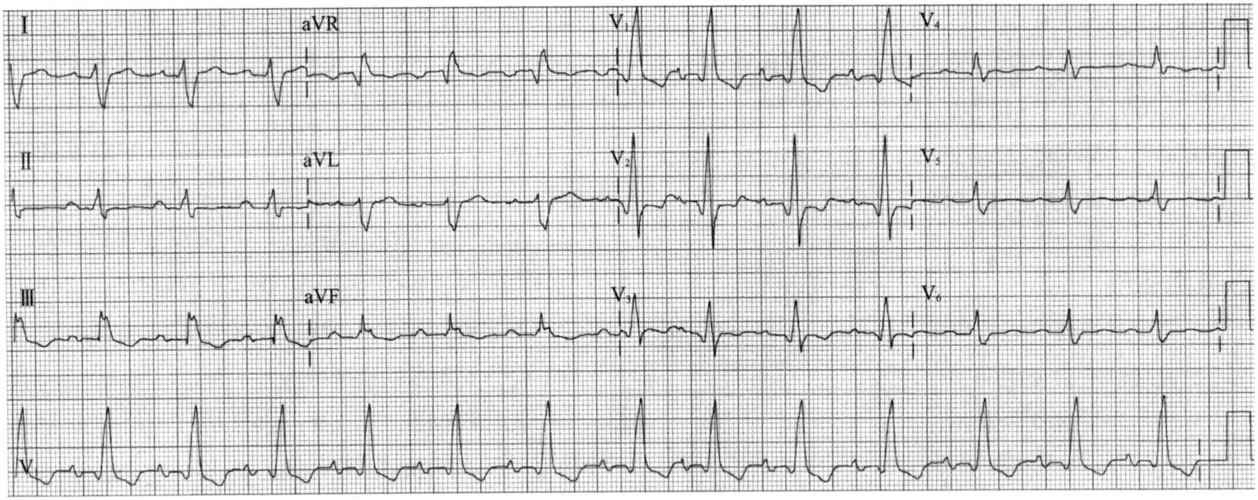

图166-1 例166心电图

心电图特点

1. 基本特点：心率：82次/分；PR间期：249ms；QRS波时间：158ms；QT/QTc间期：367/429ms；QRS波电轴：145°。

2.QRS波增宽，QRS波增宽，在V_1导联上呈qR型，在V_5和V_6导联上S波粗钝。V_2和V_3导联有异常Q波。

3. Ⅰ和aVL导联QRS波呈rS型，Ⅱ、Ⅲ和aVF导联QRS波呈qR型。

心电图诊断

1. 陈旧性前间壁心肌梗死。
2. Ⅰ度房室传导阻滞。
3. 完全性右束支阻滞。
4. 左后分支阻滞。

解析

1. 本心电图中，心肌梗死的部位在前间壁，不引起电轴右偏，因此本心电图上具有右束支阻滞的图形，又具有诊断左后分支阻滞必备的电轴右偏，右束支合并左前分支阻滞可以确立。

2. Ⅰ度房室传导阻滞，右束支合并左后分支阻滞，结合有心肌梗死史和心肌梗死累及范围，推测最可能的阻滞部位位于三分支。PR间期明显延长，提示左前分支传导时间明显延长，至少存在Ⅰ度传导阻滞。

例167

女性,52岁,腹泻和发热3天,伴心悸,在心电图上反复出现“室性心动过速”,为此入院治疗。入院后“室性心动过速”频发,并伴意识不清和四肢抽搐,经电复律治疗7次。为此静脉维持用药已近1个月,所用药物为“胺碘酮”和“维拉帕米”。某日午间突发意识不清和四肢抽搐。第一次发作时间短,未能及时记录心电图。第二次发作时间长,及时记录心电图,见图167-1。发作后意识恢复时的心电图见图167-2,入院前原有的心电图见图167-3,发生“室性心动过速”电复律治疗前的部分心电图见图167-4。立即紧急安装临时起搏器。

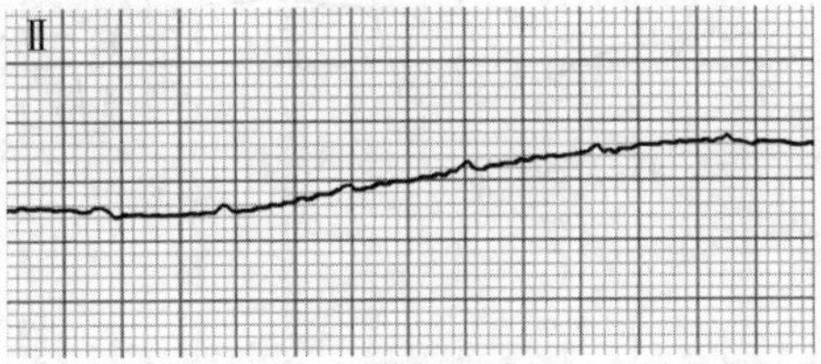

图167-1 意识不清时记录的心电图

原有心电图记录长达10s以上,但后图纸被毁损,仅剩现不足3s的心电图。

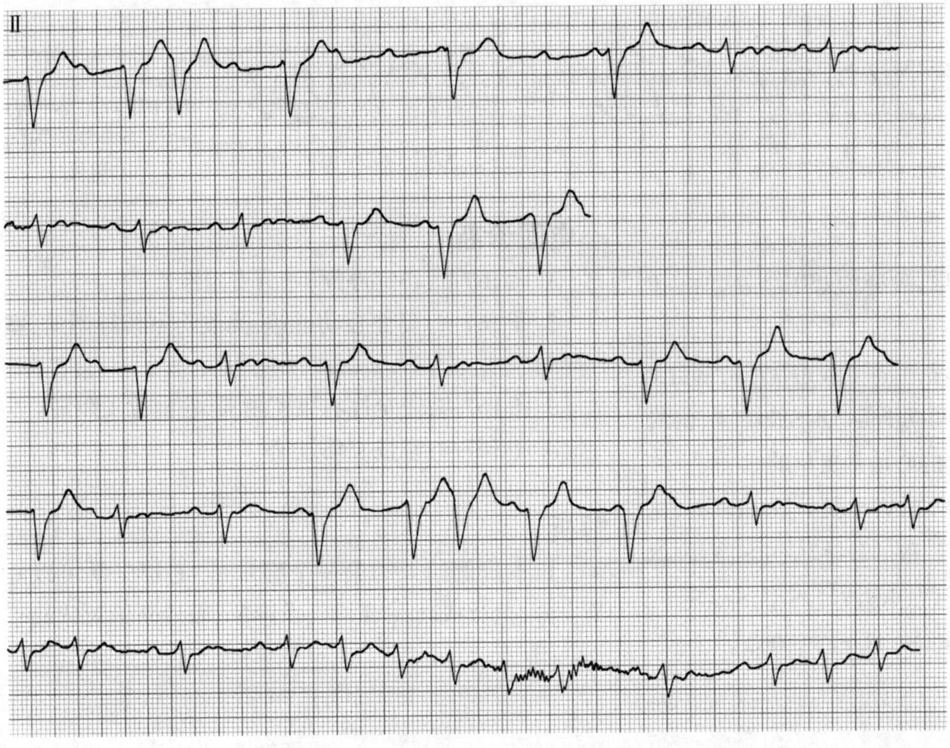

图167-2 发作后意识恢复时记录的心电图(连续记录)

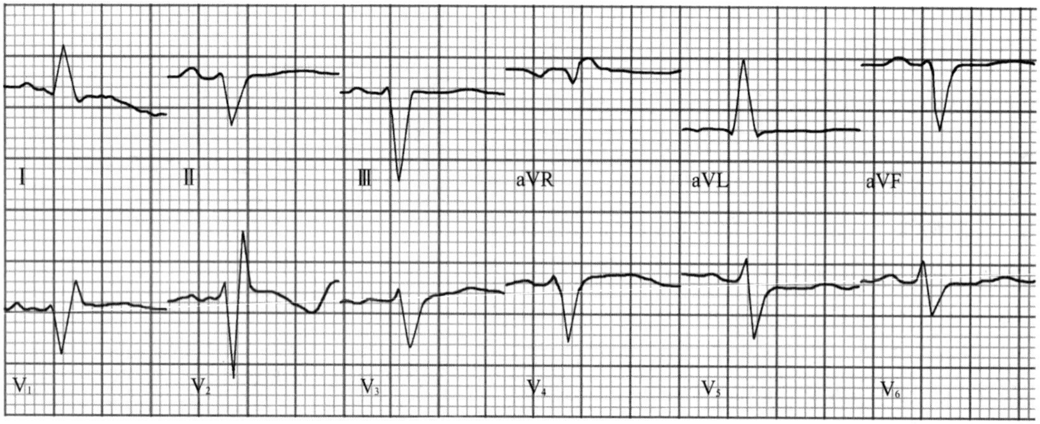

图167-3　入院前原有的心电图

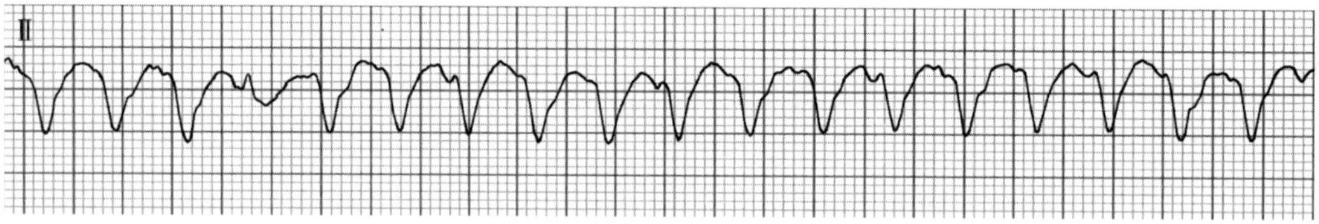

图167-4　室性心动过速电复律前的心电图

心电图特点

1. 图167-1：PP规则出现，频率约130次/分，所有P波后无QRS-T波群。

2. 图167-2：PP规则出现，频率约130次/分，部分P波后脱落QRS-T波群。RR间期不等，QRS波增宽，呈两种形态。另一种QRS波特宽的心动是提早的。

3. 图167-3：QRS波增宽，在V_1导联上呈rSR′型，在V_5和V_6导联上S波粗钝。Ⅰ和aVL导联QRS波呈qR型，$R_{aVL}>R_{Ⅰ}$。Ⅱ、Ⅲ和aVF导联QRS波呈rS型，$S_{Ⅲ}>S_{Ⅱ}$。

4. 图167-4：宽QRS心动过速，可见心室夺获。

心电图诊断

1. 图167-1：心室停顿（三分支阻滞）。

2. 图167-2：窦性心动过速，高度房室传导阻滞，室性早搏。

3. 图167-3：完全性右束支阻滞，左前分支阻滞。

4. 图167-4：室性心动过速。

解析

1. 本病例给人的第一个警示是：心律失常可以危及生命，抢救成功关键是正确诊断，而诊断绝对依赖于心电图。

2. 本病例给人的第二个警示是：三分支阻滞有发生心脏骤停的危险性。结合病史和用药史，以及发作前的心电图，推测引起心室停顿的原因是三分支同时连续阻滞，所有P波后脱落QRS-T波群。

3. 本病例给人的第三个警示是：在抗心律失常药物治疗中，应及时复查心电图。图167-3的心电图是入院不久后的心电图记录，距本次发作的时间长，若在此期间复查心电图，可能会发现由三分支阻滞所致的阵发性房室传导阻滞，从而及时调整用药，也许能避免本次危及生命的心室停顿发生。

4. 由于抢救时所用心电图机只能记录单导联，图167-2中QRS波形态无法判断为分支阻滞类型。唯一能明确的是两种形态的QRS波均是由窦性下传心室的，理由是RR间期不等，逸搏心律往往有较恒定的逸搏间期。

5. 为了便于识别图167-2，截选最后部分心电图，标记上P波和室性早搏，见图167-5。

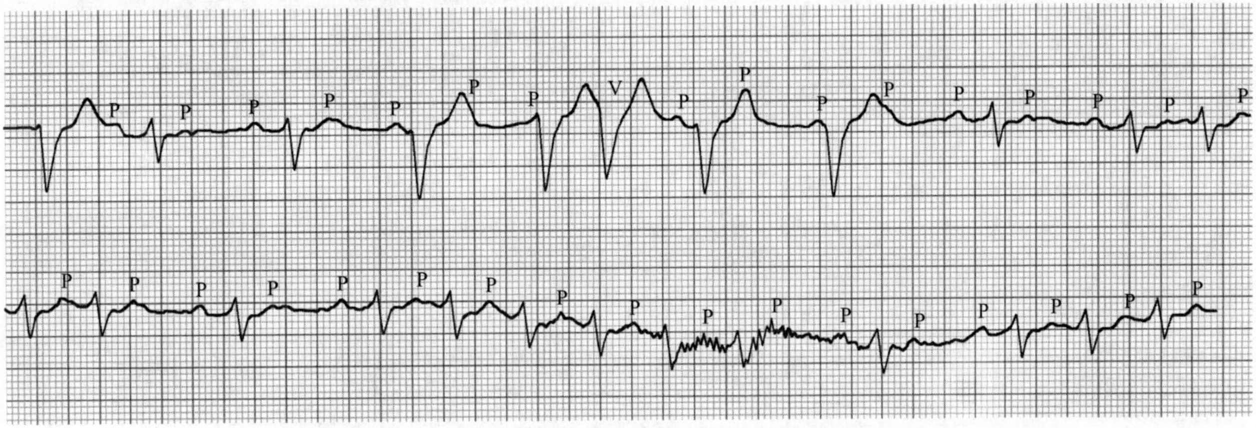

图167-5　标记后的图167-2心电图

例 168

男性，64岁，确诊“扩张性心肌病”3年，入选“心力衰竭”临床试验而入院。原有高血压史10年。入院后心电图检查见图168-1。

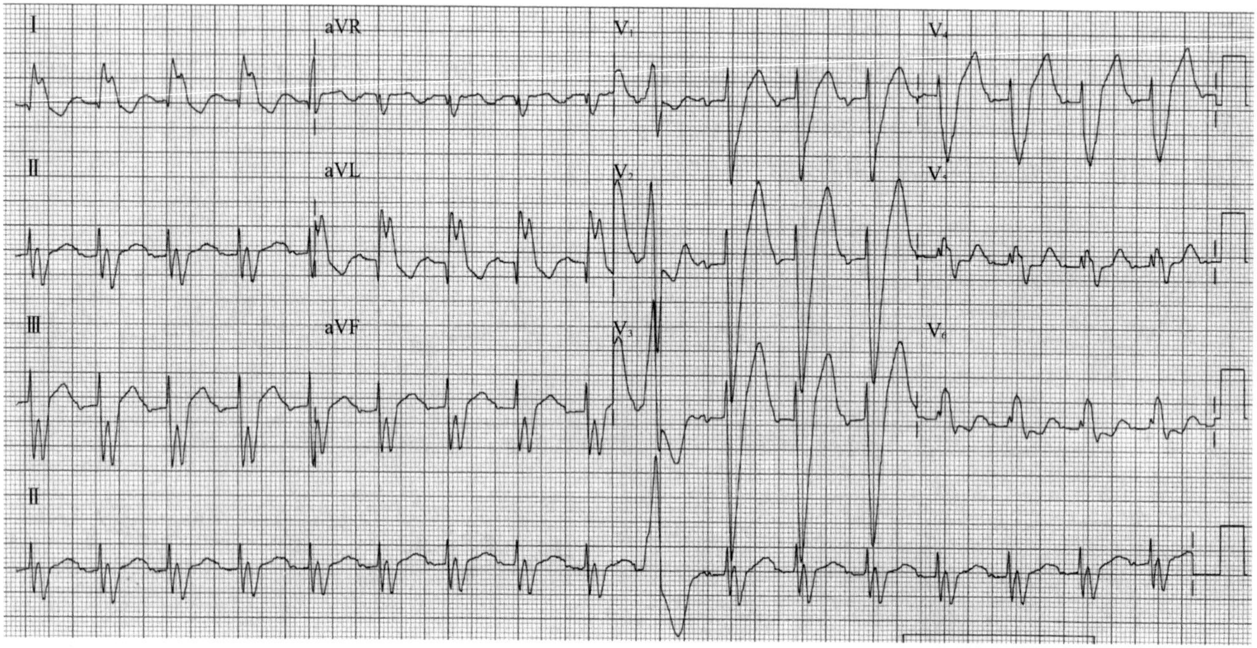

图168-1　例168心电图

心电图特点

1. 基本特点：心率：102次/分；PR间期：166ms；QRS波时间：191ms；QT/QTc间期：383/499ms；QRS波电轴：-47°。

2. QRS波增宽。Ⅰ和aVL导联呈qR型，R波粗钝；Ⅱ、Ⅲ和aVF导联呈RS型，S波粗钝；V_1和V_2导联呈rS型，S波粗钝；V_5导联呈rS型，R波粗钝；V_6导联呈Rs型，R波粗钝。

3. V_1导联Ptf值增大≥0.04mm·s。

4. 可见提早的QRS-T波群，QRS波宽大畸形，代偿间期完全。

心电图诊断

1. 窦性心动过速。

2. 非特异性心室内阻滞（不典型完全性左束支阻滞）。

3. 室性早搏。

4. 左心房异常。

5. QT间期延长。

解析

1. 本心电图上最显著的的特点是QRS波显著增宽，因此诊断首先定在心室内阻滞上。

2. 胸导联是观察左右束支主干阻滞的最佳导联，而肢体导联是观察左束支分支阻滞的最佳导联。在胸导联上观察QRS波的形态，除V_5导联外，余导联符合左束支阻滞的特点。在肢体导联上观察QRS波形态，Ⅰ导联呈qR型，不符合左束支阻滞的特点。

3. QRS波电轴左偏（>-45°）是本心电图上另一特点。对单纯性完全性左束支阻滞是否出现电轴左偏，尚有不同看法。一种观点认为完全性左束支阻滞时不伴电轴偏移，把QRS波电轴正常作为诊断标准之一，同时认为伴有电轴左偏大多为左束支主干伴左前分支阻滞所致。另外的观点的认为可伴有电轴左偏。

4. 鉴于以上V_5导联呈rS型、Ⅰ导联呈qR型和电轴左偏等心电图表现，与典型完全性左束支阻滞图形不同，因此考虑诊断非特异性心室内阻滞（不典型完全性左束支阻滞）。

5. 非特异性心室内阻滞常是心肌弥漫性病变的结果，常伴有左心室收缩功能不全。

6. 临床资料：全心增大，左心室收缩功能降低，肺动脉高压伴三尖瓣轻度关闭不全，二尖瓣轻度关闭不全。

例 169

男性，81岁，心动过缓2年就诊。心电图检查见图169-1。

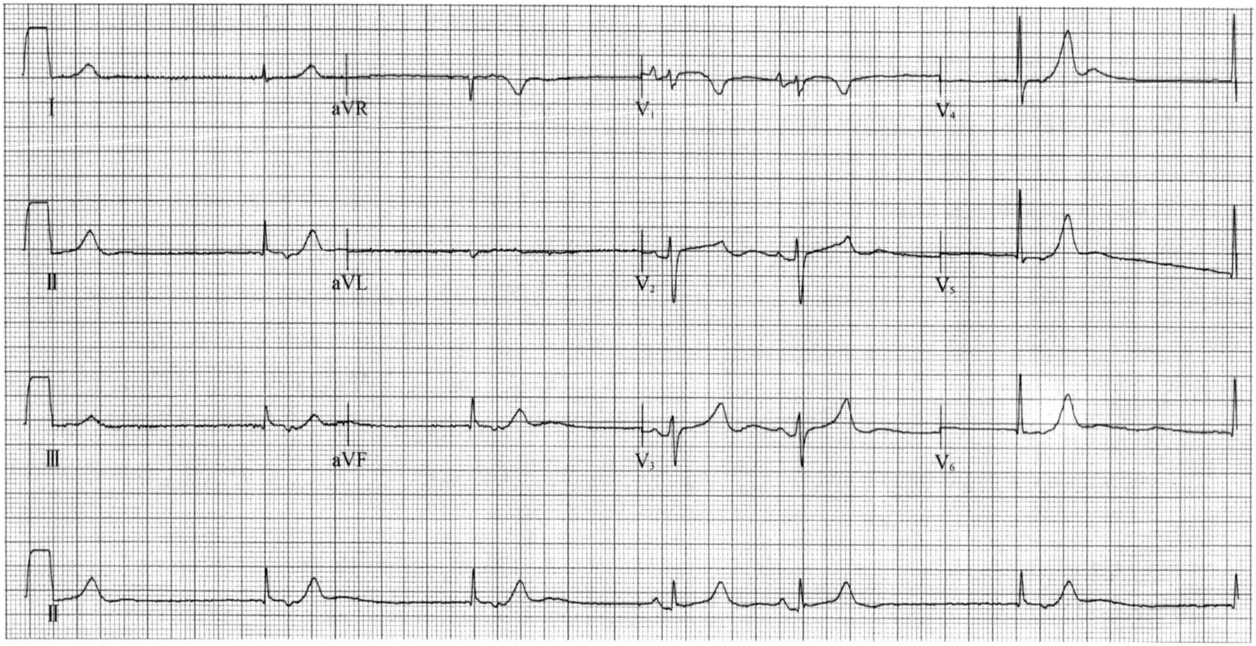

图169-1　例169心电图

心电图特点

1. 基本特点：平均心室率：38次/分；PR间期：160ms；QRS波时间：90ms；QT/QTc间期：540/429ms；QRS波电轴：70°。

2. 在Ⅱ导联长节律图中，可见1次PP间期，PP间期时间为1080ms。

3. 在Ⅱ导联长节律图中，可见长RR间期。长RR间期心动的QRS波形态与窦性心律的QRS波形态基本相同，在ST段中可见倒置的P波，RP^{-}间期180ms。

心电图诊断

1. 窦性心动过缓。

2. 交界性逸搏。

3. 窦房阻滞或窦性静止可能。

解析

1. 在心电图分析的第一步即寻找P波时，发现上图中仅有1次PP间期，因此无法诊断形成长PP间期的原因，因为窦房阻滞或窦性静止都有可能形成长PP间期。

2. 除了2次心动为窦性心律外，另可见3次心动。其QRS波形态与窦性心律的QRS波形态基本相同，倒P在ST段中（图169-2），根据RP间期，该心动应为交界性逸搏。由于图中未见完整的连续3次逸搏心动，因此尚不能诊断为逸搏心律。

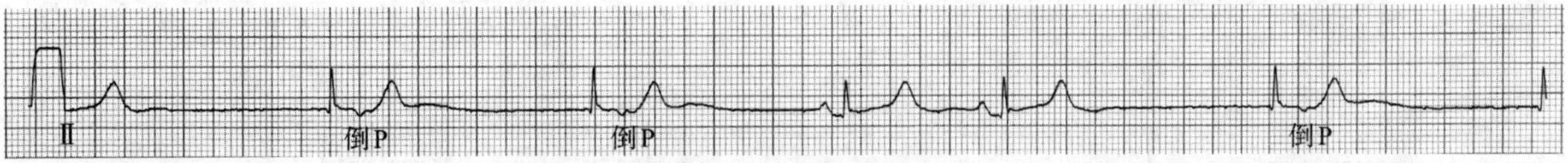

图169-2 倒P与PP间期

例170

男性，43岁，为决定是否安装起搏器而由外院转来就诊，无晕厥史。心电图检查见图170-1。

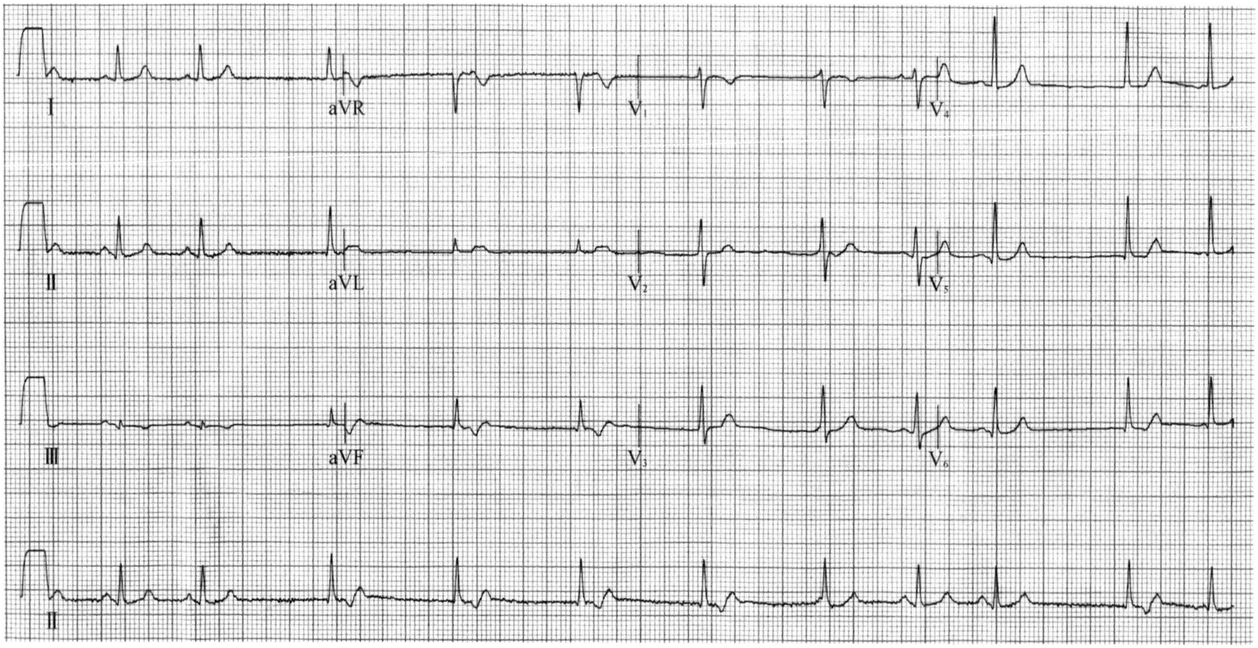

图170-1 例170心电图

心电图特点

1. 基本特点：平均心室率：65次/分；PR间期：140ms；QRS波时间：86ms；QT/QTc间期：358/372ms；QRS波电轴：44°。

2. 在Ⅱ导联长节律图中，可见3次短PP间期和1次长PP间期，短PP间期时间为680 ms，长PP间期时间是短PP间期时间的8倍。

3. 在长PP间期中，可见连续5次长RR间期。长RR间期时间为1040ms，QRS波形态与窦性心律的QRS波形态基本相同，在ST段中可见倒置的P波，RP⁻间期160ms。

心电图诊断

1. Ⅱ度Ⅱ型窦房阻滞。

2. 交界性逸搏心律。

解析

1. 本心电图在分析的第一步，即寻找P波时，就能发现PP间期的异常。在图170-1中短PP间期为基础PP间期，2次连续的PP间期对长PP间期的诊断至关重要。根据基础PP间期来测量长PP间期，发现长PP间期时间是基础PP间期时间的整8倍（图170-2），因此形成长PP间期的原因是Ⅱ度Ⅱ型窦房阻滞。

2. 然后，分析长PP间期中的心律。在长PP间期中，由RR间期相等的逸搏组成逸搏心律，其QRS波形态与窦性心律的QRS波形态基本相同，在ST段中可见倒置的P波，同步观察aVR导联P波是直立的，RP⁻间期160ms，符合交界性逸搏心律的特点（图170-3）。

3. 此时心电图诊断已经基本确定，但是为了进一步确诊，再次附加12导联同步长节律图，截选Ⅱ导联部分心电图见图170-4。图170-4中所见的心电图特点与上心电图一致。

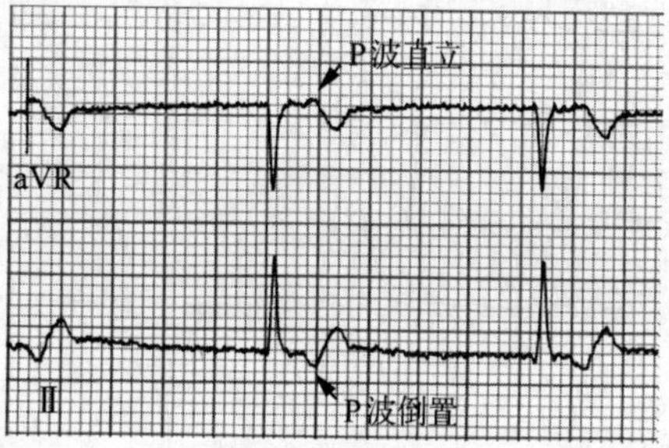

图170-3　倒P的识别

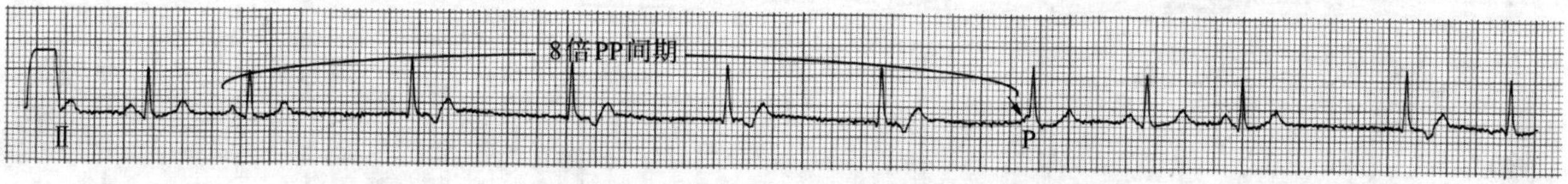

图170-2　长短PP间期的倍数关系

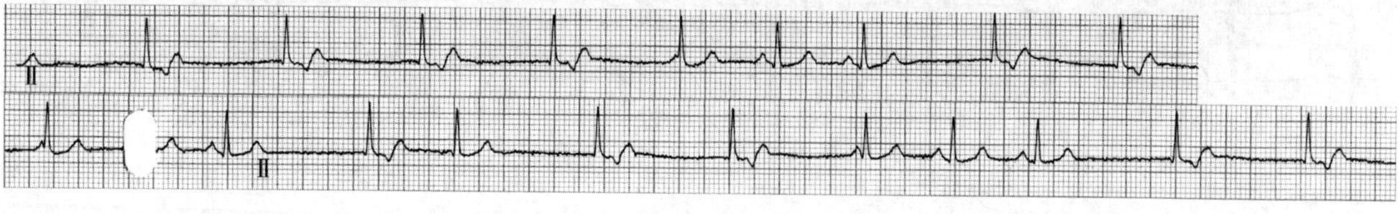

图170-4　Ⅱ导联长节律图（连续记录）

例 171

男性，76岁，晨起突感头晕，自测心率缓慢急诊。心电图检查见图171-1。

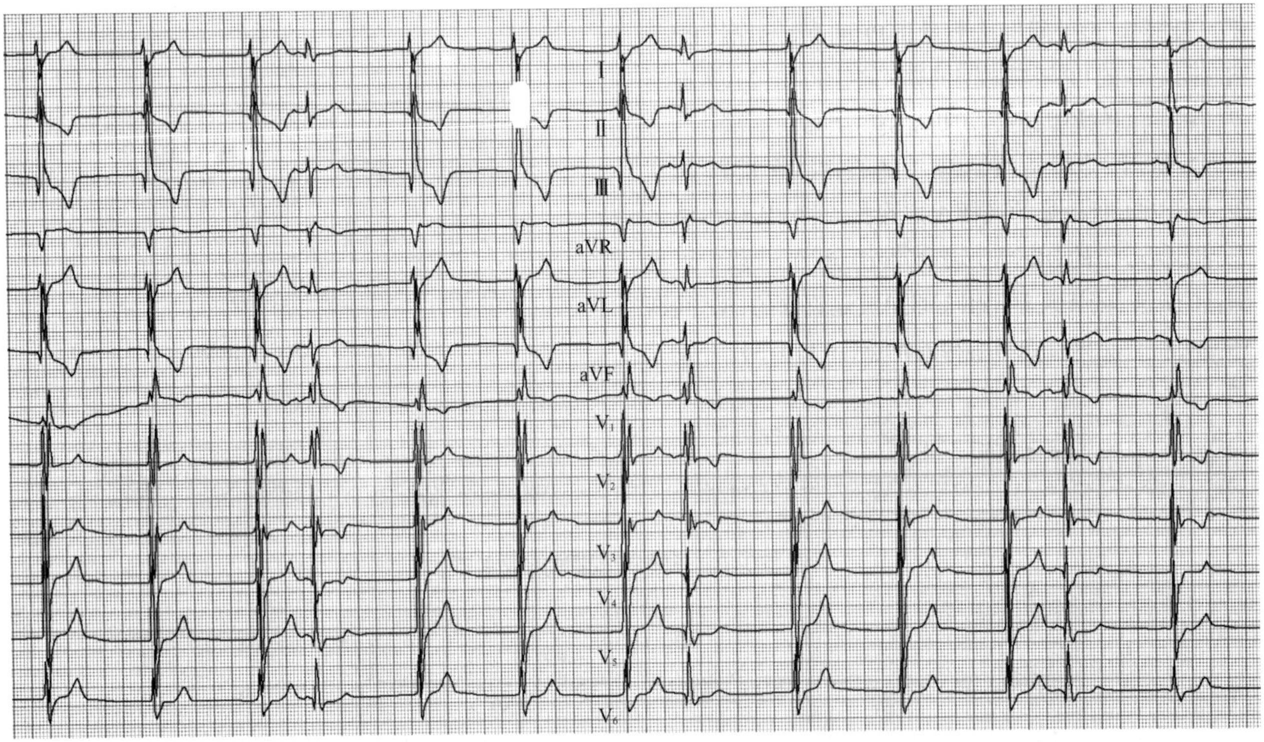

图171-1　例171心电图

心电图特点

1. 基本特点：平均心室率：54次/分；PR间期：140ms；QRS波时间：160ms。

2. 在12导联节律图中，可见3次P波。P波在Ⅱ导联上直立，在aVR导联倒置。3次P波构成的长PP间期相等。

3. QRS波呈两种形态。前有P波的QRS波增宽畸形，在V_1导联上呈rsR′型，V_5和V_6导联上S波粗钝。前无P波的QRS波也增宽畸形，但与前者形态不同，RR间期相等。

心电图诊断

1. 室性逸搏心律。

2. 提示Ⅱ度Ⅱ型窦房阻滞。

3. 完全性右束支阻滞。

解析

1. 这是需要较长记录才能诊断的心电图。尽管窦性P波偶尔出现，但心电图分析的第一步仍是寻找P波，为此本病例给出12导联长节律图，从中可以发现4次窦性P波，其中后3次P波构成的长PP间期相等（图171-2）。这一现象强烈提示形成长PP间期的原因是Ⅱ度Ⅱ型窦房阻滞。

2. 窦性心动在逸搏心律中提前出现，称为夺获心室。上图中窦性心动夺获心室的QRS波增宽，呈典型的右束支阻滞型，因此患者除了窦房阻滞外，还存在束支阻滞。

3. 在长PP间期中，逸搏心律的QRS波宽大畸形，频率约为50次/分，应诊断为室性逸搏心律。上图中窦性夺获心室时发生右束支阻滞，QRS波也宽大畸形，与室性逸搏心律的QRS波形态在胸导联上相似，应注意鉴别。

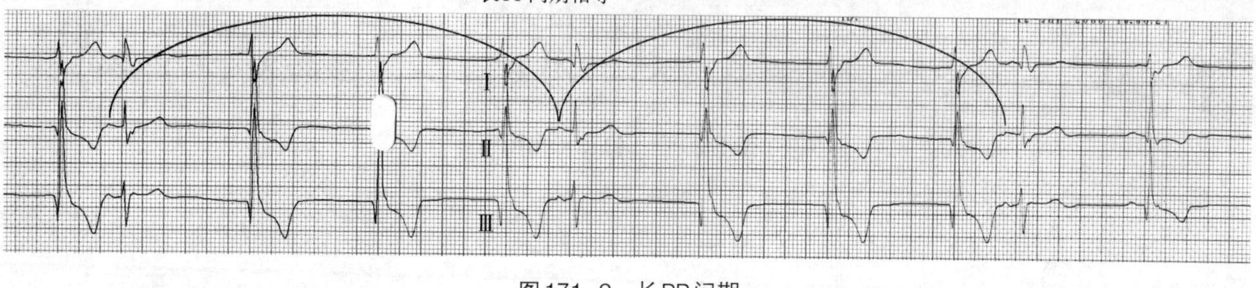

图171-2 长PP间期

例 172

男性，56岁，高血压史，降压药物治疗中门诊复查。心电图检查见图172-1。

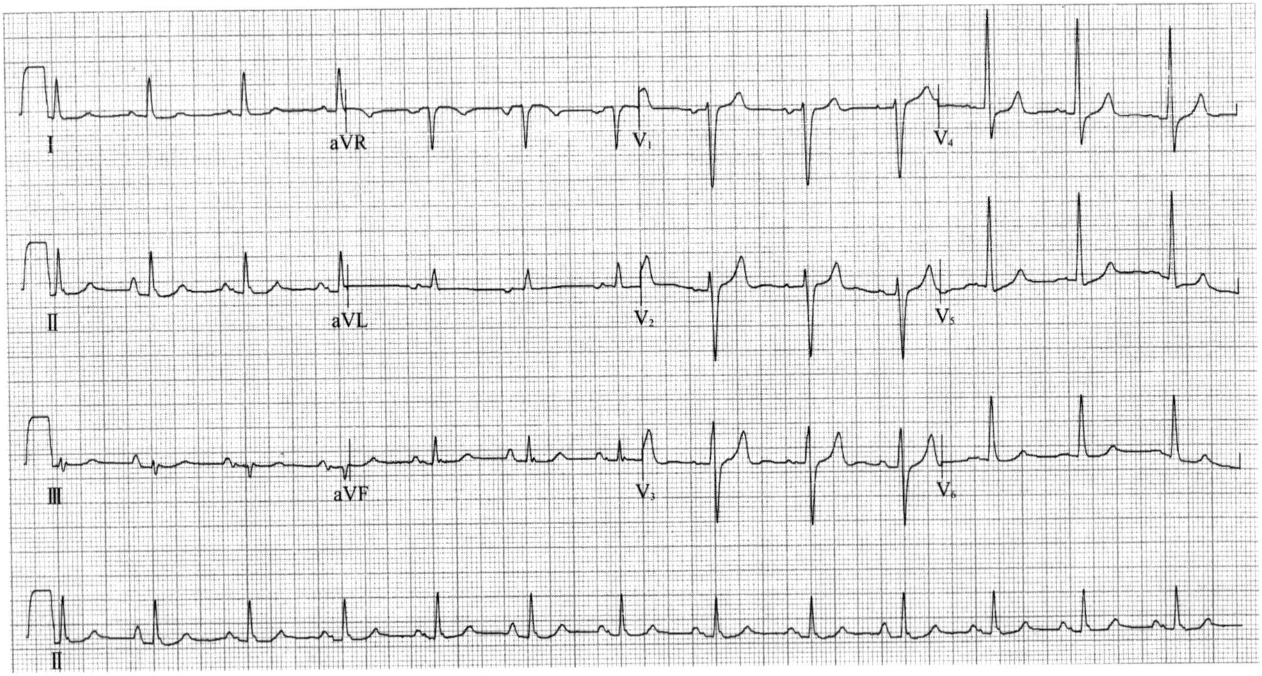

图172-1　例172心电图

心电图特点

1. 基本特点：心率：77次/分；PR间期：166ms；QRS波时间：110ms；QT/QTc间期：366/414ms；QRS波电轴28°。

2. PP间期规则，P波在Ⅱ导联中直立，在aVR导联倒置。

3. P波呈两种形态，从Ⅱ导联上观察，呈高尖和双峰两种形态；从V_1导联观察，与Ⅱ导联高尖所对应的是P波呈正向单峰，与Ⅱ导联双峰所对应的是P波呈正负双向。

心电图诊断

Ⅱ度Ⅱ型房内阻滞。

解析

1. 由于窦房结位于右心房，正常时右心房先除极，左心房后除极，激动经房间束由右心房向左心房传导，尽管如此，在正常情况下左右心房的波峰仍几乎同时出现并融合为一个单峰的P波。若激动由右心房向左心房传导延缓，左心房除极延迟，P波可增宽和呈双峰；若激动由右心房向左心房传导阻断，P波呈高尖的单峰。本心电图中，在Ⅱ导联上第1个P波呈高尖单峰，此后3个P波增宽呈双峰，下一个P波再呈高尖单峰，如此周期性改变（图173-2），其机制是Ⅱ度Ⅱ型房内阻滞。当激动由右心房向左心房传导阻断时，P波呈高尖单峰。由于3个增宽呈双峰的P波时间相同，考虑为Ⅱ度Ⅱ型阻滞；若P波时间逐一缩短，则考虑Ⅱ度Ⅰ型阻滞。

2. 对本心电图所显示的P波形态改变，首先要与房性异位激动相鉴别，PP间期是主要的诊断依据。其次要与右心房增大相鉴别，此时V_1导联上P波的形态有助鉴别。通常右心房增大时，V_1导联P波初始部分显著正向，振幅≥0.15mV，而房内阻滞时V_1导联P波呈正向单峰，但振幅并不增高。在本心电图中同步观察Ⅱ和V_1导联，可以发现这一特点（图172-2）。

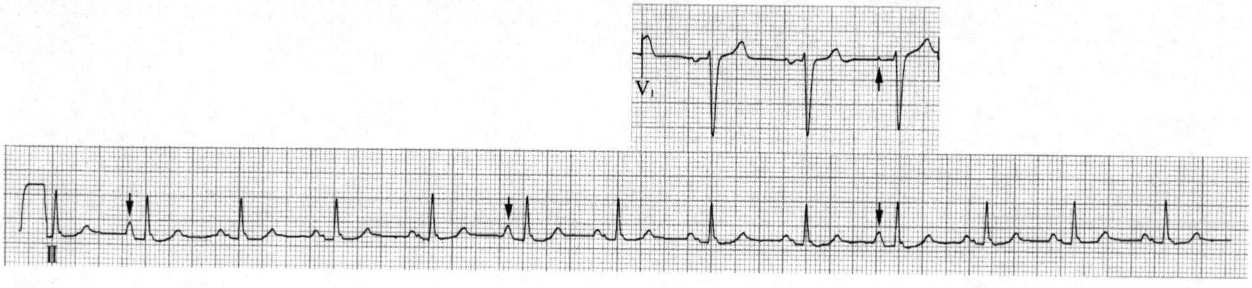

图172-2　Ⅱ和V_1导联的P波形态

"↑"标记处P波在Ⅱ导联呈高尖的单峰，在V_1导联呈正向单峰。

第四章

其他心电学异常

例 173

男性，21岁，体格检查发现心电图异常而复诊。心电图检查见图173-1。

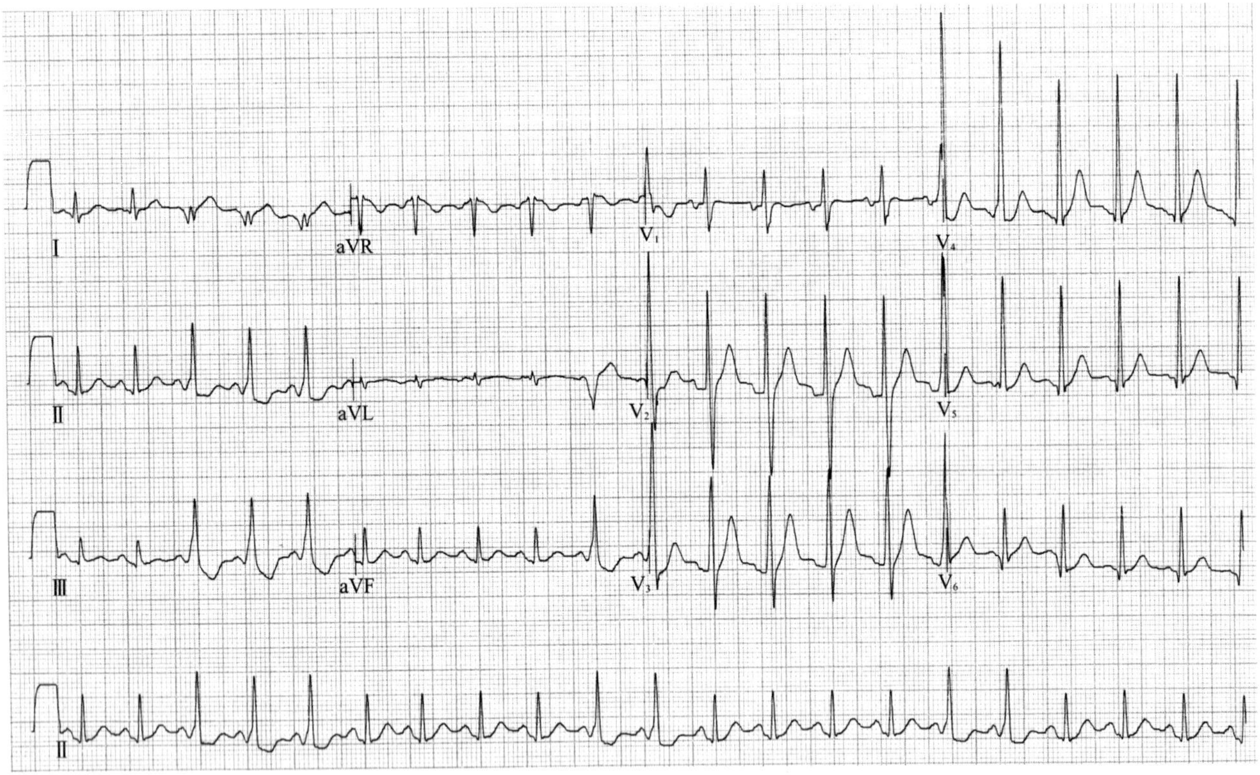

图173-1　例173心电图

心电图特点

1. 基本特点：心率：123 次/分；PR 间期：100ms 和 132ms；QRS 波时间：80ms 和 114ms；QT/QTc 间期：314/449ms；QRS 波电轴：69°。

2. P 波在Ⅱ导联上直立，在 aVR 导联上倒置。部分 PR 间期<120ms。

3. 部分 QRS 波增宽，起始部位粗钝，有 δ 波。V_1 导联 QRS 波主波向上。

心电图诊断

1. 窦性心动过速。

2. 间歇性心室预激（A 型）。

解析

1. 本心电图上特点是部分 QRS 波增宽，起始部位粗钝，有 δ 波，见图 173-2 中箭头所指处，而部分 QRS 波形态正常，故应诊断为间歇性心室预激。

2. 在间歇性心室预激的诊断中，应注意与室性心动过速和室性早搏鉴别。最常见的误诊原因是将心室预激的短 PR 间期误为“房室分离”现象。连续观察 P 和 QRS 波之间的关系，有助于鉴别诊断。间歇性心室预激的 PR 间期短，但是相对恒定；而室性心动过速中 P 波和 QRS 波无关，因此无恒定的“PR 间期”。

3. 按照 2007~2009 年 AHA/ACC/HRS 关于心电图标准化的建议，典型心室预激有以下表现提示可能为完全性心室预激：①窦性心律下，成人 PR 间期<120ms，儿童<90ms；②QRS 波起始部位粗钝，形成 δ 波，与 P 波融合或起始于临近的 P 波终点；③QRS 波时间成人>120ms，儿童>90ms；④继发性 ST-T 改变。

4. 以往按照胸导联上 QRS 波的形态，将心室预激分为“A”和“B”型。A 型心室预激的特点是在胸导联上主波均向上，本心电图属于 A 型心室预激。

5. 目前在体表心电图上预激旁道的定位流程，已经得到公认。首先根据 V_1 导联 QRS 波主波方向，将旁道分为左侧和右侧。本心电图上 V_1 导联 QRS 波主波向上，可能为左侧旁道，但本患者尚未经电生理检查确诊。

图 173-2　间歇性心室预激的识别

例 174

男性，57岁，反复阵发性心动过速，入院接受射频消融术。原有高血压史，术前心电图检查见图174-1。

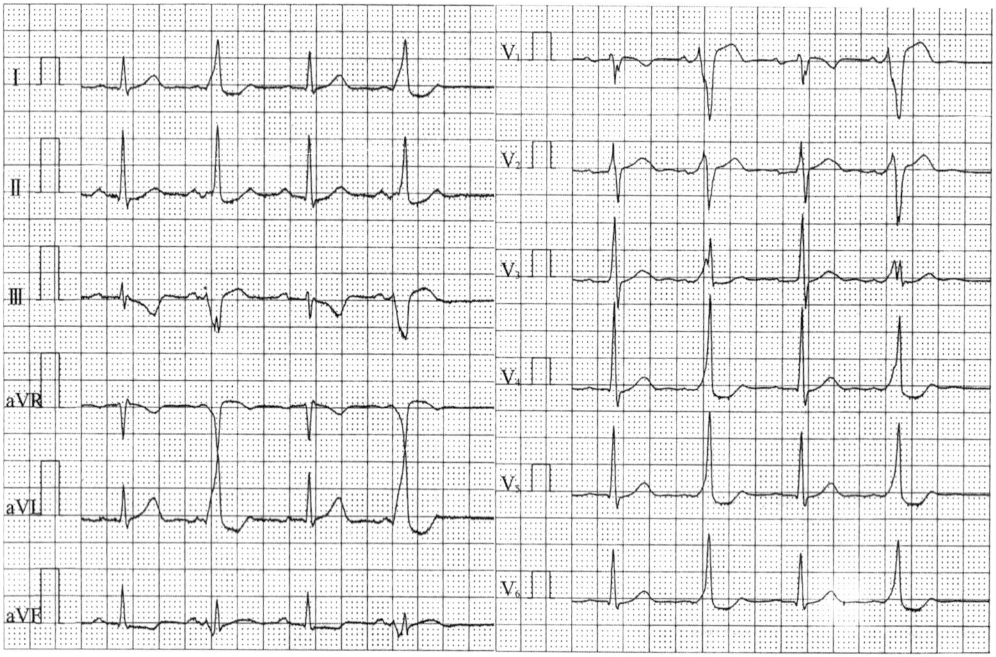

图174-1 例174心电图

心电图特点

1. 基本特点：心率：83次/分；PR间期：110ms和190ms；QRS波时间：80ms和140ms；QT/QTc间期：360/424ms；QRS波电轴：35°。

2. P波在Ⅱ导联上直立，在aVR导联上倒置。

3. QRS波形态正常和QRS波增宽交替出现，QRS波增宽的PR间期<120ms，起始部位粗钝，有δ波，在V_1导联QRS波主波向下，在V_5导联主波向上。

心电图诊断

1. 窦性心动过速。

2. 间歇性心室预激（B型）。

解析

1. 本心电图的特点是QRS波形态正常和QRS波增宽交替出现，酷似室性早搏二联律。尽管延长记录时间或瞩患者做某些运动有助鉴别诊断，但是有时还是很难鉴别两者。

2. 测量PJ间期是一种鉴别方法。原理是心室预激时部分心室肌提前激动，但是通常心室肌整体除极时间不提早，所以经旁道下传的PJ间期和经正常通道下传的PJ间期是相等的。尽管近年来关于心室预激是否使PJ间期提前存在不同的意见，但是在鉴别诊断上，PJ间期测量仍是有用的方法。本心电图上两者的PJ间期相等（图174-2），应诊断为间歇性心室预激。

3. 以往按照胸导联上QRS波的形态，将心室预激分为"A"和"B"型。A型心室预激的特点是在胸导联上主波均向上，B型心室预激的特点是V_1导联主波向下，V_5导联主波向上。本心电图诊断上可考虑B型。

4. 目前在体表心电图上预激旁道的定位流程，已经得到公认。首先，根据V_1导联QRS波主波方向，将旁道分为左侧和右侧。本心电图上V_1导联QRS波主波向下，此时应根据Ⅰ和aVL导联δ波方向来判断。若δ波为正向，为右侧旁道；若δ波为负向或位于等电位线，为左侧旁道。本心电图上Ⅰ和aVL导联δ波正向，应为右侧旁道。右侧旁道定位后，再根据V_1导联δ波方向定位，若δ波正向，为右侧游离壁旁道；若δ波负向或位于等电位线，为右侧间隔旁道，本心电图V_1导联δ波正向，因此应定为在右侧游离壁旁道。

5. 临床资料：电生理检查：右侧游离壁旁道。超声心动图：左心房增大，左心室轻度肥厚，肺动脉高压。经射频消融术后心电图见图174-1。

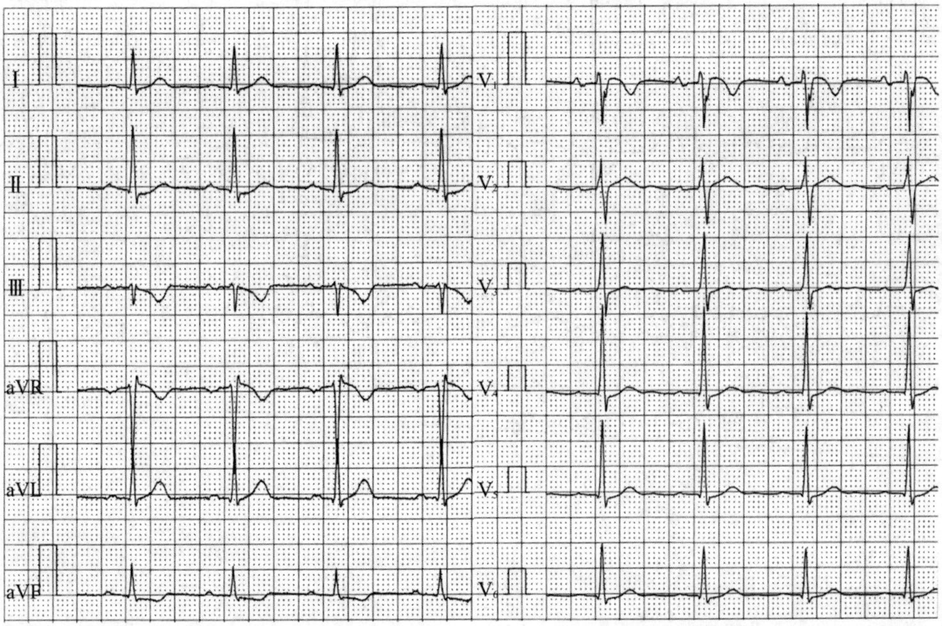

图174-2 射频消融术后心电图

例175

男性，20岁，先天性心脏病，房间隔缺损和心室预激，曾接受房间隔修补术，术时同时行射频消融术。此次因发热3天伴心悸1天急诊，次日门诊复诊。急诊和门诊心电图相似，门诊心电图见图175-1。

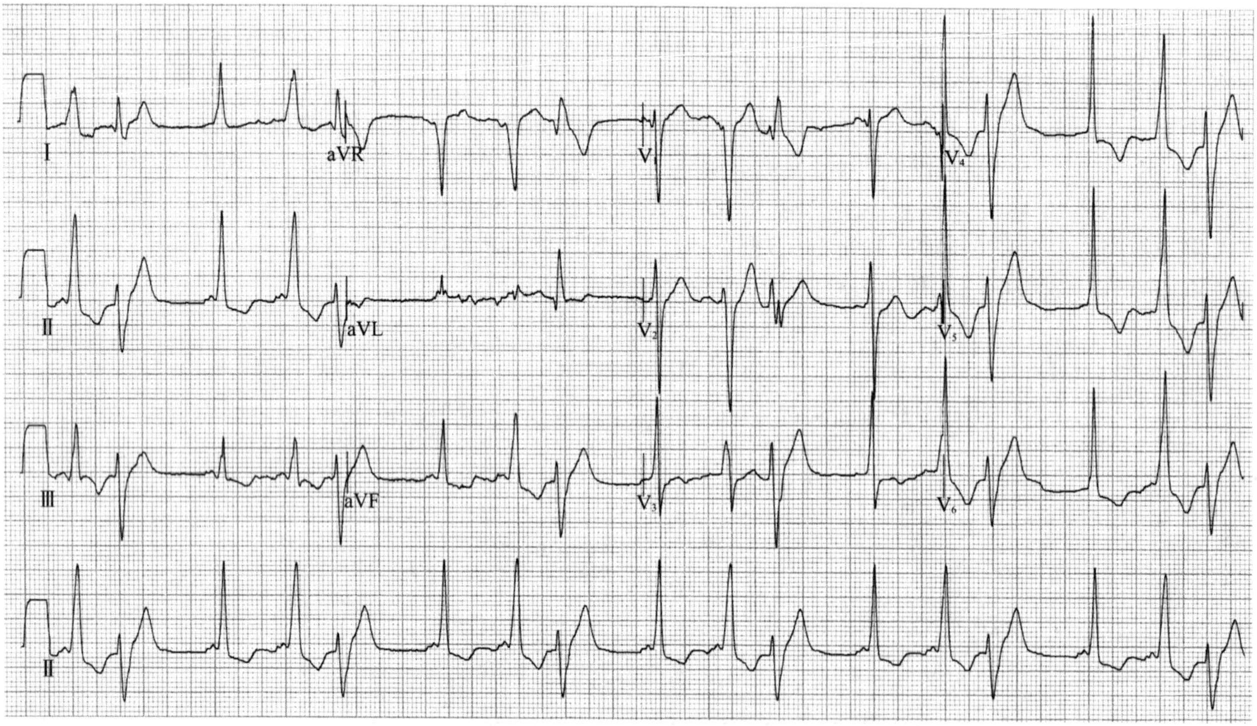

图175-1 门诊心电图

心电图特点

1. 基本特点：平均心率：101次/分；PR间期：115ms；QRS波时间：120m和140ms；QT/QTc间期：384/490ms；QRS波电轴：53°。

2. P波在Ⅱ导联上直立，在aVR导联上倒置。P波双峰，但时间<120ms。

3. PR间期缩短<120ms，QRS波增宽，呈两种时间长度。

4. 可见提早的QRS-T波群，QRS波宽大畸形，代偿间期完全。

心电图诊断

1. 心室预激。

2. 室性早搏。

3. QT间期延长。

解析

1. 本心电图上主要要解释的问题是为何QRS波呈两种时间宽度。一种是用完全性和不完全性心室预激来解释，另一种是用多源室性早搏连发来解释。

2. 首先用完全性和不完全性心室预激来解释。心室预激的QRS波时间长度，取决于房室结和旁道传导的时间差。旁道传导速度快，激动由旁道下传一侧心室，再经室间隔激动另一侧心室，QRS波时间长，通常>120ms，即所谓的完全性心室预激；旁道传导速度稍快于房室结，一侧心室的部分心肌由旁道下传，而另一侧心室由房室结下传，此时心室的激动相当于两者的融合，QRS波时间通常<120ms，即所谓的不完全性心室预激。本心电图上，在室性早搏的代偿后，QRS波呈不完全性心室预激，而随后的QRS波呈完全性心室预激，原因在于房室结的传导速度的变化。

3. 另一种解释是多源室性早搏连发。尽管在心电图上不能完全排除这一可能，但是以下心电图特点并不支持这一可能：①P波与QRS波有恒定的关系，两者有相同的PR间期；②QRS波形态，两者时间不同，但形态在12导联中均相同。

4. 在常规心电图上很难对这两种解释进行最终的鉴别，唯有延长心电图记录或随访心电图。面对与上图相同的急诊心电图，首先选择复查心电图，并延长12导联节律图，但遗憾的2次心电图检查中，仍呈如此相同的“三联律”关系。

例 176

男性，45岁，偶尔发生阵发性心动过速史6余年，曾心电图诊断“室上性心动过速”，未发生心动过速时，心电图正常，但具体不详。今发作时心电图检查见图176–1。

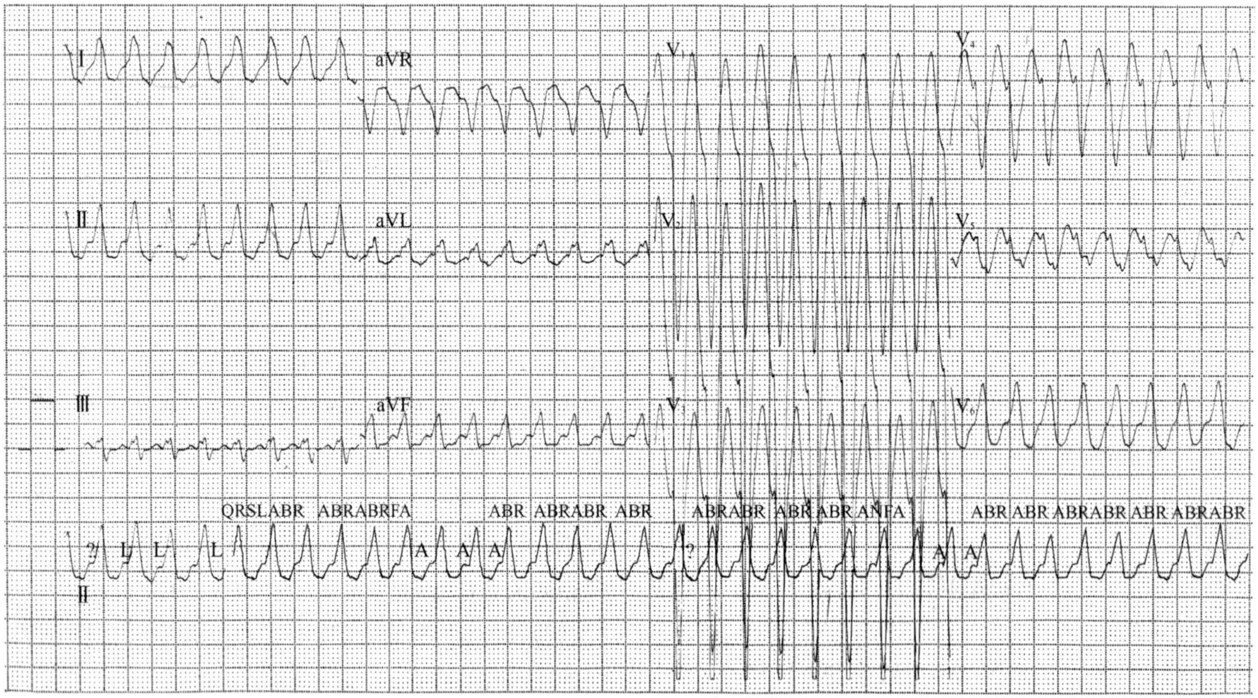

图176–1 例176心电图

心电图特点

1. 基本特点：心率：195次/分；PR间期：无；QRS波时间：150ms；QT/QTc间期：332/417ms；QRS波电轴：20°。

2. P波无法识别，RR间期规则。

3. QRS波增宽。V_1~V_4导联QRS波主波向下，呈QS或rS型；V_5和V_6导联QRS波主波向上，呈单向R波型。

心电图诊断

室上性心动过速伴完全性左束支阻滞（前传型房室折返性心动过速可能）。

解析

1.本心电图的诊断重点在于宽QRS心动过速的鉴别诊断。宽QRS波鉴别诊断有多种方法，对于本心电图，可通过以下几点进行快速鉴别诊断。

(1)QRS波的形态和时间：胸导联QRS波无同向性，QRS波时间<160ms。V_1和V_2联呈QS型，QS时间<70ms，V_5和V_6导联呈单向R波型，最可能的诊断是阵发性室上性心动过速伴完全性左束支阻滞。

(2)QRS波电轴：室性心动过速的QRS电轴常位于-90°～-180°之间。本心电图中的电轴是20°，最可能的诊断是阵发性室上性心动过速。

(3)aVR导联QRS波形态：若有R波，为室性心动过速。本心电图中aVR导联QRS波呈QS型，为室上性心动过速。

2. 在本心电图上无室性心动过速的三大经典特点：房室分离、心室夺获和心室融合波。不支持室性心动过速的诊断。

3. 鉴于以上几点，本心电图最可能的诊断是室上性心动过速伴完全性左束支阻滞。进一步，应在房室结内折返性心动过速和房室折返性心动过速之间进行鉴别诊断。尽管两者之间在常规心电图上不能完全鉴别，但能有倾向性的诊断，对于治疗的选择仍是有价值的。

4. 本心电图倾向于房室折返性心动过速的诊断，有以下几点心电图特点：

(1)频率快，接近200次/分。在阵发性室上性心动过速中，房室折返性心动过速的频率最快，常在200次/分。

(2)有功能性左束支阻滞。患者提供的病史中有“未发作时心电图正常”的线索，从这个线索可以得出两个可能性结论，一是无左束支阻滞，现有的左束支阻滞是功能性阻滞；二是无显性旁道，可能为隐匿性旁道。隐匿性旁道仅有室房逆传功能，在心电图无δ波，QRS波正常。隐匿性旁路只能形成前传型房室折返性心动过速，不能参与形成逆传型房室折返性心动过速。前传型房室折返性心动过速的发生机制是，当一个适时的提早的房性激动，沿房室结前向传导激动心室，然后经已脱离不应期的旁路逆传激动心房，再由房室结前传至心室，从房室旁路逆传至心房，如此反复折返而形成心动过速(图176-2)。由于频率快，束支阻滞极易形成。束支一旦被阻滞，则心动过速期间经室间隔逆向隐匿性传导，就形成了持续性功能性束支阻滞。

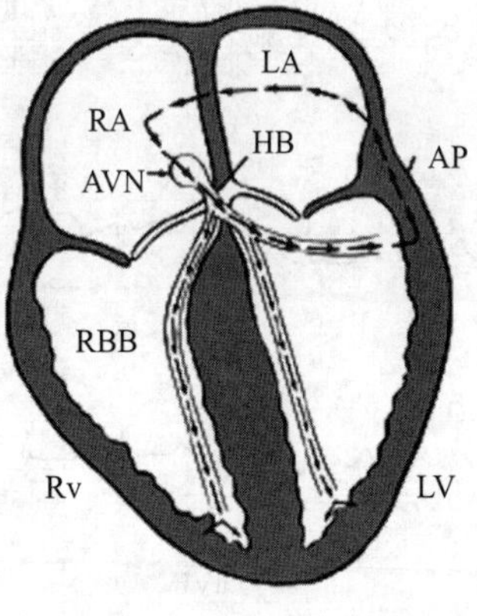

图176-2 旁道参与房室折返性心动过速的形成

RA:右心房;RV:右心室;LA:左心房;LV:左心室;AVN:房室结;HB:希氏束;LBB:左束支;RBB:右束支。

例 177

男性，48 岁，突然发生心动过速急诊。急诊心电图检查见图 177-1，经治疗后心电图检查见图 177-2。

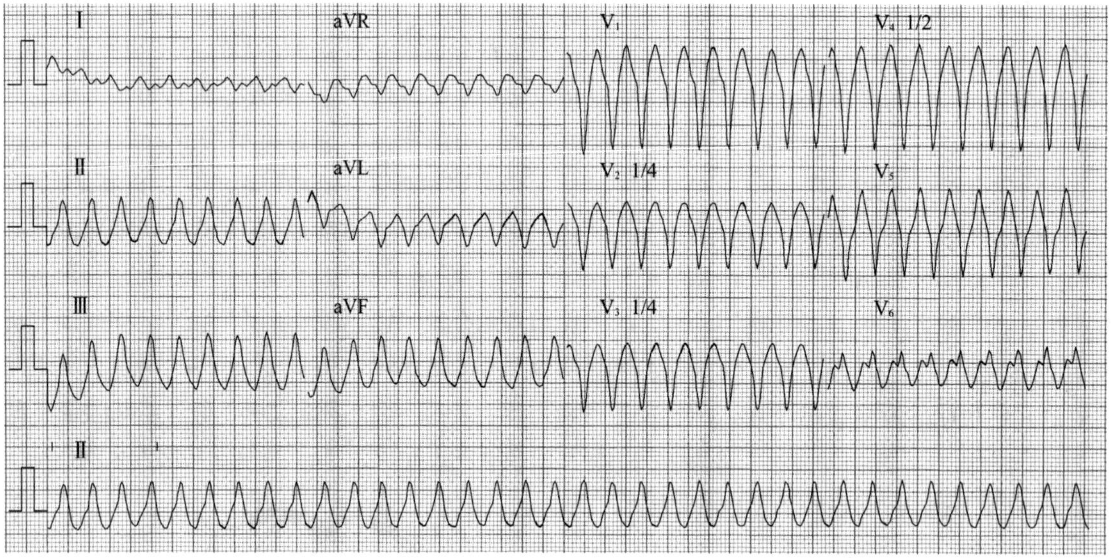

图 177-1 急诊心电图（15 时 17 分）

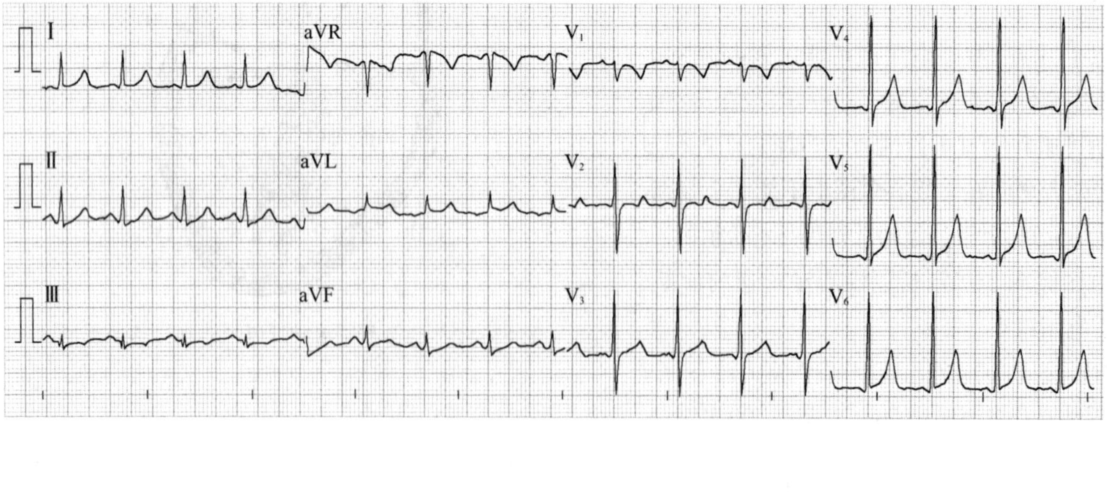

图 177-2 治疗后心电图（16 时 11 分）

心电图特点

1. 图177-1

(1)基本特点:心率:216次/分;PR间期:无;QRS波时间:160ms;QT/QTc间期:240/455ms;QRS波电轴:98°。

(2)P波无法识别,RR间期规则。

(3)QRS波增宽。V_1~V_5导联QRS波主波向下,呈QS型;V_6导联QRS波呈rS型。

2. 图177-2

(1)基本特点:心率:100次/分;PR间期:130ms;QRS波时间:90ms;QT/QTc间期:340/439ms;QRS波电轴:38°。

(2)V_5导联R波电压>2.5mV。

心电图诊断

1. 图177-1:阵发性宽QRS心动过速(室性心动过速可能)。

2. 图177-2:左心室高电压。

解析

1. 本心电图的诊断重点在于宽QRS心动过速的鉴别诊断。宽QRS波鉴别诊断有多种方法,对于本心电图,快速鉴别诊断有以下几点。

(1)QRS波的形态和时间:胸导联QRS波有负向同向性,QRS波时间≥160ms。支持室性心动过速的诊断。

(2)QRS波电轴:室性心动过速的QRS电轴常位于-90°~-180°之间。本心电图中的电轴是98°,支持室上性心动过速的诊断。

(3)aVR导联QRS波形态:若有R波,为室性心动过速。本心电图中aVR导联QRS波呈QS型,支持室上性心动过速的诊断。

2. 在本心电图上由于心率快,无法发现室性心动过速的三大经典特点:房室分离、心室夺获和心室融合波。

3. 鉴于以上几点,本心电图上既有诊断室性心动过速的依据,又有诊断室上性心动过速的依据。经治疗后,心动过速终止,复查心电图是最好的鉴别方法。

4. 心动过速终止后,心电图上尽管PR间期在临界值,但是QRS波形态正常,首先排除显性心室预激的可能。结合心动过速时QRS波形态,可排除隐匿性心室预激的可能。理由是隐匿性旁路只能形成前传型房室折返性心动过速,不能参与形成逆传型房室折返性心动过速。也即隐匿性心室预激所形成的心动过速,其QRS波形态是正常的,除非有功能性束支阻滞。本心电图上心动过速时的QRS波形态不符合束支阻滞的形态,可排除隐匿性心室预激的可能。

例 178

男性，42岁，突然发生心动过速就诊。门诊2次心电图检查见图178–1和178–2。

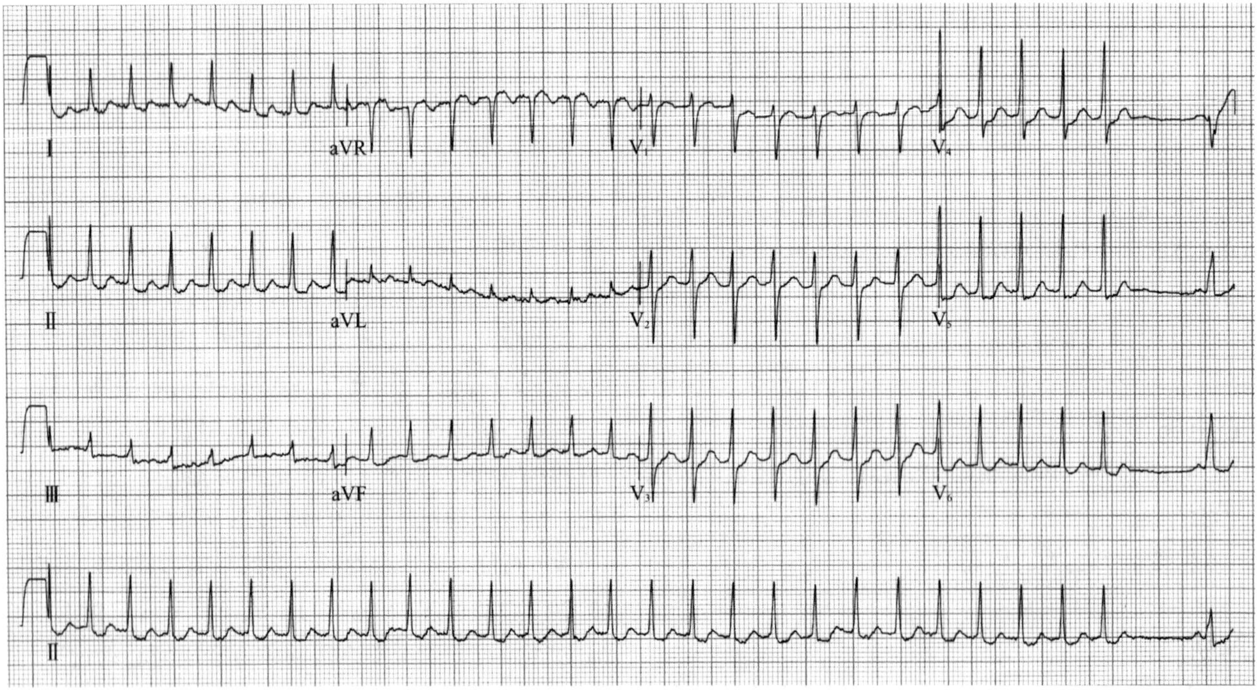

图178–1　门诊第1次心电图(15时14分)

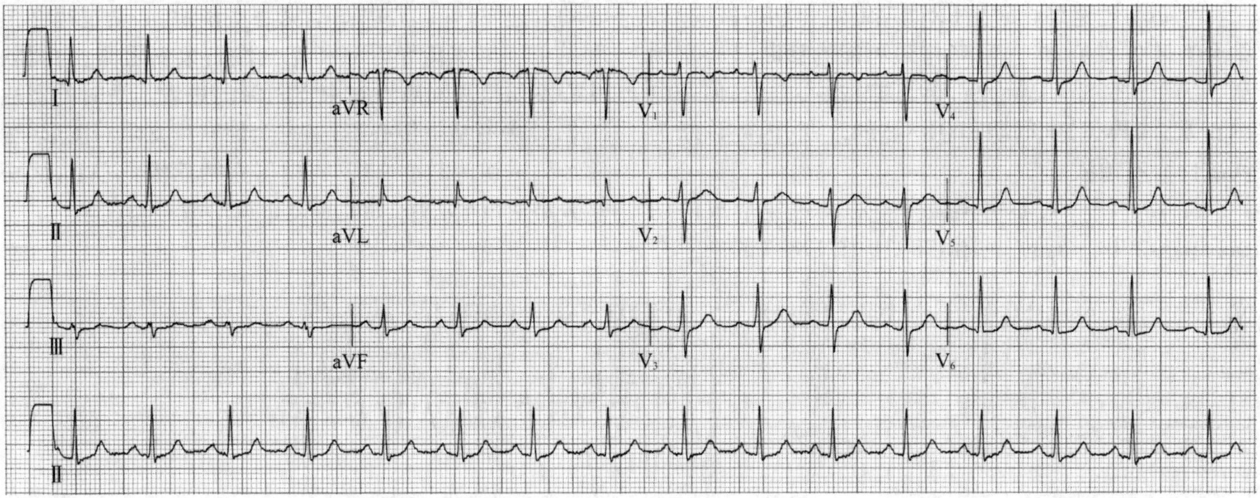

图 178–2　门诊第 2 次心电图（15 时 16 分）

心电图特点

1. 图 178–1

（1）基本特点：平均心率：165 次/分；PR 间期：110ms；QRS 波时间：80 和 110ms；QT/QTc 间期：276/457ms；QRS 波电轴：42°。

（2）心动过速时，P 波无法识别，RR 间期规则。

（3）心动过速突然终止，终止后可见 P 波，PR 间期 < 120ms，QRS 波形态畸形。

2. 图 178–2：心率：94 次/分；PR 间期：166ms；QRS 波时间：80ms；QT/QTc 间期：348/435ms；QRS 波电轴：26°。

心电图诊断

1. 图 178–1：间歇性心室预激；房室折返性心动过速。

2. 图 178–2：正常心电图。

解析

1. 由于记录时间的限定，本心电图上仅记录到心动过速终止后 1 次不完整的心动。然后这次心动对于心动过速的诊断至关重要。

2. 首先，确定 P 波是否是窦性 P 波，与图 178–2 比较，该 P 波应是窦性 P 波。

3. 其次，判断 P 波与 QRS 波的关系。若 P 波与 QRS 波有关，PR 间期缩短，QRS 波畸形，那本患者有心室预激的可能。若 P 波与 QRS 波无关，则 QRS 波为室性逸搏。测量心动过速后的间期，约为 880ms，该间期短，基本上可以排除室性逸搏的可能。

4. 心动过速终止后见PR间期缩短和QRS波畸形，结合有阵发性心动过速，考虑最可能的诊断是心室预激。为了进一步明确诊断，再记录1次心电图，但心电图正常，未再见PR间期和QRS波的改变，因此诊断为间歇性心室预激。

5. 为了便于对心室预激参与心动过速形成的认识，此处给出一实例，见图178–3。图178–3的患者在心动过速发作前，心电图上见心室预激，心动过速终止后见Ⅰ度房室传导阻滞和完全性右束支阻滞，为间歇性心室预激和间歇性右束支阻滞的患者。适时的窦性P波，经房室结下传心室，呈完全性右束支阻滞图形，然后经旁道逆传激动心房，再由房室结前传至心室，从房室旁路逆传至心房，如此反复折返形成心动过速。

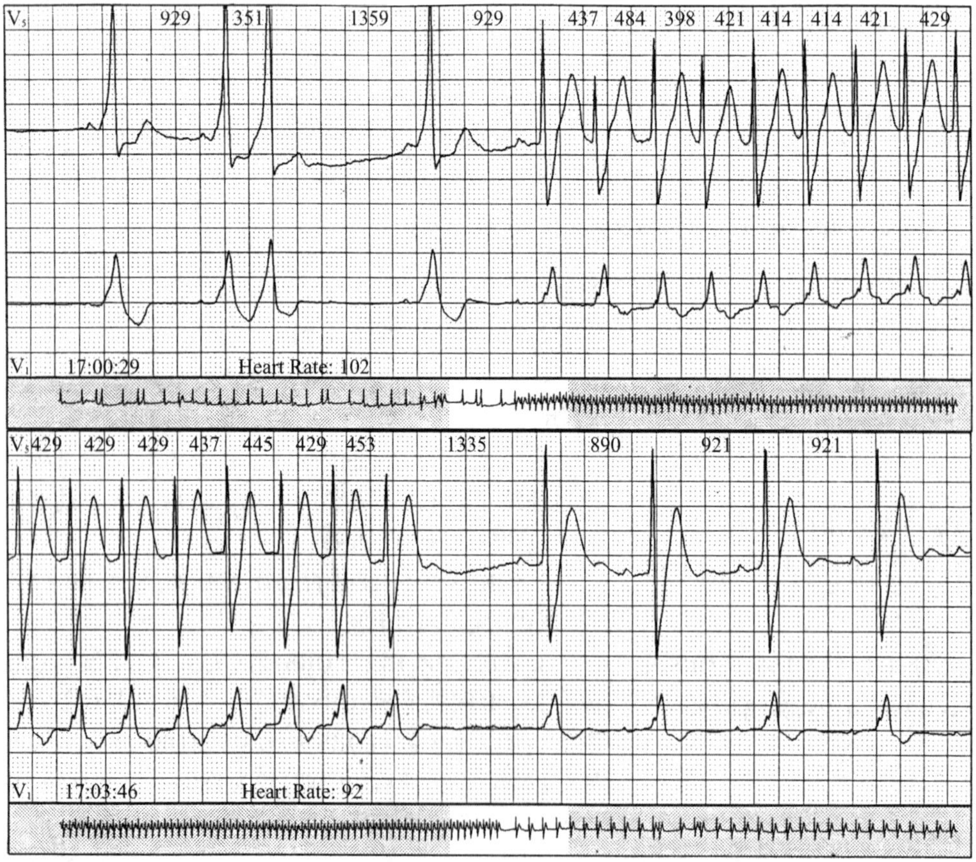

图178–3　预激旁道参与形成房室折返性心动过速

例 179

女性，73 岁，胸痛 4 小时，心肌酶异常增高入院。首次心电图记录见图 179–1，1 小时后复查心电图见图 179–2。

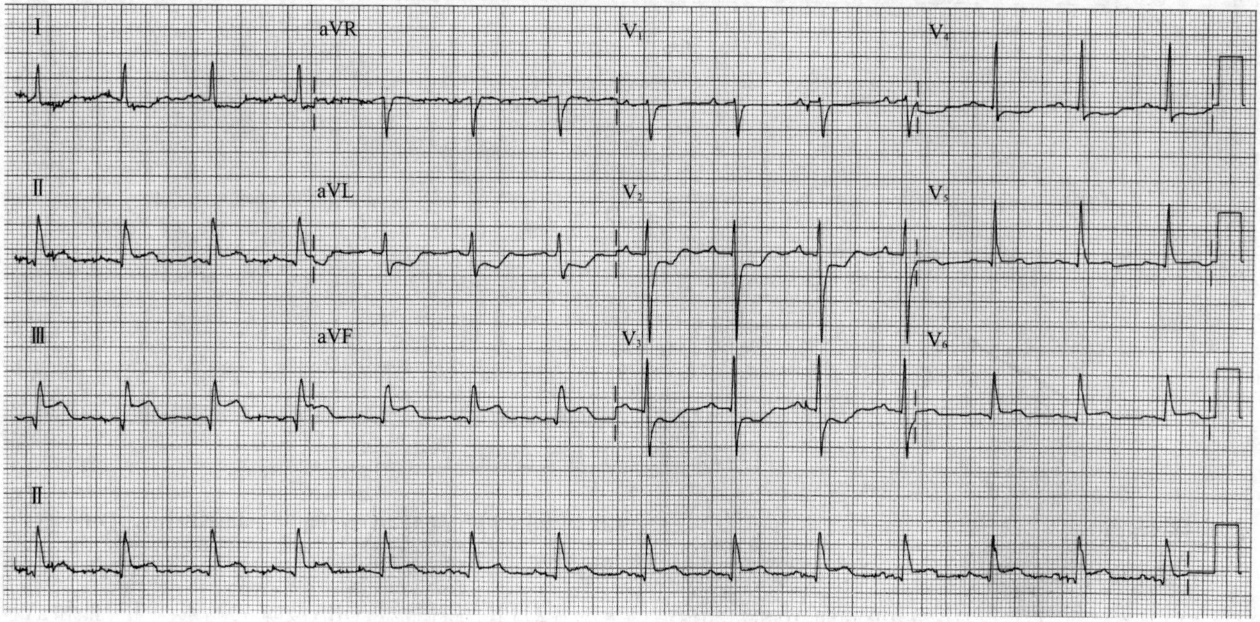

图 179–1　首次入院心电图

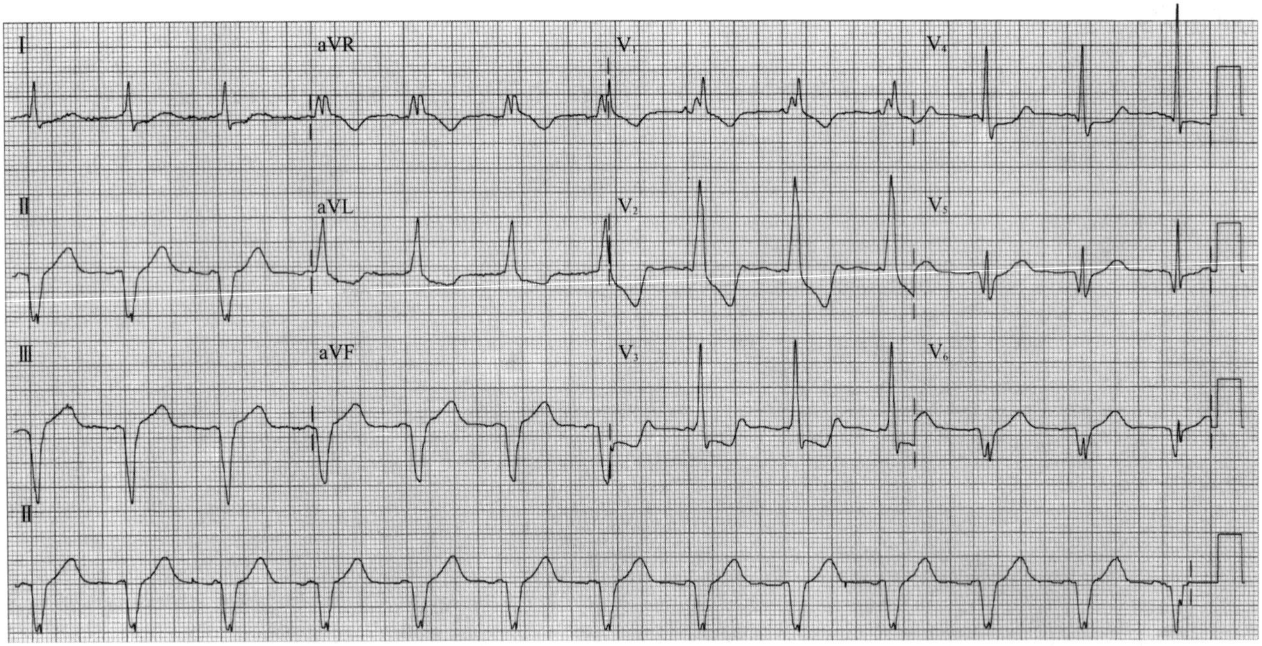

图179-2　1小时后复查心电图

心电图特点

1. 图179-1

（1）基本特点：心率：82次/分；PR间期：192ms；QRS波时间：103ms；QT/QTc间期：354/413ms；QRS波电轴：67°。

（2）Ⅱ、Ⅲ、aVF、V_5和V_6导联ST段抬高>0.1mV，T波直立。Ⅲ导联Q波振幅>R波振幅的1/4。

（3）Ⅰ、aVL、V_2~V_4导联ST段压低>0.1mV。

2. 图179-2

（1）基本特点：心率：75次/分；PR间期：80ms；QRS波时间：147ms；QT/QTc间期：440/491ms；QRS波电轴：-83°。

（2）PR间期缩短，QRS波宽大畸形。Ⅱ、Ⅲ和aVF导联呈QS型，V_5导联有异常Q波，V_6导联呈QS型。以上导联中ST段无明显抬高，T波直立。

心电图诊断

1. 图179-1：急性下壁和前侧壁心肌梗死。

2. 图179-2：急性下壁和前侧壁心肌梗死，心室预激。

解析

1. 本患者有前后两次心电图比较，因此图181-2诊断心肌梗死合并心室预激并不难。

2. 图179-1中ST段抬高发生在Ⅱ、Ⅲ、aVF、V_5和V_6导联，图179-2中异常Q波同样也发生在以上导联中。在本心电图上心室预激没有掩盖心肌梗死的异常Q波（图179-3）。

3. 心室预激合并心肌梗死时，由于心室预激和心肌梗死在心电图上的改变都在QRS波起始部分，因此正向δ波可掩盖心肌梗死的表现，而负向δ波可酷似心肌梗死的表现。A型心室预激，胸导联正向δ波和QRS波主波向上，可掩盖前间壁和前壁心肌梗死。B型心室预激，后胸导联正向δ波和QRS波主波向上可掩盖后壁心肌梗死。如果δ波在100°左右，可使Ⅱ、Ⅲ和aVF导联中异常Q波消失，掩盖下壁心肌梗死。如果δ波在-70°左右，可使Ⅰ和aVL导联异常Q波消失，掩盖高侧壁心肌梗死。因此在心室预激并心肌梗死时，诊断上应注意。

4. 图179-1中Ⅱ、Ⅲ、aVF、V_5和V_6导联ST段抬高，而图179-2中这些导联的ST段无明显抬高，原因是心肌梗死的ST段抬高与心室预激的继发性ST段压低相互抵消。与心室预激继发性ST-T改变不同的是，合并心肌梗死后其ST-T改变有动态演变过程。诊断时观察ST-T改变，有助于心室预激合并心肌梗死的鉴别诊断。

5. 患者原无心室预激病史，在急性心肌梗死中旁道成为显性旁道，可能的原因是心肌缺血使得房室结的传导性降低。

6. 临床资料：冠脉造影：左前降支近端75%狭窄，左回旋支中段50%狭窄，右冠脉远端95%狭窄。

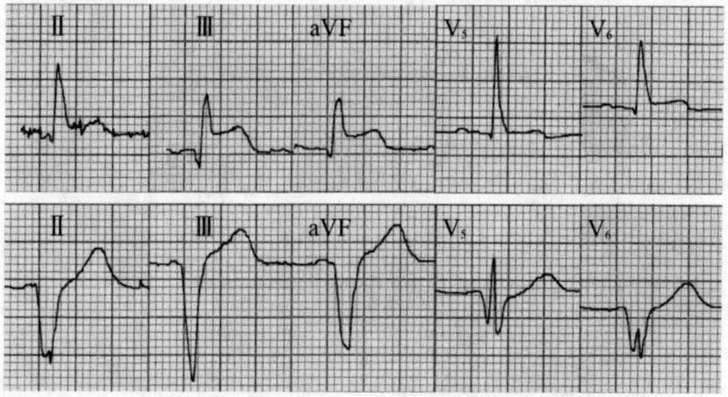

图179-3 前后心电图比较

例 180

女性，75 岁，突然发生心动过速，伴头晕就诊。以往有类似短暂发病，急诊心电图记录见图 180–1。

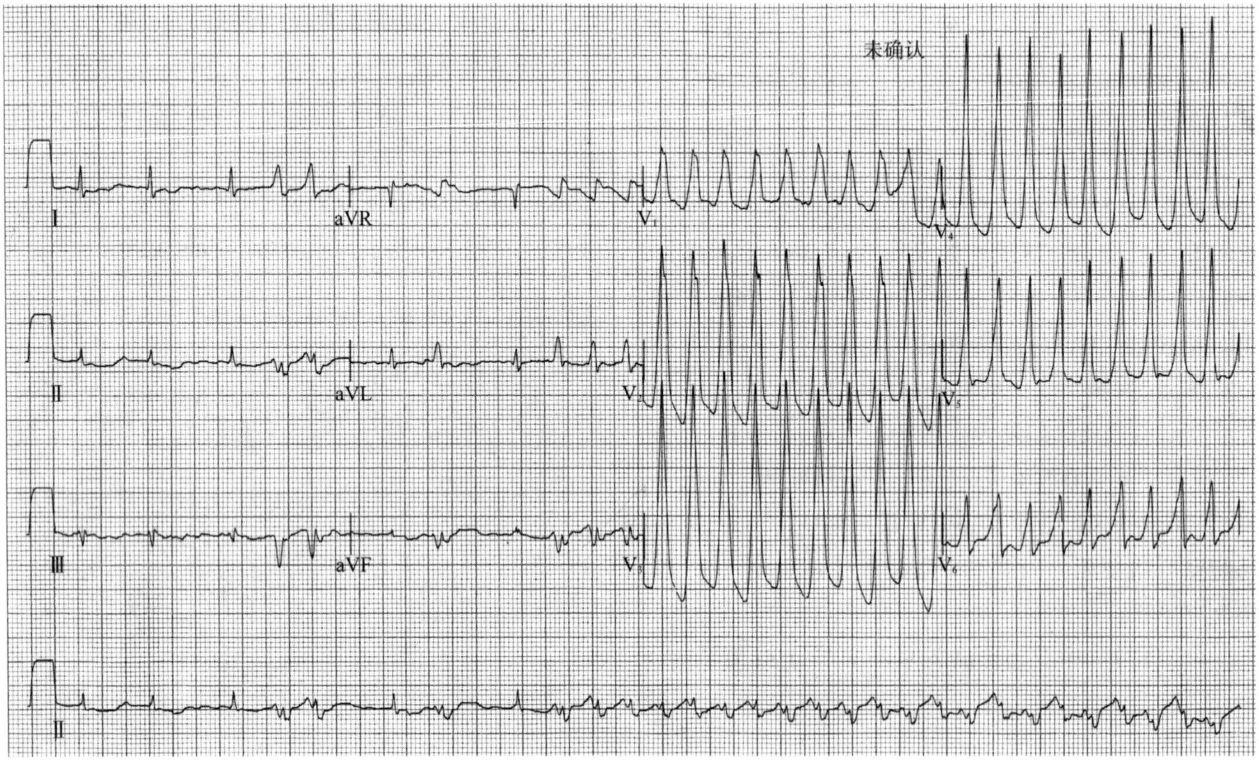

图 180–1　例 180 心电图

心电图特点

1. 基本特点:平均心室率:183次/分;PR间期:无;QRS波时间:84ms和160ms;QT/QTc间期:324/565ms;QRS波电轴:25°。

2. P波消失,代之以f波。RR间期绝对不等。

3. 部分QRS波宽大畸形,在胸导联上QRS波主波均向上。

4. QRS波宽大畸形时,心室率明显增快,>200次/分。

心电图诊断

1. 快室率心房颤动。

2. 间歇性心室预激。

解析

1. 本患者在心电图记录开始时,QRS波形态正常,心室率约100次/分。在记录中突然出现QRS波宽大畸形,此时心室率突然增加,>200次/分。此时要考虑的问题是:室性心动过速,心房颤动伴心室内差异传导,还是心房激动经旁道下传心室?

2. RR间期的规则性是快速鉴别诊断的要点。快速目测RR间期,就能发现尽管心室率快,但RR间期仍不等,因此诊断是心房激动伴心室内差异传导或经旁道下传心室。

3. 本心电图宽QRS波的形态更支持经旁道下传心室的可能(主波均向上)。

4. 心室预激出现心房颤动时,最大的特点是心室率快,通常>200次/分。从本心电图上,可以对这一特点有更好的理解。

例181

男性,50岁,突然发生心动过速就诊。以往无类似发病。急诊首次心电图记录和治疗后心电图记录见图181-1和181-2。

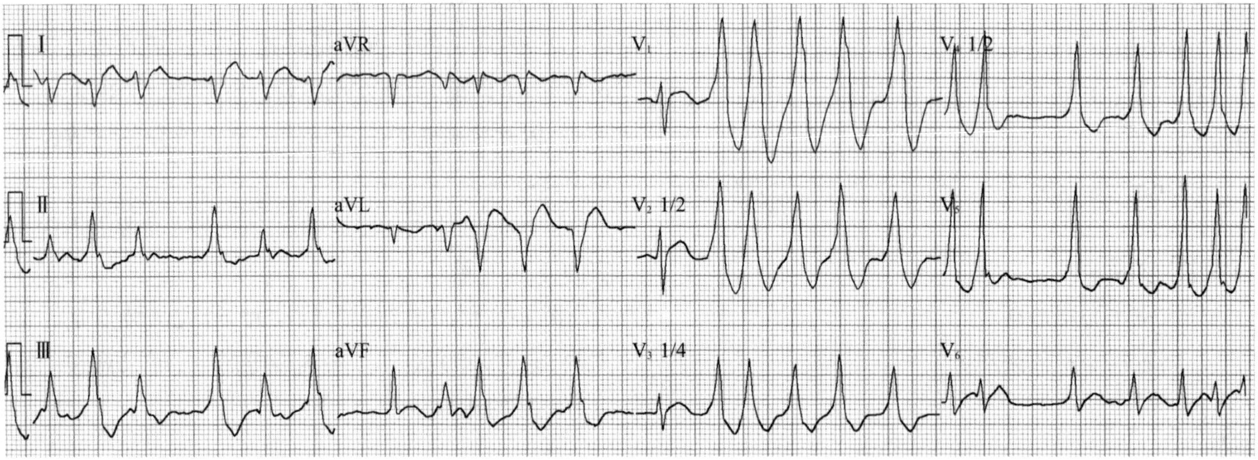

图181-1　急诊心电图(3月21日23时04分)

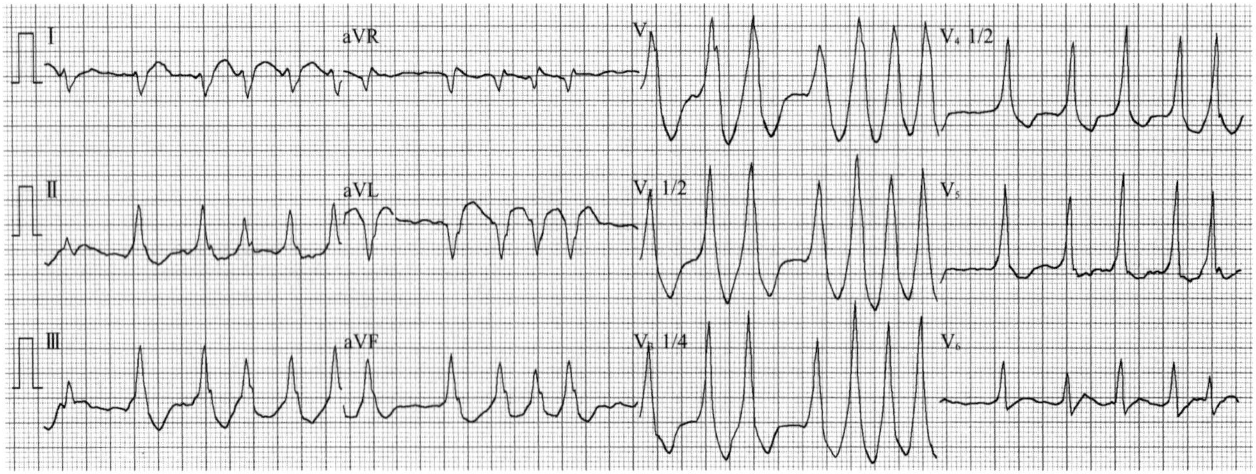

图181-2　急诊心电图(3月22日0时44分)

心电图特点

1. 图181–1和图181–2的不同点

(1)平均心室率分别为144次/分和138次/分。

(2)图181–1中有1次QRS波无宽大畸形。

(3)两图中绝大部分QRS波宽大畸形,图181–1中QRS波形态多变,QRS波时间在110~170ms之间变化。图181–2中QRS波形态相对恒定,QRS波时间恒定在170ms。

2. 图181–1和图181–2的共同点

(1)P波消失,代之以f波,f波振幅低,不易识别。

(2)RR间期绝对不等。

(3)QRS波电轴右偏,约120°,胸导联上QRS波主波均向上。

心电图诊断

1. 快室率心房颤动。

2. 间歇性心室预激。

解析

1. 图181–1是急诊首次记录的心电图,由于将心电图错误诊断为"快室率心房颤动伴心室内差异传导",其结果是给患者应用"西地兰"治疗。以下将详细解析图181–1的诊断步骤。

2. 首先是主导心律的诊断,由于P波消失,心律的绝对不规则,因此主导心律首先考虑为心房颤动。

3. 其次是鉴别引起QRS波宽大畸形的原因。心房颤动中出现QRS波宽大畸形可有三种可能:束支阻滞、心室内差异传导和心室预激。以下逐一来鉴别。

(1)根据胸导联上QRS波的形态,首先排除束支阻滞的可能。图181–1不符合Ashman现象,图中仅1次QRS波无宽大畸形(胸导联中第1个QRS波),余QRS波均宽大畸形,无长短间期的规律。第二,除非存在蝉联现象,否则心室内差异传导不可能出现连续QRS波宽大畸形。且蝉联现象时QRS波宽大畸形在长RR间期后将消失。而图181–1中共有3次较长的RR间期,最后1次长RR间期最长,其后QRS波更为宽大畸形,不符合蝉联现象。第三,心室内差异传导常出现右束支阻滞的图形,图181–1中的QRS波形态不符合右束支阻滞的图形。

(2)支持间歇性心室预激最有价值的心电图特点是:宽大畸形的QRS波形态和时间长度多变。原因是在心房颤动时,心房激动可以从房室结下传,也可以从旁道下传,或同时从房室结和旁道下传,因此QRS波形态和时间长度多变。

4. 图181–2是"西地兰"治疗后的心电图,与图181–1比较,QRS波形态相对恒定,QRS波时间恒定在170ms。心电图发生这一改变的原因是心房激动完全由旁道下传心室,即所谓的完全性心室预激。西地兰的药理作用是延长房室结的不应期和降低房室结的传导性,但对旁道的不应期和传导性无影响。其结果是心房激动在房室结内受阻,完全由旁道下传。图181–2中QRS波的改变,进一步证实心室预激的诊断。

例 182

女性，62岁，胸痛1年，为接受冠脉造影而入院。入院后心电图检查见图182-1。

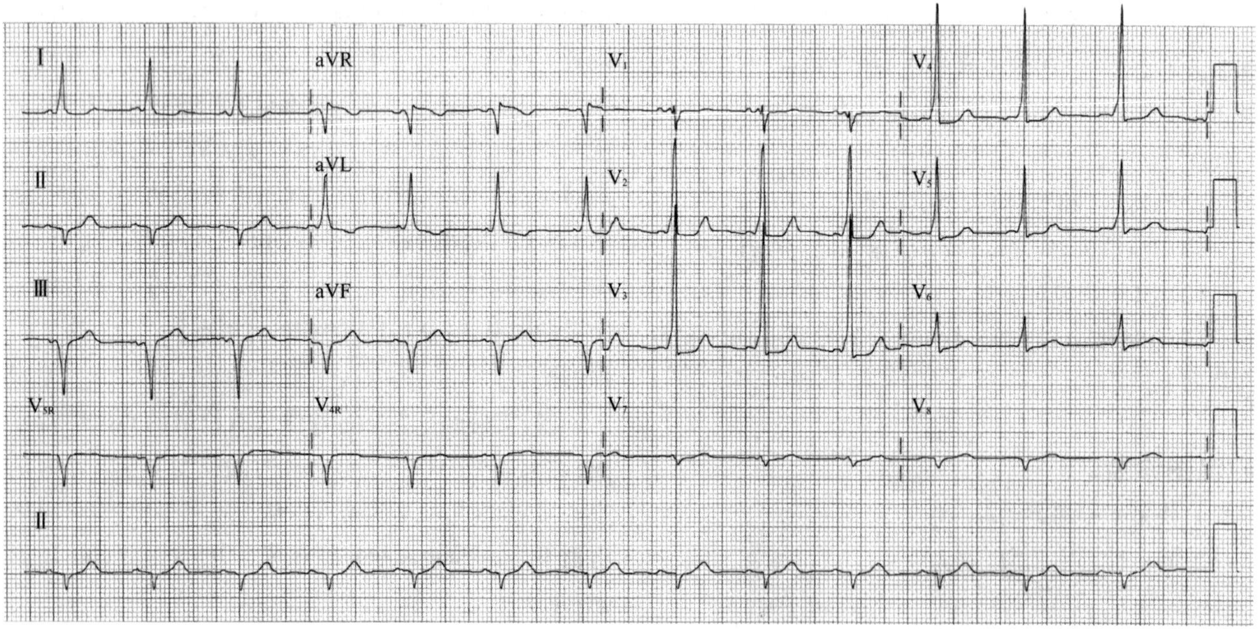

图 182-1 例 182心电图

心电图特点

1. 基本特点：心率：80次/分；PR间期：100ms；QRS波时间：110ms；QT/QTc间期：389/449ms；QRS波电轴：-42°。

2. PR间期缩短，QRS波宽大畸形。

3. Ⅱ、Ⅲ和aVF导联QRS波呈QS型。

心电图诊断

心室预激（B型）。

解析

1. 本患者因胸痛就诊，曾诊断为"下壁心肌梗死"，造成这一误诊的原因是Ⅱ导联中δ波位于等电位线，酷似PR段（图182-2），结果，在Ⅱ导联观察，无PR间期缩短，无QRS波增宽，QRS波呈QS型，且Ⅲ导联和aVF导联QRS波呈QS型，故误诊为下壁心肌梗死。

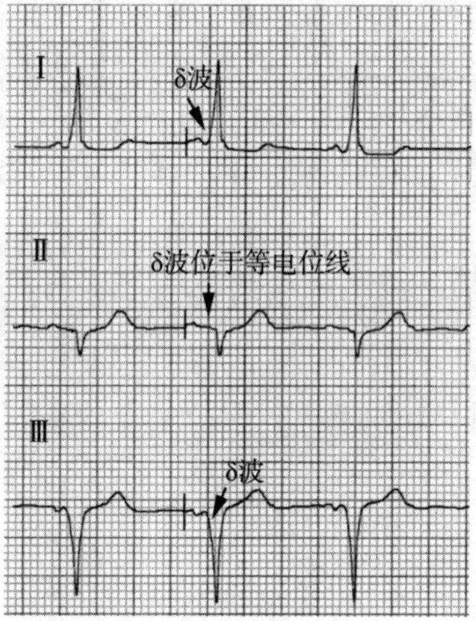

图182-2 Ⅰ~Ⅲ导联上的δ波

2. 数字心电图中的自动测量常选择Ⅱ导联，本心电图计算机的自动测量结果是PR间期为140ms，QRS波时间为104ms。造成这一测量误差的原因是δ波位于等电位线。由此可见对于计算机的自动测量，需要人工核对。

3. 心室预激合并心肌梗死时，由于心室预激和心肌梗死在心电图上的改变都在QRS波起始部分，因此正向δ波可掩盖心肌梗死的表现，而负向δ波可酷似心肌梗死的表现。旁道所在部位不同，心室预激可表现以下酷似心肌梗死的改变：B型心室预激，右胸导联负向δ波，QRS波呈QS型，酷似前间壁心肌梗死；A型和B型心室预激，均可在Ⅱ、Ⅲ和aVF导联产生负向δ波，QRS波呈QS、Qr、或W型，酷似下壁心肌梗死；A型和C型心室预激，右胸导联表现为高大R波，V_7和V_8导联QRS波呈QR型，酷似后壁心肌梗死；C型心室预激，V_5、V_6、Ⅰ和aVL导联出现宽大Q波，酷似前侧壁心肌梗死。

4. 观察ST-T改变的动态演变，可有助鉴别诊断。心室预激产生的继发性ST-T改变无演变过程，而心肌梗死的ST-T改变具有动态演变。

5. 临床资料：超声心电图：心脏结构和功能未见异常。冠脉造影：右冠脉近端20%狭窄。

例 183

男性，72岁，有阵发性心动过速史和心功能不全史，具体不详，今气急伴心悸急诊。心电图检查见图183-1。

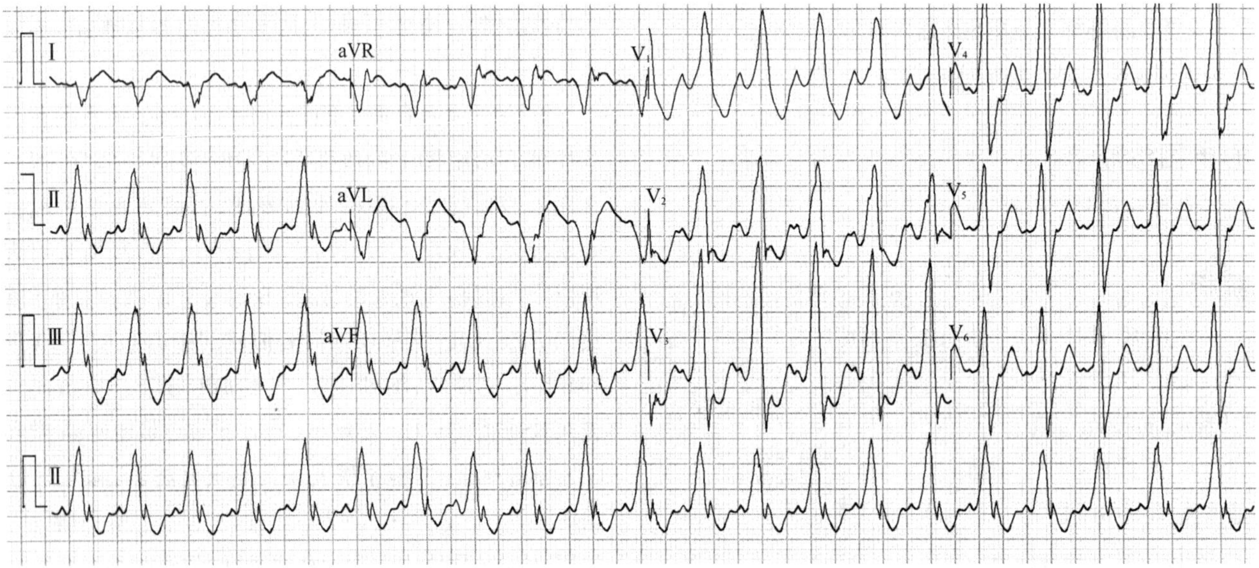

图183-1 例183心电图

心电图特点

1. 基本特点：心率：125次/分；PR间期：80ms；QRS波时间：210ms；QT/QTc间期：380/548ms；QRS波电轴：115°。

2. P波在Ⅰ、Ⅱ、Ⅲ和aVF导联中直立，在aVR导联中倒置。

3. PR间期缩短，QRS波宽大畸形。

心电图诊断

1. 窦性心动过速。

2. 心室预激。

3. QT间期延长。

解析

1. 本心电图的特点是QRS波特别宽大，QRS波时间>200ms，易被误诊为室性心动过速。

2. 由于宽大畸形的QRS波前均有P波，而且PR间期恒定，因此诊断为窦性心动过速。

3. 窦性心动过速中，PR间期缩短，QRS波宽大畸形，心室预激是最可能的诊断。对于QRS波特别宽大是否伴有心室内阻滞，在常规心电图上不能判断。

例 184

男性,20岁,体检发现心电图异常复诊。心电图检查见图184-1。

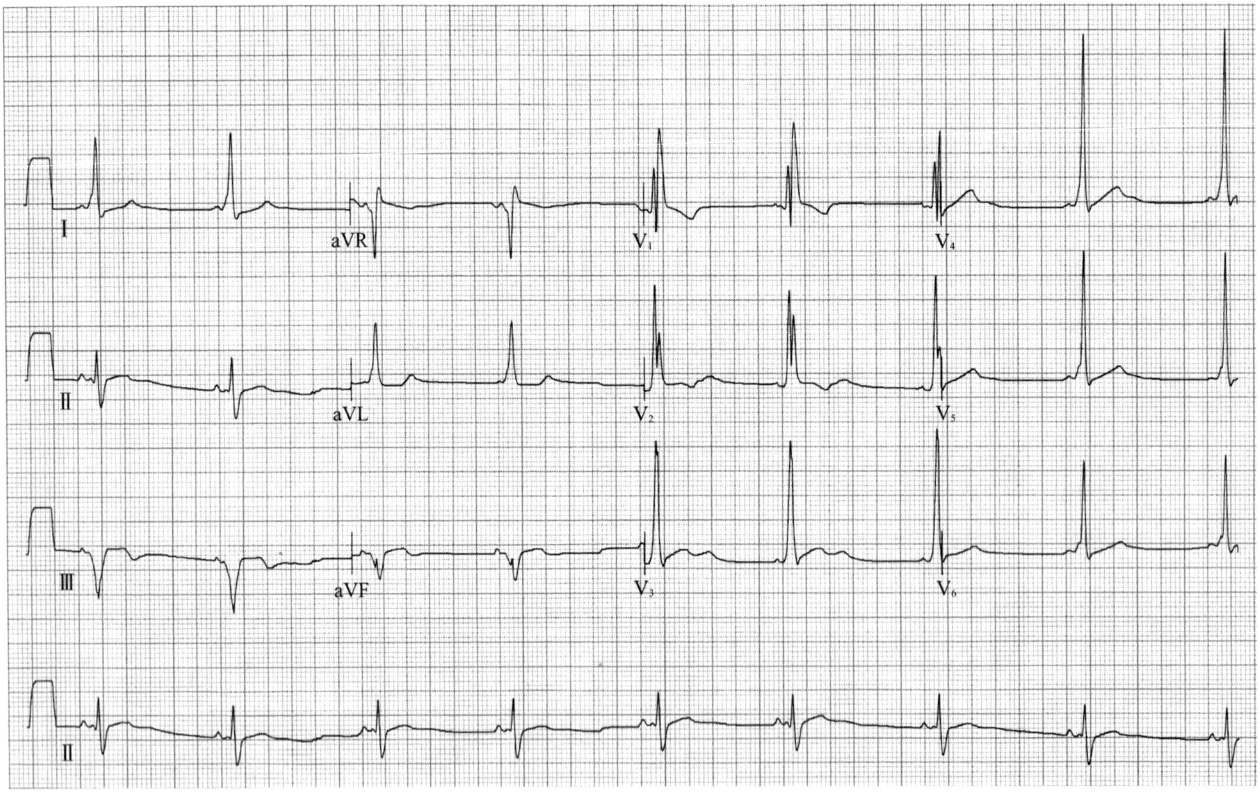

图184-1　例184心电图

心电图特点

1. 基本特点：心率：50次/分；PR间期：102ms；QRS波时间：142ms；QT/QTc间期：556/506ms；QRS波电轴：-20°。

2. PR间期缩短，QRS波宽大畸形。

3. Ⅰ、aVL、V_4~V_6导联可见正向δ波。V_1导联QRS波呈rsR′型，R′波粗钝＞50ms，V_6导联S波时间≥40ms。

心电图诊断

1. 窦性心动过缓。
2. 心室预激。
3. 完全性右束支阻滞。
4. QT间期延长。

解析

1. 本心电图的特点是QRS波增宽，Ⅰ、aVL及左胸导联可见典型的δ波，提示部分心室肌提前激动，但是右胸导联有典型的右束支阻滞图形，R′波粗钝，提示右心室部分心室肌延迟激动（图184-2）。按照2007~2009年AHA/ACC/HRS关于心电图标准化的建议，右束支阻滞的标准是：V_6导联S波时间>40ms，V_1导联R波时见>50ms。本心电图上达到完全性右束支阻滞的标准，因此患者应同时诊断心室预激和右束支阻滞。

2. 心室预激合并束支传导阻滞时，诊断较困难。因为B型心室预激形似左束支阻滞，A型心室预激形似右束支阻滞。特别是当心室预激为持续性且从旁道下传心室时，诊断更困难。如果旁道与束支传导阻滞不是同侧，两者才可鉴别。从胸导联QRS波和δ波来判断旁道位置，应为左侧旁道。左侧旁道和右束支不在同侧，因此本患者心室预激没能掩盖右束支阻滞。

3. 右侧旁道时，激动是从右心室进入心室。当心房激动经旁道下传时，激动可先传至右束支阻滞部位的远端，使原有的完全性右束支阻滞的波形消失。一些间歇性心室预激者，当激动经旁道下传时，心室预激的图形掩盖右束支阻滞；当激动经房室结下传时，心室预激的图形消失，出现右束支阻滞的图形。在心电图上这类患者可能被误认是间歇性右束支阻滞，但实际上右束支阻滞是持续存在的，只是由于间歇性心室预激掩盖了右束支阻滞的存在。

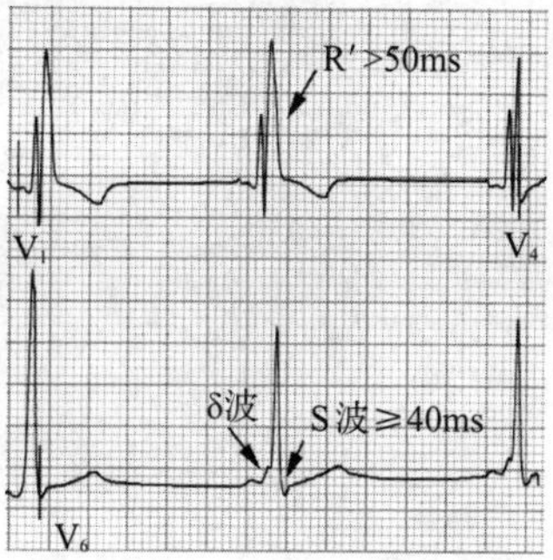

图184-2　V_1和V_6导联图形

例185

男性,85岁,胸闷1年,加重1天,拟诊“ST-T改变”入院。入院后心电图检查见图185-1。

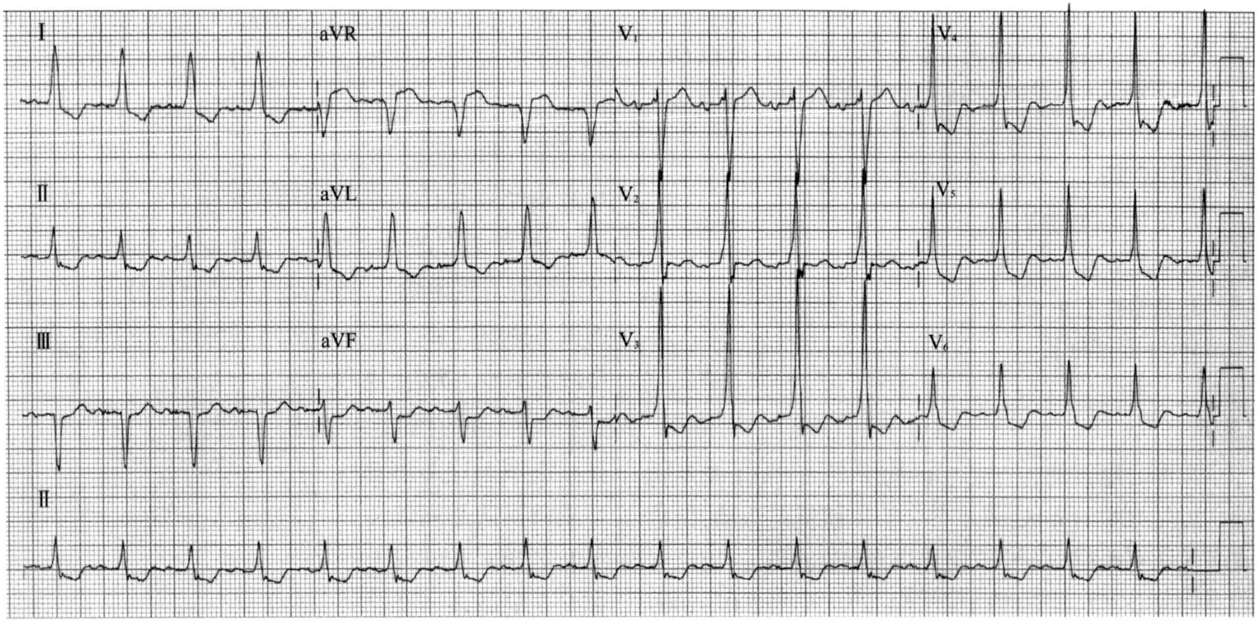

图185-1　例185心电图

心电图特点

1. 基本特点：心率：104 次/分；PR 间期：167ms；QRS 波时间：121ms；QT/QTc 间期：328/431ms；QRS 波电轴：-21°。

2. PR 间期>120ms，QRS 波宽大畸形，有 δ 波。

心电图诊断

1. 窦性心动过速。

2. 变异性心室预激。

解析

1. 与典型的心室预激不同的是，本心电图上 QRS 波宽大畸形，有 δ 波，但 PR 间期>120ms。这类心室预激，称为变异性心室预激或 Mahaim 型变异性心室预激。

2. 所谓变异性心室预激，是一种少见的经 Mahaim 纤维下传心室的心室预激。Mahaim 纤维近端起源于房室结与希氏束交界处，远端止于心室。当窦性激动下传时，首先经房室结传导，到达房室结与希氏束交界处，激动再经 Mahaim 纤维下传心室，提前激动部分心室肌而产生 δ 波。因此，在心电图上虽有 δ 波，但 PR 间期仍正常。在心电图诊断上应注意鉴别，本心电图上 P 波、PR 段和 δ 波的识别见图 185-2。

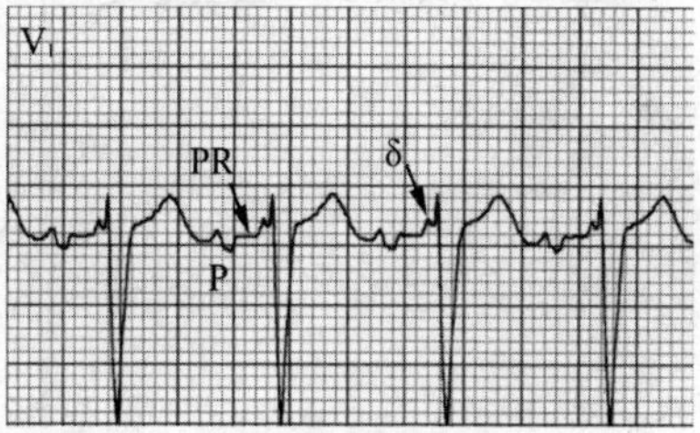

图 185-2 P 波、PR 段和 δ 波的识别

例186

男性,48岁,8年前晕厥1次,后植入体内自动除颤器。近又出现频发心悸1个月余。心电图检查见图186-1。

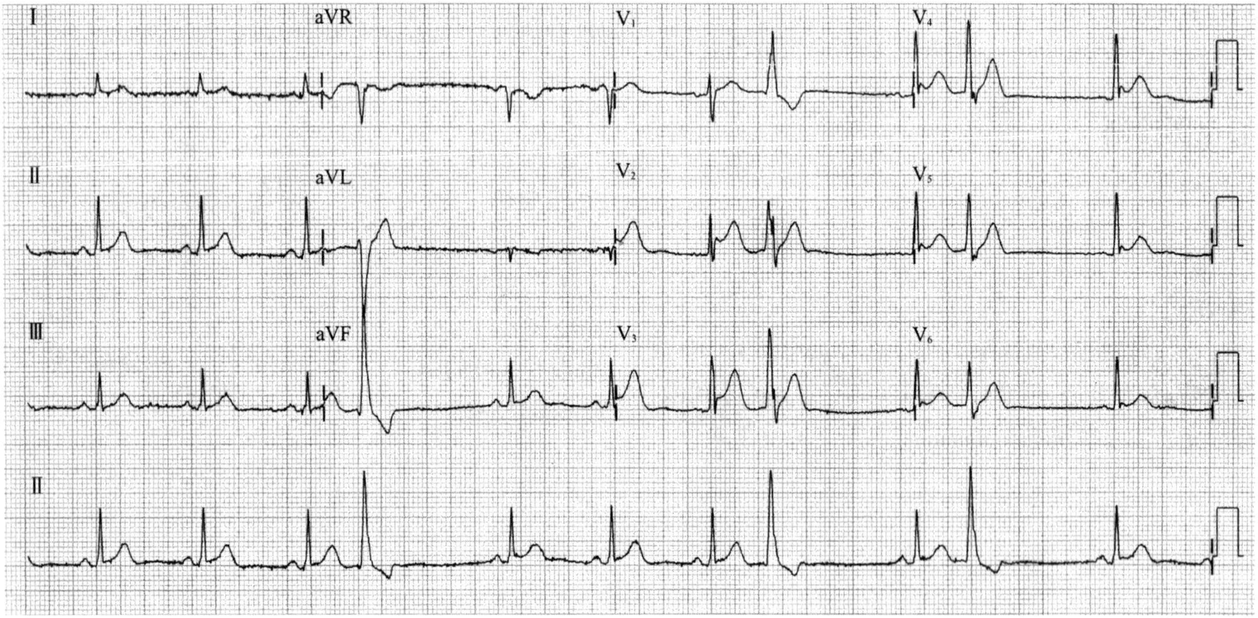

图186-1 例186心电图

心电图特点

1. 基本特点:心率:72次/分;PR间期:140ms;QRS波时间:80ms;QT/QTc间期:360/393ms;QRS波电轴:69°。

2. V_1、V_5和V_6导联J波和ST段抬高>0.1mV,T波直立,V_2~V_4导联J波和ST段抬高>0.2mV。ST段与T波之间无等电位线。

心电图诊断

1. Brugada综合征。

2. 室性早搏。

解析

1. Brugada综合征的心电图特点已经广泛被知晓,对于中青年男性,反复晕厥史,根据其心电图上J波和ST段抬高的特点,首先诊断为Brugada综合征。

2. Brugada综合征的心电特点,目前公认的有三种类型。Ⅰ型:以突出的"穹隆型"ST段抬高为特征,表现为J波或抬高的ST段顶点≥0.2mV,伴随T波倒置,ST段与T波之间很少或无等电位线分离;Ⅱ型:J波幅度(≥0.2mV)引起ST段下斜型抬高(在基线上方并≥0.1mV),紧随正向或双向T波,形成"马鞍型"ST段图型;III型:右胸前导联ST段抬高<0.1mV,可以表现为"马鞍型"或"穹隆型",或两者兼有。本心电图特点符合Ⅱ型心电图特点,见图186-2。

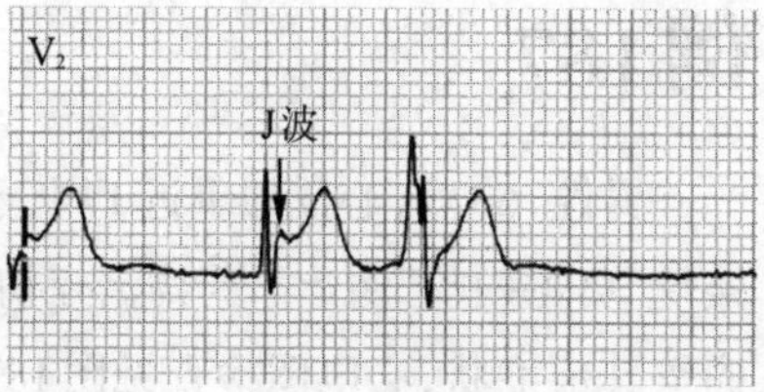

图186-2 Brugada综合征J波和ST段改变的识别

3. Brugada综合征是一种离子通道基因异常所致的家族性原发心电疾病。本病于1992年被提出,1996年被命名为Brugada综合征。Brugada综合征多见于男性,男女之比约为8:1,发病年龄多数在30~40岁,主要分布于亚洲。患者常有晕厥或心性猝死家族史,发作前无先兆症状,未发作时可无任何症状,突发晕厥时心电监测几乎均为心室颤动。本患者在8年前发生晕厥时,心电图上发现有室性心动过速,因此植入体内自动除颤器。近频发室性早搏,但是动态心电图上未发现有其他室性心律失常。

4. Brugada综合征患者属心源性猝死的高危人群,预后严重,常规检查依赖于心电图。因此在心电图上诊断时应注意不要遗漏诊断,但也应避免不适当的诊断。2007~2009年AHA/ACC/HRS关于心电图标准化的建议提出,由于此图型并非Brugada综合征患者所独有,因此建议不再用于心电图自动分析报告,而由医生全面进行评价后慎重做出诊断。

例 187

男性，63岁，心悸加重近1周，于2009年11月27日在外院就诊，心电图检查发现"室性早搏"（图187-1），为此接受"莫雷西嗪"治疗。药物治疗初3~5天内患者心悸症状无明显缓解，治疗后2周门诊复诊，仍主诉心悸，但无胸痛等其他症状，心电图检查见图187-2。停药约20小时后复查心电图见图187-3。原有类似发病史，心电图检查也发现"室性早搏"已2~3年，无晕厥史，未接受抗心律失常药物治疗。否认有高血压和糖尿病史。

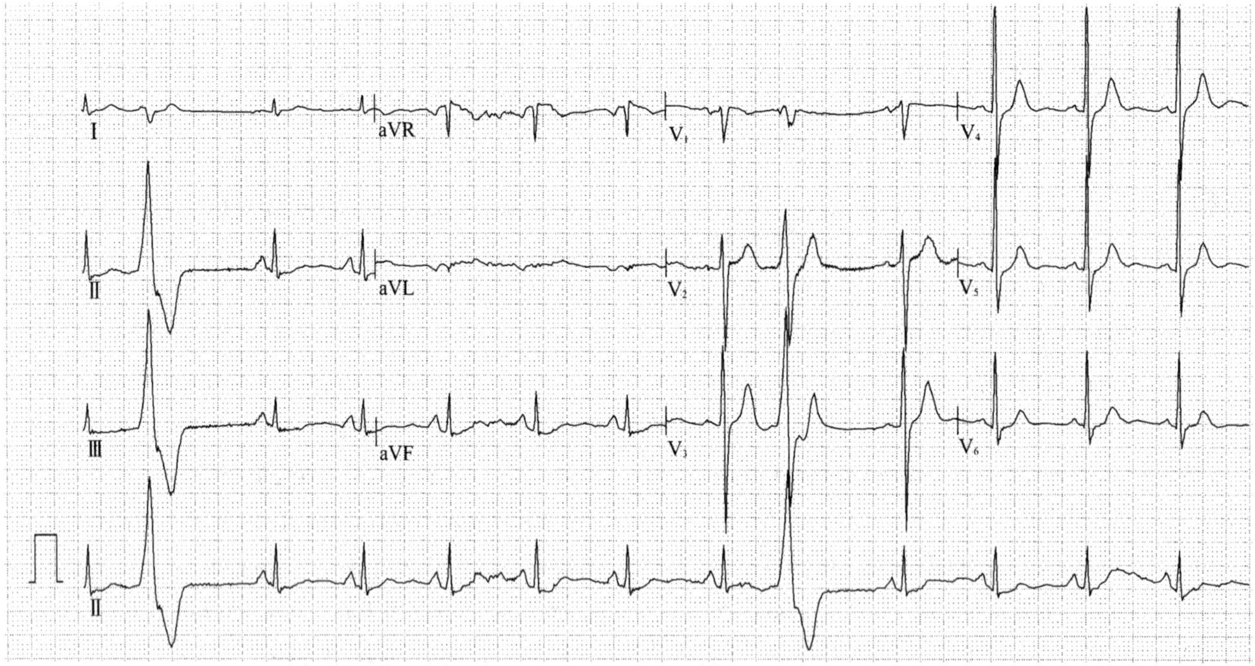

图187-1　外院就诊时心电图

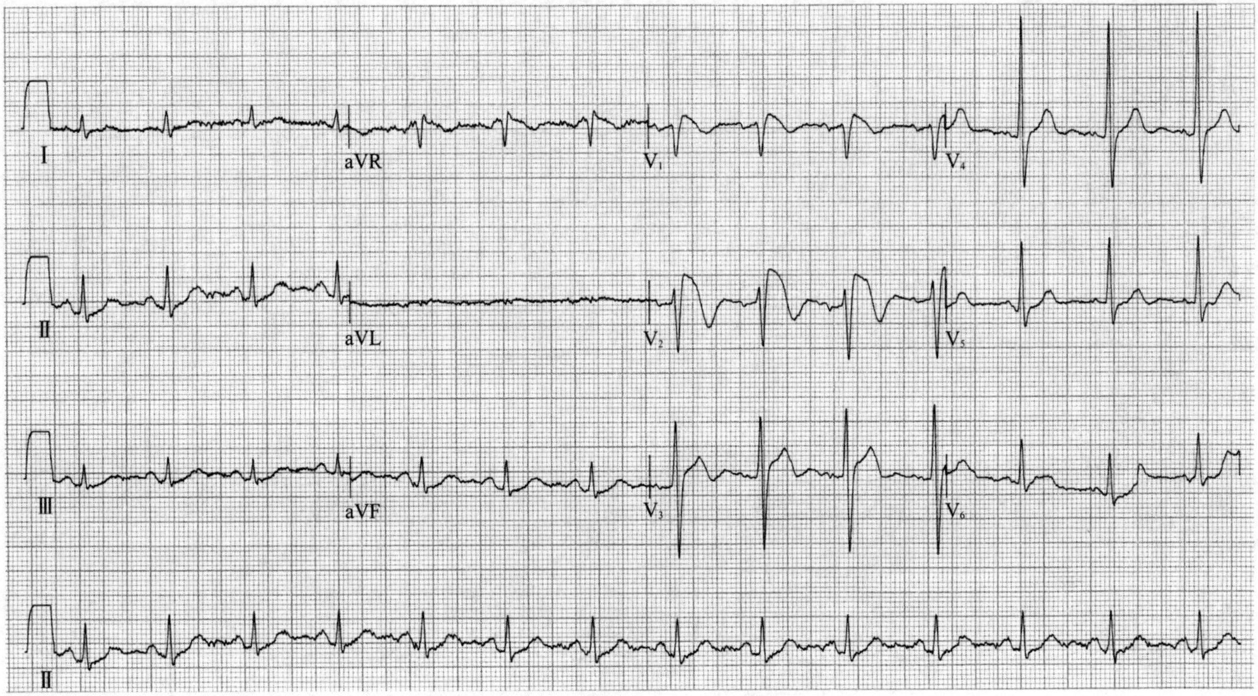

图 187-2　莫雷西嗪治疗 2 周后心电图

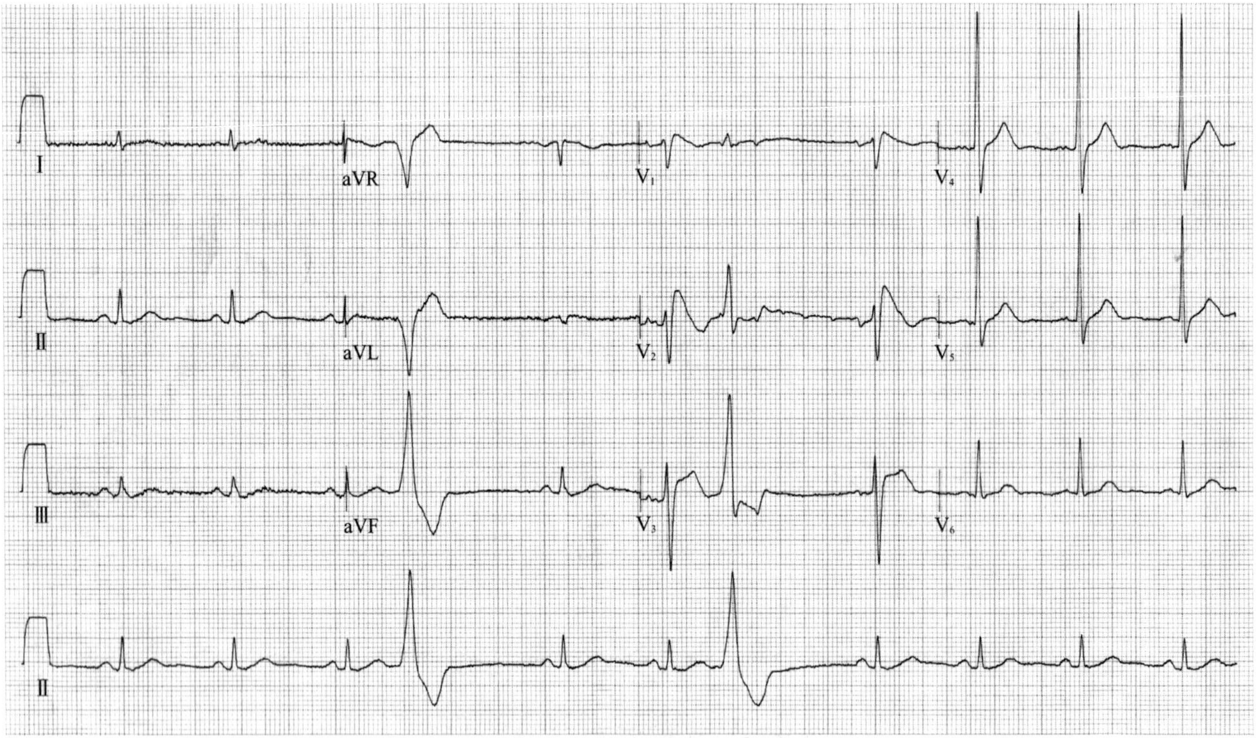

图 187-3　停药20小时后心电图

心电图特点

1. 图187–1：V_1和V_2导联ST段抬高>0.1mV，V_1导联T波倒置，V_2导联T波直立。

2. 图187–2：V_1~V_3导联ST段抬高>0.2mV，V_1和V_2导联T波倒置，V_3导联T波正负双向。

3. 图187–3：V_1~V_3导联ST–T改变与图187–2相似。

心电图诊断

1. Brugada样心电图改变。

2. 室性早搏。

解析

1. 图187–2和图187–3最显著的改变是V_1~V_3导联ST–T改变。尽管从ST–T改变的形态上判断Brugada综合征的可能最大，但临床上仍应排除急性心肌梗死的可能，有关心肌梗死的实验室检查和心电图的复查是必须的。

2. 近年来对于Brugada综合征和Brugada样心电图改变的认识已经广泛知晓，但是对于某些病变或某些药物可以诱发心电图改变的认识并不普及。本病例莫雷西嗪是唯一服用的药物，发现心电图改变时患者并无其他症状和体征，因此考虑莫雷西嗪是诱发Brugada样心电图改变的原因。

3. 莫雷西嗪属于Ⅰb类抗心律失常药物，其作用机制是抑制快Na^+内流。Brugada综合征或Brugada样心电图改变中，内向钠电流减少是引起J点的抬高和ST段的抬高的机制之一。因此Ⅰb类抗心律失常药物可以用于诱发试验。

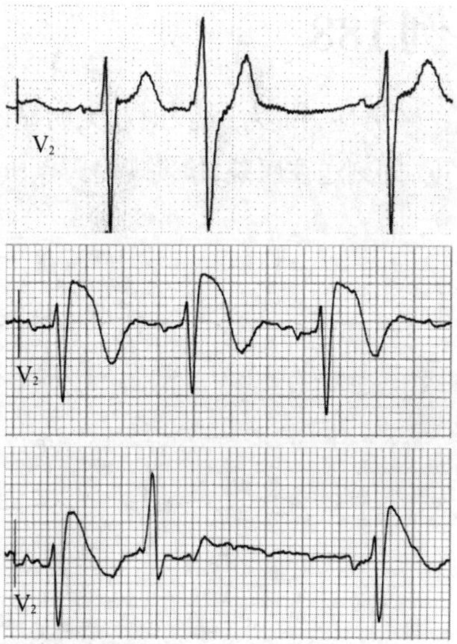

图187–4 前后三次心电图比较

4. 图187–2和图187–3之间ST–T改变的形态基本相似，但是两图之间仍有区别。说明Brugada心电图改变具有动态变化的特点，见图187–4。

5. 在心电图上有典型的图形，临床上有室性心律失常或晕厥，可以诊断Brugada综合征。对于仅有心电图改变，而无临床表现的心电图，是否能诊断为Brugada综合征，存在争论。有学者建议用Brugada样心电图改变来诊断。

6. 临床资料：两次心肌标记物和心肌酶均未见异常。原超声心电图未见心脏结构和功能异常。原动态心电图检查结果是：室早5012次/24小时，其中室早连发1次/24小时，房早133次/24小时。

例 188

男性，50岁。晨2时起无明显诱因下出现右下腹持续性疼痛，于下午2时起出现寒战、发热，最高体温达38.2度，即刻送往医院，检发现麦氏点压痛阳性。临床诊断“急性阑尾炎”。术前心电图见图188-1。

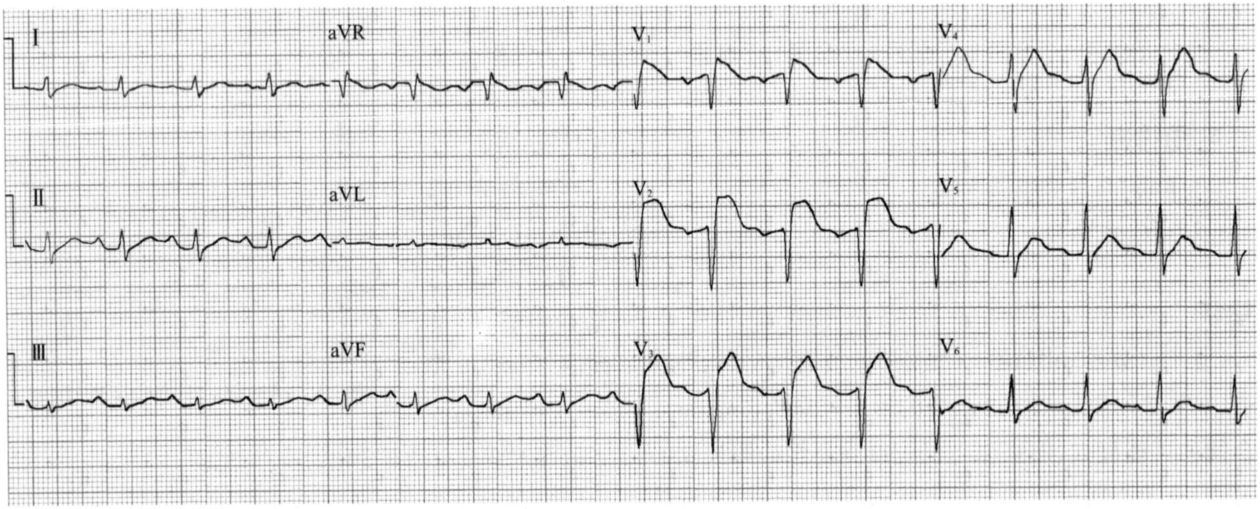

图188-1　例188心电图

心电图特点

1. 基本特点：心率：100次/分；PR间期：220ms；QRS波时间：90ms；QT/QTc间期：320/413ms；QRS波电轴：52°。

2. V_1~V_3导联ST段抬高>0.2mV，T波直立。

心电图诊断

1. Brugada样心电图改变。

2. Ⅰ度房室传导阻滞。

解析

1. 本心电图中最显著的改变是V_1~V_3导联ST段抬高，诊断上首先要排除急性心肌梗死的可能，有关心肌梗死的实验室检查和心电图的复查是必须的。

2. 连续复查心电图，观察期动态演变，是诊断和鉴别诊断的方法。本患者的胸导联动态演变见图188-2。图中第一列心电图在体温最高时记录，V_1 ~ V_4导联均有显著的ST段抬高，最高达0.6mV。此后随着体温的逐渐下降，ST段抬高逐渐恢复，最后一列心电图在体温正常时记录。ST改变是：V_1~V_3导联ST下斜形抬高>0.1mV，V_2导联ST段形似“马鞍形”。图188-2中V_5和V_6导联基本无ST段动态变化，胸导联未见明显QRS波形态改变。

3. 在动态观察中，不支持急性心肌梗死的心电图特点是，胸导联上未见异常Q波或R波振幅降低。因此诊断上考虑为Brugada综合征，但是排除心肌梗死的最终诊断依赖于其他检查。

4. 临床资料：多次心肌标记物和心肌酶，均未见异常。超声心电图：左心房偏大，主动脉根部增宽。冠脉造影：左前降支中远段轻度心肌桥，右冠脉中段50%狭窄。

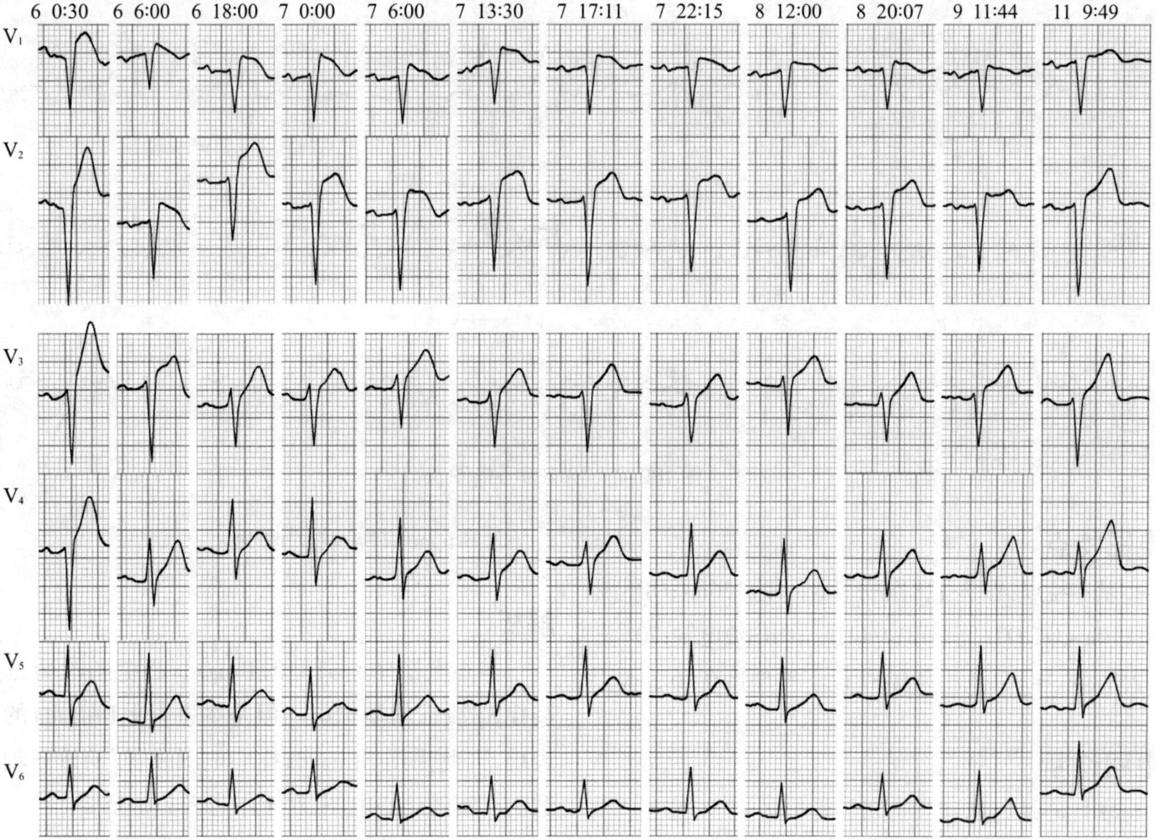

图188-2 Brugada样心电图改变的图形演变

例 189

男性，28岁，上呼吸道感染后心悸急诊。心电图检查见图189-1。

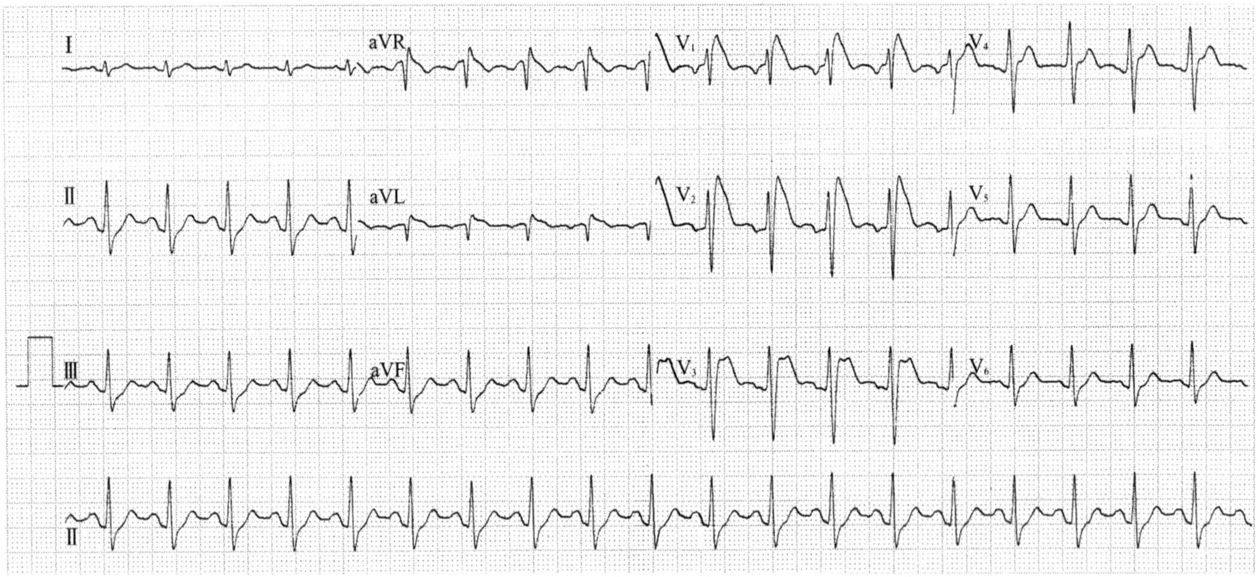

图189-1　例189心电图

心电图特点

1. 基本特点：心率：118次/分；PR间期：136ms；QRS波时间：110ms；QT/QTc间期：314/441ms；QRS波电轴：70°。

2. V_1~V_5导联J点抬高伴ST段下斜型抬高>0.2mV。

心电图诊断

1. 窦性心动过速。

2. Brugada样心电图改变。

解析

本心电图中有典型的Brugada心电图改变：J点抬高伴ST段下斜型抬高。但是本患者无Brugada的临床表现，因此采用"Brugada样心电图改变"的诊断较为合适。严密随访心电图，对于本患者非常重要。

例 190

男性,16岁,自幼有阵发性心悸史,在突然体位改变和剧烈运动中易发生。近2个月心悸症状频发,晨起床时多见,发作时伴有头晕欲倒的感觉,为此接受心电图检查,见图190-1。

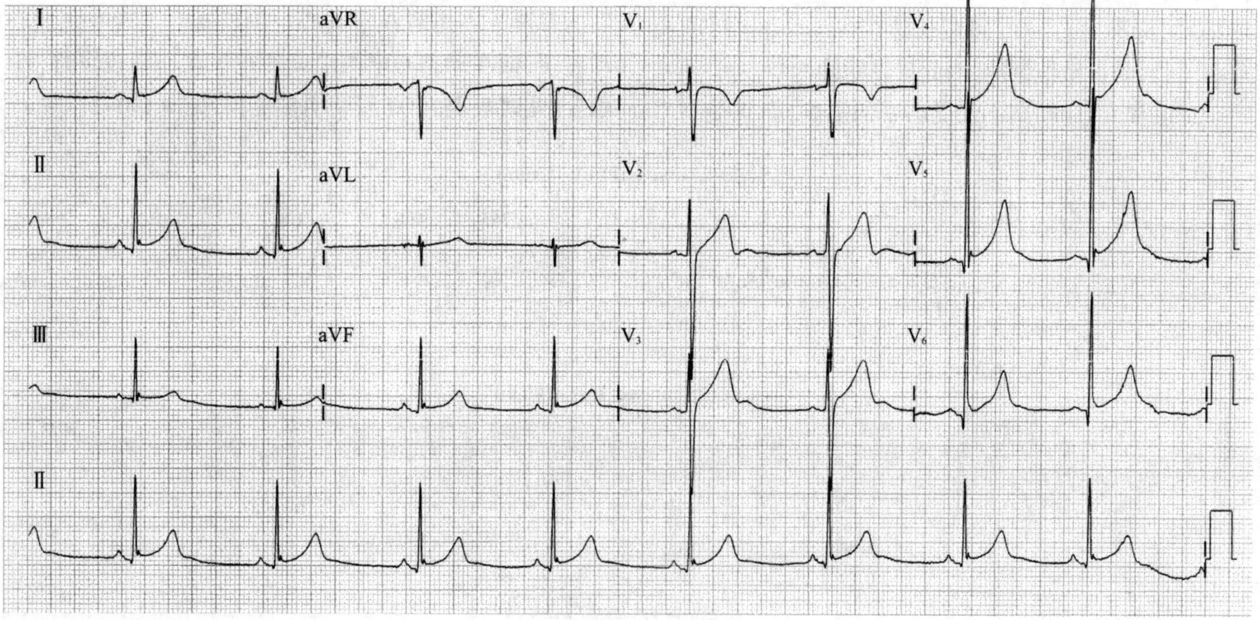

图190-1　例190心电图

心电图特点

1. 基本特点:心率:52次/分;PR间期:148ms;QRS波时间:94ms;QT/QTc间期:480/446ms;QRS波电轴:64°。

2. QRS波形态正常,T波较宽大,U波较明显,QU间期620ms。

心电图诊断

1. 窦性心动过缓。

2. 长QT间期综合征。

解析

1. 长QT间期综合征在心电图上特征性改变是QT间期延长，伴有T波和（或）u波形态异常。2007~2009年AHA/ACC/HRS关于心电图标准化的建议，将长QT间期定义为女性校正的QT间期≥460ms，男性校正的QT间期≥450ms。本心电图上QTc间期并未达到450ms的标准，但是QU间期长达620ms。由于目前尚无QU间期的正常值标准，因此难以明确诊断。

2. 正常人QT间期不仅受心率的影响，而且受自主神经张力和昼夜节律等多种因素的影响，因此QT间期是一个动态变化的间期。长QT间期综合征有先天性和获得性两类。本患者自幼发病，先天性长QT综合征的可能大。关于先天性长QT间期综合征有多种不同临床表现，其中有所谓的“肾上腺素依赖性长QT综合征”，这类患者常有窦性心律减慢，由运动、情绪激动诱发的晕厥。本患者在常规心电图检查时表现有窦性心动过缓，而在动态心电图中就发现了在心率较快时，TU融合，此时表现为QT间期明显延长，见图190-2。

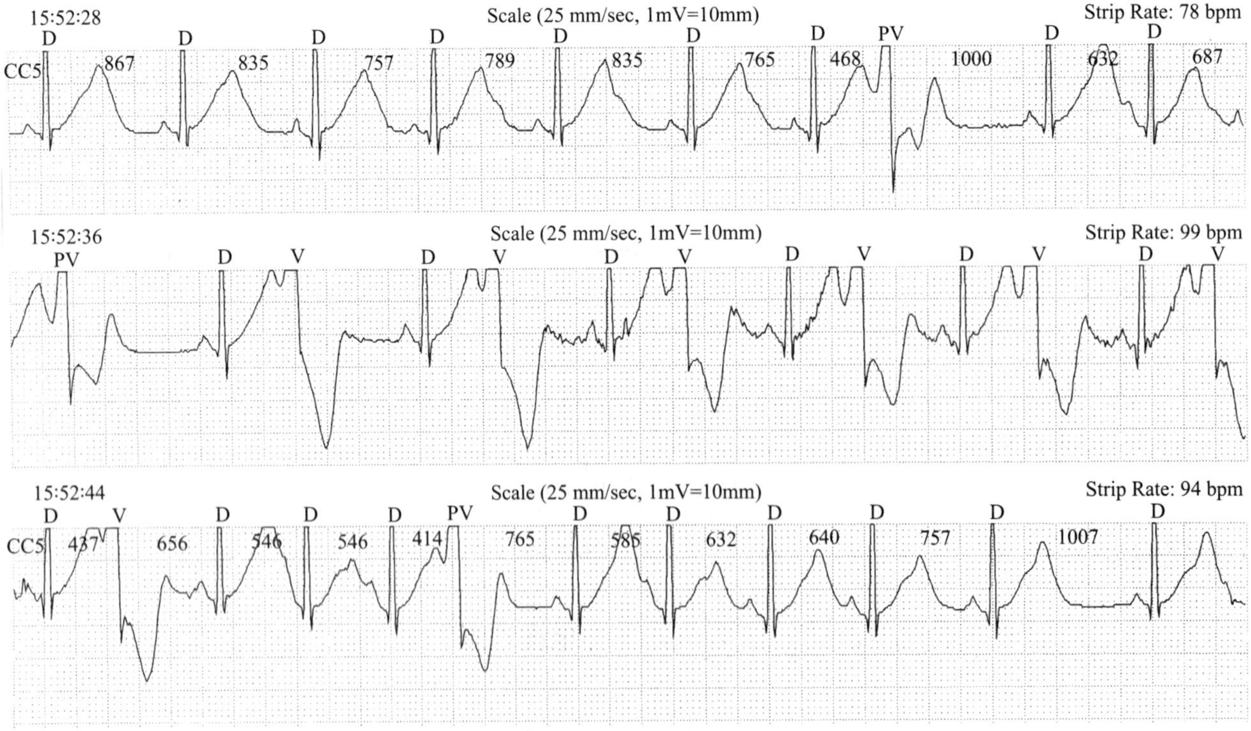

图190-2　动态心电图记录

3. 图190–2的特点是:T波和U波融合,形成异常高大的T波,此时测定QT间期约为600ms,QTc间期约为684ms。并伴有频发的室性早搏,室性早搏有R on T现象。类似图190–2的心电图改变出现在一昼夜中多个时段,多见于心率较快时。一昼夜中最高心率为116次/分,QT间期约为360ms,QTc间期约为500ms,T波增宽或呈双峰,见图190–3。

4. 给出本病例心电图的目的是要说明,对于这类患者,为了明确诊断,通过适量运动来增加心率,有可能发现其长QT间期综合征的心电图特点。

5. 临床资料:超声心电图:未见心脏结构和功能异常。

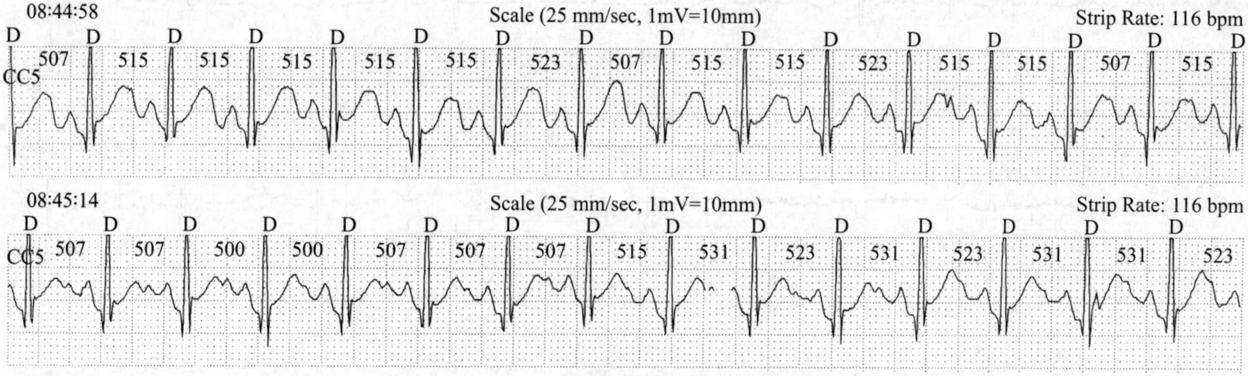

图190–3 昼夜中最高心率的心电图

例191

女性,41岁,心悸胸闷2月,曾晕厥3次。入院后心电图检查见图191-1。

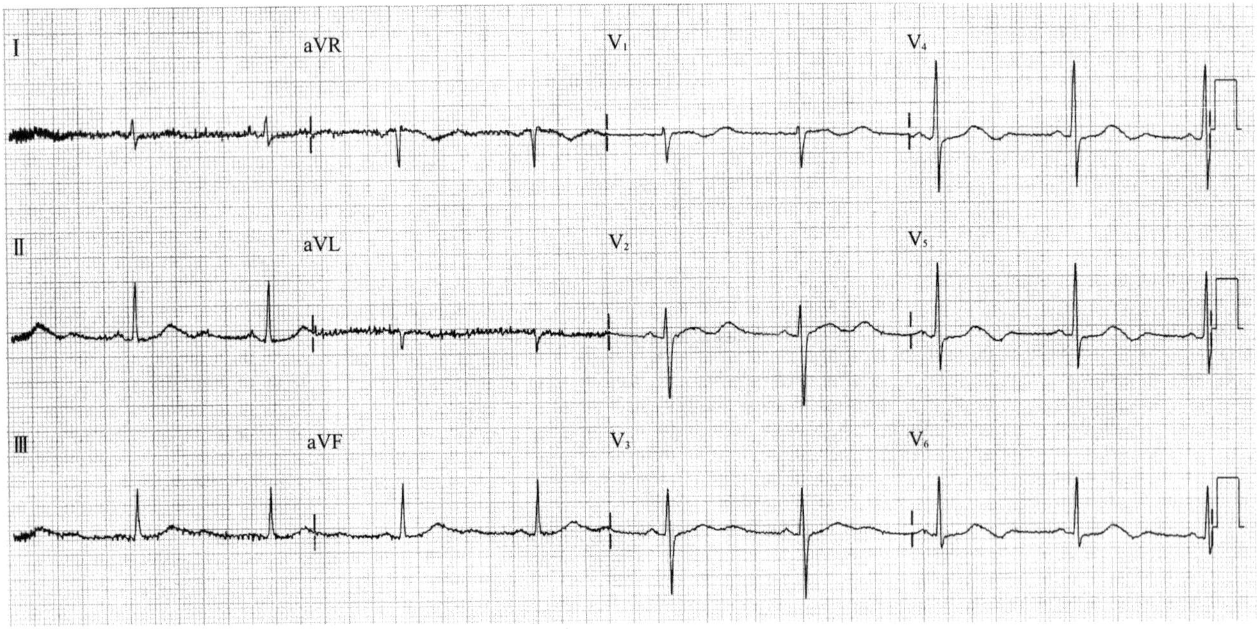

图191-1　例191心电图

心电图特点

1. 基本特点：心率：54次/分；PR间期：156ms；QRS波时间：90ms；QU/QUc间期：504/478ms；QRS波电轴：80°。

2. QRS波形态正常，T波低平，U波高大。

心电图诊断

1. 窦性心动过缓。

2. 长QT间期综合征。

解析

1. 本心电图的特点是T波低平，U波高大，在V_2导联最为明显。QT间期无明显延长，目前尚无TU间期的正常值标准，该不该诊断为"长QT综合征"？

2. 在心电图上长QT间期综合征的T波形态异常可有不同的表现，如特别宽大、双向、双峰或切迹等。按照T波的形态，长QT间期综合征分为三类。1型：T波特别宽大；2型：T波双峰或低平；3型：ST段平直或上斜延长，延迟出现高尖的T波。本心电图特点与上述三型长QT间期综合征的特点都不相似。

3. QT间期综合征在心电图上特征性改变是QT间期延长，伴有T波和(或)U波形态异常，U波异常也是长QT综合征的心电图表现。因此本心电图仍应诊断为长QT间期综合征。

4. 长QT间期综合征的临床表现常有晕厥发生，引起晕厥的原因是室性心动过速。本患者在入院前，发生晕厥后曾在外院急诊，心电图记录中见多形室性心动过速，见图191-2。

5. 临床资料：血电解质：正常(多次测定)。超声心动图：二尖瓣和三尖瓣轻度关闭不全。

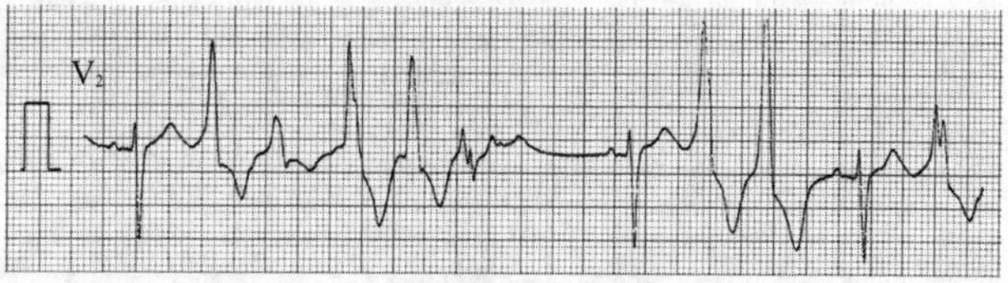

图191-2　发生晕厥后的心电图

图中第2~6个心动为多形室性心动过速。

例192

男性，35岁，反复发作性心悸1年余，无晕厥史。心电图检查见图192-1。

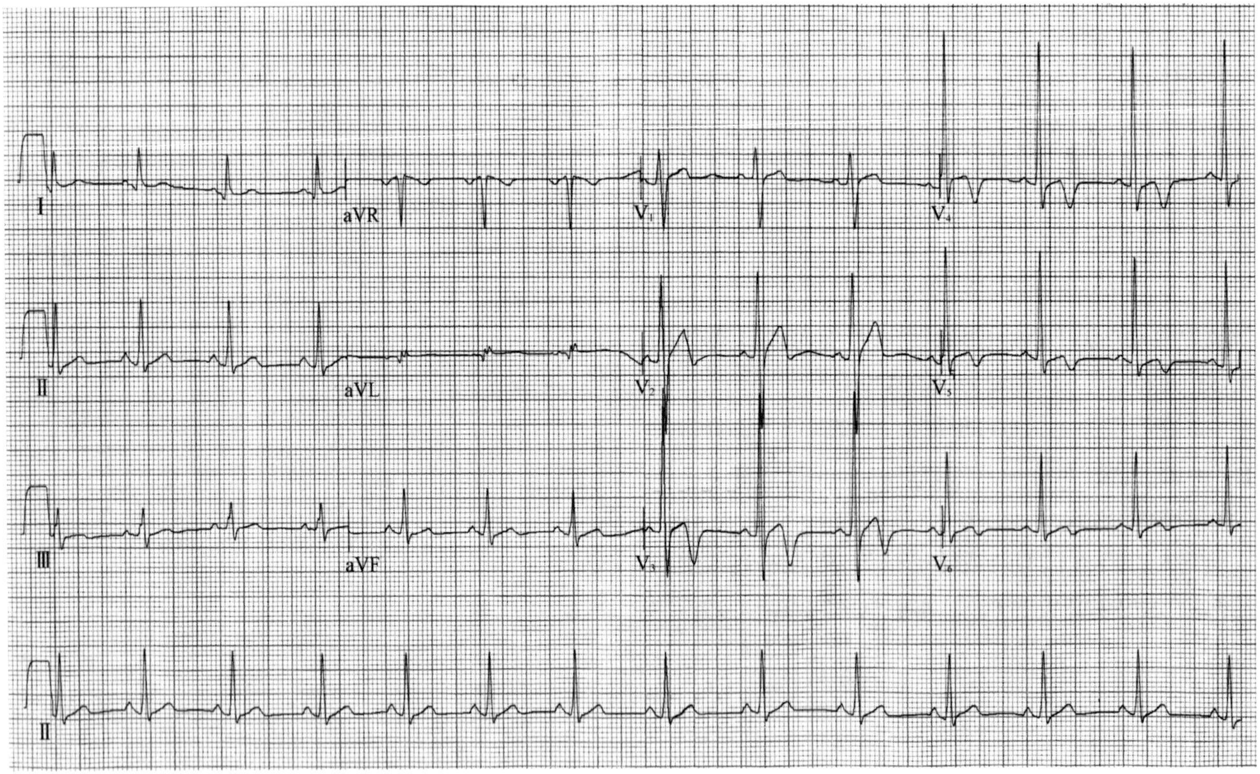

图192-1 例192心电图

心电图特点

1. 基本特点：心率：79次/分；PR间期：120ms；QRS波时间：102ms；QT/QTc间期：348/399ms；QRS波电轴：48°。

2. QRS波形态正常，QRS波结束后即出现T波升支，ST段几乎消失。

3. V_3~V_6导联T波形呈正负双向。

心电图诊断

短QT间期综合征可能。

解析

1. 对短QT间期的认识始于2000年。短QT间期综合征目前多采用的诊断标准是：根据bazett心率校正公式得到QTc，若QTc≤300ms则判为短QT间期。2007~2009年AHA/ACC/HRS关于心电图标准化的建议，将男性或女性校正QT间期≤390ms定义为短QT间期。本患者QTc尚未达到短QT间期的诊断标准，但是ST段的形态有短QT间期综合征的改变，表现为QRS波结束后即出现T波升支，ST段几乎消失，QT间期缩短实质上是ST段消失或显著缩短（图192-2）。

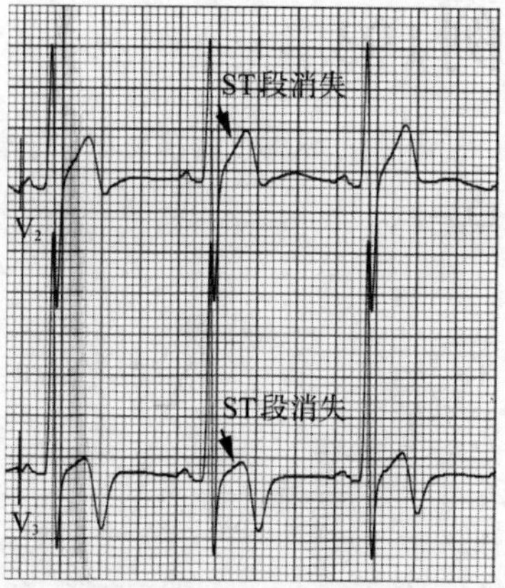

图192-2 图中ST段改变的识别

2. 在中国人中短QT间期的诊断标准有待确立。另外，短QT间期可见于一些运动员及早期复极综合征者。短QT间期综合征和早期复极综合征，都是涉及心室复极异常的心电异常表现，是否可同时存在，有待进一步研究。

例 193

男性，48岁，胸痛4年，有高血压史30年，糖尿病史5年，为接受冠脉造影入院。入院后心电图检查见图193-1。

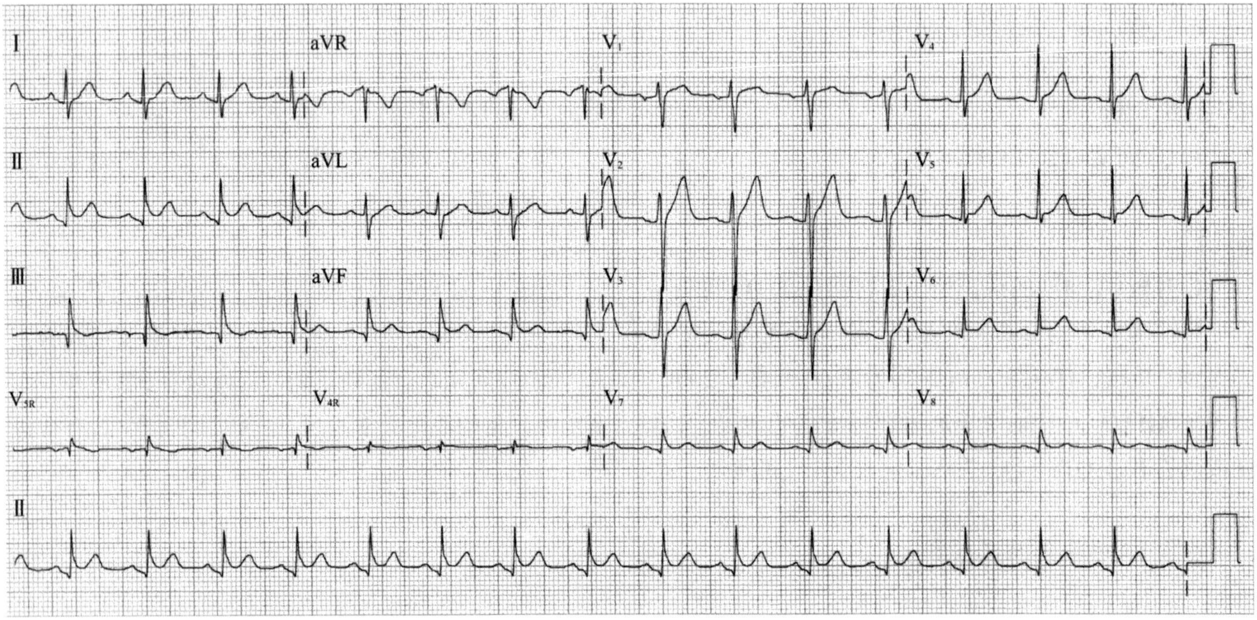

图193-1 例193心电图

心电图特点

1. 基本特点:心率:95次/分;PR间期:179ms;QRS波时间:77ms;QT/QTc间期:301/378ms;QRS波电轴:81°。

2. QRS波形态正常,QT间期缩短。

3. Ⅱ、Ⅲ和aVF,V_4~V_6导联J点抬高,T波直立。

心电图诊断

1. 早期复极综合征。

2. 短QT间期综合征可能。

解析

1. 本心电图上,有两大心电图异常,第一个异常是J点抬高,发生在Ⅱ、Ⅲ、aVF、V_4~V_6导联,是早期复极综合征J点抬高常见的导联,并具有早期复极综合征所有的特点:凹面向上,不伴有对应导联ST段压低。因此本心电图符合早期复极综合征的心电图特点。

2. 第2个异常是QT间期缩短。2007~2009年AHA/ACC/HRS关于心电图标准化的建议将男性或女性校正QT间期≤390ms定义为短QT间期。本患者QTc已达到短QT间期的诊断标准。但在中国人中短QT间期的诊断标准有待确立。

3. 短QT间期综合征和早期复极综合征,都是涉及心室复极异常的心电异常表现,是否可同时存在,有待进一步研究。

4. 临床资料:超声心电图:左心室舒张功能降低。冠脉造影:未见异常。

第五章

电解质、心肌和心包病变

例 194

男性，16岁，气急和神志不清急诊。以往病史不详，心电图检查见图194–1。

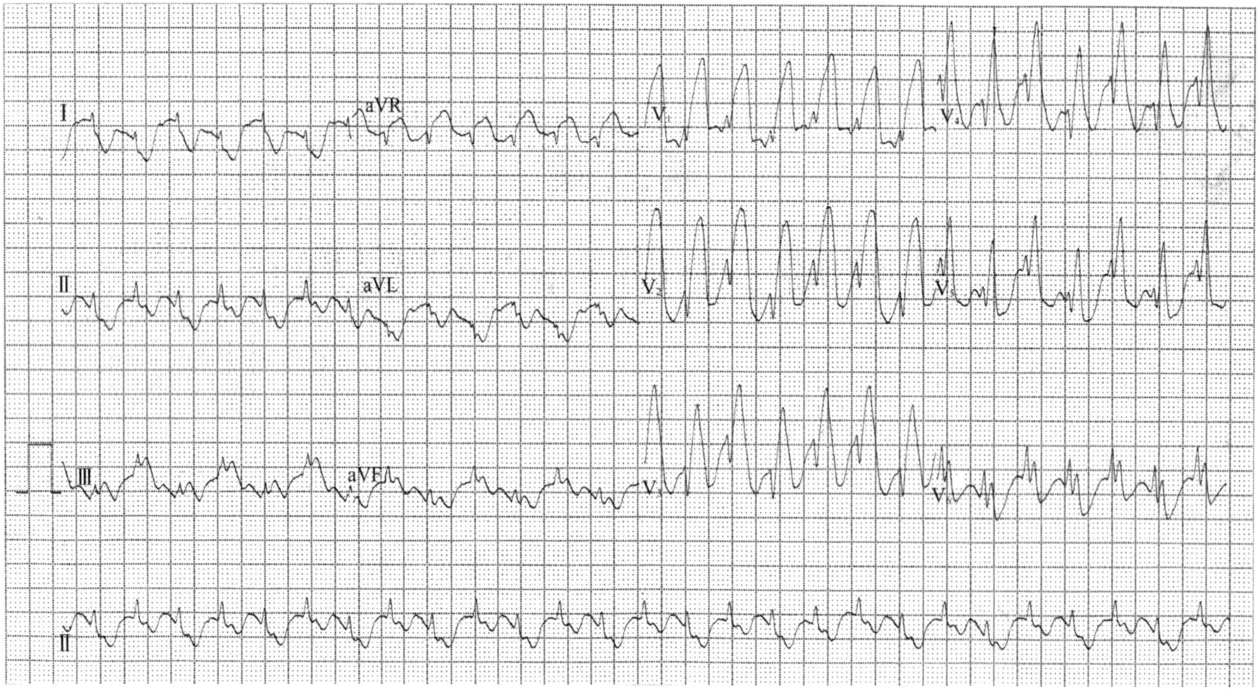

图 194–1 例 194 心电图

心电图特点

1. 基本特点：心率：164次/分；PR间期：不能肯定；QRS波时间：不能肯定；QT/QTc间期：268/445ms；QRS波电轴：180°。

2. 有无P波无法判断，QRS波时间不能肯定。

3. 肢体导联除aVR导联外，余导联ST段压低，T波倒置。

4. V_1和V_3导联ST段抬高，T波直立高尖，ST段和T波融合成单向曲线；V_4~V_6导联ST段抬高，T波倒置。

5. QRS–ST–T电交替现象。

6. 肢体导联QRS波振幅<0.5mV，胸导联QRS波振幅<1.0mV。

心电图诊断

1. 窦性心动过速可能。

2. ST-T改变。

3. QRS波低电压。

4. 提示高钾血症。

解析

1. 本心电图第1个诊断难点是无法判断P波。第2个诊断难点是由于QRS波低电压和ST-T改变使得QRS波的时间难以判断。以V_1导联为例，抬高的ST段和直立高尖的T波融合成单向曲线，使得QRS波的终末无法判断，酷似QRS波增宽。因此本心电图曾被误诊为室性心动过速。若将V_1导联与Ⅱ导联同步观察，可以发现酷似QRS波增宽，实为抬高的ST段和直立高尖的T波融合成单向曲线(图194-2)。因此本心电图主要改变是ST-T改变，也即引起心电图异常的原因是心室肌复极异常。多种原因可以引起心室肌复极异常，对突然发病者，电解质紊乱是重要的因素。根据V_1导联ST-T改变的特点，首先考虑高钾血症。P波振幅的降低和QRS波低电压(主要是R波振幅降低)是高钾血症典型的表现，右胸导联ST段抬高并和高尖的T波融合成单向曲线是复杂的表现。

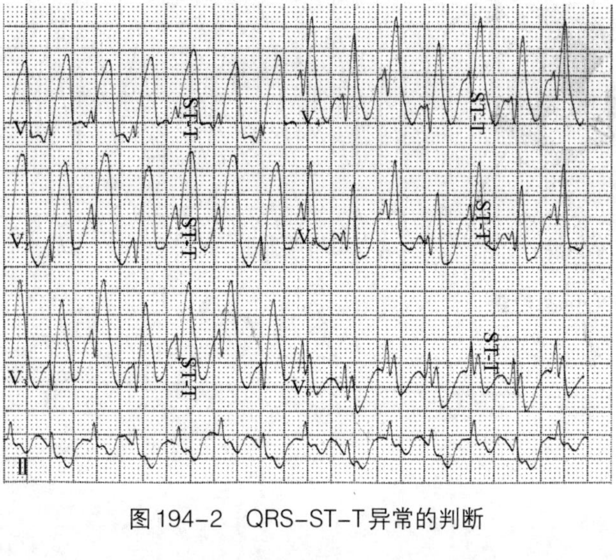

图194-2　QRS-ST-T异常的判断

2. 患者死亡前心电图检查见图194-3，可见QRS波增宽，ST段压低，T波直立，呈典型的高钾血症心电图改变。期间曾测定血电解质发现有高钾血症。

3. 对于涉及QRS-ST-T异常的心电图，主要是心室肌的异常，应首先判断是除极异常，还是复极异常，或两者兼有，然后寻找引起这些异常的可能原因。

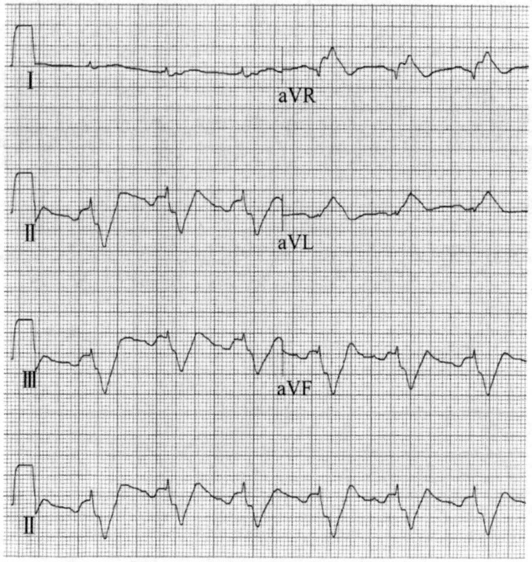

图194-3　死亡前心电图

例 195

女性，59岁，尿毒症定期血液透析治疗中。原定于次日行常规血液透析，当日患者因进食较多西瓜后，出现胸闷不适，持续近20分钟无法缓解，遂急送入我院急诊。急诊首次心电图检查见图195-1，抗心律失常药物和电复律治疗后心电图检查见图195-2，急诊透析治疗后心电图检查见图195-3。

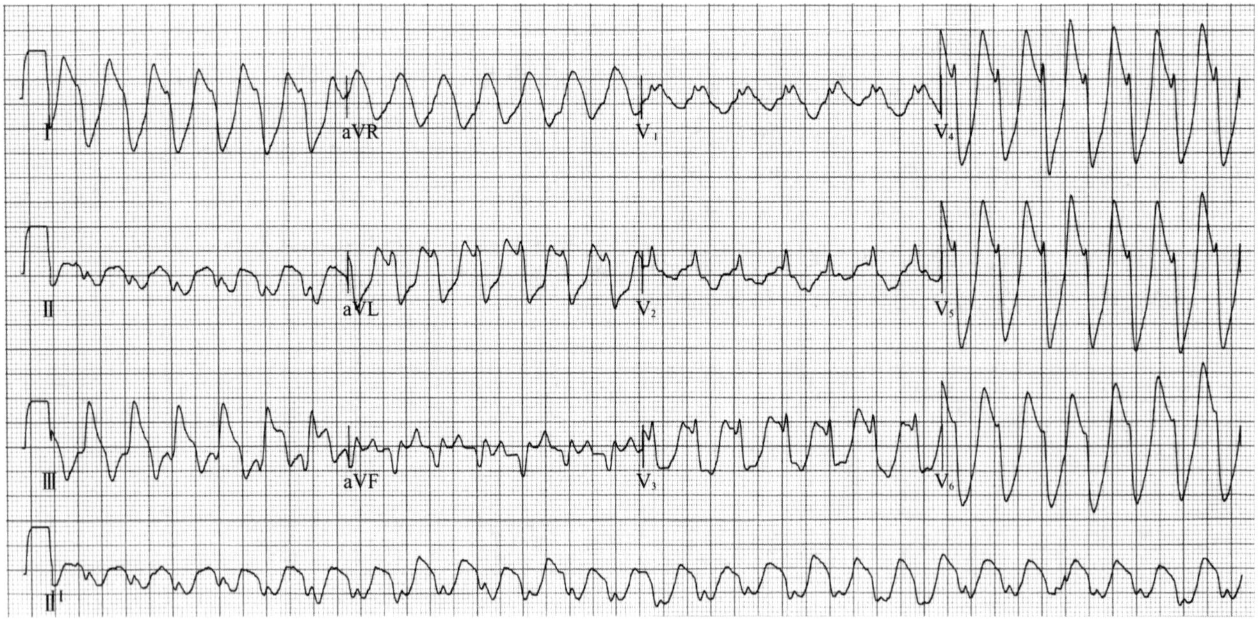

图195-1　首次心电图检查

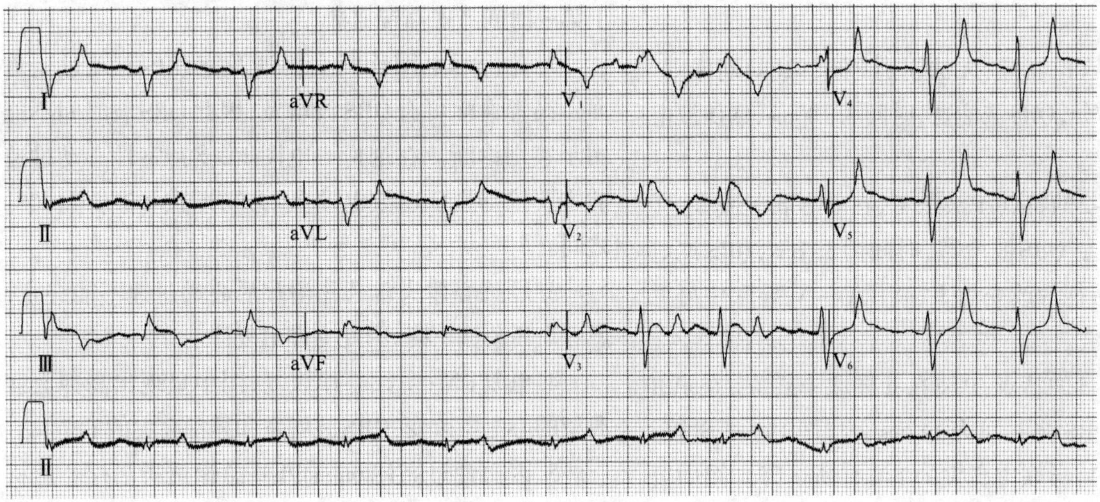

图195-2 抗心律失常药物治疗和电复律后心电图

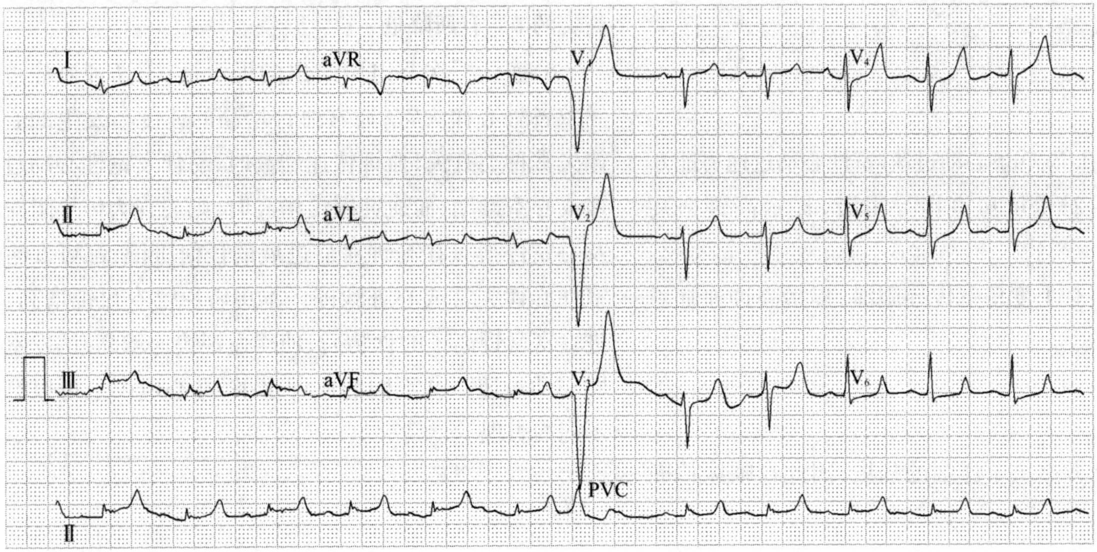

图195-3 急诊透析治疗后心电图

心电图特点

1. 图195-1的特点：无法识别P波，RR间期规则。心率为163次/分，QRS波增宽，时间为180ms，QRS波电轴为255°。

2. 图195-2的特点：P波低平，在Ⅱ导联上直立，在aVR导联倒置。QRS波增宽，时间为122ms，QRS波电轴为144°。特征性改变是Ⅰ、aVL、V_3～V_6导联中可见异常高尖的T波。

3. 图195-3的特点：P波在Ⅱ导联上直立，在aVR导联倒置。QRS波时间为112ms。与图195-2比较，Ⅰ、aVL、V_3～V_6导联中高尖的T波有所下降。图中可见提早出现的宽大畸形的QRS-T波群，其前无相关P波，代偿间期完全。

心电图诊断

1. 图195-1：宽QRS心动过速（室性心动过速可能）。

2. 图195-2：Ⅰ度房室传导阻滞，提示高钾血症可能。

3. 图195-3：Ⅰ度房室传导阻滞，提示高钾血症可能，室性早搏。

解析

1. 由于患者提供了详细的病史，因此在临床诊断上第一时间考虑高钾血症。

2. 首份心电图诊断主要涉及宽QRS心动过速方面。高钾血症可有QRS波增宽，因此QRS波时间不能用于鉴别诊断。在这份心电图上，支持室性心动过速的主要依据是QRS波电轴在255°，即在-90°～-180°之间。

3. 经抗心律失常药物治疗后心动过速不能终止，患者血压急剧下降，因此立即电复律治疗。

4. 电复律后窦性心律恢复，图中呈现出高钾血症典型的心电图改变：QRS波增宽和异常高尖的T波。

5. 因血钾过高（8.6mmol/L），急诊透析治疗。透析后心电图与透析前心电图比较，QRS波时间降低，异常高尖的T波有所降低。

6. 连续三次心电图给出的提示是：①高钾血症可导致各种心律失常，通常血钾增高的速度与发生的心律失常种类有关，血钾快速增高时，易伴发室性心动过速或心室颤动；而血钾缓慢增高时，则表现为传导阻滞及心室停搏。在高钾血症进展的任何阶段，都可发生室性心律失常或心脏骤停。本患者原已有血钾增高，进食富含钾离子的食物后，使得血钾快速增高，诱发室性心动过速。②不同的血钾水平，在心电图上可以有不同的表现。

例 196

男性，64 岁，陈旧性心肌梗死和心功能不全入院。住院治疗中包括利尿剂治疗，2 次心电图检查见图 196–1 和 196–2。

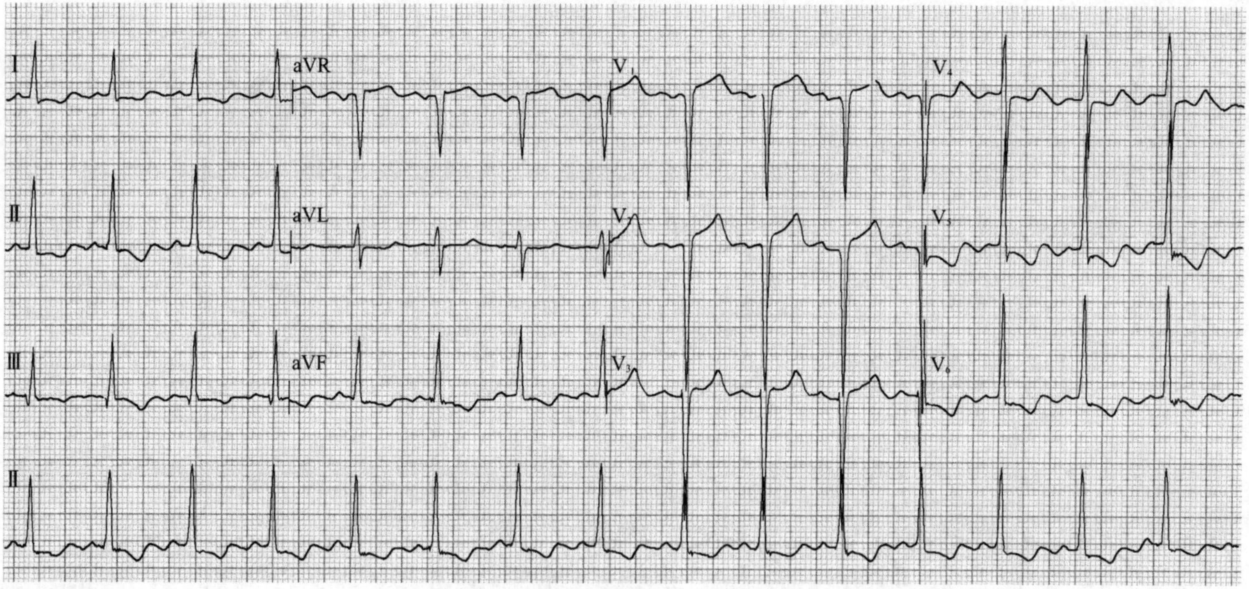

图 196–1　第 1 次心电图（8 月 16 日）

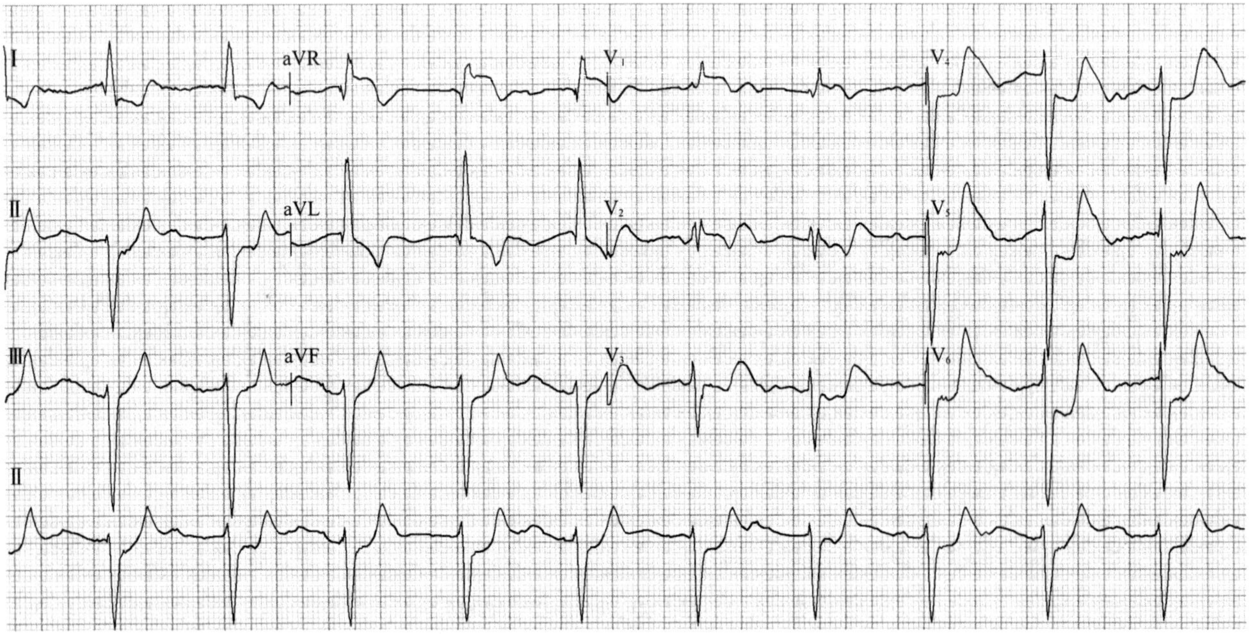

图196-2　第2次心电图(8月20日)

心电图特点

1. 图196-1：P波在Ⅱ导联上直立，在aVR导联倒置，PP间期规则，心率为94次/分，QRS波时间为85ms，QT/QTc间期为357/446ms。Ⅰ～Ⅲ、aVL、aVF、V_4～V_6导联ST段压低，T波倒置或负正双向。V_1和V_2导联QRS波呈QS型。

2. 图196-2：P波在Ⅱ导联上直立，PP间期不规则。P波与QRS波无关，RR间期规则，心室率为65次/分，PP间期>RR间期。QRS波时间为127ms, QT/QTc间期为509/529ms。Ⅰ～Ⅲ、aVL、aVF、V_3～V_6导联ST段压低，Ⅰ和aVL导联T波负正双向，Ⅱ、Ⅲ、aVF、V_3～V_6导联T波高尖。

心电图诊断

1. 图196-1：陈旧性前间壁心肌梗死，左心室肥厚，ST-T改变。

2. 图196-2：窦性心动过缓，窦性心律不齐，非阵发性室性心动过速，T波高尖提示高钾血症可能，QT间期延长。

解析

1. 图196-1心电图在诊断上无特殊，不再解析。

2. 图196-2心电图是入院后第三次心电图记录，在图196-2记录前1天，曾记录1次心电图，图中心电图特点和图196-1相似（图略），但图196-2的心率明显降低，为65次/分。

3. 图196-2中第一个特点是PP间期长而不规则，P波与QRS波无关（见图196-3）。根据QRS形态和时间，判断主导心律为非阵发性室性心动过速。第二个特点是T波异常高尖，伴QT间期延长。尽管室性心动过速时，可以有继发性ST-T改变，但如此高尖的T波仍应警惕高钾血症的可能。

4. 立即了解患者的住院病史，发现患者在入院时和入院后所用的利尿剂类型不同。由于长期使用利尿剂，入院时患者的血钾偏低，入院后利尿剂改为单一保钾利尿剂，并给予补钾治疗。治疗期间未复查血电解质。结合病史，根据心电图上明显的窦性心动过缓和T波异常高尖，提示高钾血症。

5. 比较两次心电图，再次提示：高钾血症可以有各种心律失常，应重视高钾血症的复杂心电图改变。

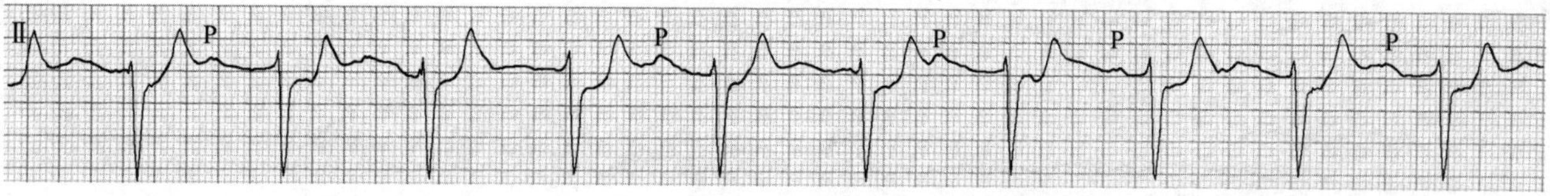

图196-3　图2中P波与QRS波的关系

例 197

女性,71岁,急性心肌梗死后1月余,心功能不全用利尿剂治疗中。突发心悸,伴有头晕和晕厥先兆,急诊入院。入院后心电图检查见图197-1,经治疗后复查心电图见图197-2。

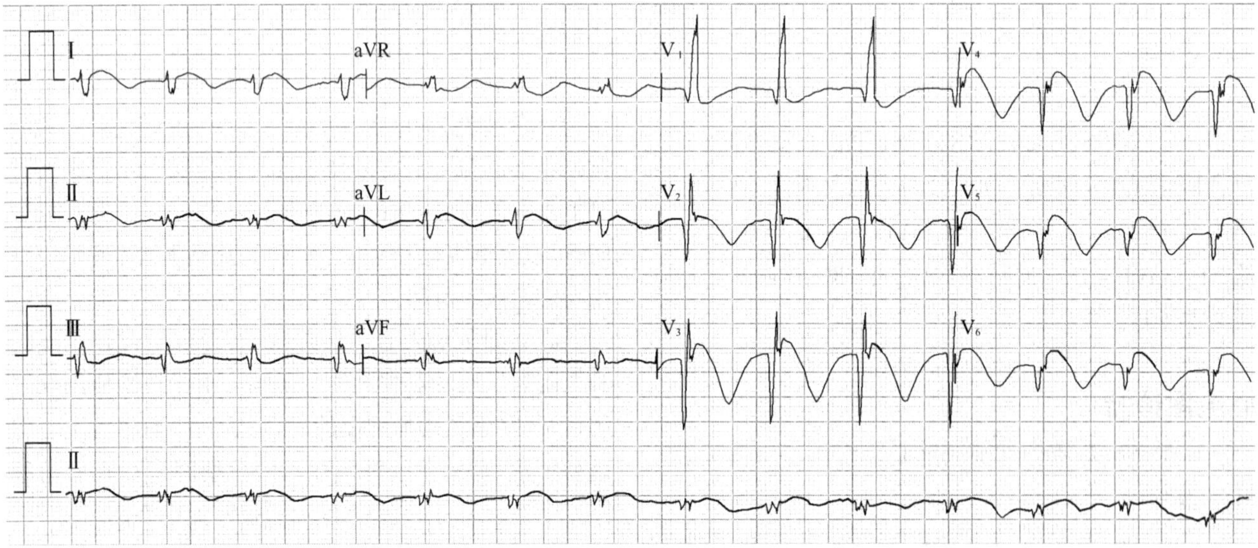

图197-1 入院时心电图

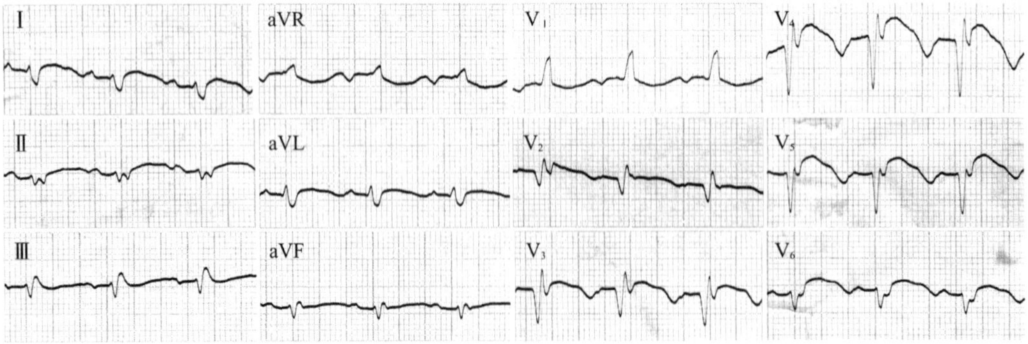

图197-2 复查心电图

心电图特点

1. 图 197–1

（1）基本特点：心率：82 次/分；PR 间期：无；QRS 波时间：123ms；QT/QTc 间期：620/725ms；QRS 波电轴：172°。

（2）P 波消失，RR 间期规则。

（3）V_1~V_6导联可见异常 Q 波。V_1导联 QRS 波呈 qR 型，V_5导联 S 波粗钝。

（4）QT 间期明显延长，T 波巨大，在胸导联中倒置或深倒置。

2. 图 197–2

（1）基本特点：心室率：94 次/分；PR 间期：195ms；QRS 波时间：130ms；QT/QTc 间期：500/625ms；QRS 波电轴：210°。

（2）V_1~V_6导联可见异常 Q 波。V_1导联 QRS 波呈 qR 型，V_5导联 S 波粗钝。

（3）QT 间期明显延长，T 波在胸导联中倒置。

心电图诊断

1. 图 197–1：非阵发性交界性心动过速，陈旧性广泛前壁心肌梗死，完全性右束支阻滞，QT 间期延长，提示低钾血症。

2. 图 197–2：陈旧性广泛前壁心肌梗死，完全性右束支阻滞，QT 间期延长，提示低钾血症。

解析

1. 图 197–1 中第一个特点是 P 波消失，根据 QRS 波形态和心率，考虑诊断为非阵发性交界性心动过速。

2. 图 197–1 中第二个特点是 QT 间期显著延长，T 波巨大倒置。结合病史，引起 QT 间期延长的原因首先考虑为低钾血症。此时测定的血钾为 2.57mmol/L。

3. 图 197–2 是经补钾治疗后复查的心电图，与图 197–1 比较，第一个改变是窦性心律的恢复。第二个改变是 QT 间期虽仍显著延长，但已有明显缩短，巨大倒置的 T 波已明显减少。此时测定的血钾为 3.19mmol/L。

4. 图 197–1 和图 197–2 比较，12 导联中 QRS 波形态相似，进一步明确图 197–1 的主导心律为非阵发性交界性心动过速。

5. 低钾血症可以出现各种心律失常，其中室性心动过速是常见的心律失常。本患者曾记录到频发的多形室性心动过速，见图 197–3。室性心动过速是患者有晕厥先兆的原因。

6. 临床资料：超声心电图：陈旧性广泛前壁心肌梗死伴心尖部血栓形成，左心房和左心室增大，左心室收缩功能降低，轻度二尖瓣关闭不全。

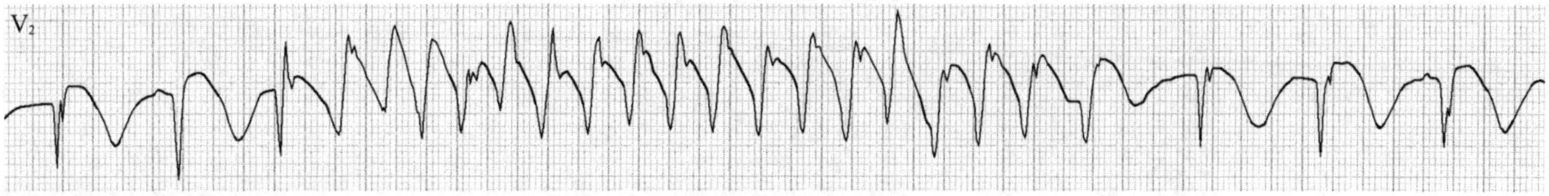

图 197–3 非阵发性交界性心动过速和多形室性心动过速

例198

女性，25岁，发作性心动过速史15年，发作时伴有晕厥。今再发2小时就诊。门诊心电图检查和入院后心电图检查见图198-1和198-2。

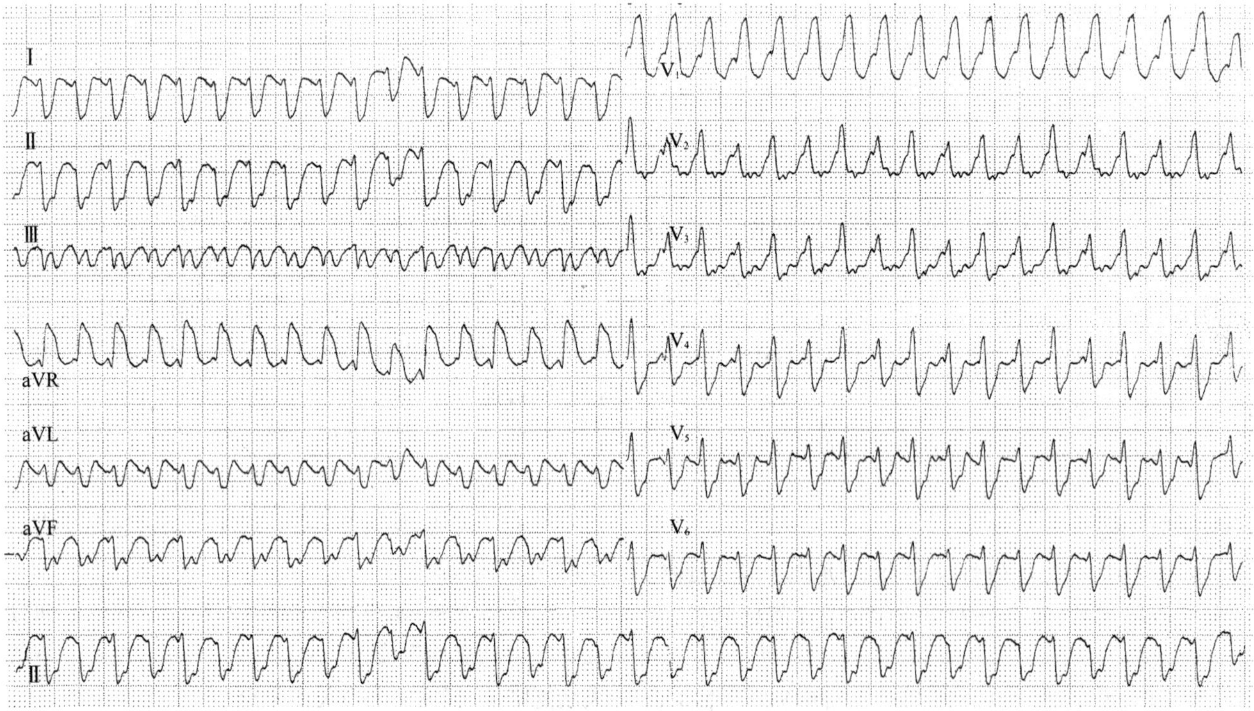

图198-1　门诊心电图(3月30日11时58分)

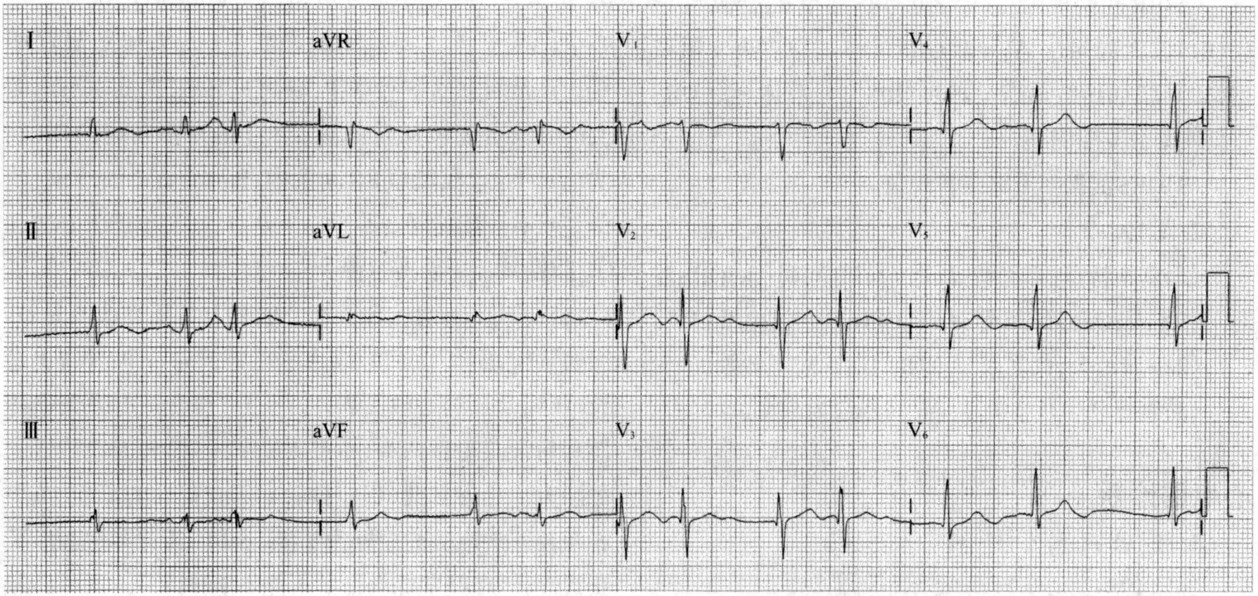

图198-2　门诊心电图(3月31日16时08分)

心电图特点

1. 图198–1

(1)基本特点:心率:214次/分;PR间期:无;QRS波时间:120ms;QT/QTc间期:220/416ms;QRS波电轴:–135°。

(2)RR间期规则,aVR导联QRS波呈R波型,胸导联QRS波无同向性,V_1导联QRS波形态呈右束支阻滞型,V_6导联QRS波形态呈rS型(R/S<1),肢体导联QRS波呈左前分支阻滞型。

(3)QRS波振幅有电交替现象。

2. 图198–2

(1)基本特点:心室率:71次/分;PR间期:无;QRS波时间:106ms;QT/QTc间期:400/435ms;QRS波电轴:31°。

(2)P波消失,代之以"f",RR间期绝对不规则。

(3)胸导联中U波明显,QU间期约为516ms。

心电图诊断

1. 图198–1:阵发性室性心动过速。

2. 图198–2:心房颤动,提示低钾血症。

解析

1. 图198–1诊断为室性心动过速的依据包括:QRS波电轴极度左偏,aVR导联QRS波呈R波型和V_1和V_6导联中QRS波的形态。

2. 图198–2中心房颤动的诊断明确,无需解析。

3. 本患者反复发生阵发性心动过速,伴有晕厥,以往发作时未能记录到心电图,从本次发作的心电图记录来推测,阵发性心动过速最可能的是室性心动过速,也是引起晕厥的原因。需要进一步解决的问题是引起室性心动过速反复发作的原因是什么。

4. 患者幼年发病,长QT综合征是首先要考虑的原因,因此图198–2中需要解析的是U波和QU间期。本心电图上U波主要见于胸导联上,以V_2和V_3导联明显。正常时在这些导联上,常可见U波,因此本心电图上的U波可能被视为正常。由于心房颤动时的RR间期绝对不等,在较短RR间期中,R波叠在U波终末,使得U波不易被发现。鉴于以上两点,本心电图上U波和QU间期延长可能被忽视。

5. 长QT间期综合征在心电图上特征性改变是QT间期延长,伴有T波和(或)U波形态异常,U波异常也是长QT综合征的心电图表现。长QT综合征有先天遗传性和后天获得性两类,本患者幼年发病,先天遗传性的可能大。尽管如此,仍应排除后天获得性的可能,该患者经补钾治疗后的血钾为3.48mmol/L,因此本患者后天获得性长QT间期综合征的可能不能排除。

6. 低钾血症可以出现各种心律失常,低钾血症是本次室性心动过速发作的诱因。本患者原无心房颤动病史,本次室性心动过速终止后出现心房颤动,可能也与低钾血症有关。

7. 临床资料:超声心电图:轻度三尖瓣关闭不全。血钾:3.48mmol/L(经补钾治疗后)。

例 199

男性，78岁，胸闷气急，下肢浮肿2个月。原有高血压史，入院后心电图检查见图199-1。

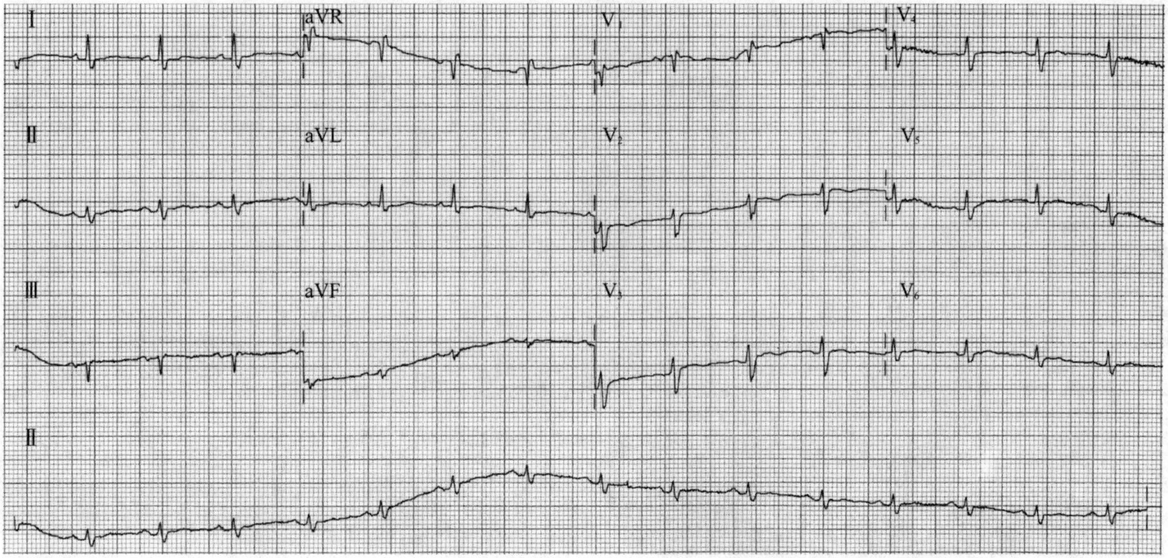

图 199-1　例 199心电图

心电图特点

1. 心率：94次/分；PR间期：162ms；QRS波时间：93ms；QT/QTc间期：320/400ms；QRS波电轴：-47°。

2. QRS波形态正常，无异常Q波，6个肢体导联的QRS波振幅均≤0.5mV，6个胸导联的QRS波振幅均<0.8mV。无ST-T改变。

心电图诊断

低电压；提示心包积液。

解析

1. 正常时，6个肢体导联的QRS波振幅不应都小于0.5mV，6个胸导联的QRS波振幅不应都小于0.8mV。本心电图符合低电压的标准。

2. 心包积液在心电图上可有3类特征性改变：一是ST-T改变，在发病早期可见；二是心动过速；三是QRS波振幅降低（低电压），无异常Q波。本患者发病已2个月余，因此在心电图上已无ST-T改变，仅有低电压表现。

3. 对于这类12导联中均有低电压的患者，应考虑有心包积液的可能，本例经超声心动图证实：大量心包积液、左心房明显增大。

例200

男性，42岁，胸闷5年，诊断为“心肌病”1年余，药物治疗中复诊。心电图检查见图200-1。

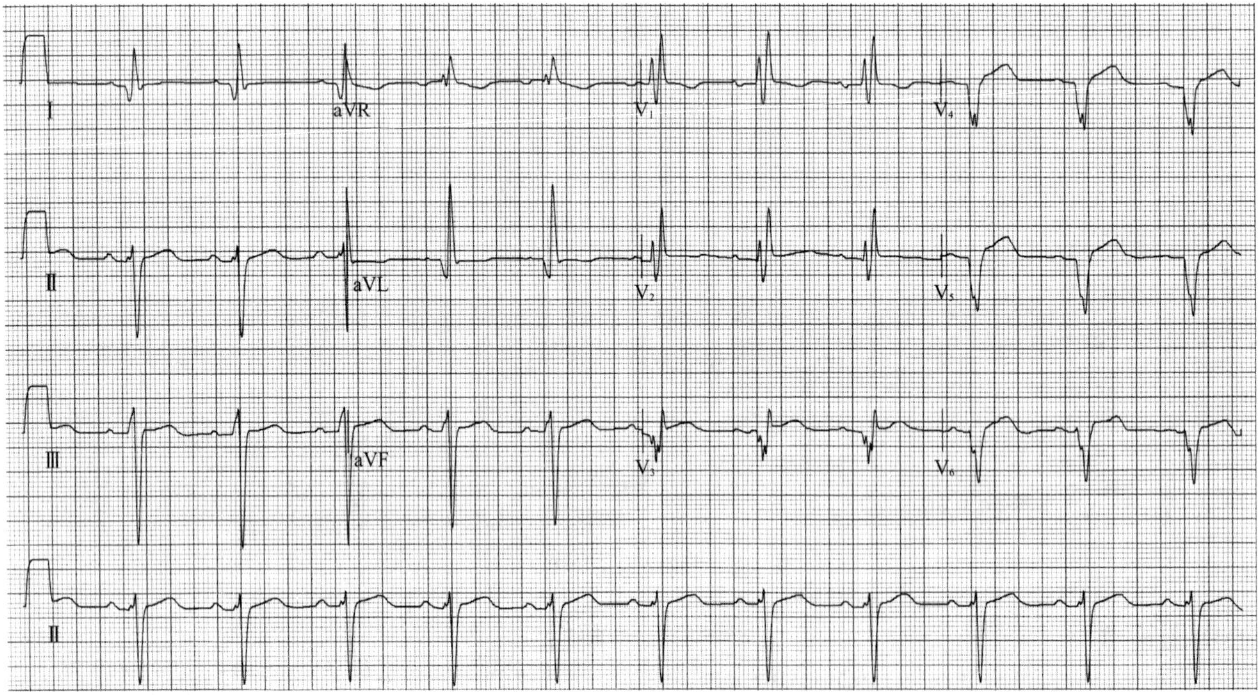

图200-1　例200心电图

心电图特点

1. 基本特点：心率：68次/分；PR间期：206ms；QRS波时间：158ms；QT/QTc间期：472/501ms；QRS波电轴：-70°。

2. V_1导联Ptf值增大，大于0.04mm·s。

3. Ⅰ、aVL和V_3导联QRS波呈qR型，V_4~V_6导联QRS波呈QS型，V_3~V_6导联ST段抬高，T波直立。

4. Ⅱ、Ⅲ和aVF导联QRS波呈rS型，V_1导联QRS波呈rsR′型。

心电图诊断

1. 左心房异常。

2. Ⅰ度房室传导阻滞。

3. 完全性右束支阻滞。

4. 左前分支阻滞。

5. 异常Q波，提示肥厚性心肌病可能。

6. QT间期延长。

解析

1. 本心电图上具有典型的右束支和左前分支阻滞的图形，因此这两项诊断无需解析。

2. 本心电图上，异常Q波所在的导联与前侧壁+高侧壁心肌梗死所在的导联一致，因此易被误诊为心肌梗死。此时结合病史进行诊断极其重要。

3. 肥厚性心肌病在心电图上可有不同的表现，常见有心室肥厚、ST-T改变、束支传导阻滞，以及各种类型心律失常。对于异常Q波，肥厚性心肌病的特点是多导联性，而心肌梗死的特点是与梗死部位有解剖相关性。本患者具有多导联性，但是在导联分布上又具有解剖相关性，在诊断上应注意鉴别。

4. 临床资料：超声心电图：肥厚性心肌病（室间隔肥厚），左心房增大伴轻度二尖瓣关闭不全，少量心包积液。

例201

男性,50岁,胸闷心悸20年,症状加重伴晕厥入院。入院后心电图检查见图201-1。

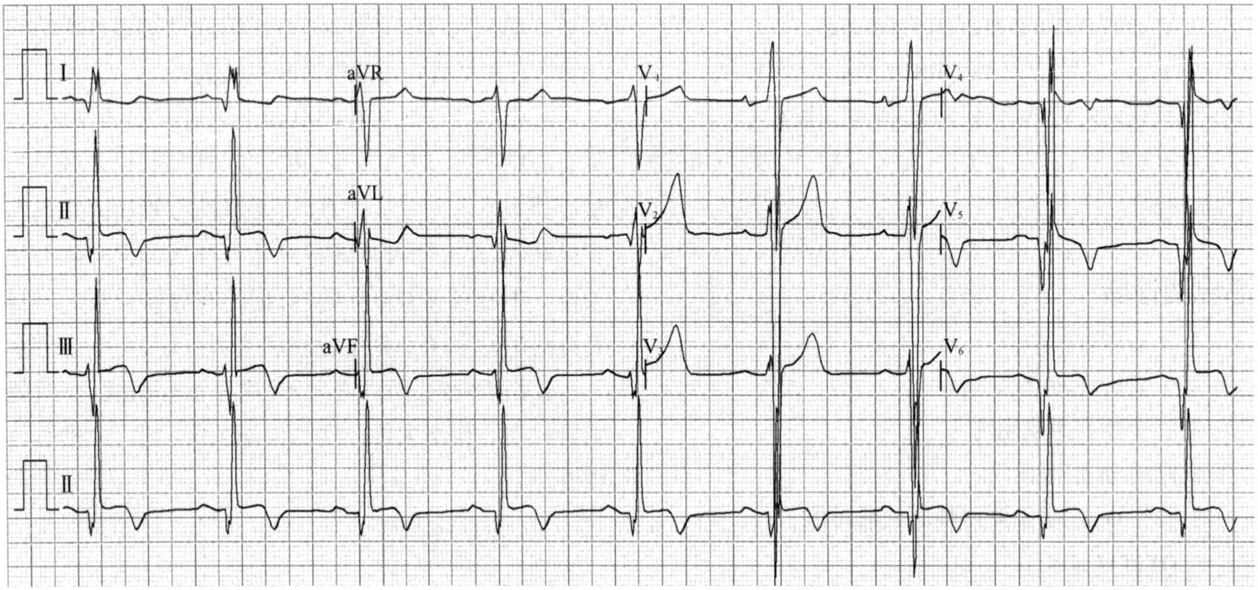

图201-1　例201心电图

心电图特点

1. 基本特点：心率：52次/分；PR间期：215ms；QRS波时间：134ms；QT/QTc间期：509/473ms；QRS波电轴：62°。

2. V_1导联Ptf值增大，大于0.04mm·s。

3. 除了aVR和V_1导联外，余导联中QRS波上均有切迹，部分导联伴有异常Q波。多导联中有ST-T改变。

心电图诊断

1. 左心房异常。

2. Ⅰ度房室传导阻滞。

3. 非特异性心室内阻滞。

4. 提示肥厚性心肌病可能。

5. QT间期延长。

解析

1. 本心电图上显著的异常是多导联中QRS波上有切迹和异常Q波，尽管可以用非典型心室内阻滞来诊断，但是应注意这些改变是心肌病所特有的改变。

2. 心肌病的病理基础是心肌变性和纤维化，其结果是激动在心室肌内传导延缓和传导异常，在心电图上表现为QRS波有切迹。本心电图上Ⅲ和aVF导联可以清晰观察QRS波切迹，胸导联上，尤其是左胸导联，由于QRS波振幅增高，导联之间QRS波图形有所重叠，不利于QRS波切迹的观察。必要时可选择单导联记录来观察。

3. 临床资料：超声心电图：肥厚型心肌病(左心室游离壁和室间隔重度肥厚)，左心房增大。冠脉和左心室造影：冠脉未见明显异常，左心室流出道压力差60mmHg。

例202

男性,20岁,胸痛2周入院。入院后心电图检查见图202-1。

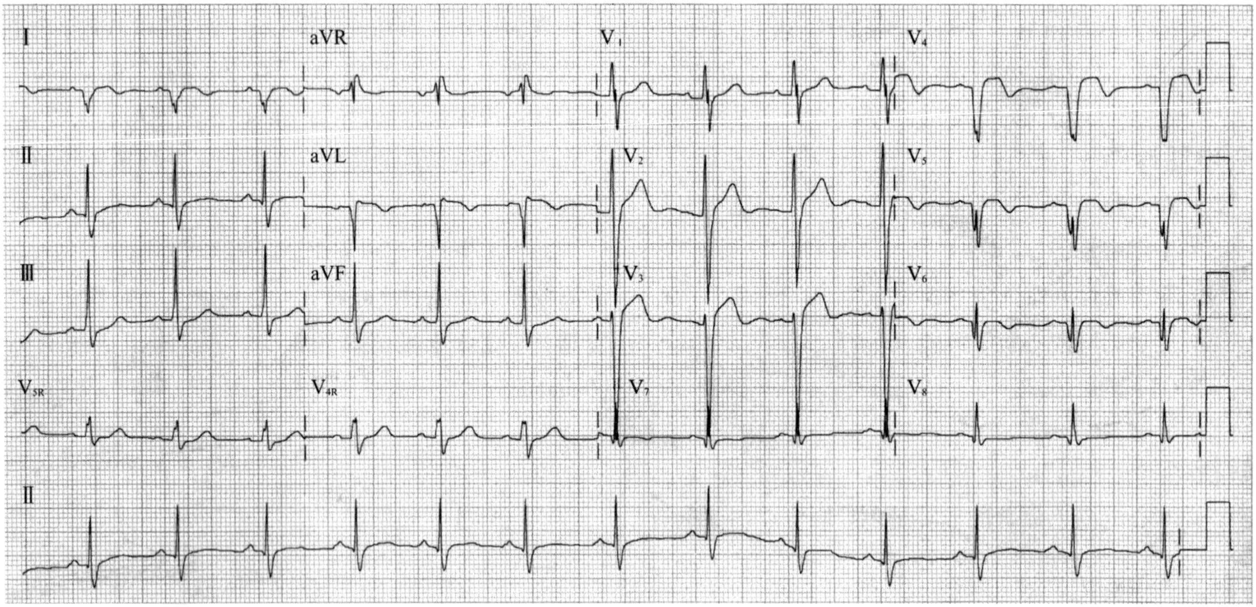

图202-1　例202心电图

心电图特点

1. 基本特点：心率：79次/分；PR间期：166ms；QRS波时间：107ms；QT/QTc间期：397/455ms；QRS波电轴：158°。

2. Ⅰ和aVL导联QRS波呈QS型，V_3导联R波振幅<V_2导联R波振幅，V_4和V_5导联QRS波呈QS型，V_6导联QRS波呈qrS型。以上导联ST段抬高，T波倒置。

心电图诊断

1. 异常Q波。

2. QT间期延长。

解析

1. 在Q波的分析思路上，年龄是极其重要的判断指标。年轻人心电图出现异常Q波，首先要考虑先天性心血管畸形，其次要考虑心肌病，因为肥厚性心肌病是年轻人心电图上异常Q波最重要的原因。本患者年仅20岁，首先应在以上两类疾病中寻找诊断。

2. 本心电图诊断，完全依赖于其他实验室检查。

3. 临床资料：超声心电图：限制型心肌病伴左心室收缩异常，心尖部梗死伴巨大室壁瘤（心尖部异常膨出变形，无收缩运动并有矛盾运动）。冠脉和左心室造影：左前降支第一和第二对角支心肌桥，受压严重，心尖部巨大室壁瘤形成。

4. 根据以上实验室检查结果来解释，本心电图上异常Q波的原因是心尖部心肌梗死和室壁瘤形成。造成心尖部心肌梗死的原因是先天性冠脉畸形，造成患者在短时间内心尖部巨大室壁瘤的原因是原有限制型心肌病。

例203

男性,64岁,胸闷气急4年,加重2个月入院。入院后心电图检查见图203-1。

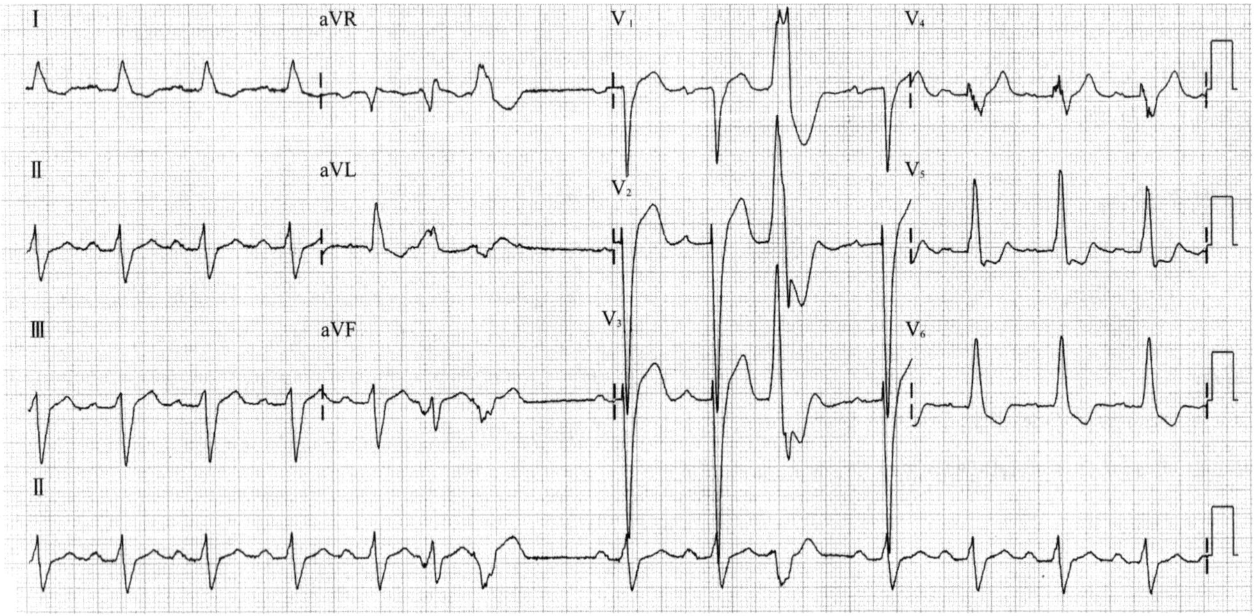

图203-1 例203心电图

心电图特点

1. 基本特点：心率：83次/分；PR间期：244ms；QRS波时间：167ms；QT/QTc间期：424/498ms；QRS波电轴：-52°。

2. V_1导联Ptf值增大>0.04mm·s。

3. QRS波增宽，V_1导联呈QS型，V_6导联呈单向粗钝R波型。Ⅰ、aVL、V_5和V_6导联ST段压低，T波负正双向。

4. 可见提早的QRS-T波群，QRS波宽大畸形，代偿间期完全。宽大畸形的QRS波有两种不同的形态。

心电图诊断

1. 左心房异常。

2. Ⅰ度房室传导阻滞。

3. 完全性左束支阻滞。

4. 多源室性早搏。

5. 室性早搏连发。

6. QT间期延长。

解析

1. 本心电图异常具有两大特点：多部位的传导阻滞和多部位的异位节律点，提示患者存在弥漫性心肌病变。

2. 扩张性心肌病的特点是心脏扩大、心功能不全和心律失常等，在心电图上扩张性心肌病可有心房心室增大的心电图改变，有ST-T改变，有各种类型的心律失常。但是扩张性心肌病的心电图改变不具有特异性。

3. 临床资料：超声心电图：扩张性心肌病，左心室收缩功能降低，中到重度二尖瓣关闭不全，肺动脉高压伴轻到中度三尖瓣关闭不全。

例204

女性,78岁,胸闷气急加重1年余,以往曾有多次心肌梗死史,具体不详。心电图检查见下图。

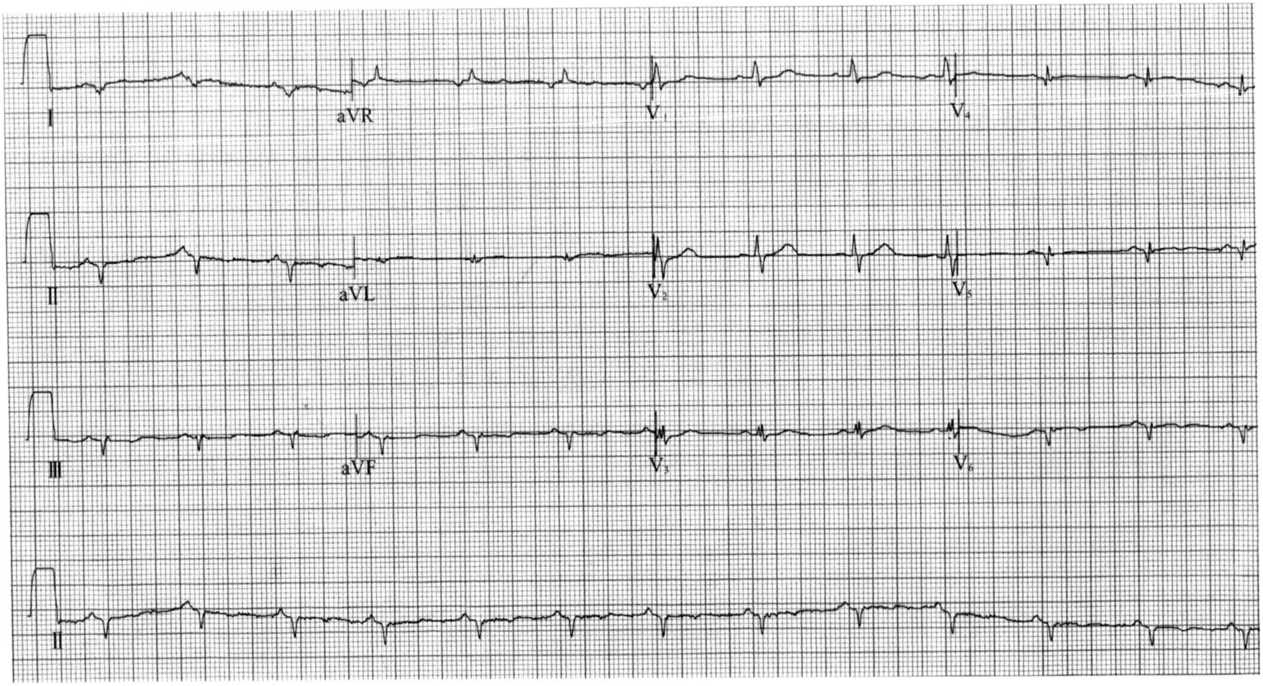

图204-1 例204心电图

心电图特点

1. 基本特点：心率：76次/分；PR间期：154ms；QRS波时间：84ms；QT/QTc间期：360/405ms；QRS波电轴：243°。

2. 6个肢体导联的QRS波振幅均≤0.5mV，6个胸导联的QRS波振幅均<0.8mV。

3. Ⅰ、aVL、Ⅱ、Ⅲ和aVF、V_4~V_6导联均有异常Q波。V_1导联R/S>1。

4. Ⅱ导联呈QS型，Ⅲ、aVF和V_6导联有异常Q波。

心电图诊断

1. 低电压。

2. 陈旧下壁+前侧壁心肌梗死。

3. 提示陈旧性侧后壁心肌梗死。

4. 提示缺血性心肌病。

解析

1. 本心电图上最显著的异常是多导联异常Q波和低电压。对于有多次心肌梗死史的老年人，异常Q波和低电压强烈提示缺血性心肌病。

2. 缺血性心肌病是以纤维化为主的心肌病变，在心电图上表现为低电压。多次心肌梗死史，在心电图上表现为多导联异常Q波。因此Q波合并QRS波低电压，在老年人中，尤其是有明确心肌梗死史者，最常见的原因是缺血性心肌病。

例 205

男性，20岁，反复在上呼吸道感染后出现心悸、胸闷和气急2年余，今再次发生。急诊心电图检查见图205-1。

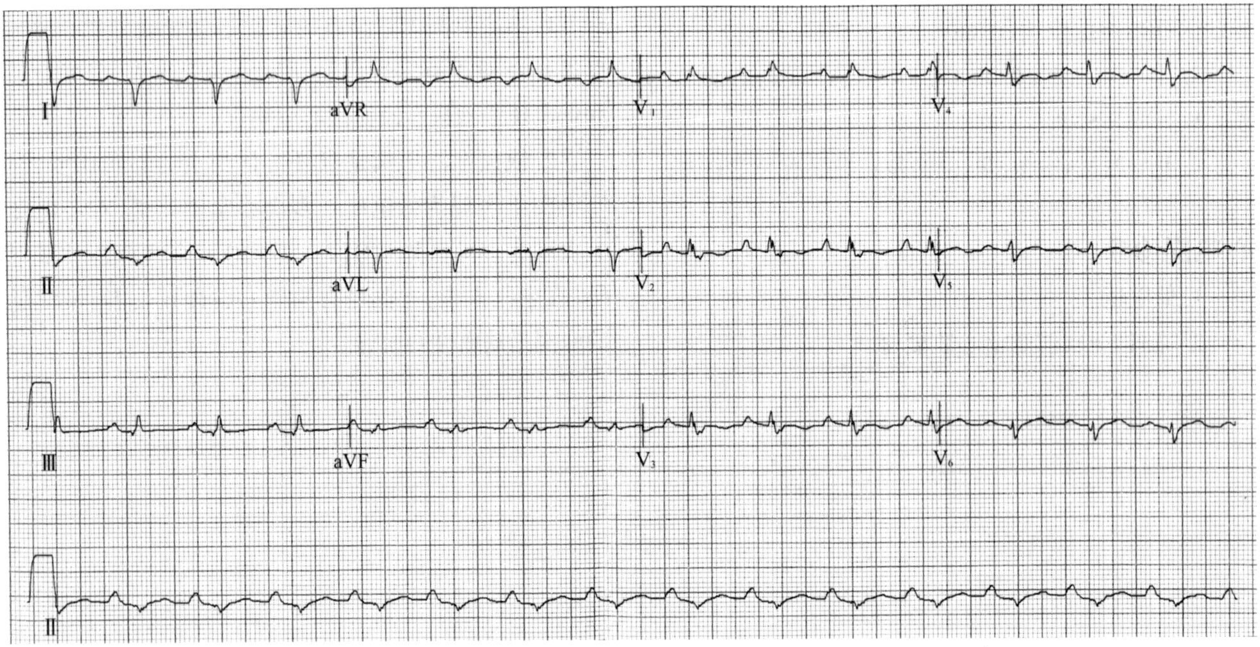

图205-1　例205心电图

心电图特点

1. 基本特点：心率：88次/分；PR间期：210ms；QRS波时间：125ms；QT/QTc间期：340/412ms；QRS波电轴：170°。

2. 6个肢体导联的QRS波振幅均≤0.5mV，6个胸导联的QRS波振幅均<0.8mV。

3. QRS波增宽，V_1导联呈单向粗钝R波，V_5导联S波增粗。

4. Ⅱ导联呈QS型，Ⅲ、aVF和V_6导联有异常Q波。

心电图诊断

1. 低电压。

2. 异常Q波。

3. Ⅰ度房室传导阻滞。

4. 完全性右束支阻滞。

5. 提示心肌炎或心肌病。

解析

1. 首先，本心电图上最显著的异常是低电压，这对于20岁的年轻人而言，强烈提示心肌病变。

2. 其次，本心电图中，Ⅱ、Ⅲ、aVF和V_6导联有异常Q波。Q波合并QRS波低电压，在年轻人中，最常见的原因是心肌炎和扩张性心肌病。

3. 第三，本心电图上有房室传导阻滞和完全性右束支阻滞，在年轻人中，这是心肌炎和心肌病常见的心律失常。

4. 心肌炎和心肌病在心电图上可以有不同的表现，但这些表现常不具有特异性。在年轻人中，出现Q波合并QRS波低电压，可能是相对特异性的改变，提示广泛而弥漫的心肌病变。

5. 本心电图与例204的心电图相似，但形成心电图改变的基础疾病不同。因此对相似的心电图表现，对不同年龄的患者，诊断思路是不同的，年龄在心电图分析中至关重要。

6. 临床资料：超声心电图：左心室增大，心室壁变薄，收缩功能尚正常。动态心电图：室性早搏和Ⅱ度Ⅰ型房室传导阻滞。

例206

女性，27岁，上呼吸道感染伴发热1周，出现心动过速3天。3天前曾在外院就诊，心电图记录见图206-1。经3天的药物（β受体阻滞剂）治疗，心率没能降低而复诊，心电图记录见图206-2。

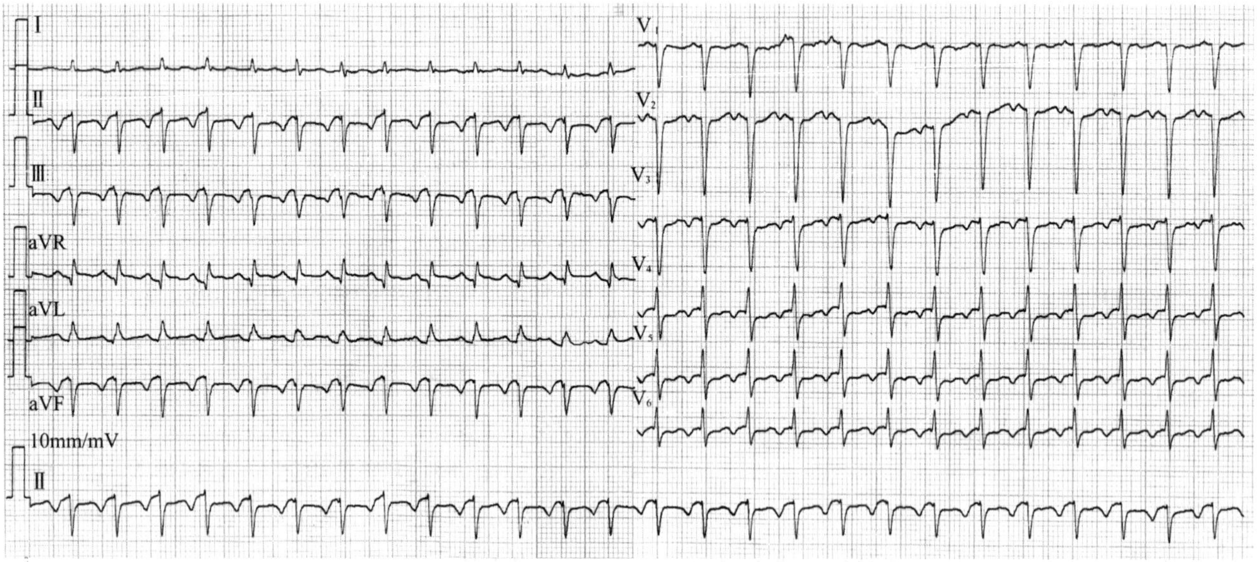

图206-1 第1次心电图

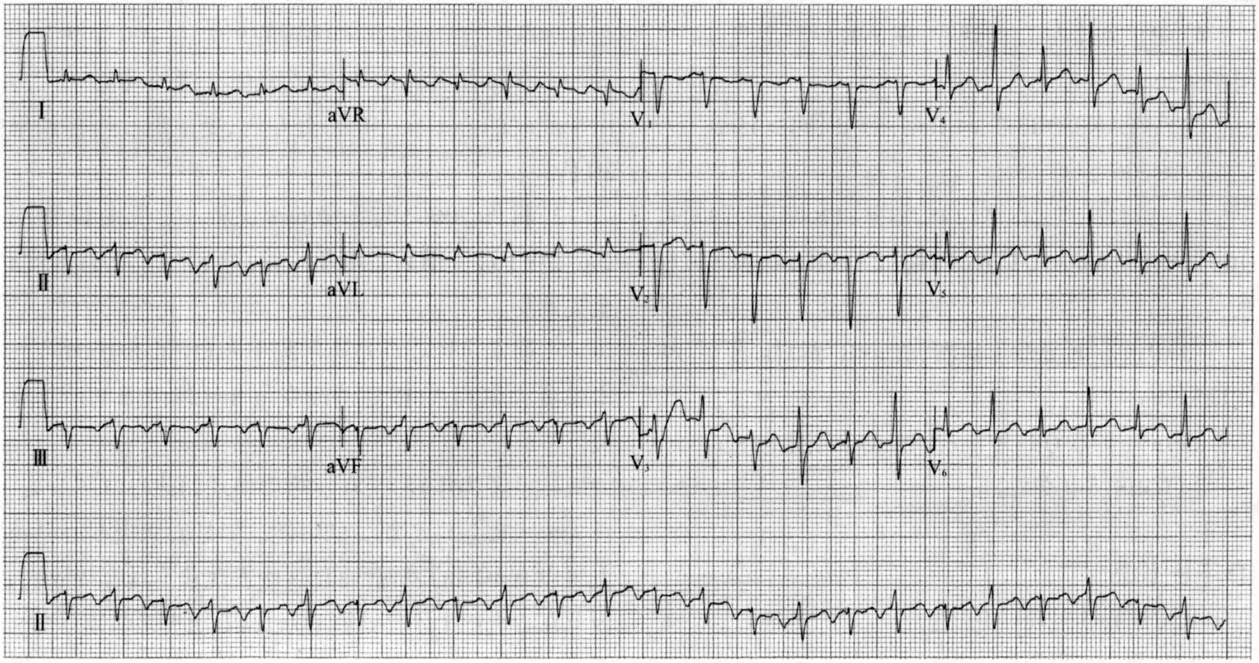

图206-2　第2次心电图

心电图特点

1. 图206-1

（1）基本特点：心率：159次/分；PR间期：123ms；QRS波时间：102ms；QT/QTc间期：260/424ms；QRS波电轴：-76°。

（2）P波在Ⅱ导联上倒置，在aVR导联上直立，PR间期>120ms。

（3）aVL导联QRS波呈qR型，R峰时间≥45ms。

2. 图206-2

（1）基本特点：心率：145次/分；PR间期：130ms；QRS波时间：84ms；QT/QTc间期：270/419ms；QRS波电轴：-53°。

（2）P波在Ⅱ导联上倒置，在aVR导联上直立，PR间期>120ms。

（3）aVL导联QRS波呈qR型，R峰时间≥45ms。

（4）QRS波电交替。

心电图诊断

1. 房性心动过速。

2. 左前分支阻滞。

解析

1. 图206-2的诊断和鉴别诊断依赖于图206-1。图206-1中PR间期较短，前T波并不影响对P波起始的判断，因此房性心动过速的诊断不难。图206-2中PR间期较长，P波紧接在前T波后，难以判断P波的起始。在Ⅱ导联上直立的T波和倒置的P波，在aVR导联上倒置的T波和直立的P波，构成酷似心房扑动的“F”波。由于此时的心率在150次/分左右，更酷似心房扑动呈2:1传导。

2. 将图206-2与图206-1比较，能帮助识别图206-2中P波。前后心电图比较，对于心律失常的诊断至关重要。

3. 通常房性心动过速的频率和PR间期相对恒定，本患者频率和PR间期的改变与β受体阻滞剂治疗有关。

4. 患者为年轻人，在发热后出现如此心电图改变，首先要考虑急性心肌炎的可能。但是心肌炎在心电图上可以有不同的表现，而且这些表现常不具有特异性，因此在心电图上不能诊断心肌炎，心肌炎是临床诊断。

例207

男性,85岁,心悸胸闷加重1天急诊。心电图检查见图207-1。

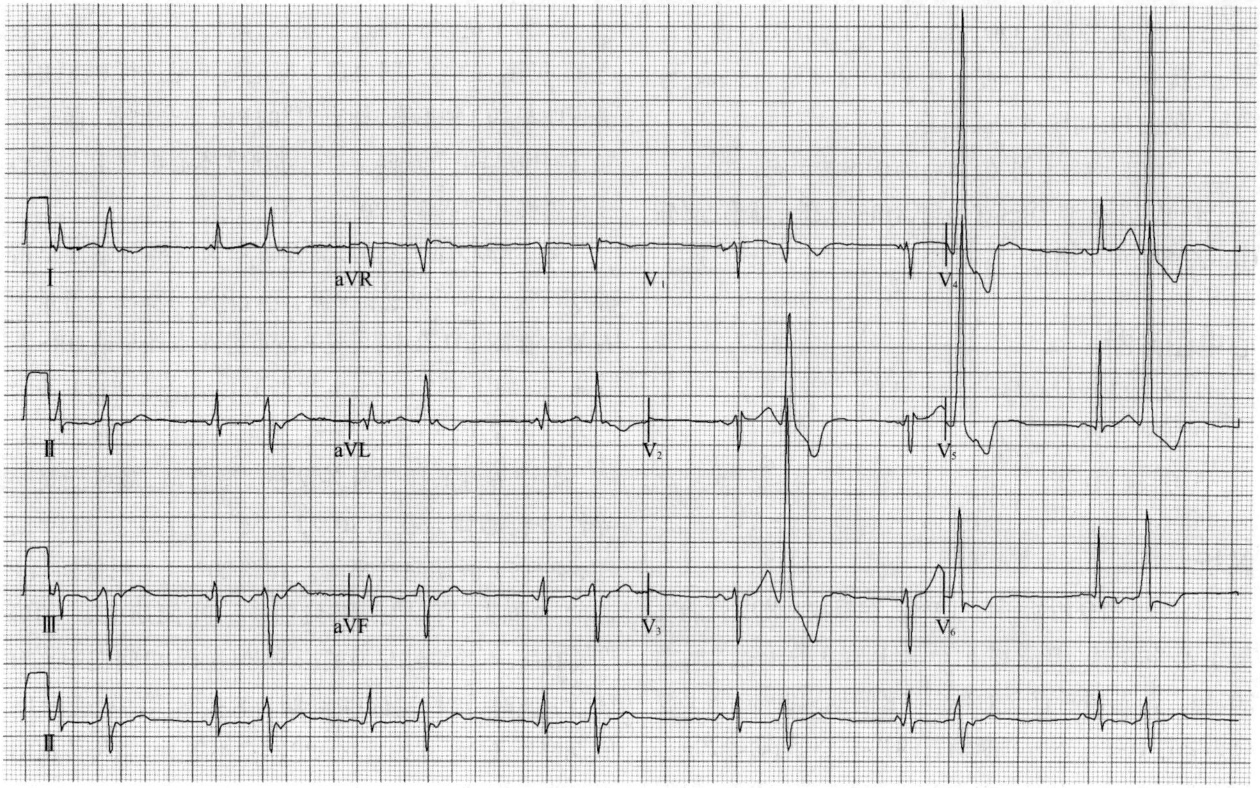

图207-1　例207心电图

心电图特点

1. 基本特点：平均心率：85次/分；PR间期：140ms；QRS波时间：108ms；QT/QTc间期：400/476ms；QRS波电轴：-4°。

2. P波形态共有3种，在Ⅱ导联上，分别呈现为直立、正负双向和倒置。直立P波的PR间期>120ms，另两种P波的PR间期<120ms。

3. P波的形态不同，但其后的QRS波形态正常。

4. 可见提早的QRS-T波群，QRS波宽大畸形，部分QRS波终末可见倒置P波。

心电图诊断

1. 交界性并行心律。

2. 室性早搏。

3. QT间期延长。

解析

1. 心电图分析始于寻找P波，在寻找P波中就能发现本心电图中，P波在Ⅱ导联上有3种形态，见图207-2。首先判断直立的P波，PR间期>120ms，该P波应为窦性P波。然后判断倒置的P波，PR间期<120ms，应为交界性逆行P波。余下1次正负双向的P波，根据PP节律，该时间应出现窦性P波（见图207-2弧线标注），P波呈正负双向的原因是与交界性逆行P波形成了心房融合波。由此得出的结论是本心电图上主导心律有窦性和交界性两个节律点。

2. 为了更多观察这一现象，附加记录Ⅱ导联长心电图，见图207-3。图中箭头标记处可见逆行P波，P波呈现明显的3种形态，标有“1”的P波完全倒置，而标有“2”的P波呈正负双向。进一步证实本心电图上主导心律有窦性和交界性两个节律点。

3. 主导心律判断后，需要解释为何部分室性早搏的QRS波终末可见逆行P波，逆行P波与室性早搏是否有关。在图207-2中，可见P波重叠在室性早搏QRS波终末、ST段上或T波上，由此得出的结论是逆行P波与心室早搏无关。

4. 交界性心律伴有频发心房融合波，最可能是交界性并行心律。在图207-2上测量逆行P波的PP间期，逆行PP间期略有不等。在图207-3上测量逆行P波的PP间期，可以发现连续的逆行PP间期相等，约等于640ms，不受室性早搏的影响，但逆行PP间期中夹有窦性P波时，该长逆行PP间期与直接测出的短逆行PP间期略有不等。以上逆行PP间期不等，可能与传出阻滞的类型有关。

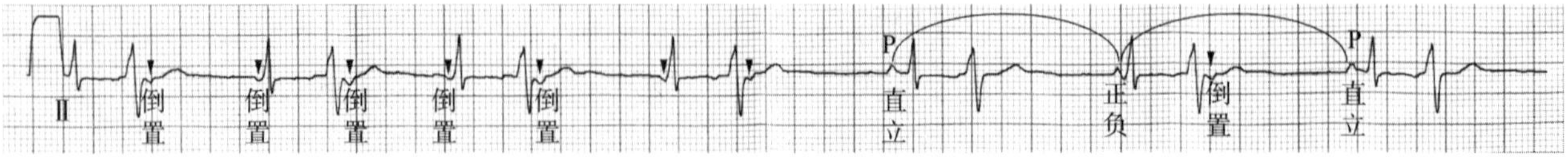

图207-2 Ⅱ导联中P波的三种形态

5. 并行心律的特点是并行心律的异位节律点有规律地发放激动，并具有传入阻滞及传出阻滞两项特点。传入阻滞使得外界激动不能传入异位节律点，传出阻滞使得异位节律点的激动不能每次都传出引起心脏除极。传出阻滞可以有不同的类型，呈1:1或2:1传出阻滞时，间期是相等的，若与文氏型传出阻滞交替，间期可有长短变化。

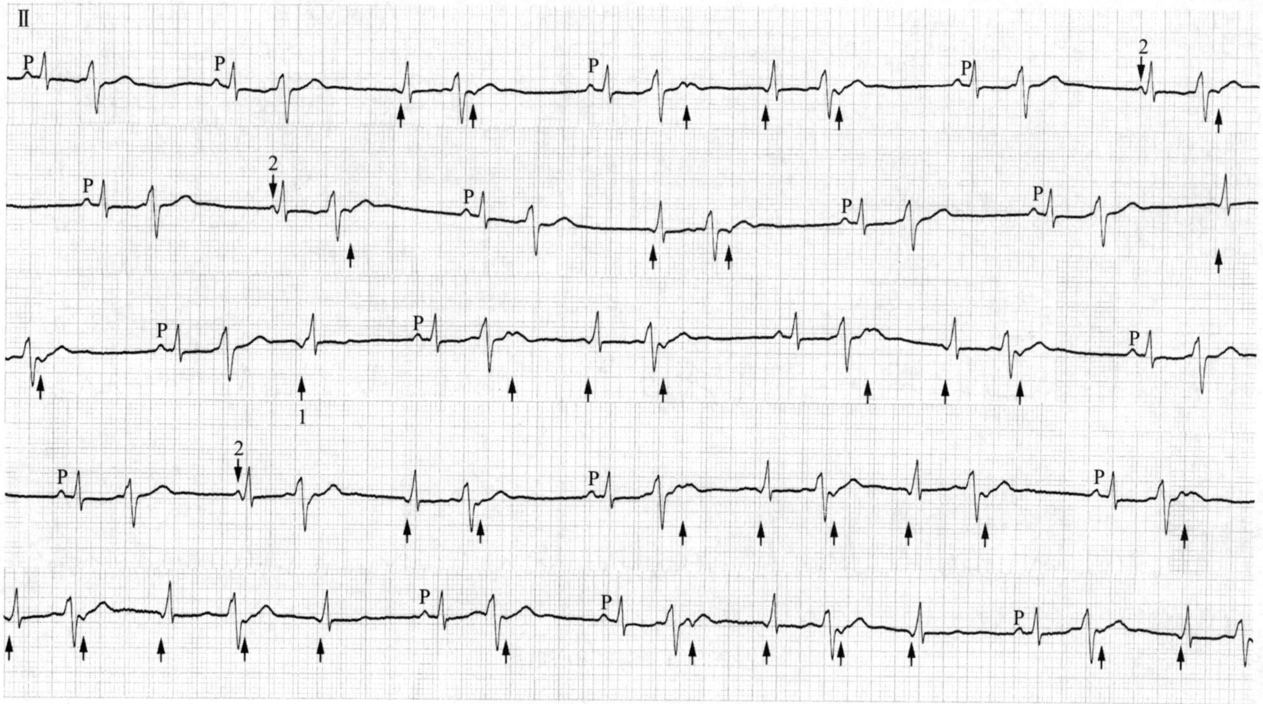

图207-3　附加Ⅱ导联长节律图

例208

男性,18岁,心悸胸闷3天就诊。心电图检查见图208-1。

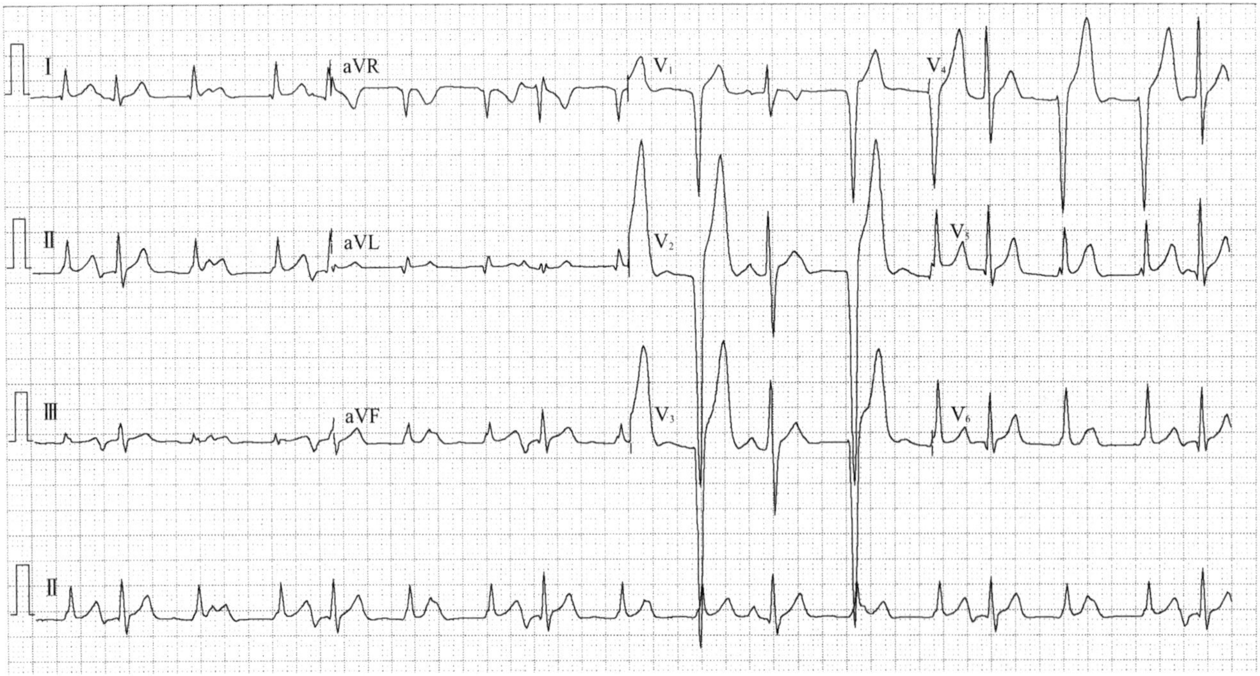

图208-1 例208心电图

心电图特点

1. 基本特点:平均心率:101次/分;PR间期:160ms;QRS波时间:110ms;QT/QTc间期:350/454ms;QRS波电轴:30°。

2. P波形态有2种,在Ⅱ导联上,分别呈现为直立和倒置。

3. QRS波形态有2种,P波后的QRS波形态正常,前无P波的QRS波宽大畸形。

4. 直立的P波仅1次下传心室。倒置的P波在宽大畸形的QRS波后,RP间期恒定为320ms。

心电图诊断

1. 窦性心动过缓。

2. 非阵发性室性心动过速。

3. 反复搏动。

解析

1. 本心电图上P波和QRS波各有2种形态，见图208-2。

2. 心电图分析始于寻找P波。在Ⅱ导联节律图上，能清晰可见的P波仅有1次，该P波直立，PR间期>120ms，QRS波形态正常。由此判断该心动为正常的窦性心动。

3. 根据该P波直立的形态，在Ⅱ导联节律图上再寻找P波，发现部分P波重叠在QRS波、ST段或T波上，即存在房室分离现象。

4. 宽大畸形的QRS波前无P波，有房室分离现象，由此判断宽大畸形的QRS波起源于心室。

5. 在寻找P波中能发现另一种P波，该P波在Ⅱ导联上倒置，均出现在宽大畸形的QRS波后，RP间期恒定为320ms。所有倒置的P波后均有QRS波，P⁻R间期>120ms，QRS波形态正常。根据P⁻R间期判断，倒置的P波来自心房。根据该P波与宽大畸形QRS波之间的恒定关系，判断倒置的P波为室性激动逆行激动心房所致，即所谓的“心房反复”，该心房反复下传心室形成反复搏动。

6. 为了进一步确诊，附加Ⅱ导联长节律图，见图208-3。在图208-3中，所有以上心电图异常都得到进一步确诊。

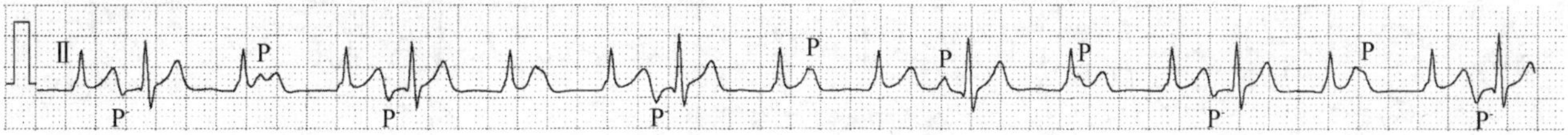

图208-2　Ⅱ导联中P波的三种形态

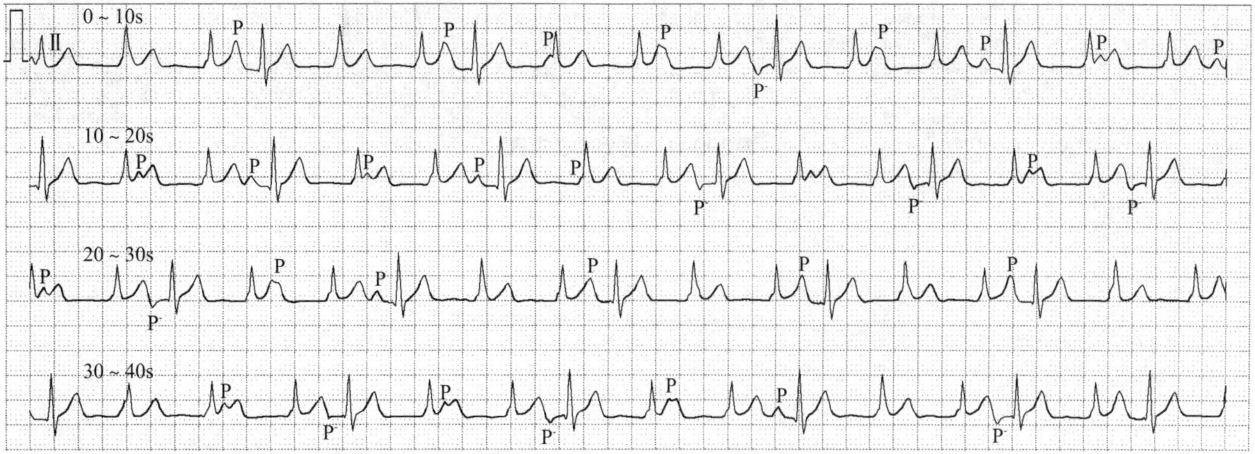

图208-3　附加Ⅱ导联长节律图

例209

女性,35岁,自幼发现先天性心脏病,因气急和浮肿就诊。心电图检查见图209-1。

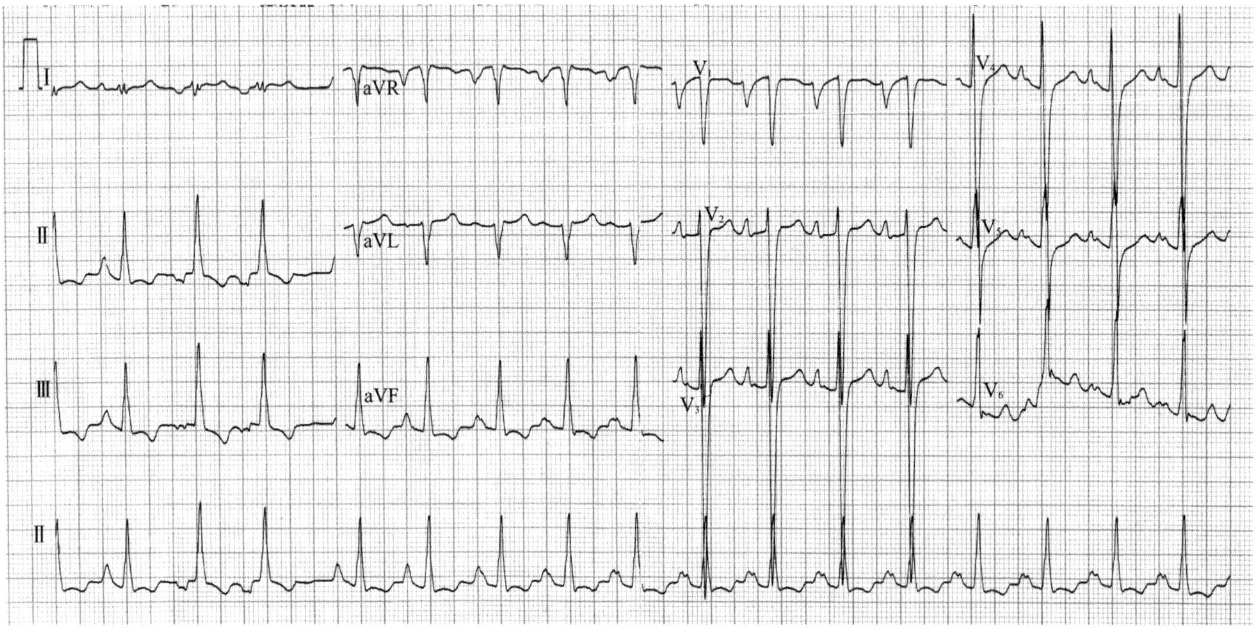

图209-1 例209心电图

心电图特点

1. 基本特点：心率：100次/分；PR间期：208ms；QRS波时间：126ms；QT/QTc间期：360/417ms；QRS波电轴：89°。

2. P波形态共有3种，在Ⅱ导联上，分别呈现为直立高尖、直立双峰和倒置双峰。

3. P波的形态不同，但其后的QRS波形态相同。

4. V_1导联上QRS波呈rS型，V_5导联上QRS波呈RS型，V_6导联上QRS波呈Rs型。

心电图诊断

1. 左右心房异常。

2. Ⅰ度房室传导阻滞。

3. Ⅱ度Ⅱ型房内阻滞。

4. 房性早搏连发。

5. 顺钟向转位。

解析

1. 这是位复杂先天性心血管畸形的患者，由于心房和心室大小改变和位置改变，在心电图上呈现出各种异常。

2. 首先分析P波。在Ⅱ导联上，P波形态共有3种，分别呈现为直立高尖、直立双峰和倒置双峰。在Ⅱ导联上直立高尖的P波，振幅>0.25mV，提示右心房增大。在Ⅱ导联上直立双峰的P波，时间=120ms。在V_1导联上，Ptf值显著增大，提示左心房增大。在Ⅱ导联上倒置双峰的P波，后有代偿，因此考虑为房性早搏的可能。

3. PP间期相等，P波呈直立高尖和直立双峰，原因是Ⅱ度Ⅱ型心房内阻滞。当心房内阻滞时，P波呈单峰，时间缩短，此时的P波改变将掩盖左心房增大。

4. 然后分析QRS波。V_1导联上QRS波呈rS型，S波增深，提示有左心室肥厚的可能，但是V_5导联上QRS波呈RS型，不符合左心室肥厚的特点。出现这一矛盾的现象，最可能是心脏有转位。

5. 对于复杂先天性心血管畸形，心电图诊断的特异性不高。

6. 临床资料：超声心电图：完全性大血管左转位，左心房、左心室和右心房增大，右心室发育不全，房间隔和室间隔缺损，动脉导管未闭，肺动脉瓣狭窄。

例210

男性,80岁,自述原为“右位心”,近来有心动过缓。为此记录2次心电图,第1次采用常规方法连接导联,第2次将肢体导联左右反接,将胸导联放置在右胸。两次心电图分别见图210-1和210-2。

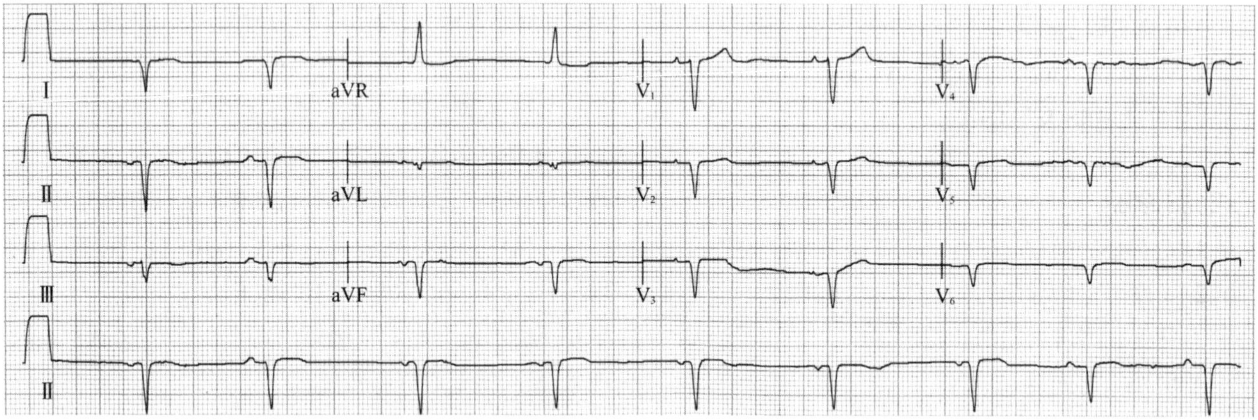

图210-1　常规连接导联

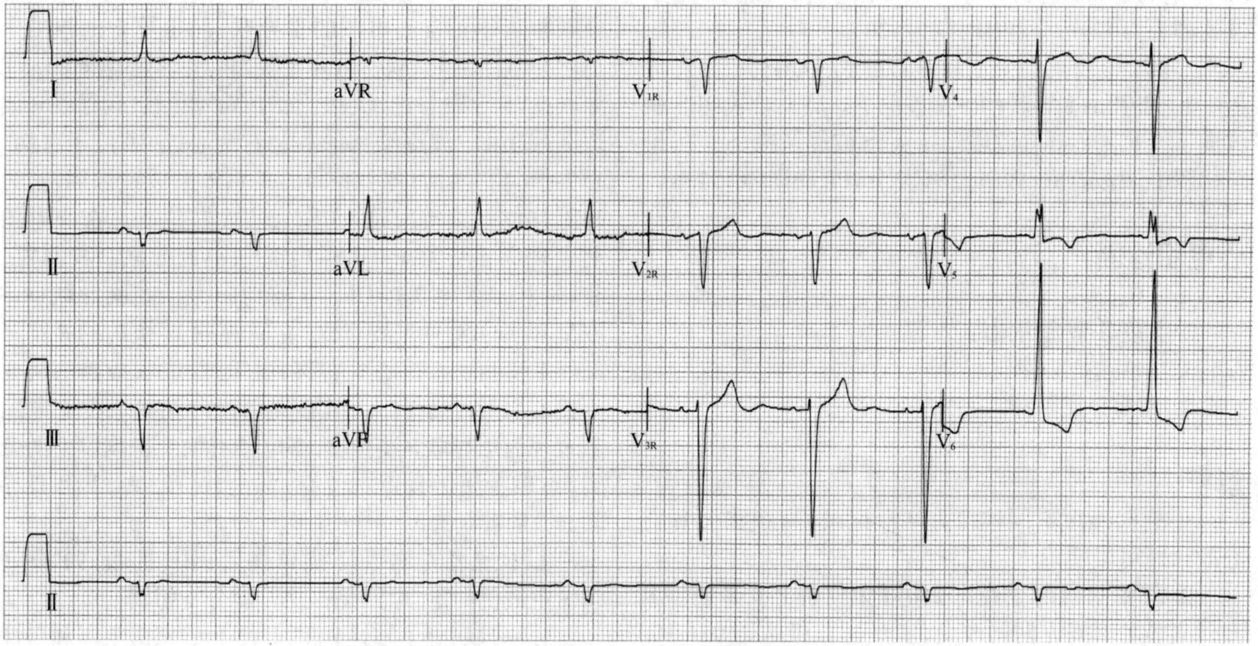

图210-2　肢体导联左右反接、胸导联放置在右胸时心电图

心电图特点

1. 图210–1的特点：Ⅰ和aVL导联QRS波主波向下。Ⅱ、Ⅲ和aVF导联QRS主波向下。aVR导联QRS主波向上。$V_1 \sim V_6$导R波逐渐缩小。在Ⅱ导联上P波有2种形态：直立和倒置。直立P波的频率为60次/分，PR间期为190ms，长PP间期=短PP间期的7倍；倒置P波的频率为52次/分，PR间期为130ms。

2. 图210–2的特点：Ⅰ和aVL导联QRS波主波向上。Ⅱ、Ⅲ和aVF导联QRS主波向下。aVR导联QRS主波向下。$V_1 \sim V_6$导R波逐渐增大，S波逐渐减小。在Ⅱ节律图中，P波直立，频率为64次/分，PR间期为154ms。

心电图诊断

1. 右位心。
2. Ⅱ度Ⅱ型窦房阻滞。
3. 房性逸搏心律。
4. 左前分支阻滞。

解析

1. 根据两次不同连接方法所记录的心电图，右位心的诊断可以明确。

2. 需要明确的是在图210–1中何种P波是窦性P波。右位心P波方向的改变，主要在Ⅰ和aVR导联上，然而本心电图上该两个导联P波均低平，无法判断P波方向。本心电图上Ⅱ、Ⅲ和aVF导联中P波清晰，在Ⅱ和Ⅲ导联上呈直立和倒置两种方向，根据PR间期判断直立的P波应为窦性P波。

3. 为何右位心P波在Ⅱ导联上仍直立？在解释前，需要了解右位心的不同类型。右位心按解剖部位不同，可分为3种类型。①真正右位心，其心房、心室和大血管的位置宛如正常心脏的镜影，也称为镜像右位心。在心电图上表现为Ⅰ及aVL中P–QRS–T向下；Ⅱ导联相当于正常心电图的Ⅲ导联，而Ⅲ导联则相当于正常心电图的Ⅱ导联；aVR导联如同正常心电图的aVL导联；aVF导联与正常心电图的aVF相同。胸导联R波逐渐减小而S波逐渐增深。②右旋心，心脏位于右胸，心尖指向右侧，而各心腔间的关系未形成镜像倒转，为心脏移位并旋转所致，亦称为假性右位心。在心电图上表现为Ⅰ导联P–QRS–T向下；aVR导联P波倒置；Ⅱ、Ⅲ和aVF导联P–QRS–T波均向上。右胸导联QRS波呈Rs或RS，伴T波直立，左胸导联V_5和V_6的R波降低伴T波倒置。③心脏右移，由于肺、胸膜或膈的病变而使心脏移位于右胸，但心尖仍指向左侧。在心电图上表现为Ⅰ导联P波直立，心电轴右偏。根据以上的分类，本患者属于真正右位心，真正右位心者，Ⅱ和Ⅲ导联P仍是直立的。

4. 本患者左右手反接导联后，Ⅱ、Ⅲ和aVF导联QRS主波仍向下，原因是存在左前分支阻滞。

5. 一旦明确了窦性P波，Ⅱ度Ⅱ型窦房阻滞和房性逸搏心律的诊断就迎刃而解了，见图210–3。图中长PP间期=短PP间期的整7倍。

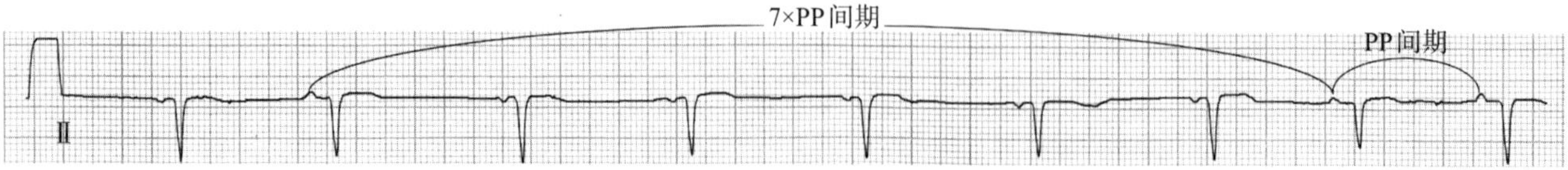

图210–3　Ⅱ度Ⅱ型窦房阻滞和房性逸搏心律

附录　本书心电图诊断表

例1　右心房异常,右心室肥厚,QT间期延长,房性心动过速

例2　左心室肥厚伴室内传导延迟,Ⅰ度房室传导阻滞

例3　左心室肥厚伴室内传导延迟

例4　左心房异常,左心室肥厚,完全性左束支阻滞

例5　左心房异常,左心室肥厚,窦性心动过缓完全性左束支阻滞,I度房室传导阻滞,QT间期延长

例6　窦性心动过缓,左心室肥厚,完全性右束支阻滞

例7　左心室肥厚,完全性右束支阻滞,QT间期延长

例8　左心室肥厚,完全性右束支阻滞,左前分支传导阻滞,室性早搏,QT间期延长

例9　非特异性室内传导阻滞,提示双心室肥厚,I度房室传导阻滞,QT间期延长

例10　双心房异常,双心室肥厚,左前分支阻滞,房性早搏,QT间期延长

例11　双心房异常,右心室肥厚,窦性心动过缓,QT间期延长

例12　窦性心动过速,Ⅰ度房室传导阻滞/双心房异常,Ⅰ度房室传导阻滞,QT间期延长

例13　窦性心律不齐,交界性逸搏心律,ST-T改变/T波改变/T波改变

例14　ST-T改变,提示心肌缺血

例15　ST-T改变和异常Q波,提示心肌缺血

例16　ST-T改变,提示心肌缺血

例17　ST段改变/急性前间壁心肌梗死(急性期)

例18　急性间隔壁心肌梗死　图17-1和17-2:超急性期　图17-3和17-4:急性期

例19　ST-T改变,提示心肌缺血

例20　急性前壁心肌梗死(急性期),QT间期延长

例21　急性间隔壁心肌梗死　图21-1和21-2:超急性期　图21-3:急性期

例22　T波改变

例23　Ⅰ度房室传导阻滞,J波提示急性心肌缺血可能

例24　急性前壁心肌梗死　图24-1:超急性期　图24-12:急性期

例25　ST段抬高,U波明显,提示心肌缺血/ST段抬高,缺血性J波,提示心肌缺血

例26　ST-T改变,提示心肌缺血

例27　ST-T改变,提示心肌缺血/急性前间壁心肌梗死(超急性期)

例28　ST-T改变/急性下壁心肌梗死(急性期)

例29　ST-T改变,提示急性后壁心肌梗死,房性早搏

例30　ST-T改变,提示后壁急性心肌梗死

例31　急性下壁和后壁心肌梗死(急性期),肢体导联低电压

例32　急性下壁心肌梗死(超急性期),非阵发性交界性心动过速/交界性逸搏心律

例33 急性下壁心肌梗死（急性期）和急性广泛前壁心肌梗死（超急性期）/急性下壁和广泛前壁心肌梗死（急性期）

例34 急性下壁和侧壁心肌梗死（超急性期），肢体导联低电压

例35 急性下壁和后壁心肌梗死(急性期)，窦性心动过缓

例36 急性下壁和侧后壁心肌梗死(急性期)，窦性心动过速，肢体导联低电压

例37 急性下壁和侧后壁心肌梗死(急性期)

例38 急性广泛前壁心肌梗死(急性期)，窦性心动过速，左前分支阻滞

例39 急性广泛前壁、下壁和侧后壁心肌梗死（急性期），窦性心动过速，QT间期延长

例40 陈旧性广泛前壁心肌梗死，窦性心动过速，完全性右束支传导阻滞，左前分支阻滞

例41 急性前侧壁和下壁心肌梗死（急性期）

例42 急性前间壁和下壁心肌梗死（急性期）

例43 图43-1和43-2：窦性心动过速，Ⅱ度房室传导阻滞（2:1传导），急性下壁心肌梗死（急性期）/图43-3和43-4：窦性心动过速，Ⅰ度房室传导阻滞，急性下壁心肌梗死（急性期）/图43-5：急性下壁心肌梗死（急性期）

例44 急性广泛前壁心肌梗死（急性期），交界性逸搏心律

例45 急性广泛前壁和下壁心肌梗死（超急性期），室性早搏（二联律）

例46 图46-1和图46-2：持续性室性心动过速，急性下壁心肌梗死可能/图46-3：急性下壁心肌梗死（急性期）

例47 急性前壁心肌梗死（急性期）/室性心动过速，QT间期延长

例48 持续性室性心动过速/急性前间壁心肌梗死，陈旧性下壁和侧壁心肌梗死，室性早搏

例49 陈旧性下壁心肌梗死，持续性室性心动过速/陈旧性下壁心肌梗死，交界性逸搏心律，偶见窦性夺获，室性早搏，左心室肥厚/陈旧性下壁心肌梗死，短阵房性心动过速，室性早搏，左心室肥厚

例50 急性下壁心肌梗死（超急性期可能），窦性心动过缓，Ⅱ度Ⅱ型窦房阻滞，Ⅲ度房室传导阻滞，室性逸搏心律

例51 急性前间壁心肌梗死（急性期），窦性心动过缓，房性早搏，室性早搏/急性前间壁心肌梗死（急性期），加速性室性自主心律，心室夺获/急性前间壁心肌梗死（急性期），窦性心动过缓，室性逸搏

例52 陈旧性广泛前壁心肌梗死，Ⅱ度Ⅱ型窦房阻滞，交接性逸搏，Ⅰ度房室传导阻滞，QT间期延长

例53 近期前间壁和下壁心肌梗死，提示Ⅱ度Ⅰ型房室传导阻滞

例54 急性下壁心肌梗死（急性期），Ⅱ度Ⅰ型房室传导阻滞，房性早搏未下传，室性逸搏

例55 急性下壁和后壁心肌梗死（急性期），高度房室传

导阻滞，完全性右束支传导阻滞，窦性心动过速

例56 急性下壁心肌梗死(急性期)累及右心室，Ⅱ度Ⅰ型窦房阻滞，Ⅲ度房室传导阻滞，交界性逸搏心律

例57 心房颤动，急性广泛前壁(急性期)，完全性右束支阻滞，左前分支阻滞

例58 急性下壁和前侧壁心肌梗死(超急性期)，完全性右束支阻滞，窦性心动过速，QT间期延长/急性前壁心肌梗死(急性期)，完全性右束支阻滞，左前分支阻滞，QT间期延长

例59 正常心电图/急性前间壁心肌梗死(急性期)，完全性右束支阻滞，QT间期延长/急性前间壁心肌梗死(急性期)

例60 急性前间壁心肌梗死(急性期)，提示急性下壁心肌梗死，窦性心动过速，完全性右束支阻滞，QT间期延长

例61 急性下壁心肌梗死(急性期)，窦性心动过速，完全性右束支阻滞，提示左前分支阻滞，QT间期延长

例62 急性前壁心肌梗死(超急性期)，完全性左束支阻滞，室性早搏，QT间期延长

例63 急性下壁和前侧壁心肌梗死(超急性期)，完全性左束支阻滞，心房颤动/急性间隔壁心肌梗死可能，完全性左束支阻滞，心房颤动

例64 急性下壁和前侧壁心肌梗死(急性期)，完全性左束支阻滞，窦性心动过速伴Ⅰ度房室传导阻滞可能

例65 近期前壁和下壁心肌梗死，完全性左束支阻滞

例66 陈旧性前壁和下壁心肌梗死，不完全性左束支阻滞

例67 陈旧性下壁心肌梗死伴再次急性心肌梗死，急性前侧壁和后壁心肌梗死，窦性心动过速，QT间期延长

例68 陈旧性广泛前壁心肌梗死，再发急性前侧壁心肌梗死可能，心房颤动，完全性右束支阻滞，左前分支阻滞/室性心动过速

例69 近期下壁心肌梗死，急性前壁心肌缺血/近期下壁心肌梗死

例70 急性下壁和右心室心肌梗死，提示陈旧性前壁心肌梗死，Ⅰ度房室传导阻滞，QT间期延长

例71 急性前间壁心肌梗死(急性期)，左前分支阻滞，房性早搏，QT间期延长/急性前间壁心肌梗死(急性期)，左前分支阻滞，尼亚加拉瀑布样T波，QT间期延长

例72 窦性心动过速，Ⅰ度房室传导阻滞

例73 窦性心动过速，左心室肥厚伴室内传导延迟，左心房异常，QT间期延长

例74 窦性心动过速，ST-T改变，左心室肥厚，室性早搏

例75 窦性心动过速，Ⅱ度Ⅱ型窦房阻滞

例76 窦性心动过速，Ⅰ度房室传导阻滞，室内阻滞，室性早搏

例77 窦性心动过缓，交界性逸搏

搏,完全性右束支阻滞

例116　阵发性心房扑动

例117　阵发性心房颤动,房性早搏,心室内差异传导部分伴蝉联现象

例118　阵发性心房颤动,室性早搏,短阵多形室性心动过速,不完全性左束支阻滞

例119　心房颤动伴长RR间期

例120　心房颤动伴Ⅲ度房室传导阻滞,室性逸搏心律

例121　阵发性心房颤动/窦性心律/窦性心律+非阵发性交界性心动过速/窦性心律+非阵发性交界性心动过速,完全性右束支阻滞,左前分支阻滞,提示右心室肥厚,右心房异常

例122　图122-1窦性心动过速,Ⅱ度Ⅰ型房室传导阻滞,室性逸搏(不排除室性早搏)

图122-2:上图:Ⅱ度Ⅰ型房室传导阻滞,室性逸搏(不排除室性早搏);下图:持续性室性心动过速

图122-3:窦性心动过速,Ⅱ度Ⅰ型房室传导阻滞,室性逸搏(不排除室性早搏),但上图不排除阵发性心房颤动可能

图122-4:突然窦性心律终止,出现心室颤动

图122-5:心室颤动,给予电复律(200焦耳)

图122-6:电复律后自主心律不能恢复,图中除3次高振幅的宽大畸形的QRS波为室性逸搏外,余为心外按摩所致的波幅

图122-7:再次给予2次电复律,后见缓慢的室性逸搏心律,并逐渐加速

图122-8:室性逸搏心律快速转为心室颤动,给予1次电复律(360焦耳),心室颤动不能终止,再次给予1次电复律(360焦耳),电复律后偶见室性逸搏

例123　非阵发性房性心动过速

例124　非阵发性交界性心动过速

例125　非阵发性室性心动过速

例126　Ⅰ度房室传导阻滞

例127　窦性心动过速,Ⅰ度房室传导阻滞,完全性左束支阻滞/窦性心动过速,Ⅰ度房室传导阻滞,不完全性左束支阻滞,室性早搏

例128　窦性心动过缓,Ⅰ度房室传导阻滞,房性早搏/窦性心动过缓,Ⅰ度房室传导阻滞,室性早搏/窦性心动过缓,Ⅰ度房室传导阻滞,房性早搏,室性早搏

例129　窦性心动过缓,Ⅰ度房室传导阻滞,短阵室性心动过速

例130　窦性心动过缓,Ⅱ度Ⅰ型窦房阻滞,提示Ⅱ度Ⅰ型房室传导阻滞

例131　Ⅱ度Ⅰ型房室传导阻滞,交界性逸搏

例132　窦性心动过速,Ⅱ度Ⅰ型房室传导阻滞(呈3:2传导),右心室肥厚,ST-T改变

例133　Ⅱ度Ⅰ型房室传导阻滞(双径道双文氏阻滞),室性早搏

例134　Ⅰ度房室传导阻滞,房性早搏

例135 Ⅱ度房室传导阻滞,交界性逸搏
例136 窦性心动过速,Ⅱ度Ⅰ型窦房阻滞,Ⅱ度Ⅱ型房室传导阻滞,交界性逸搏,V_1导联R/S>1
例137 急性前间壁心肌梗死,Ⅱ度Ⅱ型房室传导阻滞,右束支阻滞/急性前间壁心肌梗死,Ⅱ度Ⅱ型房室传导阻滞,右束支阻滞,室性早搏,室性逸搏心律
例138 Ⅱ度Ⅱ型房室传导阻滞(部分呈2:1传导),完全性左束支阻滞
例139 窦性心动过速,Ⅱ度Ⅰ型房室传导阻滞,交界性逸搏心律
例140 窦性心动过速,高度房室传导阻滞,间歇性左束支阻滞
例141 几乎完全房室传导阻滞,交界性逸搏心律,完全性右束支阻滞
例142 几乎完全房室传导阻滞(三分支阻滞),室性逸搏心律
例143 Ⅲ度房室传导阻滞,室性逸搏心律
例144 Ⅲ度房室传导阻滞,交界性逸搏心律
例145 间歇性快频率依赖性完全性右束支阻滞
例146 间歇性非频率依赖性完全性右束支阻滞
例147 窦性心动过速,低电压,不完全性右束支阻滞,房性早搏,短阵房性心动过速,室性早搏
例148 间歇性完全性右束支阻滞,房性早搏
例149 Ⅰ度房室传导阻滞,完全性右束支阻滞
例150 间歇性快频率依赖性完全性右束支阻滞,急性间隔壁心肌梗死可能
例151 间歇性完全性左束支阻滞,房性早搏
例152 窦性心动过缓(不排除Ⅱ度窦房阻滞呈2:1传导),间歇性完全性左束支阻滞,室性早搏,左心房异常,QT间期延长
例153 短阵房性心动过速,完全性左束支阻滞,左心房异常
例154 Ⅰ度房室传导阻滞,完全性左束支阻滞,左心室肥厚,左心房异常
例155 左心室肥厚,左前分支阻滞
例156 完全性右束支阻滞,左前分支阻滞
例157 左后分支阻滞
例158 窦性心动过缓,完全性右束支阻滞,左后分支阻滞,T波改变
例159 窦性心动过缓,完全性右束支阻滞,左后分支阻滞
例160 Ⅱ度Ⅰ型房室传导阻滞,交替性双束支阻滞
例161 阵发性房室传导阻滞,心室停顿,交替性双束支阻滞
例162 陈旧性前壁心肌梗死,Ⅰ度房室传导阻滞,完全性右束支阻滞,左前分支阻滞
例163 Ⅰ度房室传导阻滞,完全性右束支阻滞,左前分支阻滞,ST-T改变,QT间期延长
例164 陈旧性下壁心肌梗死,Ⅰ度房室传导阻滞,完全性右束支阻滞,左前分支阻滞,QT间期延长
例165 Ⅰ度房室传导阻滞,完全性右束支阻滞,提示

左后分支阻滞，提示左心室肥厚，QT间期延长

例166 陈旧性间隔壁心肌梗死，I度房室传导阻滞，完全性右束支阻滞，左后分支阻滞

例167 心室停顿（三分支阻滞）/窦性心动过速，高度房室传导阻滞，室性早搏/完全性右束支阻滞，左前分支阻滞/室性心动过速

例168 窦性心动过速非特异性心室内阻滞（不典型完全性左束支阻滞），室性早搏，左心房异常，QT间期延长

例169 窦性心动过缓，窦房阻滞或窦性静止可能，交接性逸搏

例170 Ⅱ度Ⅱ型窦房阻滞，交接性逸搏心律

例171 室性逸搏心律，提示Ⅱ度Ⅱ型窦房阻滞，完全性右束支阻滞

例172 Ⅱ度Ⅱ型房内阻滞

例173 窦性心动过速，间歇性心室预激（A型）

例174 间歇性心室预激（AB型）

例175 心室预激，室性早搏，QT间期延长

例176 室上性心动过速伴完全性左束支阻滞（前传型房室折返性心动过速可能）

例177 阵发性宽QRS心动过速（室性心动过速可能）/左心室高电压

例178 间歇性心室预激，房室折返性心动过速

例179 急性下壁和前侧壁心肌梗死/急性下壁和前侧壁心肌梗死，心室预激

例180 快室率心房颤动，间歇性心室预激

例181 快室率心房颤动，间歇性心室预激

例182 心室预激（AB型）

例183 窦性心动过速，心室预激，QT间期延长

例184 窦性心动过缓，心室预激，完全性右束支阻滞，QT间期延长

例185 窦性心动过速，变异性心室预激

例186 Brugada综合征，室性早搏

例187 Brugada样心电图改变，室性早搏

例188 Brugada样心电图改变，I度房室传导阻滞

例189 窦性心动过速，Brugada样心电图改变

例190 窦性心动过缓，长QT间期综合征

例191 窦性心动过缓，长QT间期综合征

例192 短QT间期综合征可能

例193 早期复极综合征可能

例194 窦性心动过速可能，ST-T改变，QRS波低电压，提示高钾血症

例195 宽QRS心动过速（室性心动过速可能）/I度房室传导阻滞，提示高钾血症可能/I度房室传导阻滞，提示高钾血症可能，室性早搏

例196 阵发性室性心动过速，心房颤动，提示低钾血症，QT间期延长

例197 阵发性室性心动过速/心房颤动，提示低钾血症

例198 非阵发性交界性心动过速，陈旧性广泛前壁心肌梗死，完全性右束支阻滞，QT间期延长，提示低钾血症/陈旧性广泛前壁心肌梗死，完全性右束支阻滞，QT间期延长，提示低钾血症

例199 低电压,提示心包积液

例200 左心房异常,Ⅰ度房室传导阻滞,完全性右束支阻滞,左前分支阻滞,异常Q波,提示肥厚性心肌病可能,QT间期延长

例201 左心房异常,Ⅰ度房室传导阻滞,非特异性心室内阻滞,提示肥厚性心肌病可能,QT间期延长

例202 异常Q波,QT间期延长

例203 左心房异常,Ⅰ度房室传导阻滞,完全性左束支阻滞,多源室性早搏,室性早搏连发,QT间期延长

例204 低电压,陈旧下壁和前侧壁心肌梗死,提示陈旧性侧后壁心肌梗死,提示缺血性心肌病

例205 低电压,异常Q波,Ⅰ度房室传导阻滞,完全性右束支阻滞,提示心肌炎或心肌病

例206 房性心动过速,左前分支阻滞

例207 交界性并行心律,室性早搏,QT间期延长

例208 窦性心动过缓,室性早搏,室性早搏连发,短阵室性心动过速,反复搏动

例209 左右心房异常,Ⅱ度Ⅱ型房内阻滞,房性早搏连发,顺钟向转位

例210 右位心,Ⅱ度Ⅱ型窦房阻滞,房性逸搏心律,左前分支阻滞